古法传承　国医瑰宝

《黄帝内经》中"导引按跷"术的"活化石"

段氏脏腑按摩疗法

段朝阳　著

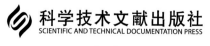

科学技术文献出版社
SCIENTIFIC AND TECHNICAL DOCUMENTATION PRESS

·北京·

图书在版编目（CIP）数据

段氏脏腑按摩疗法 / 段朝阳著. —北京：科学技术文献出版社，2018.10（2022.4重印）

ISBN 978-7-5189-4775-1

Ⅰ.①段… Ⅱ.①段… Ⅲ.①脏腑病证—按摩疗法（中医） Ⅳ.① R256

中国版本图书馆 CIP 数据核字（2018）第 198613 号

段氏脏腑按摩疗法

策划编辑：周国臻　　责任编辑：李　晴　　责任校对：文　浩　　责任出版：张志平

出　版　者　科学技术文献出版社
地　　　址　北京市复兴路15号　邮编 100038
编　务　部　（010）58882938，58882087（传真）
发　行　部　（010）58882868，58882870（传真）
邮　购　部　（010）58882873
官方网址　www.stdp.com.cn
发　行　者　科学技术文献出版社发行　全国各地新华书店经销
印　刷　者　北京虎彩文化传播有限公司
版　　　次　2018 年 10 月第 1 版　2022 年 4 月第 4 次印刷
开　　　本　787×1092　1/16
字　　　数　592千
印　　　张　26　彩插6面
书　　　号　ISBN 978-7-5189-4775-1
定　　　价　68.00元

脏腑推拿疗法是传统中医推拿疗法的一个重要流派,是指运用推拿手法作用于人体(以腹部区域为主)的经络穴位或特定部位,以治疗因脏腑机能失调导致的内科、妇科以及儿科等病症的中医外治疗法。明末清初,脏腑推拿术就已在保定及周边各县流传。民国时期,曾服务于宫廷的一些脏腑推拿师多在保定一带谋生,并形成多个流派,具代表性的有安纯如、王文、段树林等人。

——摘自保定市人民政府网报道:《保定京绣和脏腑推拿疗法
入选国家级"非遗"》

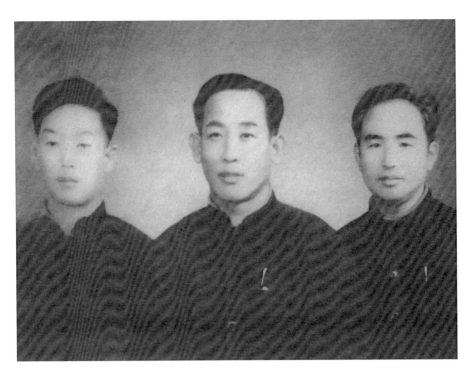

先师陈国华(生卒不详)(右)、恩师段树林(中)和段新林(左),摄于 1959 年

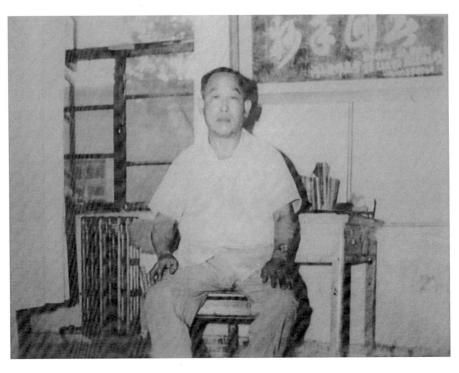

恩师段树林(1928—1998 年)生活照,摄于 1985 年

前　　言

　　脏腑按摩又称作脏腑推拿，是指运用按摩手法作用于人体躯干部位(以腹部为主)的经络穴位或特定部位，以治疗因脏腑功能失调导致的内科、妇科及儿科等病症的中医外治疗法，是中医按摩疗法中的一个重要流派。"脏腑按摩"这一概念是本人于2010年在"百度百科"创建的。现在这一概念被著书者用做定义，被培训者用做宣传，被养生者用做噱头，更使人感到欣慰的是这一概念还被用来申报国家级非物质文化遗产，且于2014年将这一疗法成功列入国家级非遗代表性项目扩展项目名录，成为国家级非物质文化遗产受到保护。这一概念见证了脏腑按摩疗法在当今社会从无到有、从隐传到普及、从弱小到壮大的发展历程。

　　清代医学家陆九芝道："按摩一科，失传久矣，此法实不可少。"可见按摩一法在治病疗疾和呵护人身健康中具有重要的价值和不可取代的地位。按摩疗法作为《黄帝内经》记载的5种(灸焫、砭石、毒药、微针、导引按跷)主要祛病养生方法中的一种，由于其传承的特殊性和历史原因，许多传统宝贵的技艺随着时代的发展和历史的变迁逐渐被遗失和埋没，成为一桩憾事，也成为中华医学中不可挽救的损失。然今逢盛世，乃吾辈之幸；奉献社会，乃吾辈之荣；弘扬传统，乃吾辈之责。余有幸承祖上之业，得脏腑按摩之技，经前辈首肯，公布于世，实不敢藏私，亦不敢怠慢，勤习撰文，留于后世，10年间相继出版了《段氏脏腑保健按摩》《段氏脏腑按摩技法》和《神奇的段氏脏腑按摩》3本脏腑按摩类专著，将这一技法奉献社会，以使其能千古传承，惠泽众生。

　　今受出版社之约，再次整理此技，为新书作序，回首往事，恩师传道之音萦绕耳畔，授业之举历历在目；吾承业之勤奋，著书之艰辛，游历之疲惫，传道之愉悦，桩桩往事皆涌上心头，久久难以自拔，恍若昨日，然弹指一挥间，人生近30个年头已经成为过去。"子在川上曰：逝者如斯夫！"

　　1991年，我大学毕业，心中揣着人生的许多梦想步入了社会。当时我伯父段树林刚从县医院按摩科退休，留居县城，但还有许多患者慕名找他治疗疾病。一次我去看望伯父，伯父正在给一位患者按摩。伯父语重心长地对我说："朝阳，你有时间跟我学按摩吧。"患者也帮腔说道："我这病跑了好多家医院治疗都没什么效果，通过你大伯给我按摩，现在好多了，这门手艺真不错，你们该继承下来。"伯父在民间行医几十年，后来又被县医院聘任开设按摩科,治愈疑难杂症患者无数,被人称作"摸医生",在当地颇有名气。我听伯父说,曾经有人要付2万元(在20世纪80年代,2万元可不是个小钱)学费想学这一技艺,伯父毫不犹豫就拒绝了。现在伯父要将技术无私地传授给我,我心中怎么能不感激和兴奋呢!于是我便欣然答应了伯父,好好学习,把这门技术继承下来。当时我学习按摩的初衷很简单,一是觉得这么好的治病技术如果不继承下来,失传了太可惜;二是觉得学会了以后,如果家人或朋友有病了也许会派上用场。在随后的3年多时间里,我在工作之余常常去伯父的工作室,聆听伯父讲解按摩治病原理、临床案例、技法操作,观摩伯父治病的过程,直到后来在伯父的指导下,亲自临床实践。伯父倾其所有传授于我,对于那些操作难度大的,时常不厌其烦地手把手示范操作,直到我领悟为止。在那期间我将伯父的讲述用笔记录下来,回家后进行整理,琢磨领悟其理其法,努力将学到的东西融会贯通,做到举一反三。

3年后,伯父因身体欠佳,不能从事按摩工作,就离开县城回农村老家居住。此后的每年我都会在假期回老家向伯父请教临床中遇到的问题,聆听他的传道解惑。在这期间,许多人知道我曾经跟我伯父学过按摩,就来找我治病。离开伯父的指导,一开始独自接触患者真是心中无底,只能硬着头皮给人治病。常言道"同病不同证,同证不同病",患者的疾病各不相同,在治疗过程中病情又变化万千,我只能是摸着石头过河,边实践边学习,边琢磨边领悟,自己弄不明白的就打电话请教伯父,不断地去研究并实践每一个技法,去感知患者体内的每一次变化。当患者康复后,我总是回忆整个治疗过程,总结其中的不足和经验,却忘掉了治病付出的心血。在这里我感恩那些患者,感恩你们对我的信任和支持,感恩你们给了我实践和学习的机会,感恩你们让我有了现在的成就和造诣,同时感恩我的家人给予我的莫大支持和鼓励。

伯父在行医过程中,在继承前人按摩技法的基础上,不断探索研究,创立了许多治疗脏腑疾病的独到新理念和新手法,积累了丰富的临床实践经验,记录了大量的临床病例,为后人留下了宝贵的医学资料。因这套按摩技术流传于民间,世代皆为口耳相传,未立文字,伯父虽有丰富的临床实践经验,但受文化水平所限,只能靠言传身教的方法进行传授,故伯父都是用打比喻的方式给我讲按摩理论,听起来通俗易懂,但缺乏系统性,也没有上升到中医理论的高度;传授的技法也缺乏规范性,成为一种缺憾。这使我这个有点学问的人感到了美中不足,如果想把这个技术世代传承下去,必须有系统的中医理论指导和规范的操作技法方可实现。虽然我并不是中医专业出身,但面对困难我并没有放弃,于是边临床实践、边跟随父亲段振林中医师开始学习中医知识,在浩瀚的中医书籍里游历,寻觅和汲取着与脏腑按摩有关的知识,自学自悟,不明白的地方就请教父亲,一晃几个年头过去了。在这期间除了工作学习又娶妻生子,真是每天忙得不亦乐乎。

1998年,这年伯父的身体越来越差,伯父让我学按摩的心更加迫切。每次我回老家,他老人家有时间就给我讲按摩，让我在他身上练习手法，担心我还有没有掌握好的地方。有一次我向伯父请示道："大伯，我想把咱家的按摩技术写成书，这样好流传下去，您看行不行？"伯父听了我的想法，沉思后点头说道："这是好事，有能力你就写吧。"从那刻起，我便开始为出书做准备。我从中医浩瀚的知识海洋中择取了能够阐述家传按摩原理的内容，并把一些治疗疾病过程中获得的感性认识与医学理论紧密地结合起来，从而升华到一个理性认识的高度，使家传按摩在治疗疾病方面做到了有理可依、有法可循。为了使原来的感性认识上升到理性认识，为了每一个技法名称命名能够更加贴切，为了准确地描述出全部操作技法，往往是反复琢磨、反复修改。有时候在睡梦中有了灵感，就马上醒来记录下来。另外，结合前辈留下的临床病例和自己的实践经验，进一步整理了前辈曾经治疗过并取得显著疗效的一些疾病的具体治疗方法。半年多可谓"两耳不闻窗外事，一心只对著书痴"。经过充分准备，于1998年8月开始动笔撰文，每晚挑灯夜战，经过100多个日日夜夜，终于书写出一尺多厚的初稿。然而在这期间，伯父因病去世（享年71岁），噩耗传来，我心如刀绞，潸然泪下，遗憾的是我还未报伯父晚年竭心尽力传授我技术之恩，更遗憾的是他还没有看到《段氏脏腑按摩技法》一书的出版发行。然而我化悲痛为力量，一如既往地学习研究，不辞辛苦地为人疗疾治病，积累着经验，反复打磨书稿，不忘初心，牢记使命。

2008年，经八年铸剑，十年磨剑，我的《段氏脏腑按摩技法》一书终于由科学技术文献出版社出版发行，实现了我的心愿，也告慰了伯父的在天之灵。记得当时将书稿交到出版社周国臻编辑手里时，周编辑曾问我："这个按摩技法在社会上还没有，能被人们接受吗？"我笃定地答道："你看现在人们都脱了鞋让人按脚，总有一天人们会撩起衣服让人按肚子的。"我能如此回答，是因为我坚信这一技法在防治疾病和养生保健方面具有真正的实用价值。专著出版后，我便踏入江湖，四处游历，求真悟道，悬壶济世，传道授业，胸怀弘扬段氏脏腑按摩的梦想不懈努力，砥砺前行。

时至今日，又一个10年过去了，受这本书的影响，越来越多的百姓从中受益，许多按摩和养生界的人也开始关注脏腑按摩疗法。现在大家可以看到许多养生馆、按摩院都开设了"脏腑推拿""脏腑按摩""脏腑调理"项目，网上各种所谓的脏腑推拿培训的广告满天飞。看到自己多年的努力被社会认可，在庆幸之余，又黯然神伤。因为我的一位至交好友，看到当今脏腑按摩发展的乱象，语重心长地对我说："一棵好白菜，被猪给拱了。"是的，在这个金钱至上、追名逐利的时代，按摩界也不能独善其身，同样是鱼龙混杂，坑蒙拐骗，乱象丛生。有的人根本没有学习过脏腑按摩技术，却忽悠百姓，以此牟利；有的人胡编乱造些所谓的脏腑按摩手法，就开班培训，误人子弟；有的人甚至把段氏脏腑按摩改头换面，据为己有，欺骗世人等，这些社会现象的出现真正违背了我出书的初衷，老祖宗留下如此宝贵的治病救人之术，现在却成了某些人坑人牟利的工具，而真正的技术却得不到传承，严重地损坏了中国古老而新兴的按摩行业形象,更是按摩技术传承的一大障碍,怎不叫人心痛!朋友说得不无道理。思来想去,面对这些我并没有自责,传播弘扬段氏脏腑按摩技法是恩师的心愿,也许也是上天赋予我的使命,人生是短暂的,而一个有利于社会和人类的思想是永存的,书文立传,开宗续脉,借我之手能把先人留下来的智慧结晶传承下去,造福世人,吾心不悔。如果没有那么多古圣先贤留下宝贵的经典著作,哪有中华民族几千年的文明传承? 我不敢与这些为中华民族开创文明的古圣先贤相提并论,但在我心中他们是我学习的楷模和榜样,是激励我成长的精神支柱。以贤人为师,效贤人之行,传承弘扬中华文明,责无旁贷。

"道法须转三千回,方入繁华度世人",这说明古人做事的严谨性和高度的责任心。段氏脏腑按摩疗法非己所创,亦非段氏之祖传。作为中华按摩医学之精髓、《黄帝内经》中按摩术的"活化石",段氏脏腑按摩疗法是古代劳动人民和众多医家与疾病做斗争的智慧结晶,有着悠久的历史渊源和传承脉络。虽然现在事过境迁,许多旧事已难以考证,但对创立段氏脏腑按摩一脉的祖师和传承者乃不可忘怀,因为没有这些先人,就没有现在的段氏脏腑按摩,就如同没有父母就没有我们一样。伯父段树林和段新林师从陈国华师父(生卒不详),陈国华先生自幼随其舅舅李氏学习脏腑按摩之术,相传其外祖父曾经为清朝宫廷御医,这是目前我所了解的这一脉的传承次序。1958 年,伯父段树林身患肝硬化腹水,病情危重,多方医治无效,在走投无路之际,偶遇好心人引荐,求治于在保定的陈国华先生。伯父宅心仁厚,在治病闲余不仅为陈国华先生招揽顾客,并助他办理开设门诊手续,方得陈国华先生亲近。伯父亲身体会和亲眼所见诸多沉疴顽疾经陈先生手到病除,深感此术之神奇,遂留心学习,并得陈国华先生点拨。次年,经陈国华先生同意,伯父又送三弟段新林(注:我的三伯父。我学习脏腑按摩时也得到了三伯父的悉心传授和指导)拜师学艺,为期一年,得其真传。三伯父段新林后来在家乡从事了教育工作,只是偶尔给乡民按摩治病,屡获神效。伯父段树林病愈回家调养了一段时间后,身体也逐渐恢复,但毕竟是得过重病的人,从事种地务农那些繁重的体力活,身体难以吃消,经与生产队领导协商,生产队同意伯父给村民治病以充务农上工,从此伯父走上了按摩治病这条路。伯父不仅为人厚道,而且医术神奇,在那个缺医少药的年代,许多疑难杂症手到病除,救人无数。20 世纪80 年代,伯父又考取了农村医生证书,被县医院聘请开设了按摩科,每日患者络绎不绝,一直工作到退休。在此,我真诚地叩谢先师陈国华先生和恩师段树林医师,以及创立和传承这一按摩技法的先祖们,感恩他们为人类健康事业做出的卓越贡献。

脏腑按摩疗法是"古法"传承。在 2000 多年前的先秦两汉时期,2 部医学巨著《黄帝内经》和《黄帝岐伯按摩十卷》,第一次完整地建立了中医学的理论体系,并确立了按摩作为一门学科在中医学体系中的地位。而《黄帝岐伯按摩十卷》未能幸免于战火,早已亡佚。从现存的《黄帝内经》中按摩所占的篇幅来看,已经足以说明按摩在那个时代的重要地位。

《黄帝内经·素问》曰："中央者,其地平以湿,天地所以生万物也众。其民食杂而不劳,故其病多痿厥寒热。其治宜导引按跷,故导引按跷者,亦从中央出也。"从中可以看出"导引按跷"作为外治法是可以治疗人体阴阳失调导致的多种病症的。清代张志聪的《黄帝内经集注》一书中对这段话的注释为:"中央,土之位也;地平,土之体也;湿者,土之气也;化生万物,土之德也……四肢为诸阳之本,痿痹者,手足之气逆,而萎弱不用也……寒热者,手足三阴三阳之脉病也。盖言中土之民,不劳其四体,而气血不能灌溉于四旁,是以多痿厥寒热之病矣……盖中央之化气,不能充达于四旁,故宜导按其四肢,以引气血之流通也。夫中央之化气,由中而及于四方,故导引按跷之法,亦从中而四出也。"从张志聪的注释不难看出,对"中央"之地的特性注释也正是人体五脏中"脾"的特性。"中央之化气,不能充达于四旁",更是说明人体四肢之气血是由人之"中央"发出的,"中央"在五行中为土,人体五脏中"脾"属土,为中焦之器官,"脾"据腹中,腹部又为人体之"中央",为人体气血发源之地。从中可以看出导引按跷之法乃是将中央脏腑之气血引导通达于四肢,从而祛四肢之邪,补四肢之虚,清脏腑六经之寒热的治病方法。因此,"导引按跷者,亦从中央出也"这句话不仅仅只是说"中央"是导引按跷之法的发祥地,而且也是导引按跷之法的一种具体的治病操作方法。其意正合段氏脏腑按摩之理,故称段氏脏腑按摩疗法为《黄帝内经》中"导引按跷"术的"活化石"。

有的读者会问:"现在有人把这种运用手法作用在腹部调理脏腑功能的中医外治疗法称作'脏腑推拿',而段氏却称作'脏腑按摩',这是为什么呢?"为什么称作"段氏脏腑按摩",而不称作"段氏脏腑推拿",历史亦然,其法所合也。

从20世纪考古学的2项重大发现——殷墟甲骨卜辞和长沙马王堆汉墓医书的记载中,仍能对这一时期的按摩成就有所了解。在甲骨卜辞中,有许多字与按摩治疗有关。据有关专家考证,其中一个象形文字就表示一个人用手在另一个人身上或袒露的腹部扶按。该字隶化后写成"付"即是拊字的初文,意为摩也。另外,一个象形文字表示一人卧病在床,该字隶化以后即"癕"字,心腹病之谓也。甲骨卜辞中有多条记载按摩治疗腹部疾患的,说明在当时按摩治疗已经广泛应用于治疗某些腹部病痛,而且疗效是肯定的。在长沙马王堆帛简医书中,《五十二病方》涉及按摩推拿治病的更多。从这些文物记载不难看出,古代早已把腹部作为按摩治疗疾病的一种重要方式。可见,以腹部按摩为主的脏腑按摩一法古已有之,多为今人不知。

《黄帝内经》中记载的手法也很丰富,有按、摩、切、扪、循、拊、弹、抓、推、压、屈、伸、摇等方法,其中以按、摩二法最为常用,故当时以按摩作为统称,因此,以"按摩"命名这种中医外治方法应该更为贴切。《内经》中有"形数惊恐,经络不通,病生于不仁,治之以按摩醪药"。隋太医署首次设立了按摩博士。唐太医署设立了按摩科,将按摩医生分为按摩博士、按摩师和按摩工。宋代的《圣济总录》曰:"大抵按摩法,每以开达抑遏为义,开达则雍蔽者以之发散,抑遏则剽悍者有所归宿。"被后世誉为对按摩机制的经典概括。纵观历史,在明清以前此疗法皆被称为"按摩"。"推拿"一名首先见于明代,当时的小儿推拿专著如龚云林的《小儿推拿方脉活婴秘旨全书》、周于蕃的《小儿推拿秘诀》采用了推拿这一名称。后来有人把"按摩"也称作"推拿",实则异名而质同也。现在有许多专家说什么"按摩"是保健的,"推拿"是治病的,民间按摩是保健的,医院推拿是治病的,纯粹信口雌黄,一派胡言。本人认为此种疗法称作"按摩"更为恰当,因为"按"为静,"摩"为动,按则气聚,摩则气散,一动一静,一聚一散,正合治病调气之法,对此疗法的描述甚为贴切。故本人认为这种疗法称作"脏腑按摩"不但尊重了历史传承,更能准确地描述其操作理念,希望读者能会其心意。然"推拿"之名则适合于对小儿疾病的操作描述,推为手法,拿为夹持之意,因治小儿病多调于四肢,小儿本性善动,先"拿"其肢体以防其动,后用"推"法作用于四肢经络穴位而治之,故名曰"小儿推拿",施治成人则不以为然。当然,今人已无古人之严谨,"按摩"也好,"推拿"也罢,至于叫作什么名称已经不重要了,随习惯称呼罢了,但不可相互诋毁,误导后人。

脏腑按摩疗法是"中道"医学。中医的"中"字不单是指出了这门医学所形成的地域,是中国的医学,是中华民族创造的医学,更重要的是通"中庸"的"中",意为注重平衡、中正的医学,强调的是哲学性。《内经》曰:"阴阳者,天地之道也,万物之纲纪,变化之父母,生杀之本始,神明之府也,治病必求于本。"又曰:"阴平阳秘,精神乃治。"说明阴阳为治病必求之本,阴阳平衡乃身心康宁。"平衡"就是说不偏左也不偏右,则应为"中",当人体生理机能处于"中"则无病。"导引按从中央出",不但包含了这一疗法出自的地域在"中央"和"从中而四出"(张志聪注释)的治病方法,另外,还阐明了"导引按跷"疗法的特性。"按摩"为外治之术,以术者之手足为之,"手足"非金非木,非火非水,五行属土,土无偏性,即为"中"也,故"按摩"为"中道"之术。其功效亦是使患病之体重新回到"中道"而处于"平和"状态,因此,按摩疗法是"治本"之法,并非其他以偏纠偏的治疗之法。段氏脏腑按摩疗法就是《内经》这一治病养生思想的具体体现。《中庸》曰:"中也者,天下之大本也,和也者,天下之达道也。致中和,天地位焉,万物育焉。"中是和的根本,中是和的保障,人体患病本来就是组织器官失"中"而不"和",不能处于最本来的生理状态,导致功能异常,而产生有悖于健康的一些病理变化,因此,让人体组织器官重新处于"中"而自"和",恢复本来生理状态,自然功能正常,无病理之变,身体自安。

脏腑按摩疗法是"至简"医术。中国古代哲学的物质观,从三生、五行的多元论到阴阳二气的二元论,最终统一于气的一元论。所以,天地万物"本是一气"(宋·吴澄《答人问性理》)。"人生于地,悬命于天,天地合气,命之曰人"(《素问·宝命全形论》),"气者,人之根本也"(《难经·八难》),"百病生于气也"(《素问·举痛论》),可见人为气,病亦为气。"神客者,正邪共会也。神者,正气也。客者,邪气也"(《灵枢·小针解三》),导致人体疾病原因乃正邪之气为乱。"虚则实之,满则泄之,宛陈则除之,邪胜则虚之"(《灵枢·九针十二原》),可见治病在于治"神客"。段氏脏腑按摩疗法就是把人体看成"一团气",把疾病也看成"一团气",调人体这团气的虚实顺逆,驱邪气于体外,从而达到疗疾祛病的目的。这种治疗方式更加符合《内经》的治病理念,更加符合传统中医的思想,更加符合古人的思维,更是中医"大道至简"的体现,因此,段氏脏腑按摩具有"多病同治,异病同治"之功。

中医学认为人体是以肝、心、脾、肺、肾五脏为中心,通过经络系统将六腑、五体、五官、九窍、四肢百骸联系在一起的一个有机整体,并通过精、气、血、津液这些物质,使机体完成统一的机能活动。因此,脏腑失调,乃生百病之根源。腹为人体五脏六腑之宫城,阴阳气血之发源,气机升降之枢纽,因此,中医学有"腹为有生之本,百病根于此","腹为万病之机,治疗万病全在治疗腹部"之说。"澄其源而流自清,灌其根而枝乃茂",故运用段氏脏腑按摩疗法,对于无病者,可以养生保健,防微杜渐,除患于未兆;对于有病者,可以疗疾祛病,亡羊补牢,消灾于无形。

段氏脏腑按摩疗法,源于宫廷,传于民间,历史悠久,秉承中华五千年按摩医学精髓,遵循"治病求本"和"扶正祛邪"的治疗原则,依据"百病生于气""初病在气,久病在血""百病多由痰作祟""百病皆由脾胃衰而生也""诸病皆可从肝治""五脏病穷必及肾"等中医理论,以独到的按摩理论为指导,运用奇特手法直接作用于人体腹部经穴和腹腔内的脏腑组织器官,健脾胃以生化气血,疏肝胆以调畅气机,并化解消散清除因气血不和、脏腑失衡导致的滞留于人体脏腑组织器官和经络内的病气、瘀血、痰饮、水湿、宿食等病理产物,全面修复和提高损伤的经络和脏腑组织器官机能,使人体气血旺盛、经脉畅通、阴阳平衡,故疑难杂证,按之皆愈,偶一不愈,病已转轻,成为以调理脏腑为主的养生保健和防治疾病的上乘中医按摩技法。因其具有成熟且独到的理论和技法而自成一派,雄居于中医按摩技法之林,引领未来中医按摩发展的趋势,被称为排毒养生保健按摩绝技、中医按摩之瑰宝。

多年来,我不遗余力,呕心沥血,把挖掘整理和传播弘扬段氏脏腑按摩疗法作为奋斗终生的事业和使命,其目的就是要把祖先留下来的宝贵医学财富代代传承下去,不想将其遗失在自己手里,愧对先人和子孙。然而要想使这门技艺能够真正地传承下去,在当今这个社会背景下,可谓困难重重。现任第十三届全国政协文化文史和学习委员会副主任王国强(原国家卫生计生委副主任、国家中医药管理局局长)在一次讲话中强调:中医药发展,牢牢把握传承是根本。可以说没有传承,就没有中华民族几千年文明的延续,同样也没有历代医学家对祖国医学的传承,也就没有了中医。然而为什么时至今日中医处于没落的境地,就是因为近代失去了传承,因为真正的传承并不是一种简单的师与生和教与学的关系,而是一种东方独特的文明延续方式。当代中医之所以失去了真正意义上的传承,主要是因为现在人们已失去了传承之形和传承之心，这也是段氏脏腑按摩难以传承的关键。中国的传统文化没有了传承就形同无本之木，无源之水。

在《黄帝内经》中就有对医道传承之法的记载。《灵枢·禁服》有黄帝传医道给雷公的"割臂歃血之盟"传承仪式的记载，黄帝曰："此先师之所禁，坐私传之也，割臂歃血之盟也，子若欲得之，何不斋乎。"雷公再拜而起曰："请闻命于是也。"乃斋宿三日而请曰："敢问今日正阳，细子愿以受盟。"黄帝乃与俱入斋室，割臂歃血，黄帝亲祝曰："今日正阳，歃血传方，有敢背此言者，反受其殃。"雷公再拜曰："细子受之。"黄帝乃左握其手，右授之书曰："慎之慎之，吾为子言之……""口传心授"是《黄帝内经》中记载的医道的传承方式。《灵枢·口问》有关于"口传"的记载，在黄帝闲居，辟左右而问于岐伯曰："余已闻九针之经，论阴阳逆顺，六经已毕，愿得口问。"岐伯避席再拜曰："善乎哉问也，此先师之所口传也。"《灵枢·师传》有关于"心授"的记载，黄帝曰："余闻先师，有所心藏，弗着于方。余愿闻而藏之，则而行之，上以治民，下以治身，使百姓无病，上下和亲，德泽下流，子孙无忧，传于后世，无所终时，可得闻乎？""心授"就是用以传授医道的"心法"，"心法"是医道最为关键的部分，不知心法，即使知道经文也不知如何使用。

广西中医药大学的刘力红教授在《略谈中医的传承》一文中，通过自己多年从师的经历及思考，总结出文字传承、口耳传承和直接传承3条道统传承途径，并分享了一些看法。刘力红教授谈道：第1条传承路径是文字传承。文以载道，文字能够装载道，就能传承道统。但是文字也只是有了"传"，而传承讲的是两个方面，传是一方面，承是另一方面。要想能从文字里面得到传承，就要能够与文字里的道统接上茬，承接上。要想承接上，便要生起恭敬的心，没有恭敬的心，是很难从文字这条路上得到师传的，这是障碍从经典这条路上得到传承的最重要的因素之一。第2条传承路径是口耳传承。师徒相授，口耳相传，是中国几千年来文明延续的主要途径，是一种传统意义上的传承方式。师徒即师父和弟子，师后面加上父，徒称为弟子，说明师徒之间形同父子，两者的关系就意味着是一辈子的事了，不生死相许，也得心心相印。真正的师徒是在生命终始的层面相往来，师父不是三年五年、十年二十年的事，它是永远的，是真正的水乳交融。师与弟子、弟子与师的相处必是到了这个份上，传承的故事才有可能发生。第3条传承路径是直接传承。从分量来说，在3个传承里面，直接传承是最重要的传承。所谓直接传承，就是不通过任何形式，不通过文字，也不通过一个具象的师父。这个传承甚至可以视为中国文化最根本的一个传承。文字也好，一个具象的师父也好，实际上最终是为了开启这个直接传承。获得直接传承很重要的一个条件就是诚，真正"诚"了，"诚"到位了，一定会跟这个直接传承挂上钩，进而打成一片。要做到"诚"，就要做到"择善而固执之"（《中庸》），意思是一直坚守为善的选择，你就近乎"诚"了，"诚"就意味着与直接传承相应。对于医者而言，这个善就是《大医精诚》中的"先发大慈恻隐之心，誓愿普救含灵之苦"。希望刘力红教授对传承的真知灼见能够对那些学段氏脏腑按摩的人、学中医的人、学中国传统文化的人有所启迪。

博采众家之长，补己之短，提高技能，治病救人，是每位医疗工作者最终追求的目标。段氏脏腑按摩疗法在治疗疾病的某些方面也存在许多不足之处，并非尽善尽美。它的不足之处，就需要我们不断地去努力改进、补充、完善和提高，使它逐步趋于完美。在此，我希望每位与段氏脏腑按摩疗法有缘的学者，能够仁者见仁，智者见智，为本疗法的进一步完善提出宝贵的意见和建议，使其更加成熟，造福于人类。

又是一个年末岁首，怀着一颗感恩的心为新书作序，回首自己奋笔疾书的日日夜夜，只是为了兑现一句承诺，完成一个使命。"不忘初心，方得始终"，希望我的艰辛和努力能够助力祖国按摩医学的传承和发展，能够为人类的健康事业尽一份绵薄之力，足矣！

在此，感恩为人类医学做出无私奉献的先人们，感恩段氏脏腑按摩一脉的列祖列宗，感恩我的恩师，感恩帮助和支持我的朋友和家人！

段朝阳

2018 年元旦

目　　录

第一章 段氏脏腑按摩理论体系

第一节 以腹部为施治重点

一、腹部为五脏六腑之宫城

中医学认为，人体腹部是五脏六腑之宫城、阴阳气血之发源、气机升降之枢纽。从人体解剖学来看，腹腔内有脾、肝、肾、胃、胆、小肠、大肠、膀胱、胰、男女生殖系统等组织器官，另外，腹部还是人体神经、血管、淋巴管的发源与汇聚部位。从传统医学来看，五脏之中除心肺之外的先天之本"肾"，后天之本"脾胃"，调一身之气的"肝"和六腑（胃、胆、小肠、大肠、膀胱、三焦）皆位于腹部，腹部还分布着络属于五脏六腑的经络系统。

可见，以人体腹部为重点施治部位的脏腑按摩疗法除心、肺两个器官不能直接按摩到之外，五脏六腑的其他器官和人体大部分经脉基本上都能直接或间接地作用到。

脏腑按摩疗法的突出功效就是能够治疗五脏六腑病症和因脏腑功能失调导致的整个机体形成的各种病症，故脏腑按摩疗法以腹部为施治重点，紧紧抓住了维持人体生命活动的核心部位。

二、腹部为气血津液之发源

气、血、津液，是构成人体和维持人体生命活动的基本物质。机体的脏腑、经络等组织器官进行功能活动所需要的能量，均来源于气、血、津液，而气、血、津液的生成、代谢和运行依赖于脏腑、经络等组织器官的正常生理活动。人体的气源于先天之精气、后天摄取的水谷精气与自然界的清气，通过肺、脾胃和肾等脏腑生理活动作用而生成；血液是以水谷精微和精髓为主要物质基础，在脾胃、心肺、肝肾等脏腑的共同作用下生成的；津液的生成则取决于充足的水饮类食物和脏腑功能正常，特别是脾胃、大小肠的功能正常这两个方面的因素。气、血、津液的输布和运行主要是依靠脏腑生理功能的综合作用而完成的。因此，无论在生理还是病理方面，气、血、津液和脏腑、经络等组织器官之间，始终存在着互为因果的密切关系。

气、血、津液虽然是在各个脏腑的共同作用下生成的，但位于腹内的脏腑组织器官占了绝大部分，特别是被称为"后天之本"、气血生化之源的脾胃，对饮食物的消化和营养物质的吸收为人体气、血、津液的生成提供着物质基础，所以说腹部为"阴阳气血之发源"。腹内脏腑组织器官的盛衰直接影响着气、血、津液的充盈与亏虚。

三、腹部为经络腧穴之聚所

腹部与经络腧穴有着密切的关系,其中十二经脉中的足少阴肾经、足阳明胃经、足太阴脾经、足厥阴肝经贯穿于胸腹部,奇经八脉中的任脉、冲脉亦上下贯穿于胸腹,带脉绕身一周,横行腹部。十二经别则进入体腔,循行于胸腹,经过相为表里的脏腑,更加强了相为表里两经脉的内在联系,亦加强了脏腑的表里联系,同时也加强了高居于胸腔内的心肺与腹腔内脏腑的联系。

肺,手太阴之经脉,"起于中焦,下络大肠,还循胃口,上膈属肺"。中焦当腹中脘穴部位,肺脏虽居膈上,但其经脉起于腹部的中脘部位,并和胃、大肠都有联系。

大肠,手阳明之经脉,"下入缺盆,络肺,下膈属大肠"。手阳明大肠经有一支前行入缺盆,下络肺脏,贯穿膈膜,到天枢穴附近入属大肠,大肠在腹部,其经脉和腹部有直接关系。

心包,手厥阴心包络之经脉,"出属心包络,下膈,历络三焦"。心包为心之外卫,三焦为脏腑之外卫,两经互为表里而相络属,上下贯穿于胸腹上、中、下焦。

三焦,手少阳之经脉,"入缺盆,布膻中,散络心包,下膈循属三焦"。三焦的经脉其内行者入缺盆,复由是阳明之外,下布膻中散络心包,互为表里,乃自上焦下膈,循中焦下行,并足太阳之正入络膀胱,以约下焦。上焦出于胃口之上,下焦起于阑门之下,中焦当胃之中脘。三焦与心包络都与腹部有直接联系。

心,手少阴之经脉,虽然起于心中,但它能"出属心系,下膈络小肠"。根据张景岳的注解,心系有五,上系连肺,肺下系心,心下三系连脾、肝、肾,故心能与五脏之气相通而为一身之大主,使心与腹部通过经络互相联系起来。

小肠,手太阳之经脉,自缺盆由胸下行,入膻中络心,又自缺盆之下,循咽部下膈,循行到胃部之后下行,当脐上 2 寸之分属小肠,小肠经脉直接与腹部联系。

脾,足太阴之经脉,直接"入腹,属脾络胃",脾的经脉搏自冲门穴入腹内行,属脾络胃,另有一支内行者,自胃脘部上行,过膈膜而注于心中,与手少阴经相接;足太阴经脉外行者,由冲门起,向上散于胸中,而止于大包。

胃,足阳明之经脉,"入缺盆,下膈,属胃络脾""其直者……下挟脐,入气街中,其支者,起于胃口,下循腹里,下至气街中而合"。由此可知,胃的经脉有 3 条和腹部有直接的联系。

肝,足厥阴之经脉,"抵小腹,挟胃属肝络胆。"肝经自阴部上入小腹,会于任脉之中极、关元、循章门至期门之所,挟胃属肝,下足少阴日月之所络胆,又自期门上贯膈,行足太阴食窦之外,大包之里,散布胁肋。肝的经脉与小腹、侧腹、胁肋有联系。

胆,足少阳之经脉,胆之经脉内行者,由缺盆下胸,当手厥阴天池之分贯膈,于足厥阴期门之分络肝,在本经日月之分属肝,而与肝相为表里,乃循胁里,由足厥阴之章门下行,出足阳明之气街,绕毛际,合于足厥阴,以横向至环跳穴处。胆经主要与侧腹联系密切。

肾,足少阴之经脉,向上行经股内后廉,结于督脉之长强,以贯脊中而后属于肾,前面正当关元、中极之分而络于膀胱。关于肾的经脉在腹部的循行,元朝滑伯仁曾做了详细的说明,他说肾的经脉"由阴谷上股内后廉,贯脊会于脊之长强穴,还出于前,循横骨、大赫、气穴、四满、中注、肓俞、当肓俞之所、脐之左右属肾,下脐,过关元、中极、而络膀胱也"。可以看出肾、膀胱经脉与脐之左右及小腹的关系密切。

膀胱,足太阳之经脉,其中有一条直行的经脉自腰中入膂,络肾前属膀胱,正当小腹部。

任脉,起于中极之下,少腹之内,而出于会阴之间,上行于腹部,而外出循曲骨、上毛际至中极,同厥阴、太阴、少阴并行腹里,循关元,历石门、气海诸穴,会少阳、冲脉于阴交。循神阙、水分会足太阴于下脘,会太阳、少阳、足阳明于中脘。会阴维脉于天突、廉泉穴,在承浆与手、足阳明、督脉相交会。可见任脉不但与小腹、大腹、胸部联系极为密切,而且与手、足阴阳十二经脉均有联系,是直贯胸腹部非常重要的一条经脉。

冲脉,"起于气街,并少阴之经,挟脐上行,于胸中而散"。冲脉起于气冲穴,挟脐上行于腹部,至胸中而散。

督脉,起于少腹以下中央,有一条支脉由少腹直上向腹部运行,贯脐中央上腹部,上贯心,入喉上行。可见督脉亦贯穿于胸腹上下。

带脉,起于少腹之侧,季胁之下,环身一周,络腰而过,如束带之状,能约束纵行诸脉。由此可看出奇经八脉的循行与胸腹部是密切相关的。

另外,除了诸经络皆汇聚于腹部外,腹部还分布着人体多条经络的穴位,其中五脏六腑的募穴亦全部分布在胸腹部。募穴是脏腑经气汇聚于腹部的腧穴,与脏腑关系密切,是治其相应脏腑疾病及与脏腑有关的器官疾患的重要选取穴位。

由以上可见,腹部与经络、腧穴有着密切的关系,为以按摩腹部为主的段氏脏腑按摩疗法提供了有力的治疗依据。通过特定的手法按摩腹部,可作用于腹部的诸多经络和穴位,有效刺激各个经络及其上的穴位,充分发挥经络和穴位对脏腑的近治作用,起到调和脏腑、贯通内外、平衡阴阳、防病治病之功效。

四、腹脐内通脏腑外联经脉

脐位于腹部正中央凹陷处,是新生儿脐带脱落后所遗留下来的一个生命根蒂组织。中医认为,脐是先天之本源、生命之根,又为后天之根蒂,是经络系统的重要穴位。脐中为任脉神阙穴,是全身唯一能够看得见、摸得着的穴位。神阙在中医古籍中又名阙中、命蒂、气舍等;在道家典籍中,又名丹田、生门、神气等。由命名可看出脐是与生命、神气息息相关的人身大穴。《道藏》曰:"神者变化之极也,故名之以神,阙为中门,出入中门,以示显贵,人身以神志为最贵,此穴为心肾(心藏神,肾藏志)交通之门户,故称之神阙。"

《灵枢·经脉》篇中有"足阳明下挟脐""足太阳筋结于脐""手太阴之筋下系于脐""冲脉者,起于气冲,并足少阴之筋挟脐上行,至胸中而散""督脉少腹直上者,贯脐中央"等记载。可见,脐是与诸经密切相关的重要部位,也是关系一切病症的重要穴位。另外,神阙穴位于任脉,而任脉属阴脉之海,与督脉相表里,共同司管人体诸经之百脉,所以脐和诸经百脉相通,脐又为冲任循行之所,而且任脉、督脉、冲脉为"一源三岐",三脉经气相通,故神阙穴为经络之总枢,经气之海,通过任、督、冲、带四脉而统属全身经络,内连五脏六腑、脑及胞宫。《医学源始》有云:"人之始生,生于脐与命门,故为十二经脉始生,五脏六腑之形成故也。"故脐与人体十二经脉、五脏六腑、四肢百骸、皮毛骨肉有着密切的生理、病理联系。故《大宝论》曰:"生由脐带,脐接丹田,是为气海,即为命门也。先天之命门者,由此而受;后天之命门,由此而栽也……所以,人之盛衰安危，皆系于此。以其为生气之源，而气强则强，气衰则病。"

因脐朝百脉，谓此一穴而系全身，为元阴元阳系结的部位，可调阴阳、补血气、温脾肾、行强壮、培补元气。故按摩位于腹部的脐部周围，不仅对五脏六腑之功能起促进和调节作用，又可直接或间接作用于诸经脉，以补气调经，提高机体的生命力。另外，脐部及其周围又为肾脏在腹部的反射区，对腹脐部进行按摩，会对肾之阴阳起到直接的调节作用，有增强肾的生理功能、培补"后天之本"的功效。

五、腹部为脏腑病变之根源

胸腹部内藏五脏六腑。根据中医学"有诸内必形诸外"的理论，五脏六腑发生病变，可以从胸腹部及躯体的外部反映出来。如《素问·藏气法时论》曾说："肝病者两胁下痛引少腹""心病者，胸中痛，胁支满，胁下痛，膺背肩胛间痛，两臂内痛，虚则胸腹大，胁下与腰相引而痛""脾病者……虚则腹满肠鸣，飧泄食不化""肾病者，腹大胫肿，喘咳、身重，寝汗出、憎风"。张景岳《景岳全书·积聚》谓："诸有形者，或以饮食之滞，或以脓血之留，凡汁沫凝聚，旋成症块者，皆积之类，其病多在血分，血有形而静也。诸无形者，或胀或不胀，或痛或不痛，凡随触随发，时来时往者，皆聚之类，其病多在气分，气无形而动也。"由上述经论可知五脏六腑病变与胸腹部的症状表现联系密切。另外，中医临床之际，常将腹部划分几个区域归属于五脏，如少腹属肝、大腹属脾、小腹属肾等。

段氏脏腑按摩在临床治疗中也发现五脏疾患影响腹部的一些症状，使腹部发生不同的变化。如心病者，在腹部心下区部位，常可触到肌肉板硬或硬块，按之患者有痛感或胸闷的感觉，另外，因小肠与心互为表里，心脏病变有时还会影响到小肠，导致小肠功能失调或发生病变，按小肠亦有痛感；肝病者，如肝气郁滞日久，形成气滞血瘀之症，在右胁肋下可触及硬块，按之刺痛，腹部右侧肌肉会板滞硬结；肾病者，患者脐部周围及少腹部会触到按之刺痛的硬块；肺病者，如肺失清肃，津液不能下达，因大肠与肺相为表里，可见乙状结肠病变，患者出现大便困难等现象。同样六腑有疾，亦可以从腹部表现出来，以腹胀为例，《灵枢·胀论篇》说："胃胀者，腹满，胃脘痛……""大肠胀者，肠鸣而痛濯濯……""小肠胀者，少腹膨胀，引腰而痛""膀胱胀者，少腹满而气癃""三焦胀者，气满于皮肤中，轻轻然而不坚""胆胀者，胁下痛胀"。可见，六腑发生病变在腹部有各种不同程度的症状表现。

腹居人体之中，为五脏六腑之宫城，阴阳气血之发源，气机升降之枢纽。日本汉方家车益洞吉有"腹为有生之本，百病根于此"之说，因此，"欲知其脏腑如何，则莫如诊胸腹"(《厘正按摩要术》)。因腹之地为脏腑所居，气血、经络、神经之发源，"澄其源而流自清，灌其根而枝乃茂"，故按摩一法以腹部为施治重点，可以消除五脏六腑疾患对腹部产生不良影响，进而改善和调节五脏六腑的功能，祛除脏腑疾病及因脏腑功能失调导致的五官九窍、四肢百骸出现的病症，乃治本之良策，按之益甚，莫胜于此。

第二节　以脏腑为施治对象

一、人体是以脏腑为中心的整体

中医学认为,人体是以肝、心、脾、肺、肾五脏为中心,通过经络系统将六腑、五体、五官、九窍、四肢百骸联系在一起的一个有机整体,并通过精、气、血、津液这些物质,使机体完成统一的机能活动。五脏中,心主血脉和神志在体合脉,其华在面,开窍于舌;肺司呼吸,主宣发肃降,通调水道,朝百脉,在体合皮,其华在毛,开窍于鼻;脾主运化,在体合肌肉、四肢,开窍于口,其华在唇;肝主疏泄和藏血,在体合筋,其华在爪,开窍于目;肾藏精,主生长、发育、生殖,主纳气、主水,在体主骨生髓,其华在发,开窍于耳及二阴。另外,五脏虽各具不同的生理功能和特有的病理变化,但"五脏之气,皆相贯通",脏与脏之间还在生理活动和病理变化上有着必然的内在联系,形成了脏与脏之间相互资生、相互制约的关系。五脏和六腑之间通过经脉联系,又形成了相互络属的关系。即肝与胆相表里、心与小肠相表里、脾与胃相表里、肺与大肠相表里、肾与膀胱相表里,这样五脏与六腑紧密联系在一起,又形成了一个大的整体。脏腑表里关系,不仅体现了它们在生理上的相互联系,而且也决定了它们在病理上的相互影响,脏病及腑、腑病及脏、脏腑同病。从以上可见,任何疾病的发生,无论是外感还是内伤,都势必导致生理功能紊乱而脏腑阴阳气血失调,人体任何部位出现疾病或症状均与五脏六腑的生理功能失常有着密切的关系。

二、脏腑失调是人体患病的根源

1. 心功能的失调就会引发人体出现一系列的非健康状态,我们知道中医学认为心藏神,为五脏六腑之大主,又主血而外合周身之脉,其华在面,开窍于舌,其经为手少阴经,又与小肠相表里。心脏阴阳调和,气血充足,则心神健旺,气血环流周身,洒陈于五脏六腑,灌溉于四肢九窍,使人体各脏腑组织生生不息,借以维持人体正常的生命活动。心包络为心之外卫,具有保护心脏、防御外邪的作用。心在脏腑中是一个重要的内脏,有"君主之官"之称。这种功能上的特定联系构成了心系统,故心的病理变化就是这一系统结构各层次的病态反应。心的主要生理功能是主神志和主血脉。因此,心的任何病变均可出现血脉的运行异常和精神情志的改变。

2. 中医学认为,肝为风木之脏,主疏泄而藏血,其气升发,喜条达而恶抑郁,主筋,开窍于目,与胆相表里,肝以血为体,以气为用,体阴而用阳,集阴阳气血于一身,成为阴阳统一之体。故其病理变化复杂多端,每易形成肝气抑郁,郁久化火,肝阳上亢,肝风内动等肝气、肝火、肝阳、肝风之变,且肝之阴血又易于亏损。因此,肝气、肝阳常有余,肝血、肝阴常不足就成为肝的生理功能失调的重要病理特点。

3. 中医学认为,脾位于中焦,与胃相表里,主肌肉四肢,开窍于口,其华在唇,外应于腹。脾主运化水谷,胃主受纳腐熟,脾气以升为顺,胃气以降为和,脾升胃降,共同完成饮食的消化吸收和输布,为气血生化之源,五脏六腑,四肢百骸皆赖以濡养,故古人声称脾胃为"后天之本"，并能统摄血液的运行。脾主升清，喜燥恶湿。脾的病理变化主要表现为饮食水谷运化机能减退、血液的生成和运行障碍，以及水液代谢失调等。脾气亏虚为脾的基本病理变化，但脾运湿而恶湿，脾虚则生湿，湿盛又易困脾，故脾虚湿盛为脾病的病理特点。

4. 中医学认为，肺居胸中，为五脏六腑之华盖，上连气道、喉咙，开窍于鼻，合称肺系。肺与大肠相表里。肺主气，司呼吸，是体内外气体交换的场所。肺，朝百脉而助心行血，通调水道而为水之上源，外合皮毛而煦泽肌肤。因肺叶娇嫩，不耐寒热，性喜清肃，其气以下降为顺，易被邪侵，故肺又称"娇藏"。因此，肺的病理变化主要表现为呼吸功能异常、水液代谢失调、体表屏障功能失常，以及气的生成、血液循环障碍和某些皮肤疾患等。

5. 中医学认为，肾为水火之脏，藏真阴而寓真阳，为先天之本、生命之根，主藏精、纳气、主水，开窍于耳及二阴，其华在发，与膀胱相表里。故肾精充足则骨强、齿坚、髓满、脑灵、耳聪、目明；命火充足，则五脏六腑的阳气旺盛而生机勃勃。所以，凡是有关生长发育、生殖机能、水液代谢的异常，脑、髓、骨及某些呼吸、听觉、大小便的病变，多与肾的生理功能异常有关。肾为先天之本，只宜固藏，不宜泄露，所以肾多虚证。

6. 六腑，即胆、胃、大肠、小肠、膀胱、三焦的总称。它们共同的生理功能是将饮食物腐熟消化，传化糟粕，吸收精微。所以《素问·五藏别论》篇说："六府者，传化物而不藏，故实而不能满也。所以然者，水谷入口，则胃实而肠虚；食下，则肠实而胃虚。"这充分说明了饮食物在胃肠中必须更替运化而不能久留，故有"六腑以通为用"和"腑病以通为补"之说。

六腑中，胃主受纳，腐熟水谷，为"水谷气血之海"，《素问·玉机真藏论》说："五脏者，皆禀气于胃；胃者，五脏之本也。"说明胃气之盛衰有无，关系到人体的生命活动及其存亡。小肠的主要生理功能是受盛、化物和泌别清浊，是指接受经胃初步消化之饮食物的盛器，是水谷精微和食物残渣分离的场所，可见小肠的功能在水谷化为精微的过程中是十分重要的，实际上这也是脾胃升清降浊功能的具体表现。大肠的主要生理功能是转化糟粕，接受经过小肠泌别清浊后所剩下的食物残渣再吸收其中多余的水液，形成粪便，经肛门排出体外。膀胱的主要生理功能是贮尿和排尿，尿液为人体内津液所化，膀胱开合有度，才能维持人体水液的正常代谢。胆具有储存和排泄胆汁的生理功能，胆汁直接有助于饮食物的消化。三焦具有主持诸气、通行元气、通行水道之作用。从六腑在人体生命活动中的正常生理作用可见其转化功能的正常与否，直接影响着机体将水谷化为精微、吸收精微及将精微物质转输至全身的生理功能的盛衰。因此，保证六腑功能的旺盛，机体的消化吸收功能才能健全，才能为化生精、气、血、津液提供足够的养料，才能使人体的脏腑、经络、四肢百骸，以及筋骨、肌肉、皮毛等组织得到充分的营养，从而进行正常的生理活动，并保障机体新陈代谢产物及饮食糟粕等废弃物通过大小便排出体外，保持机体内环境的清新干净，使人体经络、脏腑各系统运传通达，气血畅通，人体生命正常活动保持最佳状态。

人体是一个有机的整体，无论是外感或内伤引起的人体发生疾病，大都直接或间接累及六腑，影响到六腑的传导功能，造成腑气不通，升降失调，传导失职，久而久之，一些生理产物和病理产物就会滞留在其内，人体的胃肠就会受到不同程度的损害，降低其升清化浊的功能，不能正常发挥其人体气机升降枢纽的作用，从而产生一系列病理反应。

三、施治脏腑是治疗疾病的关键

从上面的论述不难看出人体是一个以脏腑为核心的有机整体,局部和整体之间保持着相互制约、相互协调的关系。因此,我们在调理疾病时,必须牢固树立"整体观念",着眼于全局,找出患病的内在根源,通过对整体的调节来改善和治疗局部的症状,才能做到"斩草除根"或"防患未然",从而避免"头痛医头、脚痛医脚"的做法。段氏脏腑按摩的一个最大特点就是通过按摩腹部,直接施治脏腑。首先清除患者瘀滞在体内的生理和病理产物,使腹内保持一个清新干净的环境,从而增强五脏六腑的功能,培扶正气,调动各种积极因素,以通和上下,分理新旧,除陈生新,充实五脏,驱外感之诸邪,清内生之百症,保持人体正常的新陈代谢和生理功能,最终实现治愈疾病的目标。

第三节　以调气为施治手段

一、气是世界的本原

老子曰:"道生一,一生二,二生三,三生万物。万物负阴而抱阳,冲气以为和。"《河洛原理》中说,"太极一气产阴阳,阴阳化合生五行,五行既萌,遂含万物"。可见,中国古代哲学的物质观,从三生、五行的多元论到阴阳二气的二元论,最终统一于气的一元论。所以天地万物"本是一气,分而言之则曰阴阳,又就阴阳中细分之则为五行。五气即二气,二气即一气"(宋·吴澄《答人问性理》)。总之,中国古代唯物主义哲学用气一元论的单一物质概念,说明了世界的物质本原,肯定了世界的物质性。世界上一切事物都是物质(气)的不同形态,世界上一切现象都是根源于物质(气)的。

气,是中国古代哲学标示物质存在的基本范畴,是运动着的、至精至微的物质实体,是构成宇宙万物的最基本元素,是世界的本原,是标示着占有空间、能运动的客观存在。气是中国古代对世界本原的粗浅认识,从云气、水气到量子、场,无不涵盖其中,可谓"至大无外""至小无内"。

中国古代哲学是这样给气定义的:寰宇茫茫,有一种有形无形而存在的东西,称之为气。

气的构成:气是一种极细微的物质,是构成世界万物的本原,是构成宇宙的物质基础。北宋张载认为"太虚不能无气,气不能不聚而为万物"(《正蒙·太和》)。气是一种肉眼难以相及的至精至微的物质。气和物是统一的,故曰:"善言气者,必彰于物"(《素问·气交变大论》)。气是世界的本原,是构成宇宙的元初物质,是构成天地万物的最基本元素。

气的特征:气是在不断运动变化的,这种运动变化过程称作气化。《内经》称气的运动为"变""化","物生谓之化,物极谓之变"(《素问·天元纪大论》)。"物之生,从乎化;物之极,由乎变。变化之相薄,成败之所由也"(《素问·六微旨大论》)。自然界一切事物的变化,不论是动植物的生育繁衍,还是无生命物体的生化聚散,天地万物的生成、发展和变更、凋亡,无不根源于气的运动。

气和形之间关系：气是构成宇宙的物质基础，气聚而成形，散而为气。形和气是物质存在的基本形式，而形和气的相互转化则是物质运动的基本形式。物之生由乎化，化为气之化，即气化。形气之间的相互转化就是气化作用的具体表现。气生形，形归气，气聚则形生，气散则形亡。形之存亡由乎气之聚散。气充塞于太虚之中，一切有形之物的生成和变化乃至消亡，无不由于气的气化作用。所谓"气始而生化……气终而象变"（《素问·五常政大论》）。

二、人体就是一团气

中医学从气是宇宙的本原、是构成天地万物的要素这一基本观点出发，认为气也是生命的本原，是构成生命的基本物质。既然气是构成天地万物及人类生命的共同的本始物质，人就是气聚散变化的结果。故曰："人生于地，悬命于天，天地合气，命之曰人"（《素问·宝命全形论》），"气者，人之根本也"（《难经·八难》），"人类伊始，气化之也。两间（指天地间——作者注）既有人类，先由气化，继而形化，父精母血，子孳孙生"（《景景室医稿杂存》）。人体是一个不断发生着升降出入的气化作用的机体。人的生长壮老已，健康与疾病，皆本于气，故曰："人之生死，全赖乎气。气聚则生，气壮则康，气衰则弱，气散则死"（《医权初编》），"人之生，气之聚也。聚则为生，散则为死……故万物一也"（《庄子·知北游》）。

前辈在传授脏腑按摩理论精华时讲道：如果一个患者的病情比较复杂，术者在搞不清疾病的原因时，就按"气"来治疗，人实际就是一个大气包。从内容看好似有点"糊涂医生治糊涂病"的感觉，但仔细品味，这一句话却道出了人体构成的本质，也体现了脏腑按摩的理论精髓，并成为指导脏腑按摩疗法临床运用的总的纲领。在本人多年的临床实践中，从患者身上表现出的一些现象，对这一句话感悟越来越深，以至于产生"人就是一团气"的认识，治病说白了就是调理人体这个气团感觉，而且这一说法也符合中医学的"气一元论"和整体观念。

中医的核心就是"气"，段氏脏腑按摩疗法就是建立在"气"上的中医外治疗法，《易经》云："形而上者为之道，形而下者为之器。"在运用脏腑按摩疗法为患者调理疾病时，把人体看作由一团气构成的一个有机整体，通过调理人体的气机来改善机体，即通过"以道驭器"的方式来治疗疾病，这样无论是在理论指导上还是具体操作起来时都简单多了，这就是中医学的"大道至简"。

三、百病皆生于气也

《素问·举痛论》曰："余知百病生于气也。怒则气上，喜则气缓，悲则气消，恐则气下，寒则气收，炅则气泄，惊则气乱，劳则气耗，思则气结。"气血是人体脏腑、经络等一切组织器官进行生理活动的物质基础，而气血的生成与运行又有赖于脏腑生理机能的正常。因此，在病理上，脏腑发病必然会影响到全身的气血，而气血的病变也必然影响到脏腑。气血的病理变化总是通过脏腑生理机能的异常而反映出来。

因"气为血之帅，血为气之母"，气属阳，血属阴，二者相互维附，阴阳一体，相互影响，故在此对气和血一并论述。气血失调又可分为气失调和血失调。由于气与血之间有着密切的关系，所以在病理情况下，气病必及血，血病亦及气，所以气和血往往同病，故统称为"气血失调"。

无论是气失调还是血失调,最终导致的结果必然是气血同病,气血共同失调。这主要是由于气和血的关系极为密切,生理上相互依存、相互为用,故病理上也相互影响而致气血同病。一方面,气对于血,具有推动、温煦、化生、统摄的作用,故气的虚衰和升降出入异常,必然影响及血。例如,气虚则血无以生化,血必因之而虚少;气虚则推动、温煦血液的功能减弱,血必因之而凝滞;气虚则统摄功能减弱,则血必因之外溢而出血。气滞则血必因之而瘀阻;气机逆乱血必随气上逆或下陷,甚则上为吐衄,下为便血、崩漏。另一方面,血对于气,则具有濡养和运载作用,在血液虚亏和血行失常时,也必然影响及气。例如,血虚则气亦随之而衰;血瘀则气亦随之而瘀滞;血脱则气无所依而脱逸。

气血是人体脏腑、经络等一切组织器官进行生理活动的物质基础,气血的运行正常保障着脏腑、经络等各方面生理功能的协调平衡,所以气血失常,则能导致脏腑、经络等各方面的生理功能活动失调,从而在五脏六腑、表里内外、四肢九窍等各个方面,产生多种病变。故朱丹溪的《丹溪心法·六郁》一书中有"气血冲和,百病不生。一有怫郁,诸病生焉,故人身诸病多生于郁"之说。在临床中,诸多慢性疾病中气血关系的失调,主要表现在气滞血瘀和气血亏虚两个方面。

因此,中医学认为无论是外感六淫、内伤七情,还是饮食不宜、劳逸无度等致病因素对人体的伤害,首先都是导致了人体的气血失调。对于许多慢性病而言,气血失调又主要表现在气滞血瘀和气血亏虚两个方面,而这两个方面又互为因果,导致恶性循环,相互加剧。又因脏腑的生理活动必须依赖于气血的充足和运行的正常,由于气滞血瘀和气血亏虚两个方面的存在必然会导致脏腑失调。又因气血的生成与运行又有赖于脏腑生理机能的正常。因此,在病理上,脏腑失调必然又会影响到全身的气血,使气血失调,而气血的失调也必然影响到脏腑。这样在人体内就形成了一个气血失调和脏腑失调的恶性循环,就会使许多病症缠绵不愈,甚至进一步发展加重,以至于死亡。

另外,气行水亦行,气滞则水停。所以气滞不但可以引起血瘀,还可以生成痰饮、水肿等病理变化。气血瘀滞造成经脉阻塞,必定会使肺、脾、肾及三焦等脏腑气化功能失常,影响机体内液体的循环代谢,以致水津停滞,聚湿而生痰饮,痰饮形成后,饮多留积于肠胃、胸胁及肌肤;痰则随气升降流行,内而脏腑,外而筋骨皮肉,泛滥横溢,无处不到。既可因病生痰,又可因痰生病,互为因果,为害甚广,从而形成各种复杂的病理变化。其症状复杂,变幻多端。就发病部位而言,饮多见于胸腹四肢,与脾胃关系较为密切。痰之为病,则全身各处均可出现,无处不到,与五脏之病均有关系,其临床表现也十分复杂。一般来说,痰之为病,多表现为胸部痞闷、咳嗽、痰多、恶心、呕吐腹泻、心悸、眩晕、癫狂、皮肤麻木、关节疼痛或肿胀、皮下肿块,或溃破流脓,久而不愈。饮之为害,多表现为咳喘、水肿、疼痛、泄泻等。总之,痰饮在不同的部位表现出不同的症状,变化多端,其临床表现可归纳为咳、喘、悸、眩、呕、满、肿、痛八大症。

不难看出,由于气血失调在体内会形成久之不去的滞气、瘀血、痰饮诸邪,影响着脏腑生理功能的正常运转,因此,气血失调才是导致脏腑失调、疾病顽固不愈的真正罪魁祸首。总之,气行则血行,气止则血止,气有一息之不运,则血有一息之不行。人之生死由乎气,气之为用,无所不生,一有不调,则无所不病,气有不调之处即病本所在之地,可见凡疾病之表里虚实,顺逆缓急,无不因气所致,因此,《素问·举痛论》有"百病生于气也"之说。

四、按摩治病重在调气

《素问·阴阳应象大论》曰:"阳化气,阴成形。"化气与成形,是物质的两种相反而又相成的运动形式。张景岳注:"阳动而散,故化气,阴静而凝,故成形。"因此,这里阳和阴是指物质的动与静、气化与凝聚、分化与合成等的相对运动,进而说明物质和能量的相互依存、相互转化的作用。

既然"人是一团气",那么寄居在人体内的"病邪"也应该是"一团气",这种不属于人体的影响着人体健康的气就是"邪气",如果能把"邪气"祛除体外,即可使机体"阴平阳秘,精神乃治"。

"病邪"作为一种影响人体健康的物质,在体内以无形和有形的状态存在,无形就是指体内存在的"邪气",有形就是指以液态和固态形式存在的瘀血、水湿、痰饮、宿食等生理或病理产物,当然这些有形病邪也是由气聚而生的。

按摩的实际作用机理就是通过医者双手的机械运动使患者身体的组织产生被动的运动,并不断地将医者所做的功(包括力、精神信息和机械能量的有机结合产物)传递给患者,加速患者机体内物质的运动,促使新陈代谢正常,增强机体的生命活动能力,清除存在于机体内的"病邪",使脏腑组织器官重新得到修复,恢复正常生理功能,最终实现人体的康复。

段氏脏腑按摩疗法的治疗特点就是采用特殊的手法直接作用在人体内的脏腑组织器官和病灶上,通过"手法"操作所做的功转换成各种能量,逐渐渗透到人体内,在这些能量的作用下,使滞留在人体内的病邪运动速度加快,从而实现病邪在人体内从凝聚到扩散的转变,最终由固定不动的有形或无形物质转变为可移动的有形或无形物质,由高密度状态转变为低密度状态。然后,随着脏腑功能的增强、经络的畅通、正气的恢复,在正气的推动和治疗手法的作用下,散开的有形或无形的邪气由魄门、七窍毛孔或经络系统排出体外,化开的痰瘀之物近肠道者归于肠道排出,有的凝痰化为水液者由水道排出,化开的瘀血则归于血管代谢而出。人体内的病邪在外在和内在作用下被清除之后,脏腑器官就不被这些病邪所困,生理功能就会逐渐得到改善和恢复,各种病症也会随之消失。

第四节　以整体调理为宗旨

一、脏腑皆相贯通,一损俱损

人体是一个由经络系统把五脏、六腑、肢体、五官九窍、皮肉筋脉骨等联系起来的有机整体,当内脏有病时,人体内脏功能活动及其相互关系的异常变化,可以反映到体表相应的组织器官,出现色泽、声音、形态、脉象等诸方面的异常变化。中医学是一门在整体观念指导下的科学,认为人体的正常生命活动一方面要靠各脏腑发挥自己的功能,另一方面要靠脏腑间相辅相成的协同作用才能维持。每个脏腑各自协同的功能,又是整体活动下的分工合作,这是局部与整体的统一。脏腑按摩疗法作为中医的一种外疗法在治疗疾病时也不例外,也必须在整体观念指导下进行。因此,治疗疾病必须着眼于全局,注意对整体的调节,避免"头痛医头,脚痛医脚"。

五脏属五行,其按照五行生克乘侮的变化规律在生理和病理上相互资生,相互影响;脏与腑之间通过经络系统联系在一起,互为表里,在生理和病理上相互作用;腑与腑之间联系密切,相互协调才能各司其职;脏腑与体表相应的组织器官同气相应,在生理和病理上相互关联,相互影响。因此,五脏六腑在产生病理变化时绝对存在"一损俱损"的结果,只是各器官的受损有主有次、有轻有重而已。而在调理修复这些脏腑器官时绝对不会存在"一荣俱荣"的现象,只能是"全荣全荣"。可见,我们在运用脏腑按摩疗法调理疾病时,必须树立整体观念和遵循整体调理的理念。

在实际临床中,医者根据患者的实际病情,既要用整体观念去认识疾病,又要遵循整体调理的理念去治疗疾病;既要对人体进行整体调理,也要抓住疾病的重点进行施治,实现局部和整体的统一。只有这样才能充分发挥好段氏脏腑按摩疗法在防治疾病中的真正作用,实现"未病先防,已病防变,急病速愈,慢病除根"和"多病同治""异病同治"之功。

二、五脏相互资生,相互制约

脏与脏之间的关系,即五脏之间的关系。"五脏之气,皆相贯通"(《侣山堂类辨》)。心、肺、脾、肝、肾五脏各具不同的生理功能和特有的病理变化,但脏与脏之间不是孤立的而是彼此密切联系着的。脏与脏之间的关系不单表现在形态结构方面,更重要的是它们彼此之间在生理活动和病理变化上有着必然的内在联系,因而形成了脏与脏之间相互资生、相互制约的关系。

三、六腑相互关联,协调为用

胆、胃、大肠、小肠、膀胱、三焦六腑的生理功能虽然不同,但它们都是化水谷、行津液的器官。饮食物的消化吸收、津液的输布、废物的排泄等一系列过程,就是六腑在既分工又合作的情况下,共同完成的。胃、胆、小肠密切协作共同完成饮食物的消化、吸收,并将糟粕传入大肠,经过大肠再吸收,将废物排出体外。膀胱的贮尿排尿,与三焦的气化也是相互联系的。三焦的功能则包括了它所参与的消化、吸收与排泄等各方面的功能。因此,六腑之间必须相互协调,才能维持其正常的"实而不满",升降出入的生理状态。由于六腑传化水谷,需要不断地受纳排空,虚实更替,故有"六腑以通为用"的说法。

六腑在病理上相互影响,如胃有实热,津液被灼,必致大便燥结,大肠传导不利。而大肠传导失常,肠燥便秘也可引起胃失和降,胃气上逆,出现嗳气、呕恶等症。又如胆火炽盛,常可犯胃,可现呕吐苦水等胃失和降之症,而脾胃湿热,熏蒸于胆,胆汁外溢,则现口苦、黄疸等症。

四、脏腑互为表里,相互影响

脏与腑的关系,实际上就是脏腑阴阳表里配合关系。由于脏属阴,腑属阳;脏为里,腑为表,一脏一腑,一表一里,一阴一阳,相互配合,组成心与小肠、肺与大肠、脾与胃、肝与胆、肾与膀胱等脏腑表里关系,体现了阴阳、表里相输相应的关系。

一脏一腑的表里配合关系,其根据有四:一是经脉络属,即属脏的经脉络于所合之腑。属腑的经脉络于所合之脏。二是结构相连,如胆附肝叶之间,脾与胃以膜相连,肾与膀胱之目有"系"(输尿管)相通。三是气化相通,脏行气于腑,脏腑之间通过经络和营卫气血的正常运行而保持生理活动的协调。六腑传化水谷的功能,只有受五脏之气的配合才能完成。如胃的纳谷需脾气的运化,膀胱的排尿赖肾的气化作用等。腑输精于脏,五脏主藏精气,有赖六腑的消化、吸收、输送水谷精微,需六腑传化物的功能活动相配合。四是病理相关,如肺热壅盛,肺失肃降,可致大肠传导失职而大便秘结等。反之,大肠热结,腑气不通,亦可影响肺气宣降,导致胸闷、喘促等。五脏不平,六腑闭塞;反之,六腑闭塞,五脏亦病。脏与腑之间的互相联系和影响,称之为脏腑相合。

脏腑表里关系,不仅说明它们在生理上的相互联系,而且也决定了它们在病理上的相互影响,脏病及腑,腑病及脏,脏腑同病。因而在治疗上也相应地有脏病治腑、腑病治脏、脏腑同治等方法。所以,我们掌握这种理论,对指导临床实践有着重要的意义。

第五节　以治病求本为原则

一、正确认知"治病必求于本"

《黄帝内经》曰:"阴阳者,天地之道也,万物之纲纪,变化之父母,生杀之本始,神明之府也,治病必求于本。"此句道出了治病的原则为"治病必求于本"。本,本质、本原、根本、根源。治病求本,就是在治疗疾病时,必须寻找出疾病的根本原因,抓住疾病的本质,并针对疾病的根本原因进行治疗。它是中医辨证论治的一个根本原则,也是中医治疗中最基本的原则。

在治疗疾病时,正确的认知何谓"病"之"本",如何"定"其"本",如何"治"其"本",是治疗疾病的关键所在。通过这句话不难看出"病"之"本","本"在阴阳,疾病的发生和发展变化的根本原因也就是阴阳的失调,"治病必求于本",意为阴阳为自然万物之本,人为万物之一,疾病亦本于阴阳,故当求阴阳之本而治。

然而,中医学从气是宇宙的本原、是构成天地万物的要素这一基本观点出发,认为气也是生命的本原、是构成生命的基本物质。天地万物"本是一气,分而言之则曰阴阳,又就阴阳中细分之则为五行。五气即二气,二气即一气"(宋·吴澄《答人问性理》)。可见无论是阴阳之气,还是五行之气终归于一气,即"一气分阴阳,阴阳合一气""一气分五行,五行归于一气",万物本原于一气。阴阳五行始终被置于中国古代哲学最根本最高的气范畴之内。故《素问·举痛论》曰:"百病生于气也。"因此,"气"才是终极的"病"之"本"源。

《素问·宝命全形论》曰:"人生于地,悬命于天,天地合气,命之曰人。"天地万物皆本于气,人亦因气而生。气是构成天地万物及人类生命的共同的本始物质,人的生死、物之盛毁,都是气聚散变化的结果。故曰:"人之生,气之聚也。聚则为生,散则为死……故万物一也。"(《庄子·知北游》)既然天地万物皆本于气,因此,寄生在人体内的"病"亦因气而生;人的生死、物之盛毁,都是气聚散变化的结果,同样"病"亦具有"聚则为生,散则为死"的属性。故寻病贵在寻"病气",治病重在治"病气"。

《素问·调经论》曰"阴阳均平""命曰平人",《素问·生气通天论》曰"阴平阳秘,精神乃治",即人体阴阳和谐平秘,则健康无病;阴阳失调逆乱,则百病丛生。导致人体阴阳失调的原因不外乎是气机运行的紊乱和正邪之气的盛衰,故曰:"神客者,正邪共会也。神者,正气也。客者,邪气也。"(《灵枢·小针解三》)"虚则实之,满则泄之,宛陈则除之,邪胜则虚之。"(《灵枢·九针十二原》)可见调人体阴阳在于调"神客",即调理人体内本有的正气和稽留人体内的邪气。

二、脏腑按摩之功在于"致中和"

《中庸》曰:"中也者,天下之大本也,和也者,天下之达道也。致中和,天地位焉,万物育焉。"人体患病本来就是组织器官失中和,不能处于最本来的生理状态,导致功能异常,而产生有悖于健康的一些病理变化,因此,让人体组织器官重新处于"中和",恢复本来生理状态,自然功能正常,则无病理之变,身体自安。

因脏腑按摩疗法为中医外治之术,其性"中和",无"温、凉、寒、热"之性,"酸、甘、苦、咸"之味,故不能依药物之理纠人体"寒、热、虚、实"之偏以疗疾祛病。然按摩疗法有其独特之功,在于能以术者之能量传于患者之体内,助患者以清体内之病邪,调气机之升降;辅患者脏腑经络以能量,促组织以修复,从而达"扶正"和"祛邪"之功效,使患者归于"中和"之体而消百症。因此,脏腑按摩疗法既有"中和"之性,又有"中和"之功,非其他疗法所及,乃为脏腑按摩疗法所独有之妙。

三、治本之要重在"扶正祛邪"

既然阴阳失调的根源是人体气机运行的紊乱和正邪之气的盛衰,治则应为"扶正祛邪"。无论疾病的"阴阳、表里、寒热、虚实",只要人体正气充足,邪气不扰,"正气存内,邪不可干"(《素问遗篇·刺法论》),就会"阴阳均平"(《素问·调经论》)则为"平人"。

正气,简称正,通常与邪气相对而言,是人体机能的总称,即人体正常机能及所产生的各种维护健康的能力,包括自我调节能力、适应环境能力、抗邪防病能力和康复自愈能力("正气"包括无形之气、有质无形之气和有形之精)。

邪气,又称病邪,简称邪,与正气相对而言,泛指各种致病因素,包括存在于外界环境之中和人体内部产生的各种具有致病或损伤正气作用的因素,诸如六淫、疫疠、七情、外伤及痰饮和瘀血等("邪气"包括无形之气、有质无形之气和有形之邪)。

正气失调,一是指正气的不足,包括机体功能衰弱及维持这种功能所需的物质亏虚,概括为一个"虚"字。二是指正气的壅滞与逆乱,包括各种致病因素阻滞人体气机,导致功能障碍,概括为一个"郁"字。如气血是人体生命活动的基本物质,无论气血的虚衰与瘀滞,都会影响到人体的功能状态。这亦即张景岳的所谓"气之在人,和则为正气,不和则为邪气"的道理。

邪气侵入人体以后,究竟停留于何处而为病,这取决于人体各部分正气之强弱。一般来说,人体哪一部分正气不足,邪气即易于损伤哪一部分而发病。如脏气不足,病在脏;腑气不足,病在腑;经脉不足,病在经脉。如果说凡病伤皆有邪气存在,这里的邪气则不再是狭义的风、寒、暑、湿、燥、火等外感邪气,而是指广义的邪气,它们是脏腑功能失调即正气失调的结果。

邪气与正气的斗争贯穿于疾病过程的始终,两者相互联系又相互斗争,是推动疾病发展的动力。邪气与正气的斗争及它们之间的力量的对比常常影响着疾病的发展方向和转归。中医学重视邪气对疾病发生的重要作用的同时,更重视正气在疾病发生中的主要作用,两者都能起决定作用。

"邪气盛则实,精气(正气)夺则虚"。由于六淫、七情、饮食、劳倦等各种致病因素作用于人体,也必须通过机体内部的正邪之气发生变化导致阴阳失调,才能形成疾病。正气虚必有脏腑机能衰退的特殊表现,一般多见于疾病的后期和慢性疾病过程中;邪气盛必有外感六淫或痰饮、食积、瘀血等病邪滞留不解的特殊表现,或因痰、食、水、血等滞留体内引起的痰涎壅盛、食积不化、水湿泛滥、瘀血内阻等病变。

治则中,扶正和祛邪是相互联系的两个方面,扶正是为了祛邪,通过增强正气的方法,祛邪外出,从而恢复健康,即所谓"扶正祛邪"。祛邪是为了扶正,消除致病因素的损害而达到保护正气、恢复健康的目的,即所谓"邪去正自安"。扶正与祛邪是相辅相成的两个方面。

脏腑按摩疗法具有"中和"之性,即有双向作用,故能"扶正"又能"祛邪"。在临床中,"扶正"之法重在能使衰退的脏腑机能恢复;"祛邪"之法重在能清除滞留在体内的病邪。段氏脏腑按摩疗法始终通过健脾胃、疏肝胆、益肾气的治疗方式来改善和恢复这些脏腑的生理功能以汲水谷之气、纳天地之气补益正气,实现"正盛邪自祛";始终通过散滞气、活瘀血、化痰湿的治疗方式来驱散和清除滞留在人体内的病气,恢复人体的本来状态,实现"邪去正自安"。

综上所述,段氏脏腑按摩疗法在治疗疾病过程中无论是"扶正"还是"祛邪",都是围绕着"病"之"本"——"气"的原则来实施操作的,故段氏脏腑按摩祖师留下的"百病皆按气治"的治疗原则乃是"治病必求于本"之秘法也。

第六节　通六腑以调治五脏

一、六腑以通为用

六腑是胆、胃、小肠、大肠、膀胱、三焦的总称。它们共同的生理功能是"传化物",其生理特点是"泻而不藏","实而不能满"。饮食物入口,通过食道入胃,经胃的腐熟,下传于小肠,经小肠的分清泌浊,其清者(精微、津液)由脾吸收,转输于肺,而布散全身,以供脏腑经络生命活动之需要;其浊者(糟粕)下达于大肠,经大肠的传导,形成大便排出体外;而废液则经肾之气化而形成尿液,渗入膀胱,排出体外。从这一整个动态过程,可以看出,受纳、消化、传导、排泄不断地进行是一个虚实不断更替的过程。腑之特点是实而不能满,宜通不宜滞,满则病,滞则害。故有"六腑以通为用,以降为顺"之说。后世从大量的临床实践中,总结出"六腑以通为用"和"腑病以通为补"的理论。

胆居六腑之首,是中空的囊状器官,胆内储藏的胆汁。胆汁由肝脏形成和分泌出来,然后进入胆腑储藏、浓缩之,由肝的疏泄作用,使之排泄,注入肠中,以促进饮食物的消化。若肝胆的功能失常,胆的分泌与排泄受阻,就会影响脾胃的消化功能,从而出现厌食、腹胀、腹泻等消化不良症状。若湿热蕴结于肝胆,以致肝失疏泄,胆汁外溢,浸渍肌肤,则发为黄疸,以目黄、身黄、小便黄为特征。胆气以下降为顺,若胆气不利,气机上逆,则可出现口苦、呕吐黄绿苦水等。

胃主通降是指胃脏的气机宜通畅、下降的特性。饮食物入胃,经过胃的腐熟,初步进行消化之后,必须下行入小肠,再经过小肠的分清泌浊,其浊者下移于大肠,然后变为大便排出体外,从而保证了胃肠虚实更替的状态。这是经由胃气通畅下行作用完成的。故曰:"水谷入口,则胃实而肠虚;食下,则肠实而胃虚。"(《素问·五脏别论》)"胃满则肠虚,肠满则胃虚,更虚更满,故气得上下。"(《灵枢·平人绝谷》)所以,胃贵乎通降,以下行为顺。所以,胃失通降,可以出现纳呆脘闷、胃脘胀满或疼痛、大便秘结等胃失和降之证,或恶心、呕吐、呃逆、嗳气等胃气上逆之候。脾胃居中,为人体气机升降的枢纽。因此,胃气不降,不仅直接导致中焦不和,影响六腑的通降,甚至会影响全身的气机升降,从而出现各种病理变化。

小肠位于腹中,上端与胃相接处为幽门,与胃相通,下端与大肠相接为阑门,与大肠相连,是进一步消化饮食的器官。小肠盛受了由胃腑下移而来的初步消化的饮食物,对其进一步消化和吸收,并将水谷化为精微和糟粕,精微赖脾之升而输布全身,糟粕靠小肠之通降而下传入大肠。升降相因,清浊分别,小肠则司受盛化物之职。否则,升降紊乱,清浊不分,则现呕吐、腹胀、泄泻之候。

大肠居于腹中,其上口在阑门处接小肠,其下端紧接肛门,包括结肠和直肠。大肠接受由小肠下移的饮食残渣,再吸收其中剩余的水分和养料,使之形成粪便,经肛门而排出体外,属整个消化过程的最后阶段,故有"传导之腑""传导之官"之称。所以大肠的主要功能是传导糟粕,排泄大便。大肠在脏腑功能活动中,始终处于不断地盛受小肠下移的饮食残渣并形成粪便而排泄糟粕,表现为积聚与输送并存,实而不能满的状态,故以降为顺,以通为用。六腑以通为用,以降为顺,尤以大肠为最。大肠的传导功能,主要与胃的通降、脾之运化、肺之肃降及肾之封藏有密切关系。大肠有病,传导失常,主要表现为大便质和量的变化和排便次数的改变。如大肠传导失常,就会出现大便秘结或泄泻。若湿热蕴结于大肠,大肠气滞,又会出现腹痛、里急后重、下痢脓血等。

膀胱位于下腹部,在脏腑中,居最下处。膀胱,为中空囊状器官。其上有输尿管,与肾脏相通,其下有尿道,开口于前阴,称为溺窍。膀胱为人体水液汇聚之所,故称之为"津液之腑""州都之官"。尿液贮存于膀胱,达到一定容量时,通过肾的气化作用,使膀胱开合适度,则尿液可及时地从溺窍排出体外,以维持其贮尿和排尿的协调平衡。若肾气的固摄和气化功能失常,则膀胱的气化失司,开合失权,可出现小便不利或癃闭,以及尿频、尿急、遗尿、小便不禁等。

三焦是脏象学说中的一个特有名称。三焦是上焦、中焦、下焦的合称,为六腑之一,属脏腑中最大的腑,又称外腑、孤脏。膈以上为上焦,包括心与肺;横膈以下到脐为中焦,包括脾与胃;脐以下至二阴为下焦,包括肝、肾、大小肠、膀胱、女子胞等。三焦的功能实际上是五脏六腑全部功能的总体。三焦是元气运行的通道;三焦为水液的生成敷布、升降出入的道路。三焦具有运行水谷,协助输布精微,排泄废物的作用。其中,"上焦开发,宣五谷味,熏肤,充肌,泽毛"(《灵枢·决气》),有输布精微之功;中焦"泌糟粕,蒸津液,化其精微,上注于肺脉"(《灵枢·营卫生会》),有消化吸收和转输之用;下焦则"成糟粕而俱下入大肠,循下焦而渗入膀胱"

（《灵枢·营卫生会》），有排泄粪便和尿液的作用。故三焦不通，表现为心和肺、脾和胃肠，肝和胆、肾和膀胱的气机不利，气的升降出入异常，全身水液代谢障碍，从而导致有关脏腑的生理功能异常。

二、六腑不通生百病

六腑中的内容物不能停滞不动，故曰："六腑者，所以化水谷而行津液者也。"（《灵枢·本脏》）从整个动态过程，可以看出，受纳、消化、传导、排泄不断地进行是一个虚实不断更替的过程。腑之特点是实而不能满，宜通不宜滞，满则病，滞则害。六腑在病理上相互影响，如胃有实热，津液被灼，必致大便燥结，大肠传导不利。而大肠传导失常，肠燥便秘也可引起胃失和降，胃气上逆，出现嗳气、呕恶等症。又如胆火炽盛，常可犯胃，可现呕吐苦水等胃失和降之症，而脾胃湿热，熏蒸于胆，胆汁外溢，则现口苦、黄疸等症。

六腑不通，不但会导致六腑生病，而且还会影响五脏。由于脏属阴，腑属阳；脏为里，腑为表，一脏一腑，一表一里，一阴一阳，相互配合，组成心与小肠、肺与大肠、脾与胃、肝与胆、肾与膀胱等脏腑表里关系，体现了阴阳、表里相输相应的关系。脏与腑之间气化相通，脏行气于腑，脏腑之间通过经络和营卫气血的正常运行而保持生理活动的协调。六腑传化水谷的功能，只有受五脏之气的配合才能完成。如胃的纳谷需脾气的运化，膀胱的排尿赖肾的气化作用等。腑输精于脏，五脏主藏精气，有赖六腑的消化、吸收、输送水谷精微，需六腑传化物的功能活动相配合。因此，它们之间在病理上也是相互关联的，如肺热壅盛，肺失肃降，可致大肠传导失职而大便秘结等。反之，大肠热结，腑气不通，亦可影响肺气宣降，导致胸闷、喘促等。五脏不平，六腑闭塞；反之，六腑闭塞，五脏亦病。

中医学认为脾的主要生理功能是主运化。脾主运化，就是指脾具有将水谷化为精微，并将精微物质转输至全身各脏腑组织的功能。这种脾对营养物质的消化、吸收和运输的功能，实际上是在脾胃、肝胆、大小肠等多个脏腑共同参与下完成的一个复杂的生理活动。脾的这种生理功能实际上包含了胃、胆、大小肠等多个脏腑的生理功能，因此，六腑的功能失调在某种意义上就是脾胃功能的失调。脾胃是人体腹部的重要脏器，同属于消化系统，两者通过足太阴脾经与足阳明胃经相互络属，互为表里。胃主受纳，脾主运化，两者的关系是"脾为胃行其津液"，共同完成饮食物的消化吸收及其精微的输布，故称脾胃为气血生化之源，"后天之本"。《灵枢·动输篇》称："胃为五脏六腑之海。"人体五脏六腑、四肢百骸的营养均靠脾胃所受纳和运化的水谷精微以供养。《素问·玉机真藏论》说："五脏者，皆禀气于胃；胃者，五脏之本也。"李东垣在《脾胃论·脾胃盛衰论》中说："百病皆由脾胃衰而生也。"在《脾胃论·脾胃虚实传变论》中说："元气之充足，皆由脾胃之气无所伤，而后能滋养元气，若胃气之本弱，饮食自倍，则脾胃气既伤，而元气亦不能充，而诸病之所由生也。"可见脾胃对饮食物的运化功能是否正常，直接影响着人体进行正常生理活动所需依赖气血的生化和体内水液的代谢的正常与否。如果脾胃功能失常，就会造成人体气血生化无源，生理代谢紊乱，代谢产物滞留体内，久而久之形成病理产物，不但影响脾胃的功能，更可使五脏六腑、四肢百骸、五官九窍皆失去气血正常的濡养，造成机体精气的亏虚和浊物的潴留、生理功能的衰退。另外，脾胃位于腹部，脾升胃降带动全身气机升降，为人体气机升降的枢纽。气机升降有度，则脾胃调和、气血条达、身体安康；脾胃受损，功能失常,必造成脏腑气机紊乱,人体阴阳失衡。

综上所述,六腑闭塞不通,不仅仅是造成六腑本身的功能失调、"糟粕"的排泄不畅,而且影响五脏六腑及整个机体的气机调畅和代谢废物的排泄,并且会导致脾胃的运化功能减弱而使气血生化无源,机体失去正常的气血濡养,以至于各个组织器官功能减退,从而百病丛生。

三、欲要长生,腹中常清

人体是一个有机的整体。无论是外感或内伤引起人体发生疾病,大都直接或间接累及六腑,影响到六腑的传导功能,造成腹气不通,升降失调,传导失职,久而久之,一些生理产物和病理产物就会滞留其内,人体的胃肠就会受到不同程度的损害,降低其升清化浊的功能,不能正常发挥其人体气机升降枢纽的作用,从而产生一些病理反应。

《临证指南医案·脾胃》指出:"脏宜藏,腑宜通,脏腑之用各殊也。""六腑以通为用"的理论,对于脏腑病症的治疗具有重要的指导作用。临床上,对于六腑病症,多用通利祛邪之法治之。如食积胃脘,则治以催吐祛邪,或消食、导滞之品;若胆腑不通,则治以利胆通腑之法;二便不通者,则应用利尿,或通便之法治之。如见五脏实证,亦常用"脏实泻其腑"之法,泻其相为表里之腑,以达到祛邪调脏之目的。如心火上炎,则用清心利小肠之法,使心之火热从小便而去;若肺热壅盛,肺气闭阻者,则以通腑泄热、通利大肠之法治之。

整体调理是中医学治病的一个重要特点。整体调理的要点就是确保全身气血津液的畅通,而要畅通必须保持疏泄的正常,《素问·阴阳应象大论》指出:"清阳出上窍,浊阴出下窍。"因此,要想使人体全身气血畅通,疏泄正常,首先要将人体生理及病理产生的废弃物排出体外,而人体排出体内废弃物的最大出路则是与六腑直接管辖的大小二便。吴有性在《瘟疫论》中曾指出:"一窍通而诸窍皆通,大关通而百关尽通。"六腑以通为用,以降为顺,尤以大肠为最。可见疏通六腑,保持机体排泄通道的畅通,才能使人体生理及病理产物、致病因素能顺利地排出体外。

脏腑按摩的一个最大特点就是通过按摩腹部,疏通六腑,增强六腑的传化功能,清除瘀滞在各组织器官内的生理和病理产物,使体内保持一个清新干净的环境,从而调动各种积极因素,以通和上下,分理新旧,除陈生新,充实五脏,驱外感之诸邪,清内生之百症,保持人体正常的新陈代谢和生理功能,最终祛除病邪,实现防病治病的目的。正符合唐代道士吕洞宾(八仙之一)所说的"欲要长生,腹中常清,欲要不死,肠无渣滓"的养生名言。

第七节 健脾胃以生化气血

一、脾胃是最易受损的器官

在《黄帝内经》中脾胃被称为"仓廪之官"。胃主受纳,脾主运化,是人体内的"后天之本",气血生化之源泉,也就是说人生命活动所需的营养物质,皆来源于脾胃对饮食物的加工和吸收。可见它们的盛衰对人体是多么的重要,所以大医学家李东垣有"百病皆由于脾胃衰也"的论断。

在人体的五脏六腑中,脾胃系统直接接触人们从体外摄入的饮食并要通过物理和化学作用将摄入的饮食消化吸收,因此,脾胃系统在机体中是工作量繁重和最易受伤害的一组组织器官。

常言道:"人是铁,饭是钢,一顿不吃饿得慌。"人要生存,首要的需求就是吃饭。但是,如果人们不能做到饮食有节,每天吃喝进来的饮食物,有的生冷寒凉,有的酸辣苦咸,有的肥甘厚味,势必对胃肠造成伤害。除此之外,脾胃还最怕撑,平时你如果经常是饥一顿、饱一顿的,脾胃肯定受不了。因此,中医讲,脾胃有三怕:一怕生,二怕冷,三怕撑。故补土大家李东垣在其《脾胃论》一书中提及:"饮食失节,寒温不适,脾胃乃伤。"可见,饮食失节是造成脾胃损伤的首要原因。

其次,劳倦也可伤脾。李东垣指出:"形体劳役则脾病,脾病则怠惰嗜卧,四肢不收,大便溏泄。"劳累过度会损耗脾气,脾气虚、运化失常就会出现上述提及的症状。熬夜或者过度劳累后人会觉得没有胃口吃饭就是这个道理,因此,经常熬夜或不注意正常的休息也是会损伤脾胃的。

再次,思虑伤脾,"思"这种情志是不是人们经常存在的,而且是一种不容易控制的情志,思,即思考、思虑,为五志之一,为脾之志。正常地思考问题,对脾胃的运化功能并无不良的影响,但在思虑过度、用脑太过、所思不遂的情况下,就会影响气的正常功能,而形成气结。《素问·举痛论》说:"思则心有所存,神有所归,正气留而不行,故气结矣。"说明思虑过度,所思不遂会影响人体气机的正常运行,导致气滞和气结。因此,思虑过度会导致脾胃系统的气机郁结,从而造成血液的瘀滞,最终导致脾胃系统组织器官内的经脉受阻气滞而瘀,使脾胃自身的营养供应不足,气血亏虚,运化升清功能失常。

最后,脾胃也常常受到其他四脏功能失调的伤害。①肝失疏泄,致脾失运化,形成肝脾不和,证见不思饮食,腹胀肠鸣,胸胁胀满,泄泻便溏;若肝气不舒,横逆犯胃,使胃失和降,则证见胸脘满闷时痛,两胁窜痛,食入不化,嗳气吐酸等影响脾胃的升清降浊的生理功能,导致脾胃的气血运行不畅,而生滞气和瘀血。②人体的津液由脾上输于肺,通过肺的宣发和肃降而布散至周身及下输膀胱。脾之运化水湿赖肺气宣降的协助,而肺之宣降靠脾之运化以资助。脾肺两脏互相配合,共同参与水液代谢过程。肺病日久,可导致脾运化水湿功能失调。肺与大肠相表里,肺的生理功能不正常,势必会累及大肠。③中医认为"脾阳根于肾阳",肾的阴阳失调,会导致其他各脏的阴阳失调。脾失去肾阳的温煦就会导致脾阳虚,脾阳不足不但脾胃腐熟消化食物的能力减弱,肠胃中的气血没有肾阳的温煦推动,自然生寒,寒则血凝,也会造成胃肠组织气滞血瘀。④心"为脏腑之主,而总统魂魄,并赅意志……思动于心则脾应"(《类经·脏象类》)。故心对脾的影响主要是在情志上面。心与小肠相表里,心若功能失常,也必会累及小肠。

脾胃受损,最终会导致脾胃的运化功能的失常,即脾胃对水谷运化和吸收水谷精微能力下降,则机体气血生化无源,必造成气血亏虚。脾胃受损,运化水湿的功能减弱,腹内摄入水液遇寒则凝为水饮,遇热则煎熬成痰。饮多留积于肠胃、胸胁及肌肤,阻滞气机,耗损阳气;而痰则随气升降流行,内而脏腑,外至筋骨皮肉,形成多种病症,故有"百病多由痰作祟"之说。脾胃受损,必会导致脾胃的升清降浊功能失调。张介宾在注解《素问·灵兰秘典论》中说:"小肠居胃之下,受盛胃中水谷而分清浊,水液由此而渗入前,糟粕由此而归于后,脾气化而上升,小肠化而下降,故曰化物出焉。"因此,小肠泌别清浊功能实际上是脾的升清和胃的降浊功能的具体表现。小肠的功能失常,必会导致中焦气机的升降失调,脾胃作为人体气机枢纽功能不能正常发挥,就有可能导致机体气机紊乱、脏腑失调、人体的生理活动失常。

二、脾胃为气血生化之源

中医学所说的脾并不是单纯说的一个解剖学概念,更重要的是一个生理和病理学方面的概念。脾的运化水谷、运化水液、升清及胃的降浊功能,实际包含了所有消化系统的生理功能,即胃、大肠、小肠及消化腺的生理功能。因此,我们在这里讲的"脾",实际上包括了位于腹部的胃、小肠、大肠、胰腺、肝、胆等多个组织器官。其生理功能基本上包括了现代解剖学中"消化系统"的生理作用,而不单单指脾脏和胃两个器官的生理功能。

中医学认为饮食物的消化和营养物质的吸收、转输,是在脾胃、肝胆、大小肠等多个脏腑共同参与下的一个复杂的生理活动,其中脾起主导作用。脾与胃通过经脉相互络属而构成表里关系。胃司受纳,脾司运化,容纳于胃中的水谷,经过胃的腐熟后,下传于小肠,经小肠分清泌浊,将饮食化生为水谷精气,靠脾之转输和散精作用,把水谷精气上输于肺,再由肺通过经脉而布散全身,以营养五脏六腑、四肢百骸,维持正常的生命活动。其精微经脾之运化而营养全身。正如《灵枢·玉版》说:"人之所受气者,谷也;谷之所注者,胃也;胃者,水谷气血之海也。"所以,胃虽有受纳与腐熟水谷的功能,但必须和脾的运化功能配合,才能使水谷化为精微,以化生气血津液,供养全身。饮食营养和脾胃对饮食水谷的运化功能,对于维持机体的生命活动,至关重要,所以李中梓说,婴儿既生,一日不再食则饥,七日不食,则肠胃涸绝而死。经云:安谷则昌,绝谷则亡……胃气一败,百药难施。一有此身,必资谷气。谷入于胃,洒陈于六腑而气至,和调于五脏而血生,而人资之以为生也。故曰后天之本在脾(《医宗必读·肾为先天本脾为后天本论》)。

三、脾胃是气机升降之枢纽

气机,即气的升降出入运动。升降出入是气化作用的基本形式。人体是一个不断地发生着升降出入的气化作用的机体。气化作用的升降出入过程是通过脏腑的功能活动而实现的。人体脏腑经络、气血津液、营卫阴阳,无不赖气机升降出入而相互联系,维持其正常的生理功能,气机的升降出入,是人体生命活动存在的前提和基本方式。而脾为脏,属阴,喜燥恶湿,得阳始运,胃为腑,属阳,喜润恶燥,得阴始安。脾与胃,一脏一腑,一运一纳,一润一燥,一升一降,对人体气机的运行具有重要的中轴转枢作用。清末民初中医大家彭子益言:"人身中气如轴,经气如轮,轴运轮行,轮滞轴停。中气左旋右转,经气左升右降。中气在胸下脐上,居脾胃之间。中气左旋,则脾经之气升;中气右转,则胃经之气降。脾升,则下焦诸经之气皆升;胃降,则上焦诸经之气皆降。故曰:胃是诸经降之关。……脾是诸经升之关。"

《素问·刺禁论篇》曰:"肝生于左,肺藏于右,心布于表,肾治于里,脾胃之使,胃为之市。"是言五脏气机的升降出入,肝气从左而升,肺气从右而降。心为阳脏,气布于表;肾为阴脏,气治于里。这些升降出入有赖于脾胃的转枢作用。所谓"使"就是驱使之意，"市"就是市杂、聚散之处，皆为畅通无阻之意，可引申为转枢。同时，脏腑气机的升降运动，亦受其所处的位置及功能特性的影响，心肺居上焦胸中，其气以降为顺，肝肾居下焦腹中，其气以升为和。而脾胃位居中焦，对各脏之气的运转和协调，起着中轴转枢作用。

由于脾和胃是阴阳对立与互根的辩证关系，既相互依赖，又相互制约，也即相反相成。脾胃同为"后天之本"，共主受纳、运化。脾气升，不仅能助胃进一步消化，而且能吸收、转输水谷的精微和水液；同时，还能统摄、升提内脏，不使下陷，以保持诸脏各安其位。胃气降，不仅能使饮食得以下行，而且能将初步消化后的水谷精微物质移交小肠而供给脾以运化转输，上奉于心肺，布散周身，心肺肝肾均赖其水谷之精气以供养。脾胃受纳、运化功能正常，水谷精微物质充盛，营卫方能协调，五脏始得安和。故清阳上升则耳目聪明，腠理固密，筋骨劲强；浊阴下降则湿浊渗泄，下窍通利，脏腑调和。由此可见，脾胃是人体清气的发源地，且又位居中焦，通连上下，肝之升发、肺之肃降、心火下降、肾水上腾、肺主呼气、肾主纳气等，也无不配合脾胃的升降以完成其升降运动，实为人体气机升降出入的枢纽。脾胃气机升降失调，则清阳之气不能敷布，后天之精不能归藏，饮食水谷无法摄入，废浊糟粕无法排出，继而可变生多种病症。脾胃运纳升降的矛盾运动一旦遭到破坏，不仅消化功能发生紊乱，而且也将波及其他脏腑，心肺肝肾均将受其影响。金元四大家之一的李东垣认为脾胃是心肺肝肾四脏生理功能的中心。因胃是供给全身营养的器官，而心肺肝肾的生理机能都依赖于脾精的输布，心肺肝肾的升降浮沉运动均以脾胃为枢纽，若胃气一虚，则五脏俱病，人体气血失调而百病皆起。

四、百病皆由脾胃衰而生

李东垣在《脾胃论》中引用《黄帝内经·素问》中的内容对脾胃的重要性进行了论述，书中论述如下。《阴阳应象大论》云：谷气通于脾。六经为川，肠胃为海，九窍为水注之气。九窍者，五脏主之。五脏皆得胃气，乃能通利。《通评虚实论》云：头痛耳鸣，九窍不利，肠胃之所生也。胃气一虚，耳目口鼻，俱为之病。《经脉别论》云：食气入胃，散精于肝，淫气于筋。食气入胃，浊气归心，淫精于脉。脉气流经，经气归于肺，肺朝百脉，输精于皮毛。毛脉合精，行气于腑，腑精神明，留于四脏。气归于权衡，权衡以平，气口成寸，以决死生。饮入于胃，游溢精气，上输于脾。脾气散精，上归于肺，通调水道，下输膀胱。水精四布，五经并行，合于四时五脏阴阳，揆度以为常也。又云：阴之所和，本在五味；阴之五官，伤在五味。至于五味，口嗜而欲食之，必自裁制，勿使过焉，过则伤其正也。谨和五味，骨正筋柔，气血以流，腠理以密，如是则骨气以精，谨道如法，长有天命。《素问·平人气象论》云：人以水谷为本，故人绝水谷则死，脉无胃气亦死。所谓无胃气者，非肝不弦，肾不石也。历观诸篇而参考之，则元气之充足，皆由脾胃之气无所伤，而后能滋养元气；若胃气之本弱，饮食自备，则脾胃之气既伤，而元气亦不能充，而诸病之所由生也。

另外，李东垣还从"大肠小肠五脏皆属于胃，胃虚则俱病""脾胃虚则九窍不通""胃虚脏腑经络皆无所受气而俱病""胃虚元气不足，诸病所生"角度认为胃虚、脾胃虚是诸病发生发展的根本所在，并指出脾胃病的发病原因有三个方面。一是饮食不节伤胃。在《脾胃论·饮食伤脾论》中论述道："夫脾者行胃津液，磨胃中之谷，主五味也。胃既伤，则饮食不化，口不知味，四肢困倦,心腹痞满,兀兀欲吐而恶食,或为飧泄,或为肠澼,此胃伤脾亦伤明矣。"饮食不节伤胃有过饥、过饱、不按时进食所伤,有过冷、过热所伤,也有嗜食肥甘厚味或喜嗜酒热辛辣所伤。这些都影响胃的腐熟功能,进而导致胃失和降,影响脾的升清功能。二是劳倦过度伤脾。在《脾胃盛衰论》中提出:"形体劳役则脾病,病脾则怠惰嗜卧,四肢不收,大便泄泻。"正常的劳动有助于气血流通,必要的休息则可以消除疲劳,恢复体力。过劳和过逸均可伤及脾脏。过劳包括劳力过度、劳神过度和房劳过度。《素问·举痛论》曰"劳则气耗"。脾主四肢,劳力过度,形气俱伤,气衰则火旺,火旺则乘其脾土;劳神过度可暗耗心血,损伤脾气;房劳过度则损伤精气,伤肾及脾。而过度安逸则使脾运不健,以致气血生化不足。三是七情所伤脾胃。李东垣认为,"凡怒忿、悲、思、恐惧,皆损元气",五志七情过极都影响气机,妨碍脾胃的阴阳升降,导致气机失常,内伤脏腑。因此而导致阴阳失调,邪乘虚入,胃虚元气不足,引起各种疾病的发生发展。

可见,脾胃虚"则五脏六腑、十二经十五络、四肢,皆不得营运之气,而百病生焉"。百病为标,脾胃虚为本。五脏不和调于脾胃,脾胃和则五脏安。补脾胃为法,诸病各随其症,皆可迎刃而解。

按摩腹部能对脾胃功能起到很好的调整作用,可以促进人体消化、吸收,排泄功能增强,使气血生化有源,气机升降平衡,精微输布旺盛,脏腑组织器官得以濡养,生理功能保持正常,机体的抗病能力和生命活力得到提高,所以说段氏脏腑按摩疗法将脾胃作为调理重点也是中医治病"整体观念"的一种具体体现。

第八节 疏肝胆以调畅气机

一、肝脏是最易变质的器官

肝为形声字。字从肉,从干,干亦声。"肉"指"人身"。"干"本指盾牌,引申指"防护""自卫"的意思。"肉"与"干"联合起来表示"人体中的盾牌"。本义:人体中具有防护自卫功能的脏器。因此,《素问·灵兰秘典论》云:"肝者,将军之官。"西医认为,肝脏是一个代谢系统,是一个重要脏器,就像是我们人体的一个化工厂,它掌管着糖、脂肪、蛋白质的解毒、代谢,以及人体大部分的新陈代谢和有毒物质的转化,所以它也是最易污染的脏器。中医则认为,肝脏是一个部位,它有两大功能:一是主疏泄,调畅气机;二是主藏血,生血。肝主疏泄,是指肝具有疏通、舒畅、条达以保持全身气机疏通畅达,通而不滞,散而不郁的作用。肝主疏泄的生理功能,关系到人体全身的气机调畅。肝主疏泄是保证机体多种生理功能正常发挥的重要条件。肝的疏泄功能正常,还是保持脾胃升降枢纽能够协调不紊的重要条件。肝脏的这些生理功能决定了它在人体内工作最繁忙且很容易受到各种各样的损害。

第一,肝脏是人体最为繁忙的器官,它既是人体内的一个"化工厂",更是一个进入人体有毒有害物质的"处理厂"。工作繁忙、经常熬夜、睡眠不足、疲劳过度,会引起肝脏血流相对不足,影响肝脏细胞的营养滋润,抵抗力下降,致使已受损的肝细胞难以修复并加剧恶化。越来越多受到污染的大气、饮水和食物,长期或间断性大量饮酒,以及我们使用的药物,这些都会直接毒害肝细胞,影响其结构及功能,致使肝脏受损。

肝脏解毒时由于血液在流动的关系,它不是把血液关起门来做这个工作的,而是边流动边解毒,解毒的同时身体其他部位正常运转中还会继续产生代谢产物。熬夜、酗酒、服药、感染等会加重肝净化血液的负担,肝脏细胞就会加快老化,解毒功能也随之减退,从而使体内毒素在血液中蓄积,这种大分子毒性物质会使血液黏稠、血流缓慢,最后停滞在人体的毛细血管中,成为"死血",这不仅对其他器官有损害,还会进一步加重肝脏损害。

肝脏的代谢功能包括合成代谢、分解代谢和能量代谢三个方面。人每天摄入的食物中含有蛋白质、脂肪、碳水化合物、维生素和矿物质等各种营养物质,这些物质在胃肠内经初步消化吸收后被送到肝脏,在肝脏里被分解,"由大变小",蛋白质变(分解)为氨基酸、脂肪分解为脂肪酸等,分解后的"小物质"又会根据身体需要在肝脏内被合成为蛋白质、脂肪和一些特殊的碳水化合物或能量物质等,这是一个"由小变大"的过程。在这个过程中,也会有些加工不了的物质,形成垃圾而不能及时从肝脏代谢出去,就会积累在肝内,而影响肝的正常生理功能。例如,肝功能若减弱时,肝脏转变脂肪为磷脂的能力也随之减弱,脂肪不能转移,便在肝脏内积聚,从而成为"脂肪肝"。脂肪积聚过多时,更可能发展为肝硬化,产生一系列症状。肝脏合成和贮存糖原的功能若减弱就容易导致"糖尿病"的形成。

第二,肝也是受人的情志伤害最直接最厉害的器官。肝在志为怒,这个人们都知道,发怒时会伤害肝脏。"怒"这种情志在常人身上是经常会发生的。当人遇到不顺心的事时,都会怒从心中起,有的人还会经常着急上火生闷气。这种情志如果过度或者经常发生,产生的信息和邪气就会直接损伤到肝脏,形成肝气郁结。邪气瘀滞凝结在肝脏,就会直接影响肝内的血液,形成瘀血。因为我们知道肝脏是藏血的,血瘀积在肝脏内,必然会导致肝内储藏血的空间减少或肝细胞受损,这样初期在气滞血瘀的过程,郁而化火,造成肝火旺或肝阳上亢,形成"高血压症"。久之瘀血不去,肝藏血减少而致肝血不足或肝阴虚之症。日久肝脏细胞得不到营养就会坏死硬化,形成"肝硬化"或"肝癌"。

第三,五脏中其他四脏生理功能失常时对肝也会产生很大的伤害。①心主神志,虽肝在志为怒,但心为肝脏之主,"心者,五脏六腑之主也……故悲哀愁忧则心动,心动则五脏六腑皆摇"。明代医学家张介宾在《类经》中又说:"怒动于心则肝应。"所以心对肝的伤害则还是表现在情志方面。②肺主降而肝主升,如果肺失清肃,燥热内盛,亦可影响肝,使肝失条达,气机不畅。③肾藏精,肝藏血,因精能生血,血能化精,故称之为"精血同源",又把肝肾的关系称为"肝肾同源",因此,如果肾精亏损,可导致肝血不足或肝阴亏虚,即肝无血可藏。④脾胃气血生化之源,肝主藏血,脾有问题,气血生化无源,亦可导致肝血不足。

因此,肝脏受损,它的代谢功能、解毒功能、防御功能都会减弱,经脾胃消化吸收的饮食物进入肝脏时就不能很好地被"加工"和"解毒",影响气血生成的质量,导致气血亏虚。肝的疏泄功能失常,肝脏分泌、排泄胆汁的功能减弱,就不能对脾胃消化吸收功能起到促进作用,不能协调脾胃的气机升降,不能保持脾胃升降枢纽能够协调不紊。肝的疏泄功能失常不但影响脾胃的气机升降,更重要的是影响人体整体气机升降,使气血失调、经络不通,脏腑组织的活动失调。

二、肝主疏泄,调畅一身气机

肝主疏泄,是指肝具有疏通、舒畅、条达以保持全身气机疏通畅达,通而不滞,散而不郁的作用。肝主疏泄是保证机体多种生理功能正常发挥的重要条件。

气机,即气的升降出入运动。升降出入是气化作用的基本形式。人体是一个不断地发生着升降出入的气化作用的机体。气化作用的升降出入过程是通过脏腑的功能活动而实现的。人体脏腑经络、气血津液、营卫阴阳,无不赖气机升降出入而相互联系,维持其正常的生理功能。肝的疏泄功能,对全身各脏腑组织的气机升降出入之间的平衡,起着重要的疏通调节作用。"凡脏腑十二经之气化,皆必藉肝胆之气化以鼓舞之,始能调畅而不病"(《读医随笔·卷四》)。因此,肝的疏泄功能正常,则气机调畅、气血和调、经络通利,脏腑组织的活动也就正常协调。

肝通过其疏泄功能对气机的调畅作用,可调节人的精神情志活动。肝的疏泄功能正常,肝气升发,既不亢奋,也不抑郁,舒畅条达,则人就能较好地协调自身的精神情志活动,表现为精神愉快、心情舒畅、理智清朗、思维灵敏、气和志达、血气和平。若肝失疏泄,则易于引起人的精神情志活动异常。疏泄不及,则表现为抑郁寡欢、多愁善虑等。疏泄太过,则表现为烦躁易怒、头胀头痛、面红目赤等。故曰:"七情之病,必由肝起。"(《柳州医话》)

肝通过协调脾胃的气机升降,和分泌、排泄胆汁,促进脾胃消化吸收功能。脾胃是人体主要的消化器官。胃主受纳,脾主运化。胃气主降,受纳腐熟水谷以输送于脾;脾气主升,运化水谷精微以灌溉四旁。脾升胃降构成了脾胃的消化运动。肝的疏泄功能正常,是保持脾胃升降枢纽能够协调不紊的重要条件。肝属木,脾胃属土,土得木而达。可见,饮食的消化吸收与肝的疏泄功能有密切关系,故肝的疏泄功能,既可以助脾之运化,使清阳之气升发,水谷精微上归于肺,又能助胃之受纳腐熟,促进浊阴之气下降,使食糜下达于小肠。若肝失疏泄,犯脾克胃,必致脾胃升降失常,临床上除具肝气郁结的症状外,既可出现胃气不降的嗳气脘痞、呕恶纳减等肝胃不和症状,又可出现脾气不升的腹胀、便溏等肝脾不调的症状。故曰:"肝气一动,即乘脾土,作痛作胀,甚则作泻,又或上犯胃土,气逆作呕,两胁痛胀。"(《知医必辨·论肝气》)胆附于肝,内藏胆汁,胆汁具有促进消化的作用。胆汁是肝之余气积聚而成。肝的疏泄功能正常,则胆汁能够正常地分泌和排泄,有助于脾胃的消化吸收功能。如果肝气郁结,影响胆汁的分泌和排泄,可导致脾胃的消化吸收障碍,出现胁痛、口苦、纳食不化,甚至黄疸等。

肝的疏泄能直接影响气机调畅。只有气机调畅,才能充分发挥心主血脉、肺助心行血、脾统摄血液的作用,从而保证气血的正常运行。所以肝气舒畅条达,血液才得以随之运行,藏泄适度。"血随气行,周流不停"(《风劳臌膈四大证治》)。血之源头在于气,气行则血行,气滞则血瘀。若肝失疏泄,气机不调,必然影响气血的运行。如气机阻滞,则气滞而血瘀,则可见胸胁刺痛,甚至瘕积、肿块、痛经、闭经等。若气机逆乱,又可致血液不循常道而出血。所谓:"血为气之配,气热则热,气寒则寒,气升则升,气降则降,气凝则凝,气滞则滞。"(《格致余论·经水或紫或黑论》)

肝能调节水液代谢。因肝主疏泄,能调畅三焦的气机,促进上中下三焦肺、脾、肾三脏调节水液代谢的机能,即通过促进脾之运化水湿、肺之布散水津、肾之蒸化水液,以调节水液代谢。

三焦为水液代谢的通道。"上焦不治,则水犯高原;中焦不治,则水留中脘;下焦不治,则水乱二便。三焦气治,则脉络通而水道利。"(《类经·脏象类》)三焦这种司决渎的功能,实际上就是肺、脾、肾等调节水液功能的综合。肝的疏泄正常,气机调畅,则三焦气治,水道通利,气顺则一身之津液亦随之而顺,故曰:"气行水亦行。"(《血证论·阴阳水火气血论》)若肝失疏泄,三焦气机阻滞,气滞则水停,从而导致痰、饮、水肿,或水臌等。故曰:"水者气之子,气者水之母。气行则水行,气滞则水滞。"(《医经溯洄集·小便原委论》)由此可见,肝脏是通过其疏利调达三焦脏腑气机的作用,来调节体内的水液代谢活动的。

肝主疏泄可调节冲任二脉的生理活动。妇女经、带、胎、产等特殊的生理活动,关系到许多脏腑的功能,其中肝脏的作用甚为重要,向有"女子以肝为先天"之说。妇女一生以血为重,由于行经耗血,妊娠血聚养胎、分娩出血等,无不涉及于血,以致女子有余于气而不足于血。冲为血海,任主胞胎,冲任二脉与女性生理机能休戚相关。肝为血海,冲任二脉与足厥阴肝经相通,而隶属于肝。肝的疏泄功能正常,足厥阴经之气调畅,冲任二脉得其所助,则任脉通利,太冲脉盛,月经应时而下,带下分泌正常,妊娠孕育,分娩顺利。若肝失疏泄而致冲任失调,气血不和,从而形成月经、带下、胎产之疾,以及性功能异常和不孕等。

肝有调节精室的功能。精室为男子藏精之处。男子随肾气充盛而天癸至(促进性成熟并维持生殖功能的物质),则精气溢泻,具备了生殖能力。男性精室的开合、精液的藏泄,与肝肾的功能有关。"主闭藏者,肾也,司疏泄者,肝也。"(《格致余论·阳有余阴不足论》)肝之疏泄与肾之闭藏协调平衡,则精室开合适度,精液排泄有节,使男子的性与生殖机能正常。若肝之疏泄失常,必致开合疏泄失度。其不及,可见性欲低下、阳痿、精少、不孕等;其太过,则性欲亢奋、阳强、梦遗等。故曰:"肝为阴中之阳,其脉绕阴器,强则好色,虚则妒阴,时憎女子。"(《类经·藏象类》)

三、诸病皆可从肝治

我国著名中医学家张珍玉教授在精心研究中医学基本理论的基础上,结合大量的临床实践,提出了"诸病皆可从肝治"的理论。指出:五脏六腑,肝最为要,内伤杂病,肝病首当其冲。

肝主疏泄,人体男precised女血之藏泄、情志之畅达、气机之协调、血与津液之输布运行及饮食物之消化吸收,皆赖肝之疏泄、条达。肝足厥阴经下起自足上至于头,与许多脏腑器官相联络。若肝失疏泄,气机不畅,则不仅导致肝经所过部位胀满疼痛,而且气滞日久,影响精、血、津液的输布运行,则致血瘀痰阻,进而导致癥瘕积聚、乳房肿块、月经不调、阳痿不举等病症。肝主疏泄,调畅气机,能协调脾胃气机升降,促进脾胃对饮食水谷的消化吸收作用。且心肝之血互养,肝肾精血互化,肝肺气机协调,肝肾疏泄有度。若肝失疏泄,肝气横逆,乘脾犯胃,致脾失健运,胃失和降,而见脘腹胀痛、呕吐泄泻之症;若肝郁化火,木火刑金,肺降不及,则见气逆而咳;扰动精室,影响肾藏,则致遗精梦泄;伤及心血,扰及心神,则为失眠多梦。肝失疏泄太过、不及两端。疏泄太过者名曰肝气逆,以气病为主,因气属阳,易动易升,故逆乱而为患,以"胀"为特点。疏泄不及者,名曰肝气郁,郁在血分,因血属阴,主静故也,凡郁结而为患,以"闷"为特征,于妇人多见月经失调诸症。因此,肝逆与肝郁,有阴阳动静之别,不可混淆。但两者亦可相互转化,如肝郁在血分,若血瘀日久,必生郁热,热可助气,肝郁可以转化为肝逆。且气之与血,一阴一阳，一体一用，密不可分。肝气逆者，有上逆、横逆之别。上逆者多有头痛耳鸣，横逆者肠胃受之，证见脘腹痛、泛酸、嗳气等。

　　对于肝气郁结证，古今医家有诸多精辟论述。《内经》说，"忧愁者，气闭塞而不行""肝病者，两胁下痛引少腹"。金元医家朱丹溪创立了气、血、痰、火、湿、食的六郁学说，提出了"六者之间，先为气滞，而后为其他。"并在《丹溪心法·六郁》中提出："气血冲和，万病不生，一有怫郁，诸病生焉，故人身诸病，多生于郁。"王安道在《医经溯洄集·五郁论》中说："凡病之起也，多由乎郁，郁者，滞而不通之义。"《类证治裁》专列肝气一篇，提出："木性升散，不受遏郁，郁则经气逆。"《读医随笔》说："凡病之气结、血凝、痰饮、浮肿……皆肝气不能舒畅也。"任应秋教授也提出："凡病之气结、血凝、痰饮、浮肿、脘腹胀、痉厥、癫狂、积聚、痞满、眩晕、呕吐、哕呃、咳嗽、哮喘、血痹虚损等，都和肝气不能舒畅有关。"由此可见，历代医家都认为肝郁"非一病之专名，乃百病之所由起也"。肝气郁结证是临床最常见的中医证候之一，它不仅涉及多种疾病，而且自身又有衍变的多向性，因此，"诸病从肝郁论治"不仅体现了中医的异病同治，同时也体现了同证同治中的异治。

　　段氏脏腑按摩治病的最高境界就是治肝。我们通过按摩手法可以将肝脏内积累的垃圾清理出去，恢复它的原貌，肝的生理功能就能恢复，重新塑造它"将军之官"的威武形象。

第二章　段氏脏腑调理按摩技法

第一节　心肺调理按摩技法

一、君主之官——心

《黄帝内经》曰："心者,君主之官也,神明出焉。"

(一)心的解剖位置及形态

心位于胸腔内,膈肌的上方,二肺之间,外面裹以心包。约2/3在身体正中线的左侧,1/3在右侧。心的前面大部分被肺和胸膜遮盖,只有一小部分借心包与胸骨体和肋软骨直接相连。心的两侧与肺和胸膜腔相邻,心的后方有食管、迷走神经和主动脉胸部,下方为膈,上方连着心的大血管。心的形状像倒置的圆锥体,大小稍大于自身的拳头。其体表投影在左胸前壁第5肋间隙锁骨中线内侧1~2 cm处,故在此处可看到或摸到心尖冲动。心有4个腔,即左心房、左心室、右心房和右心室。心有左、右冠状动脉供血。心被锥形囊样的心包所包裹(图2-1、图2-2)。

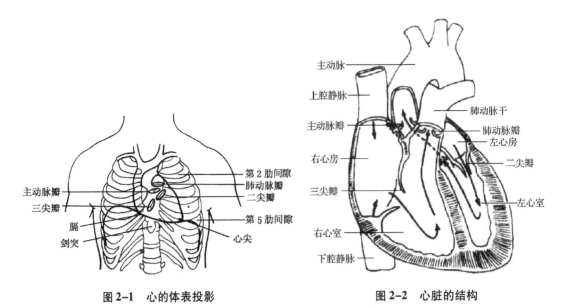

图2-1　心的体表投影　　　　　　图2-2　心脏的结构

（二）手少阴心经的循行

手少阴心经起于心中，出来后归属于"心系"（心系，指心脏与其他脏器相联系的脉络），向下通过横膈至任脉的下脘穴附近，络小肠。其本经起于腋窝下的极泉穴，止于小指的桡侧，出于末端的少冲穴，交于手太阳小肠经，左右各9个腧穴。该经属心，络小肠，与肺、脾、肝、肾有联系（图2-3）。

附：手厥阴心包经的循行

手厥阴心包经起于胸中，出属心包络，向下穿过膈肌，依次络于上、中、下三焦。它的支脉从胸中分出，沿胁肋到达腋下3寸处的天池穴，向上至腋窝下，沿上肢内侧中线入肘，过腕部，入掌中的劳宫穴，沿中指桡侧，出中端桡侧端的中冲穴。另一分支从掌中分出，沿无名指出其尺侧端的关冲穴，交于手少阳三焦经（图2-4）。

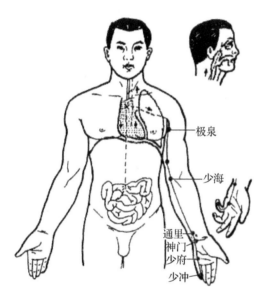

图2-3 手少阴心经循行

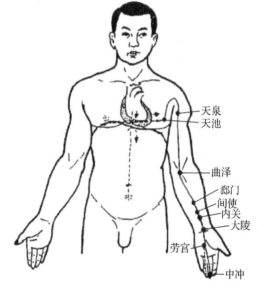

图2-4 手厥阴心包经循行

（三）心的生理功能

1. 现代医学对心脏的认知

现代医学认为心脏的作用是推动血液流动和倒流，向器官、组织提供充足的血流量，以供应氧和各种营养物质，并带走代谢的终产物（如二氧化碳、尿素和尿酸等），使细胞维持正常的代谢功能。体内各种内分泌激素和一些其他体液因素，也要通过血液循环将它们运送到靶细胞，实现机体的体液调节，维持机体内环境的相对恒定。此外，血液防卫机能的实现，以及体温相对恒定的调节，也都要依赖于血液在血管内的不断循环流动，而血液的循环是经由心脏"泵"的作用实现的。

2. 祖国医学对心的认知

祖国医学认为心的主要生理功能是主血脉和神志。

（1）心主血脉，指心有主管血脉和推动血液循环于脉中的作用，包括主血和主脉两个方面。血就是血液。脉，即脉管，又称经脉，为血之府，是血液运行的通道。心脏和脉管相连，形成一个密闭的系统，成为血液循环的枢纽。心脏不停地搏动，推动血液在全身脉管中循环无端，成为血液循环的动力。由此可见，心脏、脉和血液所构成的这个相对独立系统的生理功能，都属于心所主，都有赖于心脏的正常搏动。心主血脉的生理作用：一是行血，以输送营养物质。心气推动血液在脉内循环运行，血液运载着营养物质以供养全身，使五脏六腑、四肢百骸、肌肉皮毛，整个身体都获得充分的营养，借以维持其正常的功能活动。二是生血，使血液不断地得到补充。胃肠消化吸收的水谷精微，通过脾主运化、升清散精的作用，上输给心肺，在肺部吐故纳新之后，贯注心脉变化而赤成为血液，故《素问·阴阳应象大论》有"心生血"之说。心脏功能正常，则心脏搏动如常，脉象和缓有力，节律调匀，面色红润光泽。

（2）心主神志。神在中医学中主要有三：其一，指自然界物质运动变化的功能和规律。所谓"阴阳不测谓之神"（《素问·天元纪大论》）。其二，指人体生命活动的总称。一般称之为广义的神。整个人体生命活动的外在表现，如整个人体的形象及面色、眼神、言语、应答、肢体活动姿态等，无不包含于神的范围。换言之，凡是机体表现于外的"形征"，都是机体生命活动的外在反映。其三，是指人们的精神、意识、思维活动。即心所主之神志，一般称之为狭义的神。神并不是超物质的东西，它的产生是有物质基础的。精气是产生神的物质基础。形具而神生，形者神之体，神者形之用。形存则神存，形谢则神灭。总之，神是物质自然界的产物，是天地间的一种自然现象。心主神志的生理作用：心藏神，为人体生命活动的中心。其生理作用，其一是主思维、意识、精神。在正常情况下，神明之心接受和反映客观外界事物，进行精神、意识、思维活动，这种作用称之为"任物"。任，是接受、担任、负载之意，即心具有接受和处理外来信息的作用。有了这种"任物"的作用，才会产生精神和思维活动，对外界事物做出判断。其二是主宰生命活动。神明之心为人体生命活动的主宰。五脏六腑必须在心的统一指挥下，才能进行统一协调的正常的生命活动。心为君主而脏腑百骸皆听命于心。心藏神而为神明之用。心主神志的生理功能正常，则精神振奋、神志清晰、思维敏捷，对外界信息的反应灵敏和正常。

另外，祖国医学还认为心在体合脉，即全身的血和脉均由心所主，心脏是血液循环的枢纽，心气是推动血液运行的动力。故曰："心主身之血脉。"（《素问·痿论》）所以，心的功能正常，则血脉流畅；心的功能异常，则血行障碍；心开窍于舌，即指舌为心之外候，"舌为心之苗"。心经的经筋和别络，均上系于舌。心的气血通过经脉的流注而上通于舌，以保持舌体的正常色泽形态和发挥其正常的生理功能。所以，察舌可以测知心脏的生理功能和病理变化；心其华在面，是说心的功能正常与否，常可从面部的色泽反映出来。心主血脉，面部血脉极为丰富，全身气血皆可上注于面，所以面部的色泽能反映出心气的盛衰、心血的多少。

（四）心的病机病证

心居胸中，心包围护其外。心主血脉、主神志，开窍于舌，其华在面，在志为喜、在液为汗。其经脉下络小肠，两者相为表里。心主血脉，故为人体生命活动的中心。又主神志，故为情志思维活动之中枢。

因心主血脉,又主神志,所以其证候多与血脉运行的障碍和情志思想维活动异常有关。由于天生禀赋薄弱,或久病体虚,思虑伤神,劳心过度,导致心血亏耗或心气不足,以致心阳虚和心阴虚之虚证。心悸怔忡,胸闷气短,活动后加重,面色淡白,或有自汗,为心气虚。若兼见畏寒肢冷、心痛等证,为心阳虚。心血虚证见心悸怔忡、失眠多梦、眩晕、健忘、面淡白无华,或萎黄,口唇色淡。若兼见五心烦热、潮热、盗汗、两颧发红、舌红少津、脉细数,为心阴虚。若情志抑郁,化火生痰,痰火止扰,甚则上蒙心包,神不守舍。虚则证见痴呆、寡言、善悲,或神昏妄言;实则惊狂不寐,喜笑不休,如癫如狂。若心火上炎,则证见面红月赤、心情烦躁、舌体糜烂肿大、吐血、衄血。若思虑过度,伤及心脾,致饮邪阻遏心阳,可致气不宣畅,证见心悸胸闷、眩晕恶心、呕吐痰泄。

若思虑过度,暗耗心血或脾失运化,气血生化无源,导致血虚而心无所主,形成心脾两虚,证见眩晕、心悸、失眠、多梦、腹胀、食少、体倦、面色无华等。其兼证有心脾面虚,证见面色萎黄、食少倦怠、气短神怯、失眠健忘、心悸怔忡、妇女月经不调;心肾不交,若心火不能下降于肾而独亢,肾水不能上济于心而凝聚,形成心肾不能相交,证见心悸怔忡、心烦不眠、梦寐遗精、潮热盗汗、腰膝酸软。

附:心包病机病证

心包是心的外围,具有保护心的作用,其经脉历络三焦,与三焦互为表里。如外邪侵袭于心,首先包络受病。其临床症状多与心经相同,主要表现在血脉或神志方面,在温病学说中,将外感热病中出现的神昏、谵语等症,称之为"热入心包"或"蒙蔽心包"。

二、相傅之官——肺

《黄帝内经》曰:"肺者,相傅之官,治节出焉。"

(一)肺的解剖位置及形态

肺是呼吸系统的主要器官,位于胸腔内,纵隔的两侧,分左肺和右肺。左肺因心脏偏左,较右肺窄而长,右肺因膈下有肝,较左肺宽而短。每个肺的表面被以胸膜,较平滑,湿润而有光泽。两肺前缘的投影均起自锁骨内侧段上方 2～3 cm 处的肺尖,向内下方斜行,经胸锁关节的后面,至胸骨角之中点处左右则靠拢。右肺前缘由此几乎垂直下行,至第 6 胸肋关节处移行于右肺下缘;左肺前缘略直下行至第 4 胸肋关节水平,沿肺的心切迹向外下做弧形弯曲,至第 6 肋软骨中点处移行于左肺下缘。两肺下缘的投影大致相同,右侧起自第 6 胸肋关节,左侧起自第 6 肋软骨中点。两侧均向外下行,在锁骨中线上与第 6 肋相交,在腋中线上与第 8 肋相交,在肩胛线上与第 10 肋相交,在接近脊柱时则平第 10 胸椎棘突(图 2-5)。肺是由支气管反复分支形成的支气管树为基础构成的。支气管在肺内反复分支可达 23～25 级,最后形成肺泡。支气管各级分支之间及肺泡之间都由结缔组织性的间质所填充,血管、淋巴管、神经等随支气管的分支分布在结缔组织内。肺泡之间的间质内含有丰富的毛细血管网,毛细血管膜与肺泡共同组成呼吸膜,血液和肺泡内的气体进行气体交换必须通过呼吸膜才能进行(图 2-6)。

(二)手太阴肺经的循行

手太阴肺经起于中脘部,下行至脐水分穴附近,络于大肠,复返向上沿着胃的上口,穿过横

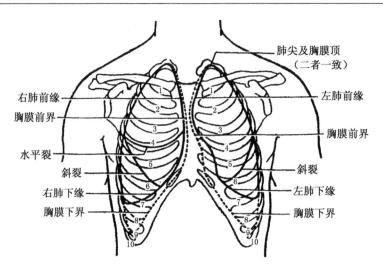

图 2-5　肺的体表投影

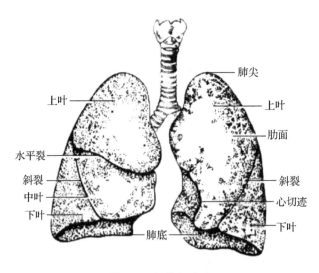

图 2-6　气管和肺脏

膈膜,直属于肺;上至气管、喉咙,沿锁骨横行至腋下的中府和云门二穴,沿着上肢内侧前缘下行,至肘中,沿前臂内侧桡骨边缘进入寸口,经大鱼际部,至拇指桡侧尖端的少商穴。其分支从列缺穴处分出,前行至食指桡侧尖端的商阳穴,与手阳明大肠经相接。该经属肺,络大肠,通过横膈,并与胃和肾等有联系(图 2-7)。

(三)肺的生理功能

1. 现代医学对肺脏的认知

现代医学认为肺脏的生理功能主要是指气体交换,即氧气与二氧化碳的交换。肺功能测定包括通气功能、换气功能、呼吸调节功能及肺循环功能等。通气功能是指肺与外界环境之间的气体交换过程。换气功能是指肺泡与肺毛细血管血液之间的气体交换过程。肺循环功能是指肺维持呼吸的功能,肺循环(小循环)是指从右心室射出的静脉血入肺动脉,经过肺动脉及肺动脉在肺内的各级分支,流至肺泡周围的毛细血管网,在此进行气体交换,使静脉血变成含氧丰富的动脉血,经肺内各级肺静脉属支,再经肺静脉注入左心房。血液沿上述路径的循环称为肺循环或小循环。肺循环的特点是路程短,只通过肺,主要功能是完成气体交换,把静脉血变为含氧量丰富的动脉血。

肺除了以上功能外还包括免疫功能、分泌激素、分泌神经递质和代谢功能。

2. 祖国医学对肺的认知

祖国医学认为肺的功能主要包括主呼吸之气和主一身之气两个方面。

一方面,肺主呼吸之气是指肺通过呼吸运动,吸入自然界的清气,呼出体内的浊气,

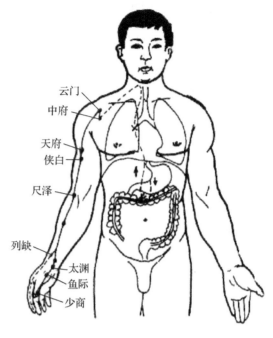

图 2-7　手太阴肺经循行

实现体内外气体交换的功能。肺为体内外气体交换的场所。肺吸入自然界的清气,呼出体内的浊气,实现了体内外气体的交换。通过不断地呼浊吸清,吐故纳新,促进气的生成,调节着气的升降出入运动,从而保证了人体新陈代谢的正常进行。肺司呼吸的功能正常,则气道通畅、呼吸调匀。

另一方面,肺主一身之气是指肺有主持、调节全身各脏腑之气的作用,即肺通过呼吸而参与气的生成和调节气机的作用。肺参与一身之气的生成,特别是宗气的生成。人体通过呼吸运动,把自然界的清气吸入于肺,又通过胃肠的消化吸收功能,把饮食物变成水谷精气,由脾气升清,上输于肺。自然界的清气和水谷精气在肺内结合,积聚于胸中的上气海(上气海,指膻中,位于胸中两乳之间,为宗气汇聚发源之处),便称之为宗气。宗气上出喉咙,以促进肺的呼吸运动;贯通心脉,以行血气而布散全身,以温养各脏腑组织和维持它们的正常功能活动,在生命活动中占有重要地位,故起到主一身之气的作用。因此,肺呼吸功能健全与否,不仅影响到宗气的生成,而且也影响着全身之气的生成。肺对全身气机的调节方面是指肺的呼吸运动是气的升降出入运动的具体体现。肺有节律地一呼一吸,对全身之气的升降出入运动起着重要的调节作用。

另外,祖国医学还认为肺在体合皮,即指肺气宣发,输精于皮毛。肺主气,肺气宣发,使卫气和气血津液输送到全身,以温养皮毛。皮毛具有抵御外邪侵袭的屏障作用。皮毛的营养,虽然与脾胃的运化有关,但必须依赖于肺气的宣发,才能使精微津液达于体表。故曰:"肺之合皮也,其荣毛也。"(《素问·五脏生成》)肺开窍于鼻,即指鼻为呼吸出入的通道,具有通气的功能。肺司呼吸,故有"鼻为肺窍"之说。鼻还有主嗅觉的功能,鼻的嗅觉和通气功能均须依赖于肺气的作用。肺气和利,则呼吸通畅,嗅觉灵敏。鼻为肺窍,故鼻又为邪气侵犯肺脏的通路;

肺其华在毛,即指毛为附在皮肤上的毫毛。"肺……其华在毛"(《素问·六节脏象论》),"肺之合皮也,其荣毛也"(《素问·五脏生成》)。肺主皮毛,肺宣发卫气和津液于毫毛,则毫毛光彩润泽。若肺气失调,不能行气与津液以温养毫毛,毫毛之营养不足,就会憔悴枯槁。故曰:"太阴者,肺也,行气温于皮毛者也。气弗营则皮毛焦,皮毛焦则津液去,津液去则皮节伤,皮节伤则爪枯毛折,毛折则气先死。"(《灵枢·经脉》)

(四)肺的病机病证

肺位于胸腔,经脉下络大肠,与大肠相为表里,肺主一身之气,司呼吸,主宣发肃降,通调水道,朝百脉而主治节。肺上通喉咙,外合皮毛,开窍于鼻,在志为忧,在液为涕。因肺叶娇嫩,不耐寒热。易被邪侵,故肺又称"娇藏"。

若肺气失宣,风热上受,或寒郁化热,或疾热内积,热邪蕴肺,致肺失清肃,形成邪热乘肺之证,证见咳嗽、气喘息粗、痰稠色黄,或吐出腥臭脓血、咳则胸痛引背、鼻干或鼻衄鼻煽,或流脓涕、气息觉热、身热、烦渴引饮、咽喉肿痛、大便干结、小便赤涩不利、皮肤痛;若风寒外束,肺气不宣,或寒饮内阻,肺失肃降,证见恶寒发热、头痛身楚、无汗、鼻塞流涕、咳嗽痰稀薄,寒饮内阻者,还兼有咳嗽频剧、气急身重、痰黏白量多等证;若久病亏耗,劳伤过度或感受外邪致肺阴不足,虚热内生,证见咳嗽、咽干、痰中带血、潮热盗汗、失眠等证,为肺阴虚;若气短、自汗、痰液清稀、倦怠懒言、声音抵怯、畏风形寒,为劳伤过度,病后元气未复,或久咳伤气,致肺气亏虚的肺气虚证。

其兼证主要表现为:肺失宣肃,通调水道失职,累及于肾,而致尿少,甚则水肿;肾的气化失调,关门不利,则水泛为肿,甚则上为喘呼,咳逆倚息而不得平卧;肺主呼气,肾主纳气,肾气充盛,吸入之气方能经肺之肃降而下纳于肾,若肾的精气不足,摄纳无权,气浮于上,或肺气久虚,久病及肾,均可导致肾不纳气,出现动则气喘等症;若肺阴虚损及肾阴,反之,肾阴虚亦不能上滋肺阴,形成肺肾阴虚同时并见,而出现两颧嫩红、骨蒸潮热、盗汗、遗精、干咳音哑、腰膝酸软等症。

三、心肺调理按摩技法

(一)打开肺门

【施治部位】

足太阴肾经的或中穴和任脉的天突、璇玑、华盖、膻中等穴(图2-8)。

【操作技法】

(1)点法:患者仰卧。医者位于右侧,以右手拇指和中指分点两或中穴,以食指勾点天突穴(在颈部,当前正中线上胸骨上窝中央),持续着力,以患者自觉气通为度(图2-9)。

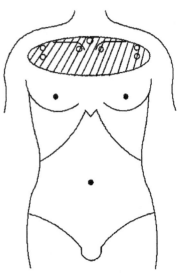

图2-8 打开肺门(部位)

（2）按法：接上面点法操作，右手顺势放平，掌根按于膻中穴，掌指落于天突、璇玑（在胸部，当前正中线上，天突下1寸）、华盖（在胸部，当前正中线上，平第1肋间一线），左掌覆于右手上，随患者呼吸合力下压，约3分钟，可使胃中浊气不得上逆而下降（图2-10）。

【操作要领】

三指点按两或中穴和天突穴时要缓缓用力，而且要持续一段时间，待患者感到胸部滞气或上逆之气下降才能撤力。按压时要缓缓施力，切忌突然使用暴力。操作结束时，要缓缓减力，使患者被压按变形的骨骼或肌肉缓慢恢复原形，切忌突然撤力。另外，勾点天突穴时不要按压到患者气管，以防患者憋气咳嗽。

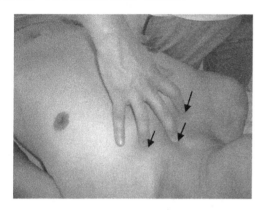
图2-9 打开肺门（点法）

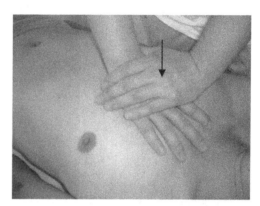
图2-10 打开肺门（按法）

【技法功效】

肺位于胸中，主一身之气，司呼吸。位于第一、第二肋软骨附着处之间、距胸骨中线约2寸之凹陷内的或中穴，俗名气通穴，又称作肺门，为开胸顺气之要穴。天突穴位于胸腔最上端，其功用为通，有导引滞塞之气上通的功效。故此技法有降肺中滞气和胃中上逆之气的功效，常用于心胸烦闷、痰喘满闷和胃浊不降之症，以及在按摩腹部时导致的气机上逆胸腔。

（二）排浊清肺

【施治部位】

手太阴肺经的中府穴和云门穴，足太阳膀胱经的风门穴和肺俞穴（图2-11）。

【操作技法】

（1）按压法：患者仰卧。医者位于患者右侧，先用双手拇指点按或中穴，继以拇指分别推按一、二、三肋弓几遍，并拨两腋前面的筋几次，再用掌根重按中府（在胸外侧部，云门下1寸，平第一肋间隙处，距前正中线6寸）穴和云门（在胸外侧部，肩胛骨喙突上方，锁骨下窝凹陷处，距前正中线

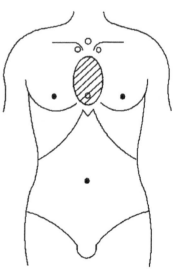
图2-11 排浊清肺（部位）

6寸)穴2~3分钟后缓缓抬起(图2-12、图2-13)。

(2)导痰法:患者坐位或站位,医者面对患者。医者用左手扶住患者后头部,然后用右手拇指点按天突穴(在颈部,当前正中线上胸骨上窝中央)部位(喉结的下面),缓缓用力至患者喉部产生憋闷感。当患者出现瞪眼摇头时,再用拇指向上快速连续推按喉结3次,然后立即将手松开,此时患者会剧烈咳嗽,会将咽喉或气管中的闭痰咳出。

(3)点拨法:患者俯卧位或坐位,医者面对患者背部。医者两手食指、中指扣住两肩井穴(在肩上,前直乳中,当大椎与肩峰端连线的中点上),双拇指合按大椎穴(在后正中线上,第7颈椎棘突下凹陷中)后,再分别点按两风门穴(在背部,当第2胸椎棘突下,旁开1.5寸),然后两拇指移至两肺俞穴(在背部,当第3胸椎棘突下,旁开1.5寸),同样缓缓顶按持续一段时间,再用两拇指拨弄此处的筋几次(详见本章第七节腰背调理按摩技法插图)。

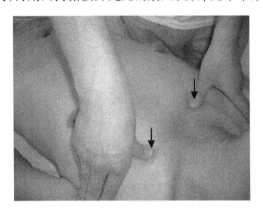
图2-12　排浊清肺(按压彧中)

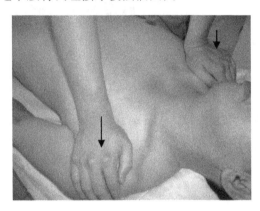
图2-13　排浊清肺(按压云门)

【操作要领】

在运用按压法时,一定要做到沉而不浮,使力达于内而不浮于表,按压时要缓缓施力,切忌突然使用暴力。操作结束时,要缓缓减力,使患者被压按变形的骨骼或肌肉缓慢恢复原形,切忌突然撤力。按拨天突穴时,力度要适中,按至胸部憋气产生剧烈咳嗽为止,不可强行按压多时,以防患者窒息。

【技法功效】

肺居于胸中,在脏腑中所处的位置最高,上连气管、喉咙,开窍于鼻,为清凉之脏。云门穴犹气化飞升之门,具有通经行气之功,故按压此穴能通宣肺气,消散气郁之症。天突穴位于胸腔最上端,其功用为通,可导引滞塞之气上通,使瘀痰郁气之在胸肺者,得以爽利涌出,故使用此技法可通痰导气,可使阻塞于气管或肺中之痰咳出,运用得当多收捷效。风门穴内应肺体,为呼吸气息出纳之道路,风生则大气清凉,正合本穴能治诸般热症之义,同肺俞穴共用穴可治肺风、肺痿、咳喘、上气、五劳、骨蒸、诸肺脏之病。因此,本组技法有排浊清肺之功效。

(三)宽胸理气

【施治部位】

前胸部和胁肋部肌肉,以及胸腔内的肺和心等组织器官(图2-14)。

· 34 ·

【操作技法】

（1）推法：①患者仰卧。医者位于其右侧站位，用单手掌根或大鱼际侧从患者胸骨柄起直推至胸骨突止（图2-15）。

②患者仰卧。医者站在患者头顶上侧，左手掌根按于患者左侧胸部锁骨下，右手掌根按于患者右侧胸部锁骨下，双手同时直推到季肋部止（图2-16）。

③患者仰卧。医者站在患者头顶上侧，左手掌按于患者左侧胸部，右手掌按于患者右侧胸部，两手同时抹至两腋下，并向下直推两胁肋部（图2-17）。

（2）按法：患者仰卧。医者位于其右侧站位，右手四指稍微分开，用四指指腹按于患者左侧肋间隙，沿肋间隙逐指按压肋间肌。同法用左手按压患者右侧肋间隙（图2-18）。

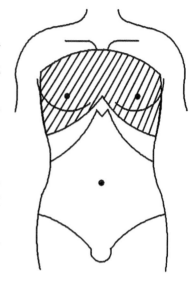

图2-14 宽胸理气（部位）

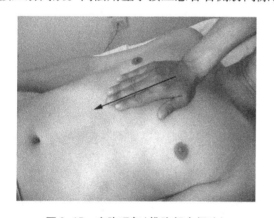

图2-15 宽胸理气（推胸部中间法）

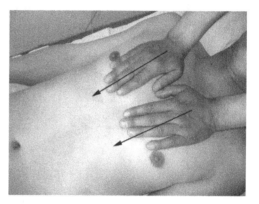

图2-16 宽胸理气（推胸部两侧法）

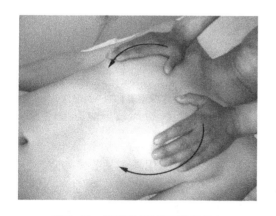

图2-17 宽胸理气（推两胁肋法）

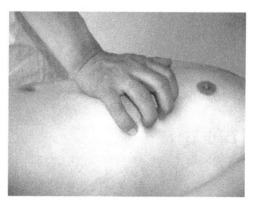

图2-18 宽胸理气（按肋间隙法）

（3）揉法：①患者仰卧。医者位于其右侧站位，右手掌按于患者左侧胸大肌，左手掌按于患者右侧胸大肌。右手逆时针旋转揉动，左手顺时针旋转揉动，双手同时按揉（图2-19）。

②患者仰卧。医者位于其右侧站位,右手掌按于患者左胁肋,左手掌按于患者右胁肋。右手逆时针旋转揉动,左手顺时针旋转揉动,两手同时按揉(图2-20)。

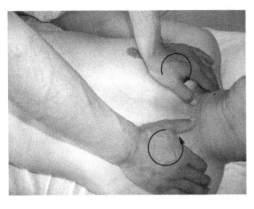

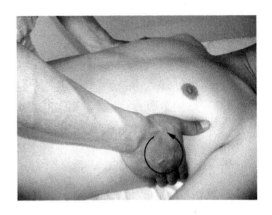

图2-19　宽胸理气(揉胸部法)　　　　图2-20　宽胸理气(揉胁肋部法)

（4）拿捏法:①患者仰卧。医者位于其右侧站位,用单手四指放在患者腋下,拇指与其相对拿捏胸大肌。右手拿患者左侧胸大肌,左手拿患者右侧胸大肌。两手可同时进行拿捏,也可拿完一侧,再拿另一侧(图2-21)。

②患者仰卧。医者位于其右侧,用单手从胸骨患者一侧开始,一手接一手地抓拿胸侧两胁肋部皮肉。右手抓拿左胁肋部,左手抓拿右胁肋部(图2-22)。

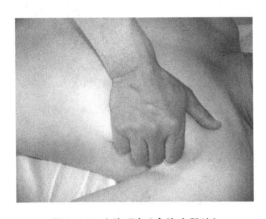

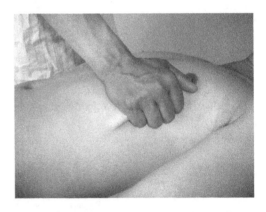

图2-21　宽胸理气(拿胸大肌法)　　　　图2-22　宽胸理气(拿胁肋部法)

【操作要领】

按揉时应沉而不浮,重而不滞,灵活自如。在抓拿两胁肋的皮肉时,要边提拿边移动,用力要持续反复。用单手指顺着各肋间隙进行按压时,动作要缓慢,用力要渗透,若遇压痛点或条状物,应重点进行点、揉或拨。如果胸部心前区肌肉压痛或板滞,在治疗时手法要轻柔,以防对心脏造成较强刺激。

【技法功效】

心和肺位于胸中,通过对胸部肌肉的按摩,可以疏筋解滞、活血化瘀、消炎止痛、顺气降逆、促进胸部气血运行,从而改善心、肺所居住的外部周围环境,达到宣肺止咳、化痰降逆、补益心血心气、振奋心阳和增强心脏功能的作用。同时,还可疏通经络、温经散寒,对胸肋胀满、憋闷、肋间神经痛、岔气、冠心病、心绞痛、咳嗽、哮喘等胸部疾患亦有很好的治疗效果。

(四)压胸降逆

【施治部位】

胸部任脉的膻中穴,左、右锁骨下窝的气户穴,腋下胁肋部的大包穴。任脉在胸部的穴位和肾经在胸部的穴位(图2-23)。

【操作技法】

(1)掌按法:①患者仰卧。医者站在患者头顶上侧,用单掌按于患者胸骨处的膻中穴,指尖朝下向腹部,用力向下按压(图2-24)。

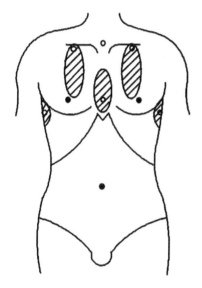

图2-23 压胸降逆(部位)

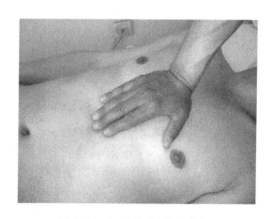

图2-24 压胸降逆(掌按膻中)

②患者仰卧。医者站在患者头顶上侧,双掌分别按于患者左、右锁骨的下方的气户穴(在胸部,当锁骨中点下缘,距前正中线4寸),用力向下按压,要有向腹部的方向用力的意念(图2-25)。

(2)肘压法:①患者仰卧。医者侧身坐在床沿上,用前臂按于患者胸骨膻中穴(在胸部,当前正中线上,平第4肋间,两乳头连线的中点)部位,着力向下按压(图2-26)。

②患者仰卧。医者站在患者头部一侧,用肘尖点压在患者左或右锁骨下窝气户穴(在胸部,当锁骨中点下缘,距前正中线4寸)部位,着力按压,要有向腹部的方向用力的意念(图2-27、图2-28)。

③患者侧卧(治疗右侧时背对医者,治疗左侧时面对医者),露出腋下胁肋部的大包穴(在侧胸部,腋中线上,当第6肋间隙处)。医者站位俯身,用前臂外侧按压患者胁肋处的大包穴部位(图2-29、图2-30)。

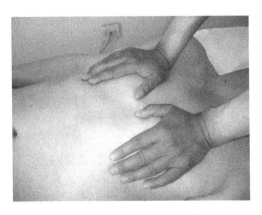

图 2-25 压胸降逆(掌按气户)

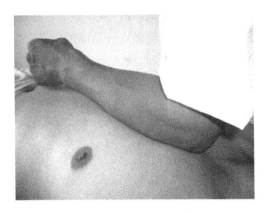

图 2-26 压胸降逆(胸部中间肘按法)

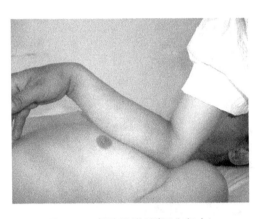

图 2-27 压胸降逆(肘压左气户)

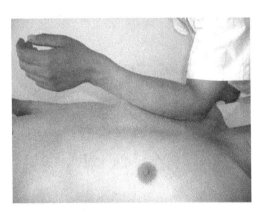

图 2-28 压胸降逆(肘压右气户)

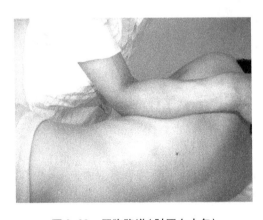

图 2-29 压胸降逆(肘压左大包)

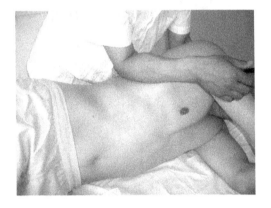

图 2-30 压胸降逆(肘压右大包)

(3)点按法:①患者仰卧。医者站在患者右侧,用右手拇指自璇玑穴开始自上而下逐一点按璇玑、华盖、紫宫、玉堂、膻中、中庭、鸠尾,至巨阙穴止,反复操作(图2-31)。

②患者仰卧。医者站在患者右侧,用左手拇指点按胸骨左侧肾经穴位,用右手拇指同时点按胸骨左侧肾经穴位,从俞府穴开始自上而下逐一点按俞府(在胸部,当锁骨下缘,前正中线

旁开 2 寸)、彧中(在胸部,当第 1 肋间隙,前正中线旁开 2 寸)、神藏(在胸部,当第 2 肋间隙,前正中线旁开 2 寸)、灵虚(在胸部,当第 3 肋间隙,前正中线旁开 2 寸)、神封(在胸部,当第 4 肋间隙,前正中线旁开 2 寸)、步廊(在胸部,当第 5 肋间隙,前正中线旁开 2 寸),至幽门(在上腹部,当脐中上 6 寸,前正中线旁开 0.5 寸)穴止,反复操作(图 2-32)。

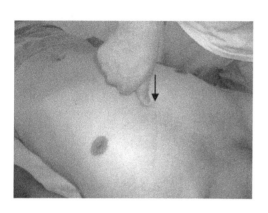

图 2-31 压胸降逆(点按任脉穴位)

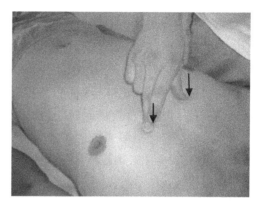

图 2-32 压胸降逆(点按肾经穴位)

【操作要领】

按压时要缓缓施力,切忌突然使用暴力。操作结束时,要缓缓减力,使患者被压按变形的骨骼或肌肉缓慢恢复原形,切忌突然撤力。用力按压的方向要有向患者腹部推按的意念,意在将胸部的病邪向下按压到腹部。

【技法功效】

肺位于胸中,五脏中位置最高,为脏腑之华盖、清阳之府,若遭受病邪侵入,则胸阳为之痹阻,清气无法合成和输布,津液也会聚而成痰成饮,因此,本操作具有清肺化痰、宣肺止咳、平喘降逆、将滞留在肺部的病邪化解消散、促其下行的作用,常用来治疗哮喘、咳嗽和痰饮等病症。另外,人体内的邪气宜降不宜升,升则会导致冲击心肺、胸部憋闷或心脏功能紊乱,当腹腔内的病邪或病气上逆于胸时,本操作还具有降逆宽胸、阻止病邪上逆的功效。

(五)强心安神

【施治部位】

前胸骨处;左季肋下的脾胃和肋弓下缘部位,右季肋下的肝胆和肋弓下缘部位;背部的心俞、厥阴俞和膏肓穴;手厥阴心包经的内关、大陵和中冲穴(图 2-33)。

【操作技法】

(1)按法:①患者仰卧。医者位于其右侧,以双手重叠按于胸骨柄上,右手在下,中指对准天突穴(在颈部,当前正中线上胸骨上窝中央),掌心落于膻中穴(在胸部,当前正中线上,平第 4 肋间,两乳头连线的中点)部位。以手掌外侧小鱼际一线着力,随呼吸起伏均匀下压,适时而止(图 2-34)。

②患者仰卧。医者站于其右侧,右手手掌及四指按在患者左季肋上,掌根按在肋弓下缘的胃脘部位,手掌和掌根同时用力向里并向右下方按压;同时,左手掌按在患者右季肋上向里并向左下方推按,四指相并弯曲指腹沿左肋弓下缘向下着力点按(图2-35)。

(2)点拨法:患者俯卧位。医者位于其右,先用两手拇指按住大椎穴片刻,再用两手拇指顺序点按两厥阴俞穴(在背部,当第4胸椎棘突下,旁开1.5寸)和两心俞穴(在背部,当第5胸椎棘突下,旁开1.5寸),点按后再拨两处的筋几次,后将两手中指和食指插向两肋,扣住不动,两拇指扣住两膏肓穴(在背部,当第4胸椎棘突下,旁开3寸),以指端拨筋往里合按,至患者胸部感觉舒松即止(详见本章第七节腰背调理按摩技法插图)。

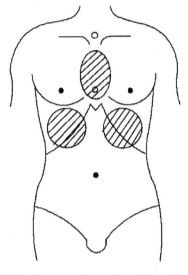

图2-33 强心安神(部位)

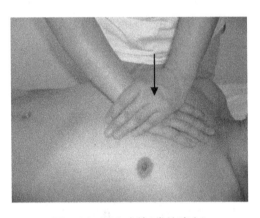

图2-34 强心安神(掌按膻中)

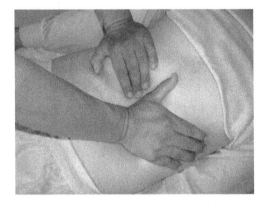

图2-35 强心安神(按压两季肋法)

(3)掐法:患者仰卧位或坐位。医者位于其侧,用一手拿点大陵穴(在腕掌横纹的中点处,当掌长肌腱与桡侧腕屈肌腱之间)或内关穴(在前臂掌侧,当曲泽与大陵的连线上,腕横纹上2寸,掌长肌腱与桡侧腕屈肌腱之间),另一手用拇指指甲掐点中指端的中冲穴(在手中指末节尖端中央)。稳定不动,以候气行。

【操作要领】

使用按压法时,要随患者的呼吸起伏缓缓用力,力度要适中而止,防止力度过大导致患者胸部憋闷,更要防止使用暴力压伤肋骨。点拨背部俞穴时,要缓缓用力,做到稳定、持久、深透,防止使用暴力,一按一松,使力不能入内。

【技法功效】

心居胸中,有心包卫护于外。心是脏腑中最重要的器官,是生命活动的中心。心的主要动能有主神明、主血脉、主汁液、开窍于舌等。按压心区利于瘀滞在胸腔内的邪气向下移动,调节心的功能,有定心神、强血脉之效,从而缓解或消除胸部的一些症状。点按心俞、厥阴俞穴,有补心气、宁心神之功。掐中指端,拿大陵、内关穴,有回阳救急、安定心神之功,一般用于患者休克急救或心神烦躁。

（六）心下破积

【施治部位】

剑突下心口窝部位（图2-36）。

【操作技法】

（1）按法:①患者仰卧。医者侧身坐在床沿上,用右手食指或中指指腹点按患者心口窝部位的硬块（图2-37）。

②患者仰卧。医者侧身坐在床沿上,用右前臂顺身体放在患者胸骨上,肘尖按压在心口窝部位,然后前臂逐渐抬起,肘尖着力下按（图2-38）。

（2）拨法:①患者仰卧。医者位于其右侧,左手全掌按于患者心口窝上方胸骨剑突部位,同时右手四指相并指腹着力按于心口窝部位自上向下按而拨之（图2-39）。

②患者仰卧。医者位于其右侧,双手重叠,左手辅助用

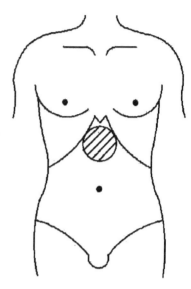

图2-36　心下破积（部位）

力,右手四指相并指腹对齐着力拨动患者心口窝部位的硬块或条索（图2-40）。

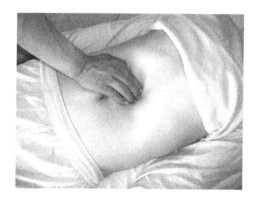

图2-37　心下破积（单指按法）

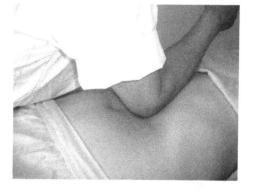

图2-38　心下破积（肘按法）

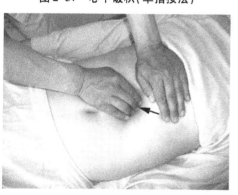

图2-39　心下破积（单手拨法）

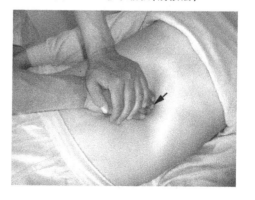

图2-40　心下破积（双手拨法）

【操作要领】

因心口窝部位有肝脏分布,所以无论在使用按法还是拨法时都要注意用力的大小,以防损伤肝体。若此处积聚病邪,按压或拨动时会发出气动声响。

【技法功效】

心为君主之官,居于胸中,心口窝位处心脏之下,心脏病变易使该处气血不调,造成气血瘀滞,使该处肌肉板滞硬结或生成条索等病理产物,反过来又影响心脏的正常功能,并导致其他各脏腑气血紊乱。通过对此处按摩,可以起到活血化瘀、软坚散结、消除血行障碍、改善心脏周围环境和利于心脏功能恢复正常的作用。另外,在治疗脏腑病过程中,病邪极易聚积心口窝部位不能下行,有时还向胸部移动。本操作可推动和引导病邪向下移动,有效阻止气机上逆,治疗反胃、吞酸、噎膈、呕吐等胃部疾病。

(七)调理心经

【施治部位】

手少阴心经在上肢的循行部位(图2-3)。

【操作技法】

(1)滚搓法:患者仰卧,一侧上肢平伸,外侧在下,内侧在上平放在体侧床上(臂下可垫以薄枕)。医者站在患者侧面,用手掌横着滚搓患者上肢内侧肌群,由肩至腕(图2-41)。

(2)拨法:患者仰卧位或坐位。医者位于其施治上肢一侧,一手握住患者施治上肢的手腕,另一手用拇指从手少阴心经的极泉穴(在腋窝顶点,腋动脉搏动处)按揉至神门穴(在腕部,腕掌侧横纹尺侧端,尺侧腕屈肌腱的桡侧凹陷处)止,可反复操作。做完后要轻拉小指和中指几下(图2-42)。

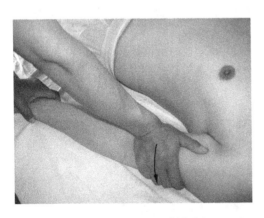

图2-41 调理心经(滚搓法)

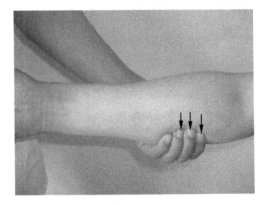

图2-42 调理心经(拨法)

【操作要领】

拿捏胸大肌时,四指要扣到腋下胸大肌的里面,拿捏后放松,要反复操作。一些冠心病或心绞痛的患者该处被拿捏时多有刺痛感,初期按摩时要手法轻柔,力度大小能使患者接受即可,不可以用蛮力,以免导致刺激过重。拨揉心经和心包经时同样要控制好力度,以免造成患者剧烈疼痛。对经络循行部位有明显压痛、条索、结节、硬块、板滞的地方,要重点按揉,并进行消除,以畅通经络。滚搓的速度一般应由慢而快,再由快而慢,力度要适中,切忌暴力,以免搓伤皮肤。

【技法功效】

当患者心脏出现血脉瘀阻时,其周围的组织和经脉也会随着病情的发展而出现气血的瘀滞,周围组织和经脉的气血瘀滞反过来又影响心脏气血的流通和病邪的排除,从而加重病情。因此,通过对心脏周围组织和经脉的按摩可有利于消除气血的瘀滞,改善心脏周围气血的运行,疏通心脉,调和心气,排除病邪,对早期冠心病、心绞痛、心肌炎等一些慢性心脏疾病有很好的调理作用。另外,使用段氏脏腑按摩疗法调理一些具有心脏病的患者时,为了保障患者的治疗安全,在进行腹部按摩以前多采用这些技法用以调和患者的心脏功能,待患者心脏功能改善后,才能重点按摩腹部。

(八)调理心包经

【施治部位】

手厥阴心包经在上肢循行部位的经络和经筋(图2-4)。

【操作技法】

(1)滚搓法:患者仰卧,一侧上肢平伸,外侧在下,内侧在上平放在体侧床上(臂下可垫以薄枕)。医者站在患者侧面,用手掌横着滚搓患者上肢内侧肌群,由肩至腕(图2-43)。

(2)拨法:患者坐位或仰卧,被施治上肢自然放于体侧。医者位于患者被施治上肢一侧,一手握住患者被施治上肢的手,将上肢抬起,另一手用拇指和其他四指呈钳状拿住患者前臂。医者调整患者上肢姿势并固定,用拇指指腹从天池穴(在胸部,当第4肋间隙,乳头外1寸,前正中线旁开5寸)起,经天泉(在臂内侧,当腋前纹头下2寸,肱二头肌的长、短头之间),曲泽(在肘横纹中,当肱二头肌腱的尺侧缘)至大陵穴(在腕掌横纹的中点处,当掌长肌腱与桡侧腕屈肌腱之间)止,逐指横拨患者前臂手厥阴心包经循行部位。做完后要轻拉小指和中指几下(图2-44)。

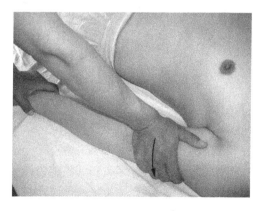

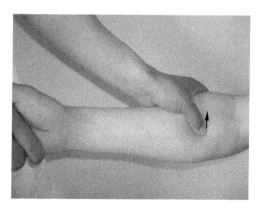

图2-43 调理心包经(滚搓法)　　　图2-44 调理心包经(拨法)

【操作要领】

操作时，要调整好患者上肢的姿势，以便于施术。拨动的经络循行部位要准确，要一指挨一指地移动按摩的位置，不可跳跃。先拨后揉，拨中有揉。拨动时以有疼痛和麻胀感为佳。对经络循行部位有明显压痛、条索、结节、硬块、板滞的地方，要重点按揉，并进行消除，以畅通经络。滚搓的速度一般应由慢而快，再由快而慢，力度要适中，切忌暴力，以免搓伤皮肤。

【技法功效】

通经活血，放松肌肉，行气通关，祛除病邪，调和该经所络属的脏腑功能，主治该经和脏腑病症。

(九)调理肺经

【施治部位】

手太阴肺经在上肢循行部位的经络和经筋(图2-7)。

【操作技法】

(1)滚搓法：患者仰卧，一侧上肢平伸，外侧在下，内侧在上平放在体侧床上(臂下可垫以薄枕)。医者站在患者侧面，用手掌横着滚搓患者上肢内侧肌群，由肩至腕(图2-45)。

(2)拨法：患者坐位或仰卧，被施治上肢自然放于体侧。医者位于患者被施治上肢一侧，一手握住患者被施治上肢的手，将上肢抬起，另一手用拇指和其他四指呈钳状拿住患者上肢。用拇指指腹从肩部的中府穴(在胸外侧部，云门下1寸，平第一肋间隙处，距前正中线6寸)起至太渊穴(在腕掌侧横纹桡侧，桡动脉搏动处)止，逐指横拨患者前臂手太阴肺经循行部位。做完后要轻拉拇指几下(图2-46)。

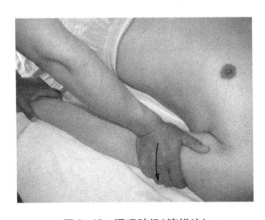
图2-45 调理肺经(滚搓法)

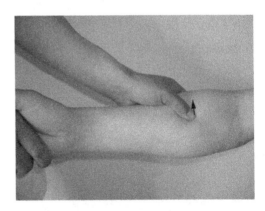
图2-46 调理肺经(拨法)

【操作要领】

操作时，要调整好患者上肢的姿势，以便于施术。拨动的经络循行部位要准确，要一指挨一指地移动按摩的位置，不可跳跃。先拨后揉，拨中有揉。拨动时以有疼痛和麻胀感为佳。对经络循行部位有明显压痛、条索、结节、硬块、板滞的地方，要重点按揉，并进行消除，以畅通经络。滚搓的速度一般应由慢而快，再由快而慢，力度要适中，切忌暴力，以免搓伤皮肤。

【技法功效】

通经活血,放松肌肉,行气通关,祛除病邪,调和该经所络属的脏腑功能,主治该经和所属脏腑病症。

第二节　肝胆调理按摩技法

一、将军之官——肝

《黄帝内经》曰:"肝者,将军之官,谋虑出焉。"

(一)肝的解剖位置及形态

肝是人体中最大的腺体。我国成年人肝的重量,男性为 1230～1450 g、女性为 1100～1300 g。肝血液供应丰富,为棕红色,质软而脆,受暴力打击易破裂出血。肝呈楔形,可分为上、下两面,前后两缘,左、右两叶。肝主要位于右季肋区和腹上区,只有小部分延伸至左季肋区,大部分为肋弓所覆盖,仅在腹上区左、右肋弓间露出。并直接接触前壁。肝的上界与膈穹隆一致。在右腋中线上,起自第 7 肋,自此向左,在右锁骨中线平第 5 肋,在前正中线过胸骨体和剑突结合处,至左锁骨中线止于第 5 肋间。肝的下界与肝前缘一致。起自右肋弓最低点,沿右肋弓下缘向左上行,至第 8、第 9 肋软骨结合处离开肋弓,经剑突下 3～5 cm 斜向左上,至左肋弓第 7、第 8 软骨结合处进入左季肋区,连上界左端。在成人腹上区剑突下 3～5 cm 范围内,可能触及肝的前缘,但在右肋弓下缘一般不应触及。因此,在成人肝上界位置正常的情况下,如在右肋弓下触及时,则认为有病理性肿大。幼儿的肝下缘位置较低,露出到右肋下一般均属正常情况。肝的位置常随呼吸改变,通常平静呼吸时升降可达 2～3 cm,站立及吸气时稍下降,仰卧和呼气时则稍升,医生在给患者肝脏触诊检查时,常要患者做呼吸配合就是这个道理(图 2-47、图 2-48)。

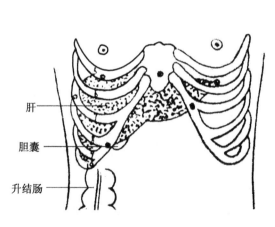

图 2-47　肝和胆的体表投影

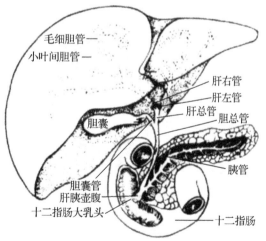

图 2-48　肝与胆

（二）足厥阴肝经的循行

足厥阴肝经起于足大趾爪甲后丛毛处的大敦穴，沿足背内侧向上，经过内踝前一寸处的中封穴，上行小腿内侧经过足太阴脾经的三阴交，至内踝上 8 寸处交出于足太阴脾经的后面，至膝腘内侧的曲泉穴沿大腿内侧中线，进入阴毛中，环绕过生殖器，至小腹，夹胃两旁，属肝，络胆，向上通过横膈，分布于胁肋部，沿喉咙之后，向上进入鼻咽部，连接目系，上经前额到达巅顶与督脉交会。其分支，从肝分出，穿过横膈，向上流注于肺交于手太阴肺经。肝经属肝，络胆，与肺、胃、肾、脑有联系（图 2-49）。

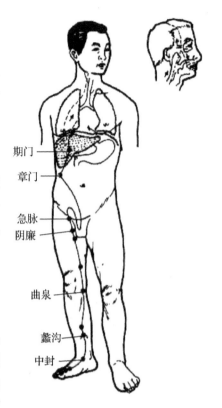

图 2-49　足厥阴肝经循行

（三）肝的生理功能

（1）现代医学对肝脏的认知

现代医学认为肝脏的功能很复杂，但其主要功能是分泌胆汁、帮助消化吸收脂肪。肝脏在 24 小时内制造胆汁约 1 升，经胆管运送到胆囊，胆囊起浓缩和排放胆汁的功能，以促进脂肪在小肠内的消化和吸收。另外，还有一重要功能是解毒功能，肝对外来的或体内代谢产生的有毒物质，均要在肝脏解毒变为无毒的或溶解度大的物质，随胆汁或尿液排出体外，维持正常机能。另外，还有去氧化、储存肝糖、分泌性蛋白质的合成、参与维生素代谢和激素代谢、吞噬防御等功能。

（2）祖国医学对肝的认知

祖国医学认为肝的主要生理功能是主疏泄和主藏血。

①肝主疏泄，是指肝具有疏通、舒畅、条达，以保持全身气机疏通畅达、通而不滞、散而不郁的作用。肝主疏泄是保证机体多种生理功能正常发挥的重要条件。肝主疏泄在人体生理活动中的主要作用：一是调畅气机。肝主疏泄的生理功能，总的来说是关系到人体全身的气机调畅。气机，即气的升降出入运动。升降出入是气化作用的基本形式。人体是一个不断地发生着升降出入的气化作用的机体。气化作用的升降出入过程是通过脏腑的功能活动实现的。人体脏腑经络、气血津液、营卫阴阳，无不赖气机升降出入而相互联系，维持其正常的生理功能。肝的疏泄功能，对全身各脏腑组织的气机升降出入之间的平衡协调，起着重要的疏通调节作用。二是调节精神情志。情志，即情感、情绪，是指人类精神活动中以反映情感变化为主的一类心理过程。中医学的情志属狭义之神的范畴，包括喜、怒、忧、思、悲、恐、惊，亦称为七情。肝通过其疏泄功能对气机的调畅作用，可调节人的精神情志活动。人的精神情志活动，除由心神所主宰外，还与肝的疏泄功能密切相关，故向有"肝主谋虑"（《素问·灵兰秘典论》）之说。谋虑就是谋思虑，深谋熟虑。肝主谋虑就是肝具有辅佐心神参与调节思维、情绪等神经精神活动

的作用。在正常生理情况下,肝的疏泄功能正常,肝气升发,既不亢奋,也不抑郁,舒畅条达,则人就能较好地协调自身的精神情志活动,表现为精神愉快、心情舒畅、理智清朗、思维灵敏、气和志达、血气和平。

②肝藏血,是指肝脏具有贮藏血液、防止出血和调节血量的功能。血液来源于水谷精微,生化于脾而藏受于肝。肝内贮存一定的血液,既可以濡养自身,以制约肝的阳气而维持肝的阴阳平衡、气血和调,又可以防止出血。在正常生理情况下,人体各部分的血液量是相对恒定的。但是,人体各部分的血液,常随着不同的生理情况而改变其血量。当机体活动剧烈或情绪激动时,人体各部分的血液需要量也就相应地增加,于是肝脏所储藏的血液向机体的外周输布,以供机体活动的需要。当人们在安静休息及情绪稳定时,由于全身各部分的活动量减少,机体外周的血液需要量也相应减少,部分血液便归藏于肝。所谓"人动则血运于诸经,人静则血归于肝脏"。因肝脏具有储藏血液和调节血量的作用,故肝有"血海"之称。

另外,祖国医学还认为肝在体合筋,即指筋束骨,系于关节,维持正常的屈伸运动,须赖肝血的濡养。肝血充足则筋力劲强,关节屈伸有力而灵活,肝血虚衰则筋力疲惫,屈伸困难。肝开窍于目,即指"肝气通于目,肝和则能辨五色矣"(《灵枢·脉度》),肝主藏血,"肝受血而能视"(《素问·五脏生成》),肝的经脉上连于目系(目系又称眼系、目本,为眼球内连于脑的脉络),所以说,眼为肝之外候,肝开窍于目。肝其华在爪,即指指甲和趾甲的赖肝血以滋养,肝血的盛衰,可以影响爪甲的荣枯。肝血充足,则爪甲坚韧明亮,红润光泽。

(四)肝的病机病证

肝位于腹部,横膈之下,右肋之内。胆附于肝,肝胆经脉相互络属,互为表里。肝主疏泄,又主藏血,开窍于目,主筋,其华在爪,在志为怒,在液为泪,其性刚强,喜条达而恶抑郁,其经脉连目系,交于巅。肝的病理表现以实证为多见。

若精神抑郁,郁怒伤肝,疏泄无权,或肝气横逆,气机滞阻不畅,则证见胁肋胀痛、嗳气频频、呕吐吞酸、腹痛便泄、食欲不振;胁下积聚,多为肝气郁结,而致气滞血瘀,若证见胁肋灼痛、呕吐苦水、眩晕头痛、耳鸣耳聋、目赤肿痛、骤然吐衄、大便干燥、小便热涩黄赤、面赤而热、口苦而干等为肝胆疏泄无权、气郁化大火、火随气窜或上扰巅顶的肝火上炎或肝阳上亢;肝风内动,则证见高热、神昏谵语、抽搐、痉挛,甚则角弓反张、手足麻木。若证见眩晕头痛、耳鸣耳聋、肢体麻木震颤、目无所见、夜盲,为肾阴弓虚、精不华血、肝失濡养,形成的肝阴不足、虚阳上扰的虚证。

肝之兼证主要有肝脾不和、肝气犯胃、肝胆不宁、肝肾阴虚和肝火犯肺。

若肝失疏泄,致脾失运化,形成肝脾不和,证见不思饮食、腹胀肠鸣、胸胁胀满、泄泻便溏;若肝气不舒,横逆犯胃,使胃失和降,则证见胸脘满闷时痛、两肋窜痛、食入不化、嗳气吐酸;胆附于肝,肝主谋虑,胆主决断,肝失疏泄,则胆汁分泌和排泄受影响。反之,若胆汁排泄不畅,亦会影响肝的疏泄功能。肝胆相互影响,终则肝胆同病,形成肝胆不宁,证见虚烦不寐或噩梦惊恐,触事易惊或善恐,短气乏力,目视不明。肝藏血,肾藏精,精能生血,血能化精,称为"精血同源",如肾精亏损,终致肝肾阴虚,证见面色憔悴、两颧嫩红、头眩目干、腰膝酸软、咽喉干痛、盗汗、五心烦热,或大便干燥、男子遗精、女子经血不调或带下等。肺主降而肝主升,协调全身气机,若肝升太过或肺降不及,则多至气火上逆,形成"肝火犯肺",相反,肺失清肃,燥热内盛,亦可影响及肝,至肝失条达,疏泄不利,证见咳嗽阵作、胸胁刺痛、咳吐鲜血、性急病善怒、烦热、口苦目干、头眩目赤、头晕头痛、面红耳赤。

二、中正之官——胆

《黄帝内经》曰:"胆者,中正之官,决断出焉。"

(一)胆囊的解剖位置及形态

胆囊略呈鸭梨形,位于肝纵沟前部内,上面借结缔组织与肝结合,下面由腹膜覆被,有储存和浓缩胆汁的作用。胆囊底为突向前下的膨大盲端,常在肝前缘处露出,具体表投影相当于右侧腹直肌处缘与右肋弓相交处,当胆囊发炎时,此处有压痛(图2-47、图2-48)。

(二)足少阳胆经的循行

足少阳胆经起于眼外角的瞳子髎穴,向上到达额角部,下行至耳后的完骨穴,外折向上行,经额部至眉上的阳白穴,复返向耳后的风池穴,再沿颈部侧面行于少阳三焦经之前,至肩上退后,交出于少阳三焦经之后,行入缺盆部。其缺盆部直行分支,从缺盆分出,向下至腋窝,沿胸侧部,经过季肋,下行至髋关节部的环跳穴与眼外角分支会合,再向下沿大腿外侧,出膝关节外侧,行于腓骨前面,直下至腓骨下段,浅出外踝之前,沿足背外侧进入第4足趾外侧端的足窍阴穴。其耳部分支从耳后的完骨穴分出,经手少阳的翳风穴进入耳中,过手太阳经的听宫穴,出走耳前,至眼外角的后方。其眼外角分支从眼外角分出,下行至下颌部足阳明经的大迎穴附近,与手少阳经分布于面颊部的支脉相合,其经脉向下覆盖于颊车穴部,下行颈部,与前脉会合于缺盆后,下入胸中,穿过横膈,络肝,属胆,沿胁里浅出气街,绕阴部毛际,横向进入髋关节部的环跳穴。其足背分支从足背的临泣穴分出,沿第一、第二趾骨间,出趾端,回转来通过爪甲,出于趾背毫毛部,接足厥阴肝经。胆经属胆,络肝,与心有联系(图2-50)。

(三)胆的生理功能

(1)现代医学对胆囊的认知
现代医学认为胆囊有储存胆汁、浓缩胆汁、分

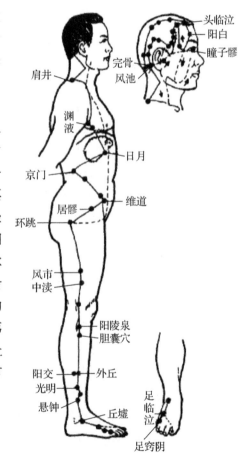

图2-50 足少阳胆经循行

泌黏液和排泄胆汁的作用。储存胆汁,即指胆汁储存在胆囊内,当消化需要的时候,再由胆囊排出,所以胆囊被称为"胆汁仓库"。浓缩胆汁,即指肝胆汁中的大部分水和电解质,由胆囊黏膜吸收返回到血液,留下胆汁中的有效成分储存在胆囊内。分泌黏液即指胆囊黏膜能分泌稠厚的黏液,以保护胆道黏膜不受浓缩胆汁的侵蚀和溶解。排泄胆汁即指当进食3~5分钟后,食物经十二指肠,刺激十二指肠黏膜,产生一种激素叫缩胆囊素,使胆囊收缩,将胆囊内胆汁立即排入十二指肠,以助脂肪的消化和吸收。

(2)祖国医学对胆的认知

祖国医学认为胆的功能主要是储藏和排泄胆汁。胆汁,别称"精汁""清汁",来源于肝脏。"肝之余气,泄于胆,聚而成精。"(《脉经》)胆汁由肝脏形成和分泌出来,然后进入胆腑储藏、浓缩之,并通过胆的疏泄作用而入于小肠。胆汁"感肝木之气化而成,入食后小肠饱满,肠头上逼胆囊,使其汁流入小肠之中,以融化食物,而利传渣滓。若胆汁不足,则精粗不分,粪色白洁而无黄"(《难经正义》)。肝胆同属木行,一阴一阳,表里相合。"胆者,肝之腑,属木,主升清降浊,疏利中土。"(《医学见能》)故胆腑亦具疏泄之功,但胆的疏泄须赖肝气疏泄而行其职。

储藏于胆腑的胆汁,由于肝的疏泄作用,使之排泄,注入肠中,以促进饮食物的消化。若肝胆的功能失常,胆的分泌与排泄受阻,就会影响脾胃的消化功能,而出现厌食、腹胀、腹泻等消化不良症状。若湿热蕴结肝胆,以致肝失疏泄、胆汁外溢、浸渍肌肤,则发为黄疸,以目黄、身黄、小便黄为特征。胆气以下降为顺,若胆气不利,气机上逆,则可出现口苦,呕吐黄绿苦水等。

(四)胆的病机病证

胆附于肝,经脉络肝,与肝相为表里。其为"中清之腑",储藏胆汁,胆汁来源于肝之余气,胆汁所以能正常排泄和发挥作用,亦依靠肝的疏泄功能。若因湿热之邪或肝的疏泄功能失调,实证则口若咽干、目眩耳聋、头晕、胸满胁痛、少寐多梦、寒热往来、黄疸;虚证则视物不明、易惊少寐、头晕欲吐、呕吐。若因火邪上冲,可见耳鸣耳聋、耳痛、偏头痛、眩晕、耳后目锐眦痛。

三、肝胆调理按摩技法

(一)疏肝利胆

【施治部位】

右季肋下的肝胆和肋弓下缘部位;背部的肝俞穴和胆俞穴及此处的筋(图2-51)。

【操作技法】

(1)按法:①患者仰卧。医者位于其右侧,用左手掌按在患者右季肋,四指相并指腹沿肋弓下缘下按,指腹和掌根同时用力,手掌向里并向左下方推压季肋,四指指腹向下按压,持续一段时间(图2-52)。

②患者仰卧。医者位于其右侧,右手掬住患者右季肋

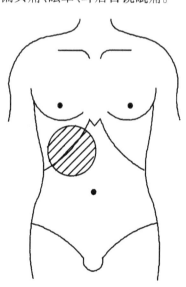

图2-51　疏肝利胆(部位)

肋弓,手掌按在肋弓上,四指指腹着力按压肋弓下缘部位,按而留之(图2-53)。

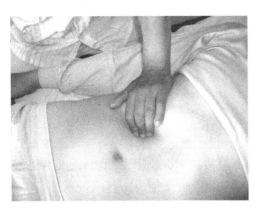
图2-52 疏肝利胆(左手按法)

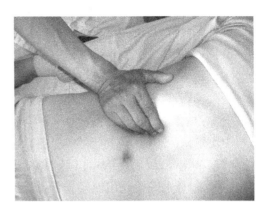
图2-53 疏肝利胆(右手按法)

③患者仰卧。医者位于其右侧,用右手的大鱼际按压患者右肋弓下缘部位,并可缓缓运动。若肝大露出肋弓下时,不要采用本手法按压,以防损伤肝脏(图2-54)。

④患者仰卧。医者位于其右坐在床沿上,用右前臂外侧横着(肘部鹰嘴位于心口窝)压按患者右季肋,力量由轻渐重,按而留之。并可根据肋下的反映情况沿季肋更换位置进行按压(图2-55)。

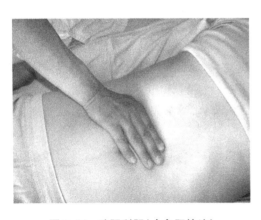
图2-54 疏肝利胆(大鱼际按法)

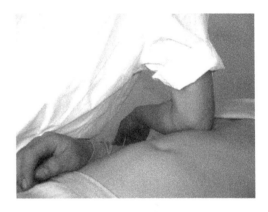
图2-55 疏肝利胆(前臂按法)

(2)拨法:①患者仰卧。医者位于其右坐位或站位,左手掌按压患者右季肋,使肋弓下缘部位肌肉松弛,同时右手四指相并指腹按于肋弓下缘的部位进行拨动,一按一拨,反复操作(图2-56)。

②患者仰卧。医者位于其右站位,双手重叠,左手辅助用力,右手四指相并指腹按于患者右肋弓下缘部位的硬块或条索向下方用力拨动(图2-57)。

(3)点拨法:患者俯卧位。医者位于其右侧,先用两手拇指按住大椎穴片刻,再用两手拇指顺序点按两肝俞穴(在背部,当第9胸椎棘突下,旁开1.5寸)和胆俞穴(在背部,当第10胸椎棘突下,旁开1.5寸),点按后再拨两处的筋几次(详见本章第七节腰背调理按摩技法插图)。

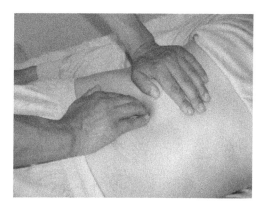

图 2-56 疏肝利胆(单手拨法)

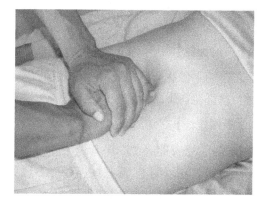

图 2-57 疏肝利胆(双手拨法)

(4)压拨法:患者俯卧位。医者位于其右侧,先用左手拇指按住大椎穴,再用右上肢的肘部按压患者背部两侧膀胱经的肝俞穴(在背部,当第9胸椎棘突下,旁开1.5寸)和胆俞穴(在背部,当第10胸椎棘突下,旁开1.5寸)部位。按压一处后,可摆动肘部拨动此处的筋(详见本章第七节腰背调理按摩技法插图)。

【操作要领】

使用前臂按压右季肋时,按压力量要由小到大,逐渐施力,最大力度要使患者能够承受,不可突然用猛力、蛮力压伤肋骨;按压结束时,要缓缓撤力,绝不可猛然撤力;按压以季肋下发出气泡声响为佳;患者季肋部要垫上较厚的衣服或者按摩巾,以防压痛肋骨。使用拨法时,双手要相互配合,协调自如;手指要拨动腹内组织,不可作用浮浅,行于皮肉;若此处有积滞形成的硬块或条索,要用手指按于其上进行重点施治,促使其软化消散。在临床运用中,若患者被施治部位板滞或压痛厉害,应先用按法再用拨法,等患者病情缓和,能够承受大力度后再使用双手拨法着力拨动硬块或条索,力度的大小要根据患者的反应而定。对于肝硬化、肝大的病症,开始治疗时用力要轻,以防损伤肝脏。肝气过旺时,肝俞穴和胆俞穴切不随意按压,以防止郁结于肝内的邪气大量散开,而发生危险,必须谨慎用之。

【技法功效】

肝生性条达,其性刚烈,主疏泄,调畅全身气机。其在志为怒,最易被情志所伤,影响疏泄功能的正常,导致肝气郁结、气机不畅,甚至形成血瘀或积聚、肿块、膨胀等病理产物。肝气郁结,又可影响胆汁的分泌与排泄,而出现胁胀满、疼痛、口苦、纳食不化,甚则黄疸等症。《素问·举痛论》有"百病生于气也"之说,疏肝利胆、保持肝脏正常的疏泄功能是保持全身气机调畅、气血和调的关键,所以在治疗脏腑疾病时,保持肝的正常生理功能是非常重要的。通过对肝胆部位的按摩治疗可将肝内的瘀滞气血消散排出来,并改善肝细胞的内部环境,使其内气血通畅,得以濡养,从而使肝硬者软之,肝大者消之,恢复正常的生理状态。本操作对肝硬化、脂肪肝、慢性胆囊炎、胆囊炎、肋痛、肝气郁结及非病毒性慢性肝炎等肝胆系统疾病的治疗有独特的效果。

（二）舒肝健胃

【施治部位】

左季肋下的脾胃和肋弓下缘部位,右季肋下的肝胆和肋弓下缘部位(图2-58)。

【操作技法】

按法:①患者仰卧位。医者位于其右侧,以右手手掌及四指按在患者左季肋上,掌根按在肋弓下缘的胃脘部位,手掌和掌根同时用力向里并向右下方按压;同时,左手掌按在患者右季肋上向里并向左下方推按,四指相并弯曲指腹沿左肋弓下缘向下着力点按(图2-59)。

②患者仰卧位。医者位于其右侧,右手五指并拢,全掌按在患者左季肋上,掌根按在肋弓下缘部位,左手五指并拢全掌按在患者右季肋上,掌根按在肋弓下缘部位,双手掌同时按压两季肋逐渐拢压(图2-60)。

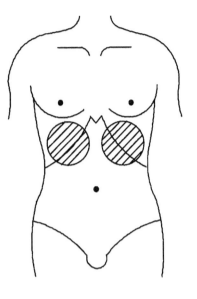

图 2-58　舒肝健胃（部位）

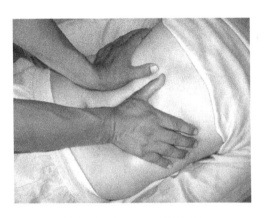

图 2-59　舒肝健胃（按法 1）

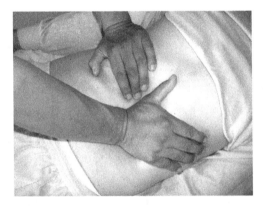

图 2-60　舒肝健胃（按法 2）

【操作要领】

双手要同时用力向上腹部方向搂抱式按压;双手要逐渐施力,由轻渐重按压,力透脏腑,切忌暴力;操作结束时要缓缓撤力,使肋骨慢慢恢复原形,不可突然松手;双掌下以出现气动声响为宜。

【技法功效】

两手同时着力按压患者两季肋,可以使按摩过程中治疗出来的肝胆和脾胃内瘀滞的病邪变得更加疏松,并将其推按到上腹部,以便于促使其向下腹部或者体外运动,从而减轻病邪对肝胆和脾胃的损伤,有利于这些脏腑器官功能的恢复。另外,有利于患者肝内的病邪消散和下移。本操作常与"翻江倒海"交替使用,有利于肝气的消散和排除。

（三）翻江倒海

【施治部位】

两季肋下的肝胆和脾胃、心口窝部位及上腹部（图2-61）。

【操作技法】

双手揉法：患者仰卧。医者站于其右侧，左手和右手手掌及手指分别按压在患者右季肋和左季肋部位。左手掌根着力向下按压右季肋，四指沿肋弓向下按压肋弓下缘；右手着力按压左季肋，四指按住用力向里搂按，两手按压的力量形成向上腹部中间对挤之势。然后左手带动手下皮肤向右乳头方向移动，四指指腹向肋弓下缘用力按下；右手同时向里搂按左季肋。接着左手向下移动，用掌根向左下方用力推按右季肋，四指指腹慢慢向里拨动肋弓下缘部位；同时右手随左手的运动放松用力，两手恢复原状（图2-62、图2-63）。

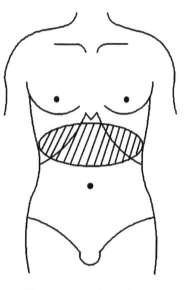

图2-61　翻江倒海（部位）

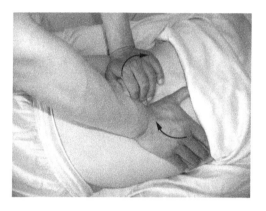

图2-62　翻江倒海（双手揉法1）

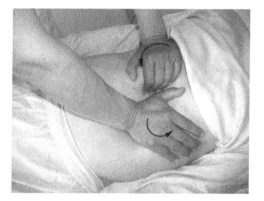

图2-63　翻江倒海（双手揉法2）

【操作要领】

本手法为一气呵成的连贯手法，两手要协调配合，动作应沉着缓慢柔和，不可以僵硬或速度太快。临床运用时，双掌下或上腹部会出现病邪流动的响声，双手揉动的位置可根据病邪发出声响的部位上下移动。按揉力度大小要根据按揉时发出声响的浮沉，即病邪在体内存在部位的深浅而定。一般病位深的用力要大些，病位浅的用力要小些，以能够揉出声响为准，如果没有声响也不必刻意追求。有时病邪会移于胸或下沉于里，通过按压胸部或背部后可使病邪下行或上浮于上腹部，可再进行揉按，就会发出声响。注意在按揉时不要用猛力，防止损伤肋骨。

【技法功效】

在脏腑按摩治疗过程中，积存在两肋胁之下肝胆和脾胃内的病邪不宜向下移动，通过该手法可以将其推按至上腹部,并使停滞病邪由固定凝聚而变的活动疏散,有利于下移排出体外。本操作是使积聚于中焦的病邪由"死"变"活",并促使其向下腹移动最终排出体外的重要方法,是治疗脏腑疾病过程中的常用手法,常与"舒肝健胃"手法交替操作。

(四)健运三经

【施治部位】

足少阴肾经、足阳明胃经、足太阴脾经在腹部的循行部位,以及腹内的组织器官(图2-64)。

【操作技法】

(1)按法:患者仰卧。医者位于其右侧,用右手掌从患者肋弓下缘开始逐掌按压腹部一侧腹直肌至小腹耻骨止。每按一掌,应由轻渐重,力透腹内,并停留一段时间,再更换位置。按完一侧,再按另一侧(图2-65)。

(2)拨法:①患者仰卧。医者位于其右侧,左手或右手四指相并指腹对齐按于患者左侧腹直肌外缘,从肋弓下缘开始,由外向里拨动腹直肌,并带动腹内组织运动,自上向下至耻骨止。若一手力量不够,可双手重叠,辅助用力(图2-66)。

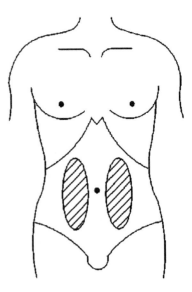

图2-64 健运三经(部位)

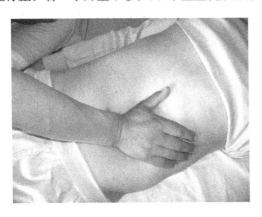

图2-65 健运三经(按法)

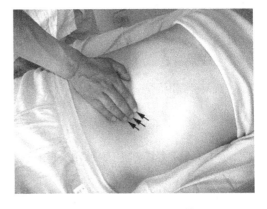

图2-66 健运三经(左侧拨法)

②患者仰卧。医者位于其右侧,右手拇指指腹按于患者右侧腹直肌的外缘,从肋弓下缘开始,由外向里横拨腹直肌,并带动腹内组织运动,自上而下至耻骨止(图2-67)。

③患者仰卧。医者位于其右侧,左手或右手四指相并指腹对齐按于患者右侧腹直肌的内缘,从肋弓下缘开始,由里向外横拨腹直肌,并带动腹内组织运动,自上而下至耻骨止。若一手力量不够,可双手重叠,辅助用力(图2-68)。

【操作要领】

使用按法时,力量要渗透腹内,每按压一个部位,以患者有得气感为宜;更换位置时,撤力要缓慢,不可突然离开。使用拨法时,指腹要吸定皮肤,不可搓动,拨动时要带动皮下和腹内的

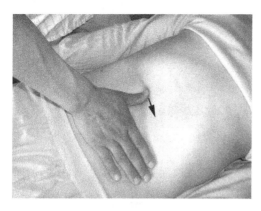

图2-67　健运三经（右侧拇指拨法1）

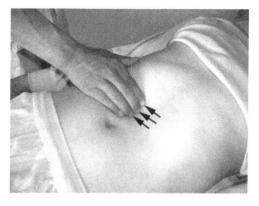

图2-68　健运三经（右侧四指拨法2）

组织运动,不可作用浮浅,行于皮肉;拨动的幅度以腹直肌的宽度为准;手法要柔和缓慢,力度适中,腹直肌丰厚者拨动时指下有弹动感;对腹直肌有板滞、发硬或压痛的部位要重点施治。使用推法时,要沉而不浮,滑而不滞,反复操作,以腹内有热感为佳。调理肝胆时主要是施治腹部右侧和下腹部左侧。

【技法功效】

腹中线两侧为足少阴肾经,足阳明胃经和足太阴脾经在腹部的循行部位,其下藏胃、胰、十二指肠、小肠、肾等组织器官。腹左侧易受心、脾、胃等脏腑慢性疾病的影响,日久会导致左腹直肌肉板滞、硬结或有压痛感;腹右侧易受肝、胆等脏腑慢性疾病的影响,日久会导致右腹直肌板滞、硬结或有压痛感。此外,脏腑慢性疾病日久不愈,会造成腹部内组织器官的气滞血瘀、病邪滞留、气血运行受阻,又直接影响脏腑的正常生理功能,成为心、肝、肺、脾、胃等器官的致病因素。因此,对腹部两侧根据病症进行治疗是非常重要的,不但可以起到疏通肾、脾、胃三经,健脾和胃,滋阴补肾的作用,还对腹内组织器官起到软化消散硬结、活血化瘀、行气活血、消炎止痛、调和脏腑、通畅腹气、扶持正气、升清降浊的功效。在临床运用中,要结合患者病症,侧重治疗的部位。本操作是治疗多种脏腑疾病的常用方法。

（五）调理肝经

【施治部位】

足厥阴肝经在下肢循行部位的经络和经筋及期门、章门、太冲等穴位（图2-49）。

【操作技法】

（1）滚搓法:患者侧卧,下面腿伸直,上面腿蜷屈,暴露下面腿的内侧。医者站在患者身后,用手掌、前臂脚掌或从患者内侧腹股沟起沿下肢内侧由上而下横着滚搓至内踝上部（图2-69）。

（2）拨法:患者仰卧,被施治上肢自然放于体侧。医者位于患者被施治上肢一侧,双手食指、中指和无名指与拇指相对,用食指、中指和无名指指腹沿下肢内侧肝经从腹股沟至内踝处自上而下拨揉,反复操作。做完后要轻拉拇趾几下（图2-70）。

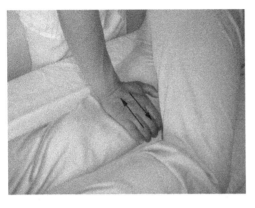

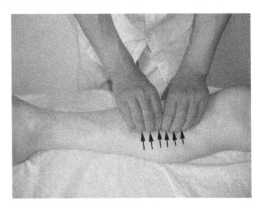

图 2-69 调理肝经(滚搓法)　　　　图 2-70 调理肝经(拨法)

(3)点法:患者仰卧。医者位于其右侧,左手点按期门穴(在胸部,当乳头直下,第 6 肋间隙,前正中线旁开 4 寸),右手扣拨阳陵泉(在小腿外侧,当腓骨小头前下方凹陷处)处之筋,待期门处感觉气动即止。用双手拇指分别点按两侧章门穴(在侧腹部,当第 11 肋游离端的下方)。用拇指点按太冲穴(在足背侧,当第 1 跖骨间隙的后方凹陷处)。

【操作要领】

操作时,要调整好患者上肢的姿势,以便于施术。拨动的经络循行部位要准确,要一指挨一指地移动按摩的位置,不可跳跃。先拨后揉,拨中有揉。拨动时以有疼痛和麻胀感为佳。对经络循行部位有明显压痛、条索、结节、硬块、板滞的地方,要重点按揉,并进行消除,以畅通经络。滚搓时施力要深沉,不可搓伤皮肤。在用脚掌搓时,脚跟或脚掌要紧贴施治部位,不可跳动,力量要沉稳均匀;特别是在支持体重的脚移动位置时,操作的脚要离开患者,不可一脚蹬在患者身体上,另一脚跳跃移动,以防压伤患者。

【技法功效】

通经活血,放松肌肉,祛除病邪,调和该经所络属的脏腑功能,主治该经和所属脏腑病症。

(六)调理胆经

【施治部位】

足少阳胆经在下肢循行部位的经络和经筋,及带脉、风市、阳陵泉等穴位(图 2-50)。

【操作技法】

(1)滚搓法:患者侧卧,下面腿蜷屈,上面腿直伸,医者站在患者身后,用手掌、前臂或脚掌从患者上面腿臀大肌起沿下肢外侧由上而下横着滚搓至外踝上部(图 2-71)。

(2)拨法:患者仰卧,被施治上肢自然放于体侧。医者位于患者被施治上肢一侧,用双手于拇指指腹沿下肢外侧胆经从大腿根部至外踝处自上而下拨揉,反复操作。做完后要轻拉无名趾几下(图 2-72)。

(3)敲法:患者仰卧。医者位于其右侧,一手握拳,用外拳眼处沿下肢外侧的胆经循行部位进行连续敲打。

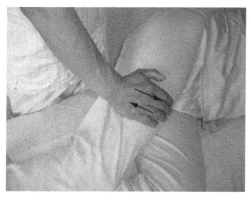

图2-71 调理胆经(滚搓法)

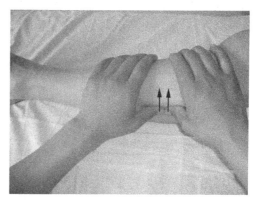

图2-72 调理肝经(拨法)

(4)点法:患者仰卧。医者位于其右侧,用双手拇指分别点按两侧带脉穴(在侧腹部,章门下1.8寸,当第12肋骨游离端下方垂线与脐水平线的交点上)。用拇指点按风市穴(在大腿外侧部的中线上,当腘横纹上7寸。或直立垂手时,中指尖处)、阳陵泉穴(在小腿外侧,当腓骨小头前下方凹陷处)。

【操作要领】

操作时,要调整好患者上肢的姿势,以便于施术。拨动的经络循行部位要准确,要一指接一指地移动按摩的位置,不可跳跃。先拨后揉,拨中有揉。拨动时以有疼痛和麻胀感为佳。对经络循行部位有明显压痛、条索、结节、硬块、板滞的地方,要重点按揉,并进行消除,以畅通经络。滚搓时施力要深沉,不可搓伤皮肤。在用脚掌搓时,脚跟或脚掌要紧贴施治部位,不可跳动,力量要沉稳均匀;特别是在支持体重的脚移动位置时,操作的脚要离开患者,不可一脚蹬在患者身体上,另一脚跳跃移动,以防压伤患者。

【技法功效】

通经活血,放松肌肉,祛除病邪,调和该经所络属的脏腑功能,主治该经和所属脏腑病症。

第三节 脾胃调理按摩技法

一、仓廪之官——脾

《黄帝内经》曰:"脾胃者,仓廪之官,五味出焉。"

(一)脾的解剖位置及形态

脾位于左季肋区,恰与第9至第11肋相对,脾的长轴与第10肋相一致。正常情况下脾左肋弓下不能触及。

脾略呈扁椭圆形,重110~200 g,其色暗红,质软而脆,若受暴力打击容易破裂。脾是体内的主要淋巴器官。参与机体免疫反应,脾的巨噬细胞可以吞噬、清除血液中的异物、病菌和衰老死亡的细胞(注:解剖学讲的脾脏的生理功能不等同于中医学讲的脾)。脾能储血约 200 mL,当机体急需时,脾被膜收缩,可将其储存的血液送入血液循环补充急需(图 2-73)。

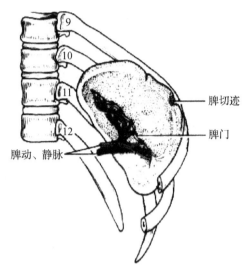

图 2-73　脾的位置及形态

(二)足太阴脾经的循行

脾的经脉称为足太阴脾经起于足大趾内侧端的隐白穴,沿足内侧赤白肉际上行,经内踝前面的商丘穴,上小腿内侧,沿胫骨后缘上行,至内踝上 8 寸处的漏谷穴走出足厥阴肝经前面,经膝股内侧前缘至冲门穴,进入腹部,属脾络胃,向上通过横膈,夹食管旁络大包,会中府,连于舌根,散于舌下。其分支从胃部分出,向上通过横膈,于任脉的膻中穴处注入心中,与手少阴心经相接。脾经属脾,络胃,与心、肺等有直接联系(图 2-74)。

图 2-74　足太阴脾经循行

(三)脾的生理功能

(1)现代医学对脾脏的认知

脾脏是机体最大的免疫器官,占全身淋巴组织总量的 25%,含有大量的淋巴细胞和巨噬细胞,是机体细胞免疫和体液免疫的中心。一般来讲,脾脏有以下三大功能。

首先,它是人体的"血库",当人体休息、安静时,它储存血液;当处于运动、失血、缺氧等应激状态时,它又将血液排送到血循环中,以增加血容量。

其次,脾脏犹如一台"过滤器",当血液中出现病菌、抗原、异物、原虫时,脾脏中的巨噬细胞、淋巴细胞就会将其吃掉。

最后,脾脏还可以制造免疫球蛋白、补体等免疫物质,发挥免疫作用。脾是血循环中重要的滤过器,能清除血液中的异物、病菌及衰老死亡的细胞,特别是红细胞和血小板。因此,脾功能亢进时可能会引起红细胞及血小板的减少。此外,脾脏还有产生淋巴细胞的功能。

(2)祖国医学对脾的认知

祖国医学认为脾的主要功能是主运化和生血

统血。

①脾主运化:包括运化水谷和运化水液两个方面。运,即转运输送;化,即消化吸收。脾主运化,指脾具有将水谷化为精微,并将精微物质转输至全身各脏腑组织的功能。实际上,脾就是对营养物质进行消化、吸收和运输。饮食物的消化和营养物质的吸收、转输,是在脾胃、肝胆、大小肠等多个脏腑共同参与下的一个复杂的生理活动,其中脾起主导作用。脾的运化主要依赖脾气升清和脾阳温煦的作用。脾主运化水谷,包括了消化水谷、吸收转输精微并将精微转化为气血的重要生理作用。饮食入胃后,对饮食物的消化和吸收,实际上是在胃和小肠内进行的。胃主受纳水谷,并对饮食物进行初步消化,通过幽门下移于小肠做进一步消化。但必须依赖脾的磨谷消食作用,才能将水谷化生为精微。食物经过消化吸收后,其水谷精微又靠脾的转输和散精作用而上输于肺,由肺脏注入心脉化为气血,再通过经脉输送全身,以营养五脏六腑、四肢百骸,以及皮毛、筋肉等各个组织器官。总之,五脏六腑维持正常生理活动所需要的水谷精微,都有赖于脾的运化作用。由于饮食水谷是人出生之后维持生命活动所必需的营养物质的主要来源,也是生成气血的物质基础。饮食水谷的运化则是由脾所主,所以说脾为后天之本、气血生化之源。运化水湿又称运化水液,是指脾对水液的吸收和转输,调节人体水液代谢的作用,即脾配合肺、肾、三焦、膀胱等脏腑,调节、维持人体水液代谢平衡的作用。脾主运化水湿是调节人体水液代谢的关键环节。在人体水液代谢过程中,脾在运输水谷精微的同时,还把人体所需要的水液(津液),通过心肺而运送到全身各组织中去,以起到滋养濡润作用,又把各组织器官利用后的水液,及时地转输给肾,通过肾的气化作用形成尿液,送到膀胱,排泄于外,从而维持体内水液代谢的平衡。

②脾主生血统血:脾主生血,指脾有生血的功能。统血,统是统摄、控制的意思。脾主统血,指脾具有统摄血液,使之在经脉中运行而不溢于脉外的功能。

另外,祖国医学认为脾主肌肉,即指肌肉的营养来自脾所吸收转输的水谷精微。脾胃为气血生化之源,全身的肌肉,依靠脾所运化的水谷精微来营养。营养充足则肌肉发达丰满。因此,人体肌肉壮实与否,与脾的运化功能有关。脾开窍于口,即指饮食、口味等与脾之运化功能有关。脾主运化,脾气健旺,则津液上注口腔,唇红而润泽,舌下金津、玉液二穴得以泌津液助消化,则食欲旺盛、口味正常。脾其华在唇,即指口唇的肌肉由脾所主。因此,口唇的色泽形态可以反映脾的功能正常与否,脾气健运、气血充足、营养良好,则口唇红润而有光泽。

(四)脾的病机病证

脾胃位于腹内,经脉互为络属,二者相为表里。脾主运化水谷,胃主受纳腐熟,脾气以升为顺,胃气以降为和,脾升胃降,共同完成饮食的消化吸收和输布,为气血生化之源,五脏六腑、四肢百骸赖以濡养,故古人称脾胃为"后天之本"。脾胃,开窍于口,其华在唇,在志为思,在液为涎,具有统血、主四肢、肌肉的功能。因脾胃二者协同完成气血的升清降浊,故临床上健脾者脾和胃,常需二者兼顾。

饮食生冷甘肥,劳倦过度,六腑失养,致脾阳不振、运化无权,证见面黄无华、纳食减少、肠鸣腹胀、大便溏薄、四肢不温、四肢乏力、脱肛等脾虚证;若因坐卧湿地,涉水淋雨,过食生冷,致中阳被困、脾失运化,形成寒湿困脾,则证见饮食不香、脘闷口黏、头身重困、大便不实或泄泻;

或因感外邪,素嗜酒酪,伤及脾胃,脾失健运,湿热互结,肝胆不和、胆汁外溢,重染肌肤发黄,形成黄疸。

脾之兼证主要有脾胃不和、脾肾阳虚和脾肺气虚。

脾升胃降,胃喜润恶燥,脾喜燥恶湿,若脾为湿困、运化失职、清气不升,即可影响胃的受纳与和降;反之,若饮食失节、食滞胃脘、胃失和降。亦可影响及脾的升清与运化,形成脾胃不和。证见胃脘痞满、隐痛绵绵、食入难化、嗳气作呃、便溏、呕吐恶心、脘腹胀满、腹胀泄泻等。脾为后天之本,肾为先天之本,两者相互资助、相互促进;若脾久虚,进而损及肾阳,而成脾肾阳虚之病证,证见少气懒言、腰膝酸冷、便溏、五更泄泻、水肿。脾主运化,为生气之源,脾气不足,不能输精于肺,致肺气日损。脾失健运,湿聚成痰,上渍于肺,故有"脾为生痰之源,肺为贮痰之器"之说。肺主一身之气,肺气不足,宣降失常,脾气受困,终致脾气亦虚,可出现咳吐痰涎、胸闷气短、胃纳不佳等症。

二、仓廪之官——胃

《黄帝内经》曰:"脾胃者,仓廪之官,五味出焉。"

(一)胃的解剖位置及形态

胃充满到中等程度时约3/4位于季肋区,1/4位于腰上区。其贲门较为固定。约在第11胸椎的左侧。幽门约在第1腰椎的右侧。胃底与膈、脾相贴。胃前壁的右侧部被肝左叶遮盖;左侧部则被膈和左肋弓所掩盖;而中间三角形区域的胃前壁直接与腹前壁相贴,常作为胃的触诊部位。胃的后壁邻接胰和左肾等。胃的入口称作贲门,与食管相连,出口与十指肠相续,称为幽门。胃是消化管中最膨大的部分。食物由食管入胃,混以胃液经初步消化后,再逐渐送到十二指肠(图2-75、图2-76)。

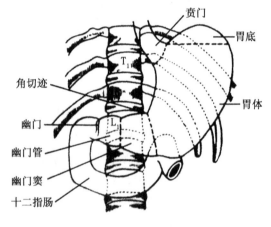

图2-75 胃的位置

(图中标注:贲门、胃底、胃体、角切迹、幽门、幽门管、幽门窦、十二指肠、T$_{11}$、L$_1$)

(二)足阳明胃经的循行

胃的经脉称为足阳明胃经,起于鼻翼两侧的迎香穴,上行至鼻根部,旁行入跟内角会足太阳膀胱经的睛明穴,向下沿着鼻的外侧的承泣和四白穴,进入上齿龈内,复出绕过口角左右相交于颏唇沟的承浆穴,再向后沿着下颌出大迎穴,沿下颌角的颊车穴,上行耳前,经颧弓上行,沿着前发际,到达前额的神庭穴。其面部分支从大迎穴前方下行到人迎穴,沿喉咙旁进入缺盆,向下通过横膈,属于胃会于任脉的上脘、中脘,络于脾。其缺盆部直行脉从缺盆下行,沿乳中线下行,夹脐两旁,至鼠蹊部的气冲穴。其胃下口分支从胃下口幽门处附近分出,沿腹腔深层,下行至气街穴,与来自缺盆的直行脉会合于气冲。再由此斜向下行到大腿前侧的髀关;沿下肢外侧前缘,经过膝盖,沿胫骨外侧前缘下行至足背,进入第2足趾外侧的厉兑穴。其胫部分支

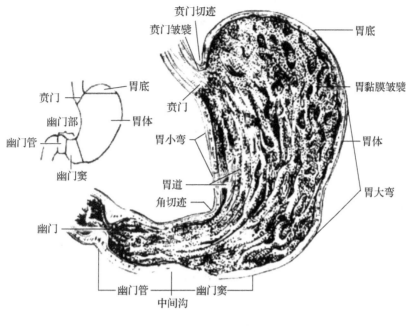

图2-76　胃的结构

从膝下3寸足三里穴分出,下行至第3足趾外侧端。其足背分支从足背的冲阳穴分出,进入足大趾内侧的隐白穴,与足太阴脾经相接。胃经属胃,络脾,并与心和小肠有直接联系(图2-77)。

(三)胃的生理功能

(1)现代医学对胃的认识

胃主要用于将大块食物研磨成小块(又称物理消化),并将食物中的大分子降解成较小的分子(又称化学消化),以便于进一步被吸收。主要吸收少量水和少量酒精及很少的无机盐。有胃腺,分泌胃液,胃液中含有盐酸和蛋白酶,可初步消化蛋白质。

(2)祖国医学对胃的认识

祖国医学认为胃主受纳腐熟水谷。胃主受纳是指胃接受和容纳水谷的作用。饮食入口,经过食道,容纳并暂存于胃腑,这一过程称之为受纳,故称胃为"太仓""水谷之海"。"人之所受气者,谷也,谷之所注者,胃也。胃者水谷之海也。"(《灵枢·玉版》)机体的生理活动和气血津液的化生,都需要依靠饮食物的营养,所以又称胃为水谷气血之海。胃主受纳功能是胃主腐熟功能的基础,也是整个消化功能的基础。胃主腐熟水谷,即指胃接受由口摄入的饮食物并使其在胃中短暂停留,进行初步消化,依靠胃的腐熟作用,将水谷变成食糜。饮食物经过初步消化,其精微物质由脾之运化而营养周身,未被消化的食糜则下行于小肠,不断更新,形成了胃的消化过程。

胃主受纳和腐熟水谷的功能,必须和脾的运化功能相配合,才能顺利完成。

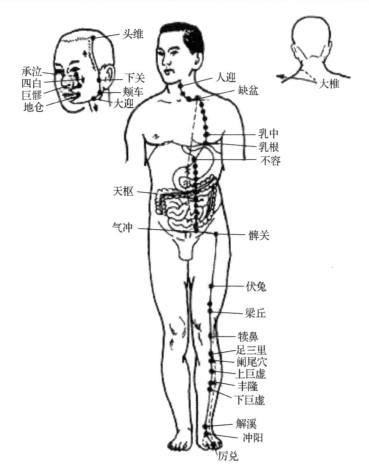

图 2-77　足阳明胃经循行

（四）胃的病机病证

胃在膈下,上接食道,下通小肠,其经脉络脾,与脾互为表里。脾胃表里相合,共同升清降浊,胃的生理功能失调,可见受寒则胃脘疼痛、绵绵不止、喜热恶寒、泛吐清水、呕吐呃逆;受热则口渴思冷饮、消谷善饥、呕吐嘈杂,或食入即吐、口臭、牙龈肿痛、腐烂或出血;食滞胃脘,则脘腹胀满、大便不爽、口臭嗳腐或呕吐。

三、脾胃调理按摩技法

（一）健脾和胃

【施治部位】

左季肋下的脾和胃、左肋弓下缘和胃脘部、背部及背部穴位(图2-78)。

【操作技法】

(1)揉法:患者仰卧位。医者位于其右坐位或站位,用右手四指腹或手掌从患者胃的贲门起,经过胃体按揉至幽门止(图2-79)。

(2)按法:患者仰卧位。医者位于其右侧身坐在床沿上,用右手全掌和四指按在患者左季肋部位,掌根按在左肋弓下缘的胃脘部位,力量由轻渐重,按而留之(图2-80)。

(3)压拨法:患者俯卧位。医者位于其右侧,先以左手拇指按住大椎穴,再以右肘先压后拨双脾俞穴(在背部,当第11胸椎棘突下,旁开1.5寸)、胃俞穴(在背部,当第12胸椎棘突下,旁开1.5寸)及意舍穴(在背部,当第11胸椎棘突下,旁开3寸)、胃仓穴(在背部,当第12胸椎棘突下,旁开3寸)部位的筋(详见本章第七节腰背调理按摩技法插图)。

(4)捏脊法:患者俯卧位。医者位于其右侧,先以双手在腰背部搓摩数次,继以双拇指分点两侧背俞穴(先右上左下相隔三指一点,后左上右下相隔一指一点)各一遍;再以

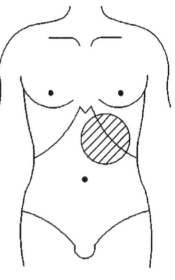

图2-78 健脾和胃(部位)

双手拇指、食指、中指捏拿脊筋(从尾部长强穴开始,沿脊旁自下而上随捏随拿、随推随放,直至大椎处止)3～5遍。为加强疗效,还可在捏第2遍或最后一遍时,根据病情,重提几处相应的穴位(详见本章第七节腰背调理按摩技法插图)。

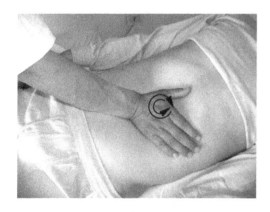

图2-79 健脾和胃(掌揉法)

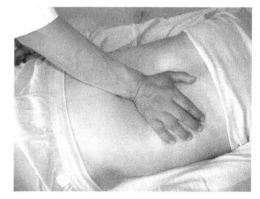

图2-80 健脾和胃(掌按法)

【操作要领】

使用按法时,用力要由轻渐重,切忌暴力,操作结束时也要慢慢放松,不可突然撤力;按压时以腹内有气动声响为佳。使用拨法时,双手要相互配合,一按一拨,协调自如;手指要拨动腹内组织,不可作用浮浅,行于皮肉;若此处有积滞形成的硬块或条索,要用手指按于其上进行重点施治,促使其软化消散。在临床运用中,若患者被施治部位板滞或压痛厉害,应先用按法再用拨法,多按少拨,等患者病情缓和,能够承受大力度后再使用双手拨法着力拨动硬块或条索,力度的大小要根据患者的反应而定。

拨揉背部筋时,不可用暴力,要柔和渗透。捏脊时,手法移动要连贯,提捏力度要适中,以

患者能够承受为准,不可搓伤皮肤,捏之皮肤发红并有温热感为佳。

【技法功效】

脾胃为"后天之本",气血生化之源,胃主受纳,胃气以降为顺,脾主运化,脾气以升为宜,脾胃作为气机升降之枢纽,脾升胃降带动全身的气机升降,因此,脾胃的功能是否正常,直接影响人体气血的盛衰和气机的升降出入。在治疗脏腑疾病时,从体内各处祛除出来的有形或无形病邪又容易集聚滞留在上腹部的胃脘部位。因此,对脾胃的治疗在脏腑按摩中是必不可少的。通过对脾胃的按摩,一可增强脾胃的血液循环,调和胃肠分清泌浊功能,促进食物消化,使气血生化有源,以扶助正气,提高人体的抗邪能力;二可以增进胃肠蠕动,畅达中焦气机,以升清降浊,祛除寒湿郁气、积食和瘀血。本操作对肝气横逆、痞满胀痛、呃逆呕吐、食欲不振、吞酸嘈杂、胃寒疼痛及清除中焦聚存的病邪有很好的效果。拨揉背部的脾、胃俞及意舍、胃仓,可治理脾胃虚实各证。推拿捏脊,主治脾胃积聚。

(二)清胃降浊

【施治部位】

上腹部、胃脘部及腹部和下肢胃经的穴位(图2-81)。

【操作技法】

(1)拨法:①患者仰卧位。医者位于其右侧,左手掌按压患者左季肋,使肋弓下缘的肌肉松弛,同时右手四指相并指腹按于肋弓下缘的胃体进行拨动,一按一拨,有将病邪从胃内掏出和拨向下方之势(图2-82)。

②患者仰卧位。医者位于其右侧,双手重叠,左手辅助用力,右手四指相并指腹按于患者左肋弓下缘部位的硬块或条索向右下方向用力拨动(图2-83)。

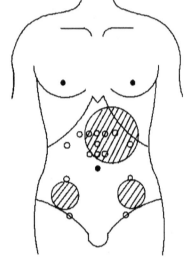

图2-81 清胃降浊(部位)

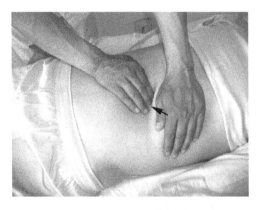

图2-82 清胃降浊(单手拨法)

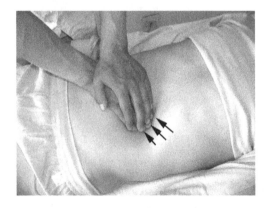

图2-83 清胃降浊(双手拨法)

(2)点按法:①患者仰卧。医者位于其右侧,双拇指合点中脘穴(在上腹部,前正中线上,当脐中上4寸),双拇指分点两阴都穴(在上腹部,当脐中上4寸,前正中线旁开0.5寸),双拇指分点两梁门穴(在上腹部,当脐中上4寸,距前正中线2寸),双拇指再点中脘穴,双拇指合点建里穴(在上腹部,前正中线上,当脐中上3寸),双拇指合点下脘穴(在上腹部,前正中线上,当脐中上2寸),双拇指分点两商曲穴(在上腹部,当脐中上2寸,前正中线旁开0.5寸),双拇指分点两太乙穴(在上腹部,当脐中上2寸,距前正中线2寸)。每穴先点按,再进行逆时针方向旋转按揉(图2-84、图2-85)。

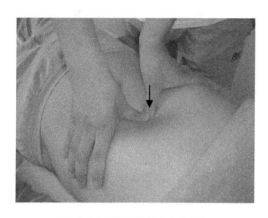

图2-84　清胃降浊(点中脘)

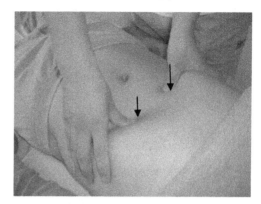

图2-85　清胃降浊(点梁门)

②患者仰卧。医者位于其右侧将左手叉开由剑突下推至中脘,以第二掌骨头为着力点按压之,拇指和食指等掐压于左右腹哀穴(在上腹部,当脐中上3寸,距前正中线4寸)约2分钟;而后继续下推至神阙穴,仍以第二掌骨头按压之,拇指和食指等分别掐压双腹结穴(在下腹部,大横下1.3寸,距前正中线4寸)约2分钟;最后再下推至气海穴(在下腹部,前正中线上,当脐中下1.5寸),仍以第二掌骨头扣压之,拇指掐压乙状结肠,食指等掐压盲肠部,均予轻度压力治疗2分钟(图2-86至图2-88)。

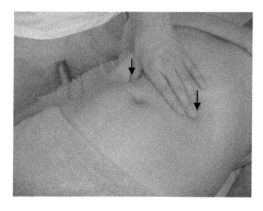

图2-86　清胃降浊(点腹哀)

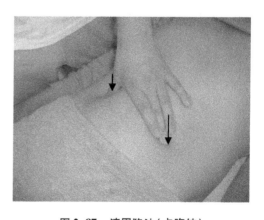

图2-87　清胃降浊(点腹结)

(3)患者仰卧。医者立其右侧,双手拇指同时分别点按腹部两侧两腹股沟处的冲门穴(在腹股沟外侧,距耻骨联合上缘中点3.5寸,当髂外动脉搏动处的外侧),静候1分钟左右,压而后放使下肢有温热感传下,以达到三阴交穴(在小腿内侧,当足内踝尖上3寸,胫骨内侧缘后方)部位为佳;继点双足三里穴(在小腿前外侧,当犊鼻下3寸,距胫骨前缘一横指),使酸胀至足部。最后,先左后右点拿解溪穴(在足背与小腿交界处的横纹中央凹陷处,当拇长伸肌腱与趾长伸肌腱之间),并牵拉五趾令响(图2-89)。

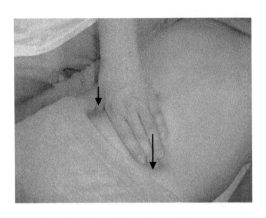

图2-88　清胃降浊(点乙状结肠和盲肠)

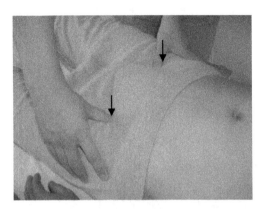

图2-89　清胃降浊(按压冲门)

【操作要领】

点按穴位时,力度要以患者能够承受并且不产生反抗为宜,既不要太轻也不要太重,力要由轻到重缓缓渗透,不可使用猛力或暴力。点按到位后需要停留一定时间,然后再旋转推按,最好达到气通为止。点按"气通感"有以下几种表现形式:一是能够听到腹内发出轻轻的水流声,或汩汩的气和水流动的声响,有时也会出现"声如雷鸣"的大声音。二是有时觉得指下有突然"地陷"的感觉,按压的部位立刻就有通畅松懈的感觉。三是可能没有明显的感觉,但可体会到有涓涓气流从指下通过的感觉。"气通感",往往患者要比医者更有体会。

点按气冲穴时要压住腹股沟处的动脉,时间要持续1分钟左右,然后两拇指同时迅速放开,使血液快速流向下肢,患者会感到温热感,温热感以传到三阴交穴为佳,若一次按压传不到,可反复按压多次。

【技法功效】

脾胃同处于中焦,主管饮食的消化、吸收和转输,以供人体生命活动的需要。脾胃为后天之本,胃主受纳、腐熟水谷,脾主运化、主统血、主肌肉、调节水液,其华在唇,开窍于口。《理瀹骈文》云:"后天之本在脾,调中者摩腹。"然施术时不宜使胃部过于通利,否则,胃中谷物随气下入小肠,胃中无谷,正气易于下泄,浊气反而上冲。遇此情形,可考虑在患者稍进饮食后再行施术。点按中脘、阴都、建里、商曲、太乙穴具有健胃清胃的作用;扣掐腹哀、腹结、气海穴,开郁活脏。点按气冲、三里、解溪穴,以降胃中浊气。

(三)舒肝健胃

施治部位、操作技法、操作要领、技法功效参见本章第二节"(二)舒肝健胃",如图2-58至图2-60所示。

（四）调和冲任

【施治部位】

腹部正中线剑突下至小腹耻骨部位的冲任二脉,腹内的肠道及腹部主动脉和下腔静脉(图2-90)。

【操作技法】

(1)按法:患者仰卧。医者位于其右侧,用右手掌根从患者剑突下开始逐掌按压腹部冲任二脉循行部位至小腹耻骨止。每按一掌,应由轻渐重,力透腹内,并停留一段时间,再更换位置。对病邪滞留部位应增加按压的时间和力度,进行重点施治(图2-91)。

(2)拨法:患者仰卧。医者位于其右侧,左手或右手四指相并指腹按于患者腹部冲任二脉循行部位,自上而下,由剑突下至下腹耻骨部进行横拨。对腹内触有结块或条索的部位要重点施治(图2-92)。

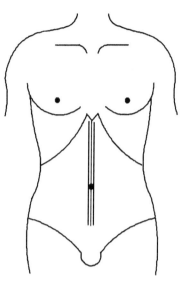

图2-90 调和冲任(部位)

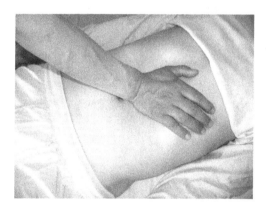

图2-91 调和冲任(掌按法)

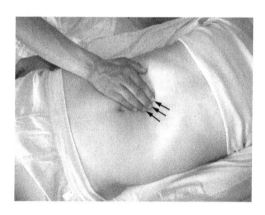

图2-92 调和冲任(指拨法)

(3)推法:患者仰卧。医者位于其右侧,用右手拇指指腹或大鱼际,由患者剑突下沿腹部冲任二脉循行部位直推至下腹耻骨部止(图2-93)。

【操作要领】

在临床运用中,要根据患者病症选择合适的手法、力度的大小和治疗时间的长短。治疗时既要做到全面施治,又要突出治疗重点,以达到对疾病的最佳治疗效果。使用按法时,力量要渗透腹内,每按压一个部位,以患者有得气感为宜;更换位置时,撤力要缓慢,不可突然离开。使用拨法时,要带动腹内组织器官运动,不可只

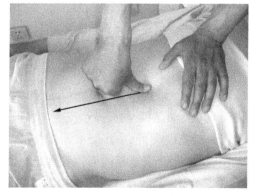

图2-93 调和冲任(拇指推法)

作用于表皮。使用推法时,要沉而不浮,滑而不滞,反复操作,以腹内有热感为宜。

【技法功效】

腹部正中为冲、任脉循行部位。任脉总任一身之阴经,为"阴脉之海",又主胞胎,因此,对这个部位的治疗可以起到疏通任脉、畅达正气、疏散浊气、健脾和胃、消积导滞、散瘀止痛、滋阴壮阳、增进肠胃功能、促进血液循环、推动上腹积滞下移的作用。同时,按摩冲、任二脉对妇科诸症具有显著疗效。本操作可以治疗心脏病、胃胀、腹胀、腹痛、呕吐、泄泻、阳痿、遗精、痛经、闭经、月经不调、带下等病症。

(五)健运三经

【施治部位】

参见本章第二节"(四)健运三经"(图2-64)。

【操作技法】

(1)按法:参见本章第二节"(四)健运三经"(图2-65)。

(2)拨法:参见本章第二节"(四)健运三经"(图2-66至图2-68)。

(3)推法:①患者仰卧。医者位于其右侧,用左手掌根或右手大鱼际从患者肋弓下缘沿腹直肌向下用力直推至下腹部止。推完一侧,再推另一侧(图2-94)。

②患者仰卧。医者位于其右侧,左手掌跟按于患者左季肋下缘,右手掌跟按于患者右季肋下缘,双手同时沿腹部两侧腹直肌向下用力直推至下腹部止(图2-95)。

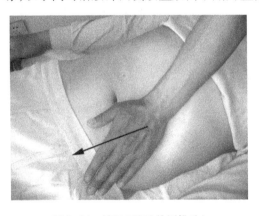
图2-94 健运三经(单侧推法)

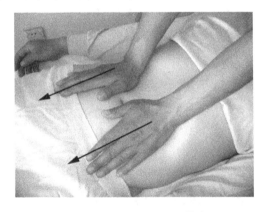
图2-95 健运三经(两侧推法)

【操作要领】

使用按法时,力量要渗透腹内,每按压一个部位,以患者有得气感为宜;更换位置时,撤力要缓慢,不可突然离开。使用拨法时,指腹要吸定皮肤,不可搓动,拨动时要带动皮下和腹内的组织运动,不可作用浮浅,行于皮肉;拨动的幅度以腹直肌的宽度为准;手法要柔和缓慢,力度适中,腹直肌丰厚者拨动时指下有弹动感;对腹直肌有板滞、发硬或压痛的部位要重点施治。使用推法时,要沉而不浮,滑而不滞,反复操作,以腹内有热感为佳。调理脾胃时主要是调理腹部左侧和下腹部右侧。

【技法功效】

参见本章第二节"（四）健运三经"。

（六）翻江倒海

施治部位、操作技法、操作要领、技法功效参见本章第二节"（三）翻江倒海"（图2-61至图2-63）。

（七）推波助澜

【施治部位】

上腹部的胃脘及肠道（图2-96）。

【操作技法】

拨法：①患者仰卧。医者位于其右侧，左手掌按于患者心口窝上部，右手四指相并，用食指和中指指腹按于患者脐上部位，然后指腹吸定皮肤带动皮肉向上移动后下按，再向下推拨腹内组织至原按压部位。若右手力度不够，可双手重叠，左手辅助用力（图2-97）。

②患者仰卧。医者位于其右侧，左手掌按于患者心口窝上部，用右手大鱼际及拇指外侧按于患者脐上腹部，然后吸定皮肤带动皮肉向上移动后下按，再向下推拨腹内组织至原按压部位（图2-98）。

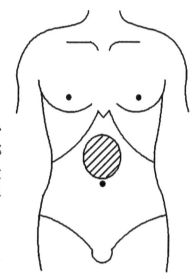

图2-96 推波助澜（部位）

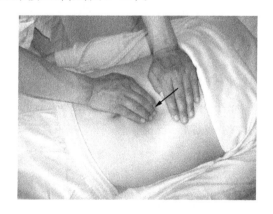

图2-97 推波助澜（四指拨法）

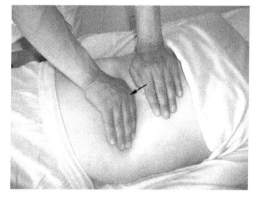

图2-98 推波助澜（大鱼际拨法）

③患者仰卧。医者位于其右侧，右手全掌按于患者左季肋部位，左手掌尺侧小鱼际部位按于患者上腹部。右手向上腹部按压左季肋，使上腹部松弛，同时用左手小鱼际向下方推拨上腹部，双手协调配合，一按一拨（图2-99）。

【操作要领】

向下拨动的时候，动作要缓慢沉着，不可只带动腹部皮肤移动，必须将积聚在上腹部内的病邪向下拨动,要有向下腹部推移病邪之意。向下拨动有时会发出"哗哗"的气动声响。

【技法功效】

当停留在两肋胁和心口窝的病邪移动到上腹部时,若不能下行,通过本手法的作用可促进其向腹部下方移动。本操作可以用来治疗胃胀、呃逆、食积、嗳气等病症。

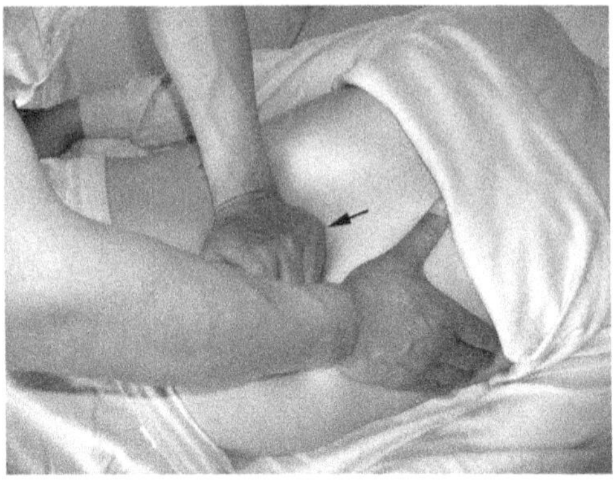

图2-99 推波助澜(小鱼际拨法)

(八)海底捞月

【施治部位】

小腹内的组织器官及男性阴部周围(图2-100)。

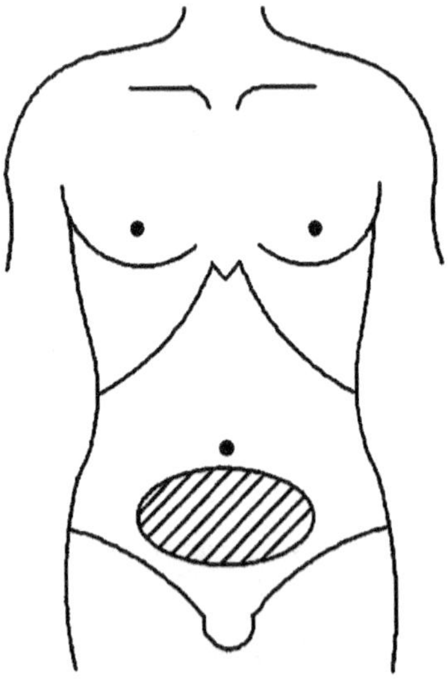

【操作技法】

(1)按法:患者仰卧。医者位于其右侧,用单手掌或双手掌重叠由轻渐重按压患者小腹部位。若体内病邪下移积滞在下腹部,可对其重点施治,使其疏散或向上腹部移动(图2-101)。

(2)揉法:患者仰卧。医者位于其右侧,用单手掌或双手掌重叠按于患者小腹部位进行顺时针或逆时针缓慢旋转揉动(图2-102)。

(3)拨法:①患者仰卧。医者位于其右侧,左手虎口张开,虎口向下,用拇指按于患者小腹右侧,食指按于患者小腹左侧,手指同时下按向上搂拨,然后放松下移恢复原位,反复操作(图2-103)。

图2-100 海底捞月(部位)

②患者仰卧。医者位于其右侧,左手四指相并指腹按于患者小腹左侧,右手四指相并指腹按于患者小腹右侧,两手指尖向下,双手指同时下按向上搂拨,然后放松下移恢复原位,反复操作(图2-104)。

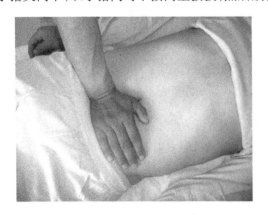

图2-101 海底捞月(单掌按法)

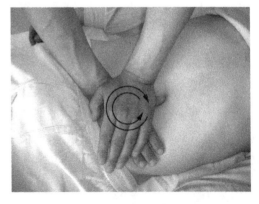

图2-102 海底捞月(双掌揉法)

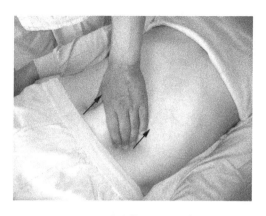

图 2-103　海底捞月（单手拨法）

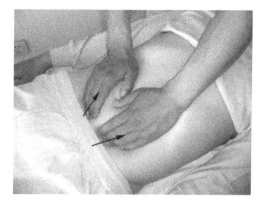

图 2-104　海底捞月（双手拨法）

【操作要领】

使用按法时，用力方向要垂直于腹部；若患者上腹部或胸部有憋闷感，应及时结束操作。使用揉法时，旋转要缓慢，力度要适宜。使用拨法时，拨动的频率不要太快；若下腹部有病邪积聚，有时会发出声响。

【技法功效】

当病邪移至下腹部位，并不能完全从"二便"排出体外，通过本操作，可将其一部分赶出体外，一部分又重新返回上腹部，这样病邪由上被治到下，再由下被治到上，上下反复运动就会逐渐消散，最终全部被排出体外。本操作可以治疗一些妇科及泌尿系统的疾病。另外，在治疗男性性功能障碍病症时，拨揉男性阴部周围经脉和揉捏睾丸等操作也被称作"海底捞月"。

（九）调理脾经

【施治部位】

足太阴脾经在下肢循行部位的经络和经筋（图 2-74）。

【操作技法】

（1）滚搓法：患者侧卧，下面腿伸直，上面腿蜷屈，暴露下面腿的内侧。医者站在患者身后，用手掌、前臂或脚掌从患者内侧腹股沟起沿下肢内侧由上而下横着滚搓至内踝上部（图 2-105）。

（2）拨法：患者仰卧，被施治下肢自然放平，医者位于被施治下肢侧进行操作。医者用双手拇指与其他四指相对，双手拇指扶住小腿。医者用双手四指指腹沿患者足太阴脾经在小腿部的循行部位逐指进行横拨，自阴陵泉（在小腿内侧，当胫骨内侧髁后下方凹陷处）起，自上而下，经地机（在小腿内侧，当内踝尖与阴陵泉的连线上，阴陵泉下 3 寸）、三阴交（在小腿内侧，当足内踝尖上 3 寸，胫骨内侧缘后方）至商丘穴（在足内踝前下方凹陷中，当舟骨结节与内踝尖连线的中点处）止。做完后要轻拉拇趾和次趾几下（图 2-106）。

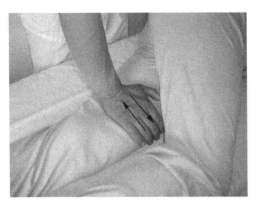

图 2-105　调理脾经（滚搓法）

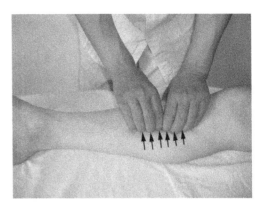

图 2-106　调理脾经（拨法）

【操作要领】

拨动时要重而缓慢,稳而准确;要一指挨一指的移动按摩位置,连续而不可跳跃;拨时以有疼痛和麻胀感为佳。对经络循行部位有明显压痛、条索、结节、硬块、板滞的地方,要重点按揉,并进行消除,以畅通经络。滚搓时施力要深沉,不可搓伤皮肤。在用脚掌搓时,脚跟或脚掌要紧贴施治部位,不可跳动,力量要沉稳均匀;特别是在支持体重的脚移动位置时,操作的脚要离开患者,不可一脚蹬在患者身体上,另一脚跳跃移动,以防压伤患者。

【技法功效】

舒筋活络,行气活血,祛除病邪,调和脏腑,主治该经和所属脏腑病症。

（十）调理胃经

【施治部位】

足阳明胃经在下肢循行部位的经络和经筋（图 2-77）。

【操作技法】

（1）滚搓法:患者仰卧,两腿平伸,医者站在患者一侧,用手掌、前臂或脚掌从患者腹股沟起由上而下横着滚搓下肢前面至脚踝部（图 2-107）。

（2）拨法:患者仰卧,被施治下肢自然平放,医者位于患者被施治下肢侧进行操作。医者双手拇指与其他四指相对,四指扶住患者小腿,两拇指指腹横拨足阳明胃经在小腿的循行部位,自足三里穴（在小腿前外侧,当犊鼻下 3 寸,距胫骨前缘一横指）起,自上而下,经上巨虚（在小腿前外侧,当犊鼻下 6 寸,距胫骨前缘一横指）、下巨虚（在小腿前外侧,当犊鼻下 9 寸,距胫骨前缘一横指）至解溪穴（在足背与小腿交界处的横纹中央凹陷处,当拇长伸肌腱与趾长伸肌腱之间）止。做完后要轻拉拇趾和次趾几下（图 2-108）。

【操作要领】

拨动时要重而缓慢,稳而准确,要一指挨一指地移动按摩位置,连续而不可跳跃。拨动时以有疼痛和麻胀感为佳。对经络循行部位有明显压痛、条索、结节、硬块、板滞的地方,要重点

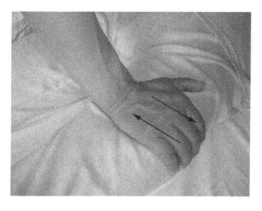

图 2-107　调理胃经(滚搓法)

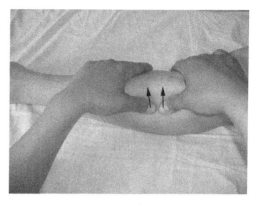

图 2-108　调理胃经(拨法)

按揉,并进行消除,以畅通经络。滚搓时施力要深沉,不可搓伤皮肤。在用脚掌搓时,脚跟或脚掌要紧贴施治部位,不可跳动,力量要沉稳均匀;特别是在支持体重的脚移动位置时,操作的脚要离开患者,不可一脚蹬在患者身体上,另一脚跳跃移动,以防压伤患者。

【技法功效】

舒筋活络,行气活血,祛除病邪,调和该经所络属的脏腑功能,主治该经和所属脏腑病症。

第四节　腰肾调理按摩技法

一、作强之官——肾

《黄帝内经》曰:"肾者,作强之官,伎巧出焉。"

(一)肾的解剖位置及形态

肾脏为成对的扁豆状器官,长 10～12 cm、宽 5～6 cm、厚 3～4 cm、重 120～150 g;左肾较右肾稍大,肾纵轴上端向内、下端向外,因此,两肾上极相距较近,下极较远,肾纵轴与脊柱所成角度为 30°左右。肾脏位于腹腔的后上部,脊柱两旁浅窝中,前面有腹膜遮盖。左肾上端平第 1 胸椎下缘,下端平第 2 腰椎下缘;左肾上方因有肝脏,故比左肾略低半个椎体的高度。左侧第 12 肋斜过左肾后面的中部,右侧第 12 肋斜过右肾后面的上部。临床上常将竖脊肌外

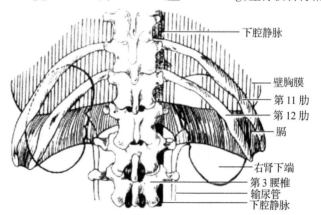

图 2-109　肾的体表投影(背面)

下腔静脉
壁胸膜
第 11 肋
第 12 肋
膈
右肾下端
第 3 腰椎
输尿管
下腔静脉

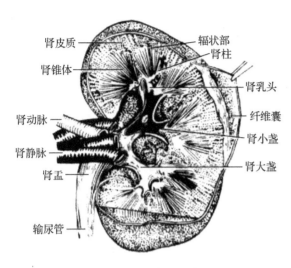

肾皮质 — 辐状部
肾锥体 — 肾柱
肾乳头
纤维囊
肾动脉 —
肾静脉 — 肾小盏
肾盂 — 肾大盏
输尿管 —

图 2-110 肾的结构

侧缘与第 12 肋之间的部位称为肾区,当肾有病变时,叩击或触压该区,常可引起震痛或压痛(图 2-109、图 2-110)。

(二)足少阴肾经的循行

足少阴肾经起于足小趾端,斜向于足心的涌泉穴,出于舟骨粗隆下的然谷穴,经内踝后进入足跟,再向上沿小腿内侧后缘上行,出腘窝内侧,直至大腿内侧后缘,入脊内,穿过脊柱,属肾,络膀胱。其分支分为腰部的直行分支和肺部的分支。腰部的直行分支从肾上行,通过肝脏,上经横膈,进入肺中,沿喉咙,上至舌根两侧;肺部的分支从肺中分出,络于心,流注于胸中的膻中穴,与手厥阴心包经相接。肾经属肾,络膀胱,与肝、肺、心有直接联系(图 2-111)。

(三)肾的生理功能

1. 现代医学对肾脏的认知

肾脏是人体的重要器官,它的基本功能是生成尿液,借以清除体内代谢产物及某些废物、毒物,同时经重吸收功能保留水分及其他有用物质,如葡萄糖、蛋白质、氨基酸、钠离子、钾离子、碳酸氢钠等,以调节水、电解质平衡及维护酸碱平衡。肾脏同时还有内分泌功能,生成肾素、促红细胞生成素、活性维生素 D_3、前列腺素、激肽等,又为机体部分内分泌激素的降解场所和肾外激素的靶器官。肾脏不但具有排泄体内代谢产物和进入体内的有害物质、通过尿的生成来维持水的平衡、维持体内电解质和酸碱平衡的功能,保证了机体内环境的稳定,使新陈代谢得以正常进行,而且还具有调节血压、促进红细胞生成和促进维生素 D 活化的作用。

2. 祖国医学对肾的认知

祖国医学认为肾具有贮存、封藏人身精气的作用。肾藏精可分为先天之精和后天之精两类。先天之精:又称肾本脏之精。先天之精,禀受于父母,与生俱来,是生育繁殖、构成人体的原始物质。"两神相搏,合而成形,常毛身生,是谓精。"(《灵枢·

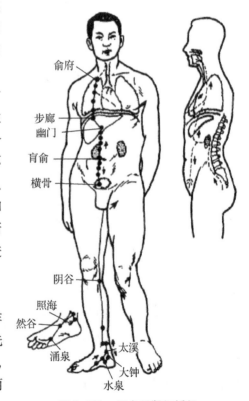

俞府
步廊
幽门
肓俞
横骨
阴谷
照海
然谷
涌泉
太溪
大钟
水泉

图 2-111 足少阴肾经循行

决气》)在胚胎发育过程中,精是构成胚胎的原始物质,为生命的基础,所以称为"先天之精"。先天之精藏于肾中,出生之后,得到后天之精的不断充实,成为人体生育繁殖的基本物质,故又称为"生殖之精"。后天之精又称五脏六腑之精。后天之精,来源于水谷精微,由脾胃化生并灌溉五脏六腑。人出生以后,水谷入胃,经过胃的腐熟、脾的运化而生成水谷之精气,并转输到五脏六腑,使之成为脏腑之精。脏腑之精充盛,除供给本身生理活动所需外,其剩余部分则储藏于肾,以备不时之需,即所谓"先天生后天,后天养先天",二者相辅相成,在肾中密切结合而组成肾中所藏的精气。肾为先天之本,接受其他脏腑的精气而储藏起来。只有脏腑的精气充盛,肾精的生成、储藏和排泄才能正常。由此可见,后天之精是维持人体生命活动、促进机体生长发育的基本物质。肾中精气不仅能促进机体的生长、发育和繁殖,而且还能参与血液的生成,提高机体的抗病能力。

①肾主水液:水液是体内正常液体的总称。肾主水液,从广义而言,是指肾为水脏,泛指肾具有藏精和调节水液的作用。从狭义而言,是指肾主持和调节人体水液代谢的功能。本节所及,属于后者。肾主水的功能是靠肾阳对水液的气化来实现的。肾脏主持和调节水液代谢的作用,称作肾的"气化"作用。人体的水液代谢包括两个方面:一是将水谷精微中具有濡养滋润脏腑组织作用的津液输布周身;二是将各脏腑组织代谢利用后的浊液排出体外。这两个方面,均赖肾的气化作用才能完成。

②肾主纳气:纳,固摄、受纳的意思。肾主纳气,是指肾有摄纳肺吸入之气而调节呼吸的作用。人体的呼吸运动,虽为肺所主,但吸入之气,必须下归于肾,由肾气为之摄纳,呼吸才能通畅、调匀。正常的呼吸运动是肺肾之间相互协调的结果。所以说:"肺为气之主,肾为气之根,肺主出气,肾主纳气,阴阳相交,呼吸乃和。"(《类证治裁·卷之二》)肾主纳气,对人体的呼吸运动具有重要意义。只有肾气充沛,摄纳正常,才能使肺的呼吸均匀、气道通畅。如果肾的纳气功能减退,摄纳无权,吸入之气不能归纳于肾,就会出现呼多吸少、吸气困难、动则喘甚等肾不纳气的病理变化。所以,咳喘之病,"在肺为实,在肾为虚"(《临证指南医案·卷四》),初病治肺,久病治肾。

③肾主一身阴阳:肾阴肾阳为脏腑阴阳之本,肾为五脏六腑之本,为水火之宅,寓真阴(即命门之水)而涵真阳(即命门之火),五脏六腑之阴,非肾阴不能滋助;五脏六腑之阳,非肾阳不能温养。故曰:"命门为元气之根,为水火之宅。五脏之阴气,非此不能滋;五脏之阳气,非此不能发。"(《景岳全书·传忠录·命门余义》)"命门水火,即十二脏之化源。故心赖之,则君主以明;肺赖之,则治节以行;脾胃赖之,济仓廪之富;肝胆赖之,资谋虑之本;膀胱赖之,则三焦气化;大小肠赖之,则传导自分。"(《类经附翼·求正录》)肾阴充则全身诸脏之阴亦充,肾阳旺则全身诸脏之阳亦旺。所以说,肾阴为全身诸阴之本,肾阳为全身诸阳之根。

另外,祖国医学还认为肾在体主骨,因为肾藏精,精生髓而髓又能养骨,所以骨骼的生理功能与肾精有着密切关系。肾精具有促进骨骼生长、发育、修复的作用,故称"肾主骨"。齿为骨之余,齿与骨同出一源,也是由肾精所充养,故曰:"齿者,肾之标,骨之本也。"(《杂病源流犀烛》)牙齿的生长、脱落与肾精的盛衰有着密切关系。肾开窍于耳与二阴,肾藏精,精生髓,髓聚于脑,精髓充盛,髓海得养,则听觉才会灵敏,故称肾开窍于耳。前阴包括尿道(溺窍)和生殖器(精窍),是排尿和生殖的器官。"前阴有精窍,与溺窍相附,而各不同。溺窍内通膀胱,精窍则内通胞室,女子受胎,男子藏精之所,尤为肾之所司。"(《中西汇通医经精义·上卷》)尿液的贮存和排泄虽属于膀胱的功能,但须依赖肾的气化才能完成。因此,尿频、遗尿、尿失禁及尿少或尿闭,均与肾的气化功能有关。后阴是排泄粪便的通道。粪便的排泄本是大肠的传导功能,但脏象学说常常把大肠的功能统属于脾的运化功能范畴。脾之运化赖肾以温煦和滋润,所以大便的排泄与肾的功能有关。肾的阴阳失调可出现泄泻、便秘等大便异常。总之,饮食之受纳在于胃,便溺之排泄关乎肾。肾其华在发,发即头发,又名血余。发之营养来源于血,故称"发为血之余"。但发的生机根源于肾。因为肾藏精,精能化血,精血旺盛,则毛发壮而润泽,故又说肾"其华在发"。由于发为肾之外候,所以发的生长与脱落、润泽与枯槁,与肾精的关系极为密切。

(四)肾的病机病证

肾位于腰部,脊柱两旁,左右各一,经脉络于膀胱,与膀胱相为表里。肾藏有"先天之精",为脏腑阴阳之本,生命之源,故称肾为"先天之本"。肾的主要生理功能为藏精,主生长、发育、生殖和水液代谢,肾主骨生髓,外荣于发,开窍于耳和二阴,在志为恐和惊,在液为唾。肾为先天之本,藏真阴而寓元阳,只宜固藏,不宜泄露,所以肾多虚证。

若劳损过度或久病失养,久病气虚,肾气亏耗,失其封藏固摄之权,则证见腰脊酸软、听力减退、小便频频而清、甚则不禁、滑精早泄、尿后余沥、面色淡白;气不归元,肾失摄纳之权,则证见短气喘逆、动则尤甚、咳逆汗出、小便常因咳甚而失禁、面浮色白;下元亏损,命门火衰,则证见面色淡白、腰酸腿软、阳痿、头昏耳鸣、形寒尿频;肾阳耗亏,不能温化水液,致水邪泛滥而上逆,或外溢肌肤,证见水溢肌肤,则表现为周身浮肿,下肢尤甚,按之如泥,腰腹满,尿少;水泛为痰,则表现为咳逆上气、痰多稀薄、动则喘息,皆为阳虚之证。若房事不节,劳倦过度或久病之后,真阴耗伤,致肾阴亏虚,肾水不足,证见形体虚弱、头晕耳鸣、少寐健忘、腰酸腿软,或有遗精、口干、五更泄泻、咳唾有血、心烦、心如悬;若兼阴虚火旺,阴虚生内热,则证见颧红唇赤、潮热盗汗、虚烦不寐、阳兴梦遗、口咽干痛,或呛咳、小便发黄、大便秘。

其兼证表现为:若肾阳不足,不能温照脾阳,日久肾虚脾弱,则可见腹部冷痛、下利清谷或五更泄泻、水肿、肢软无力、腹胀少食、神疲形寒、大便溏泄、完谷不化等证。若肾的阴虚水泛,能上凌于心,而见水肿、惊悸、胸腹胀满、咳嗽短气、不能平卧、指唇青紫、四肢厥冷等证。

二、州都之官——膀胱

《黄帝内经》曰:"膀胱者,州都之官,津液藏焉,气化则能出矣。"

(一)膀胱的解剖位置及形态

膀胱是储尿的囊状器官,伸缩性很大,其大小、形状、位置,以及壁的厚度均随尿液充盈程度、年龄大小和性别差异而有所不同。膀胱的平均容量,一般正常成人为300~500 mL,最大容量可达800 mL。成人膀胱位于骨盆腔内,在耻骨联合的后方。当膀胱空虚时,膀胱不超过耻骨联合上缘。充盈时,则有不同程度上升;极度充盈时,可高出耻内联合上缘。膀胱底在男性,直接与精囊腺及输精管末段接触,再向后邻接直肠;在女性,与子宫的阴道邻接。膀胱下方,男性邻接前列腺;女性邻接尿生殖膈(图2-112至图2-114)。

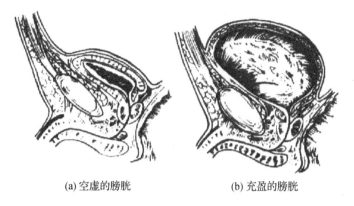

(a) 空虚的膀胱　　　　　　(b) 充盈的膀胱

图 2-112　膀胱的位置

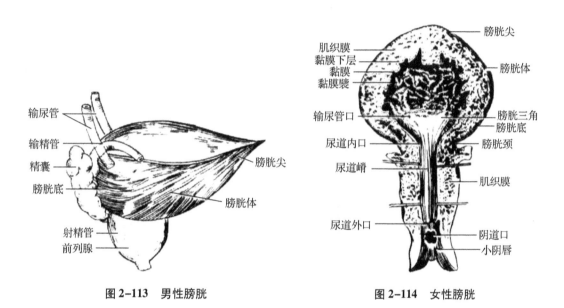

图 2-113　男性膀胱　　　　　　　**图 2-114　女性膀胱**

(二)足太阳膀胱经的循行

　　足太阳膀胱经起于内眼角的睛明穴,上过额部,直至巅顶交会于督脉的百会穴。巅顶部的分支:从巅顶的百会穴分出至耳上角。巅顶向后直行分支:从巅顶下行至脑户穴入颅内络脑,复返出来下行项后的天柱穴。下分为两支:其一,沿肩胛内侧的大杼穴始,夹脊旁,沿背中线旁1.5寸,下行至腰部,进入脊旁筋肉,络于肾,下属膀胱,再从腰中分出下行,夹脊旁,通于臀部,经大腿后面,进入腘窝中。其二,从肩胛内侧分别下行,通过肩胛,沿背中线旁3寸下行,过臀部,经过髋关节部的环跳穴,沿大腿外侧后边下行,会合于腘窝中,向下通过腓肠肌,经外踝后面的昆仑穴,在足跟部折向前,经足背外侧至足小趾外侧端的至阴穴,与足少阴肾经相接。膀胱经属膀胱,络肾,与心、脑有联系(图2-115)。

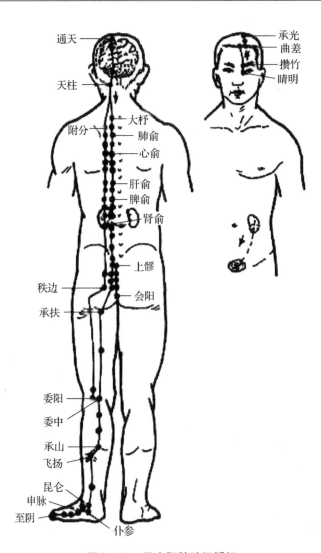

图 2-115　足太阳膀胱经循行

（三）膀胱的生理功能

1. 现代医学对膀胱的认知

现代医学认为膀胱的生理功能主要是储存尿液和周期性排尿。

2. 祖国医学对膀胱的认知

祖国医学认为膀胱主储尿和排尿。①储存尿液:在人体津液代谢过程中,水液通过肺、脾、肾三脏的作用,布散全身,发挥濡润机体的作用。其被人体利用之后,即是"津液之余"者,下归于肾。经肾的气化作用,升清降浊,清者回流体内,浊者下输于膀胱,变成尿液。小便与津液常常相互影响,如果津液缺乏,则小便短少;反之,小便过多也会丧失津液。②排泄小便:尿液贮存于膀胱,达到一定容量时,通过肾的气化作用,使膀胱开合适度,则尿液可及时地从溺窍排出体外。尿是人体水液代谢的产物,来源于津液,储藏于膀胱,由膀胱排出体外。尿的产生与排泄,需要经过"气化"作用。膀胱的排尿功能和肾气盛衰有着密切关系。肾气充足,尿液可以及时分泌于膀胱并排出体外,若肾气虚而不能固摄,就会出现小便频繁、遗尿或失禁;肾虚气化不及,则出现尿闭或小便不畅。

(四)膀胱的病机病证

膀胱位于少腹,职司小便,其经脉络肾,而为表里。其病理变化,多因肾的气化功能失调导致膀胱的启闭失常,证见遗尿、癃闭。实热表现为小便经赤不利,或浑浊不清,尿时茎中热痛,甚则淋漓不畅,或见尿血、砂石;虚寒表现为小便频数、淋漓不禁或遗尿。

三、腰肾调理按摩技法

(一)固肾培元

【施治部位】

脐部、脐部周围肌肉及腹内器官(图2-116)。

【操作技法】

(1)按法:患者仰卧。医者位于其右侧,用右手全掌着力按压患者脐部,或用右手掌根、鱼际着力对患者脐部上、下、右、左周围进行按压,由轻渐重按而留之(图2-117)。

(2)拨法:①患者仰卧。医者位于其右侧,用一手四指相并指腹着力按于患者脐部左侧,由外向里进行拨动。若一手力量不够,另一手可重叠辅助用力(图2-118)。

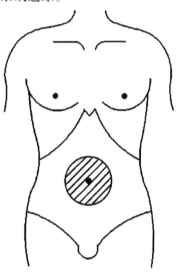

图2-116 固肾培元(部位)

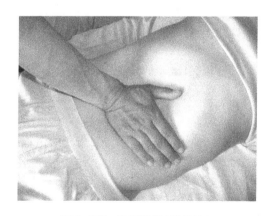

图2-117 固肾培元(掌按法)

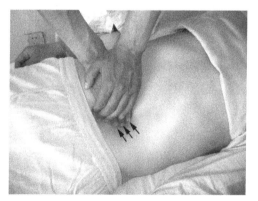

图2-118 固肾培元(脐左侧拨法)

②患者仰卧。医者位于其右侧,用一手四指相并指腹按于患者脐部右侧,由里向外进行拨动。若一手力量不够,另一手可重叠辅助用力(图2-119)。

(3)揉法:①患者仰卧。医者位于其右侧,双手重叠,辅助用力,手掌按于患者脐上,掌心对准脐眼,进行旋转按揉,旋转幅度由小到大,再逐渐由大到小(图2-120)。

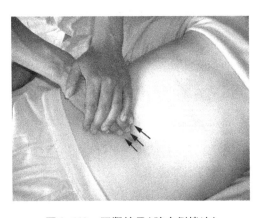

图2-119　固肾培元(脐右侧拨法)

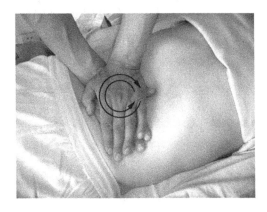

图2-120　固肾培元(按揉法)

②患者仰卧。医者位于其右侧,双手重叠,左手辅助用力,右手全掌按于患者脐部,掌心对准脐部空起,手掌的边缘着力,团揉脐部周围(图2-121)。

(4)点按法:患者仰卧。医者位于其右侧,用右手食指、中指或拇指分别点按气海穴和关元穴。点穴时,每穴先点按一定时间,然后再顺时针旋转按揉进行补益(图2-122)。

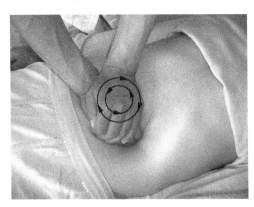

图2-121　固肾培元(团揉法)

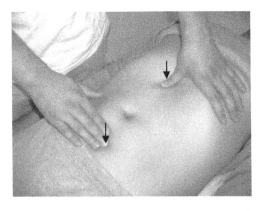

图2-122　固肾培元(点气海)

【操作要领】

使用按法时,要力透腹内,按压至腹内有温热感为宜。使用拨法时,用力要先轻后重;若脐部周围肌肉板滞硬结或腹内有条索,在患者能承受疼痛的情况下可加力拨动。按揉脐部时,按压要沉着,不可浮于皮表;顺时针揉为补,逆时针揉为泻;慢揉为补,快揉为泻;补时用力可稍向上腹部推;泻时用力可稍向下腹部推;顺、逆旋转手法相同时为平补平泻。团揉脐部时,右手掌心空起,手掌边缘着力,左手要辅助右手的边缘用力;揉动时,手掌边缘更替围绕脐部按压转动,手掌不旋转;转动频率要缓慢,要使按揉的力传入体内而不浮于体表。

【技法功效】

脐中为"神阙穴",是与人体生命、神气息息相关的人体要穴。神阙通任、督、冲和带脉,与十二经关系密切,故按摩脐部能直接或间接作用诸经脉,影响五脏六腑。脐周围为肾在腹部的反射区,肾为"先天之本",内育元阴元阳,为脏腑阴阳之本、生命之源。肾的阴阳失调会导致其他各脏的阴阳失调。反之,其他各脏的阴阳失调,日久必导致肾的阴阳失调,在临床中发现许多慢性脏腑疾病日久不愈,都会损伤正气,引起局部或全身的气血不足,导致脐部周围肌肉气血瘀滞,而产生板滞硬结或有压痛,进而影响肾中精气的生成和储藏,造成肾功能失调。因此,对脐部及其周围进行按摩,可以起到活血化瘀、软坚散结、调和气血、消除对肾脏的影响、恢复肾的阴阳平衡、激发元气、扶持正气、提高人体抗病能力的作用。因此,在治疗脏腑慢性病症时,对脐部及周围的按摩治疗是非常重要和必要的。另外,脐部位于腹内小肠的中心,通过使用按法和揉法,可以调节小肠的吸收功能,促使肠内的食物残渣移入结肠,疏散小肠气,缓解肠壁痉挛。本操作对肾虚腰痛、肠绞痛、慢性肾炎及阳痿、早泄、遗精等男性性功能障碍病症、泌尿系统和妇科疾病具有疗效。

(二)强腰健肾

【施治部位】

腰部两侧肌群,肾俞、志室和腰眼等腰骶部穴位(图2-123)。

【操作技法】

(1)拿法:①患者俯卧位,医者站于其右侧,双手虎口张开,拇指侧相并,用两拇指按于患者后腰右侧肌群部位,其余手指置于右软腰部位,两手同时拿捏腰肌(图2-124)。

②患者俯卧位,医者站于其右侧,双手虎口张开,小鱼际侧相并,两拇指按于患者后腰左侧肌群部位,其余手指置于左软腰部位,两手同时拿捏腰肌(图2-125)。

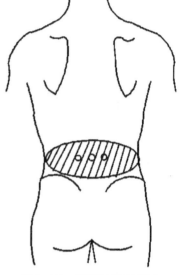

图2-123　强腰健肾(部位)

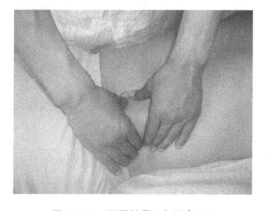

图2-124　强腰健肾(右侧拿法)

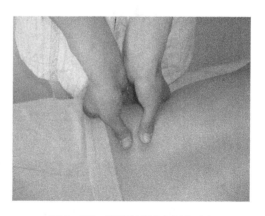

图2-125　强腰健肾(左侧拿法)

(2)肘按法:患者俯卧位,医者站于其右侧,用左前臂或右前臂的外侧着力按压患者腰部肾俞(在腰部,当第2腰椎棘突下,旁开1.5寸)、志室(在腰部,当第2腰椎棘突下,旁开3寸)和腰眼穴(在腰部,当第4腰椎棘突下,旁开约3.5寸凹陷中)部位,用力要由轻渐重,渗透持久。按完一侧,再按另一侧(图 2-126、图 2-127)。

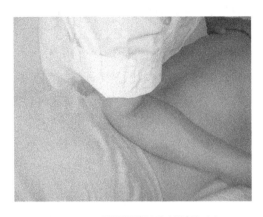

图 2-126　强腰健肾(右侧肘按法)

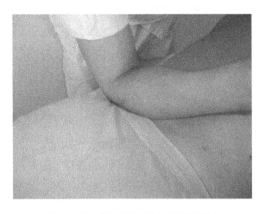

图 2-127　强腰健肾(左侧肘按法)

(3)掌振法:患者俯卧位,医者站于其右侧,双手重叠,手掌平贴在患者后腰部,掌心对准第 3 腰椎,手部肌肉及臂部肌肉绷紧协同为一,将力集中在手掌做上下急骤的振动动作(图 2-128)。

(4)掌擦法:患者俯卧位,医者站于其右侧,用一手掌按于患者腰部和骶部,横向着力来回擦拭(图 2-129)。

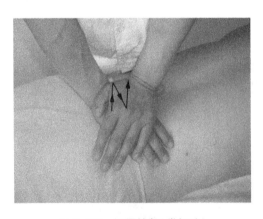

图 2-128　强腰健肾(掌振法)

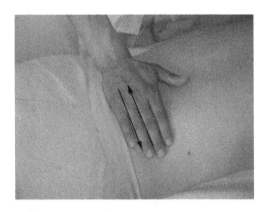

图 2-129　强腰健肾(掌擦法)

【操作要领】

用掌振法时,振动幅度要小,频率要快,要带动腰部的着力点产生振动,为内动外不动,双臂不宜摆动,以施治部位产生震颤感和微热感为佳。点按穴位要做到深透有力持久。搓擦腰骶部时,搓擦的速度要快,至皮肤发红发热为止。

【技法功效】

腰为肾之外府,内藏五脏六腑之精华,通过对腰部使用不同的操作手法,产生的能量会作用于肾,能起到调节肾功能、改善肾之阴阳气血状态的作用。按摩腰部是脏腑按摩中补气益肾的重要方法。

（三）引气归元

【施治部位】

整个胸腹皮部和脐部（图2-130）。

【操作技法】

（1）推擦法：患者仰卧。医者位于其右侧，左手掌按于患者脐部，右手掌从左手上侧起自下而上推擦到患者左肩部前侧，再顺原路自上而下捋回到左手掌，左手掌随即抬起，右手停止在脐部，然后右手掌抬起，左手掌再按在脐部。重复前面动作，从胸腹部的左侧至右侧，一手接一手地将胸腹部全部推擦一遍（图2-131、图2-132）。

（2）点按法：患者仰卧。医者位于其右侧，左手拇指置于脐上一拇指部位，右手拇指置于脐下一拇指部位。右手

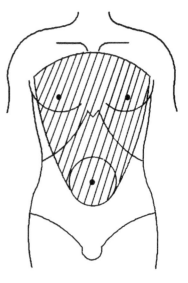

图2-130　引气归元（部位）

拇指点按1分钟，左手拇指不动；然后右手拇指抬起，左手拇指点按1分钟，反复3次（图2-133）。

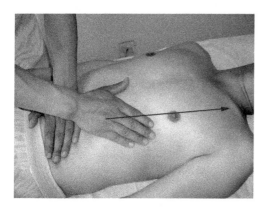

图2-131　引气归元（推擦法1）

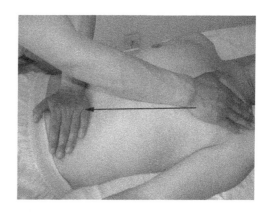

图2-132　引气归元（推擦法2）

（3）合法：①患者仰卧。医者位于其右侧，双掌立起，左手小鱼际位于腹部中脘穴（在上腹部，前正中线上，当脐中上4寸），右手小鱼际位于关元穴（在下腹部，前正中线上，当脐中下3寸），然后双手同时向肚脐合捧9次，意将气捧至肚脐中（图2-134）。

②接上式，医者左手掌按于右侧的带脉穴，右手掌按于左侧的带脉穴，两手掌同时向肚脐捋按9次，意将气捋至肚脐中（图2-135）。

（4）拿提法：患者仰卧。医者位于其右侧，医者双手分别拿住中脘穴和关元穴两侧的腹肌同时向上提拉一次，患者腹部有气畅感，结束操作（图2-136）。

（5）按揉法：患者仰卧。医者位于其右侧，双手重叠，左手辅助用力，右手掌按于患者脐部，先顺时针按揉9圈，再逆时针按揉9圈，用力按压脐部一会儿，再结束操作（图2-137）。

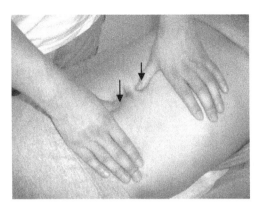

图 2-133 引气归元(点按法)

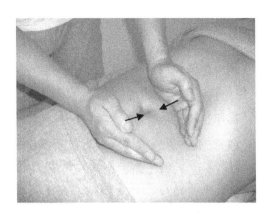

图 2-134 引气归元(合法 1)

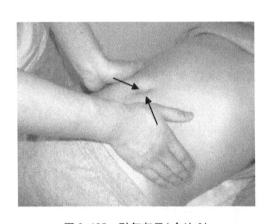

图 2-135 引气归元(合法 2)

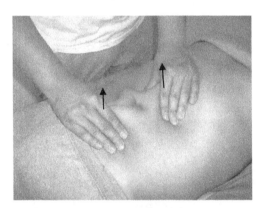

图 2-136 引气归元(拿提法)

【操作要领】

推擦的动作要连贯自然,力度不要太大,意到即可。按揉脐部时,掌心要对准脐部,做到动作缓慢柔和,力达腹内;顺时针按揉时旋转的圈由小到大,逆时针按揉时旋转的圈由大到小。本式的 2 个操作手法是连贯的,推擦完胸腹后,顺式接着按揉脐部,2 个操作要一气呵成。合法的几个操作要连贯完成。这 2 种"引气归元"方式作为每次腹部调理后的结束技法可任选一种,不必都做一遍。

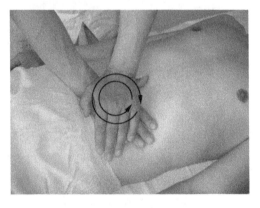

图 2-137 引气归元(掌揉法)

【技法功效】

丹田是道家修炼的专用穴位用语,其位置相当于人体的脐部周围,也有认为在气海、关元穴部位。道家亦称此处为"炉""鼎",认为此处为汇聚人体从外界摄取的精华即"气"的储存部位,也是将"气"进行修炼凝聚升华成"内丹"的场所。此操作为胸腹部按摩治疗后的结束手法,意在将按摩治疗后散开的元气收归到"丹田",即"气归丹田",具有补益肾气的功效。此技法亦常作为按摩调理结束后的收式。

(四)调理肾经

【施治部位】

足少阴肾经在下肢循行部位的经络和经筋(图2-111)。

【操作技法】

(1)滚搓法:患者侧卧,下面腿伸直,上面腿蜷屈,暴露下面腿的内侧。医者站在患者身后,用手掌、前臂或脚掌从患者内侧腹股沟起沿下肢内侧由上而下横着滚搓至内踝上部(图2-138)。

(2)拨法:患者仰卧,被施治下肢自然放平,医者位于被施治下肢侧进行操作。医者用双手拇指与其他四指相对,双手拇指扶住小腿。医者用双手四指指腹沿患者足少阴肾经在小腿部的循行部位逐指进行横拨,自阴谷穴(在腘窝内侧,屈膝时,当半腱肌肌腱与半膜肌肌腱之间)起,自上而下,经筑宾(在小腿内侧,当太溪与阴谷的连线上,太溪上5寸,腓肠肌肌腹的内下方)至太溪穴(在足内侧,内踝后方,当内踝尖与跟腱之间的凹陷处)止。做完后点按涌泉穴(在足底部,蜷足时足前部凹陷处,约当第2、第3趾趾缝纹头端与足跟连线的前1/3与后2/3交点上)(图2-139)。

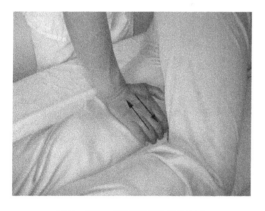

图2-138 调理肾经(滚搓法)

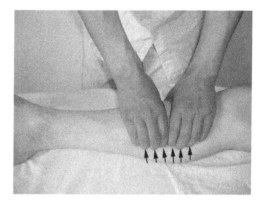

图2-139 调理肾经(拨法)

【操作要领】

拨动时要重而缓慢,稳而准确;要一指挨一指地移动按摩位置,连续而不可跳跃;拨时以有疼痛和麻胀感为佳。对经络循行部位有明显压痛、条索、结节、硬块、板滞的地方,要重点按揉,并进行消除,以畅通经络。滚搓时施力要深沉,不可搓伤皮肤。在用脚掌搓时,脚跟或脚掌要紧贴施治部位,不可跳动,力量要沉稳均匀;特别是在支持体重的脚移动位置时,操作的脚要离开患者,不可一脚蹬在患者身体上,另一脚跳跃移动,以防压伤患者。

【技法功效】

舒筋活络,行气活血,祛除病邪,缓解疲劳,强健下肢,调和脏腑,主治该经和脏腑病症。

（五）调理膀胱经

【施治部位】

足太阳膀胱经在下肢循行部位的经络和经筋（图2-115）。

【操作技法】

（1）滚搓法：患者俯卧，两腿平伸，踝部下用枕头垫好。医者站在患者一侧或站在床上，用手掌、前臂或脚掌从患者股臀横纹起由上至下进行横向滚搓患者下肢后面肌肉至跟腱部（图2-140）。

（2）拨法：患者俯卧，被施治下肢自然平放，医者位于患者被施治下肢侧进行操作。医者双手拇指与其他四指相对，四指扶住患者小腿，双手拇指沿足太阳膀胱经在下肢的循行部位进行横拨，自承扶穴（在大腿后面，臀下横纹的中点）起，自上而下，经承山穴（在小腿后面正中，委中与昆仑之间，当伸直小腿或足跟上提时腓肠肌肌腹下出现尖角凹陷处）至昆仑穴（在足部外踝后方，当外踝尖与跟腱之间的凹陷处）止。做完后牵拉小趾几下（图2-141）。

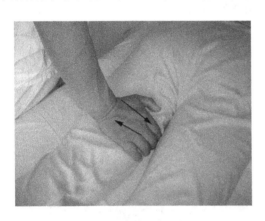   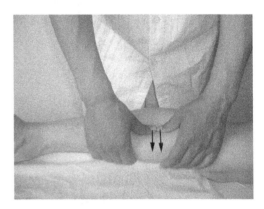

图2-140 调理膀胱经（滚搓法）   图2-141 调理膀胱经（拨法）

【操作要领】

拨动时要重而缓慢，稳而准确，要一指挨一指地移动按摩位置，连续而不可跳跃。拨动时以有疼痛和麻胀感为佳。对经络循行部位有明显压痛、条索、结节、硬块、板滞的地方，要重点按揉，并进行消除，以畅通经络。滚搓时施力要深沉，不可搓伤皮肤。在用脚掌搓时，脚跟或脚掌要紧贴施治部位，不可跳动，力量要沉稳均匀；特别是在支持体重的脚移动位置时，操作的脚要离开患者，不可一脚蹬在患者身体上，另一脚跳跃移动，以防压伤患者。

【技法功效】

舒筋活络，行气活血，祛除病邪，缓解疲劳，强健下肢，调和各经所络属的脏腑功能，主治该经和脏腑病症。

第五节　肠道调理按摩技法

一、受盛之官——小肠

《黄帝内经》曰："小肠者,受盛之官,化物出焉。"

(一)小肠的解剖位置及形态

小肠由上至下可分为十二指肠、空肠和回肠 3 个部分,为消化管中最长而弯曲的一段。全长为 5 ~ 7 m,是消化食物和吸收营养的最重要部位。

十二指肠为小肠的起始段。全长 25 ~ 30 cm,相当于十二个横指并列的距离,其上端在第 1 腰椎的右侧起于幽门,行向右后方,至胆囊处急转向下移行,沿第 1 ~ 第 3 腰椎右侧下行至第 3 腰椎的下缘又急转向左移行横过脊椎前方。自水平位置斜向左上方升至第 2 腰椎的右侧。然后向前弯曲形面十二指肠空肠曲而连续空肠。十二指肠的上部甚短,活动性较大。黏膜光滑无环形皱裂,又称为球部。临床上十二指肠溃疡多发生于此。在下降肠腔的左后壁上有一纵行的黏膜皱裂,其下端为十二指肠大乳头,有胆总管和胰管的共同开口。胆汁和胰液,由此流入十二指肠,整个十二指肠呈"C"字形,包绕胰脏的胰头部位。

空肠和回肠迂曲回旋,盘绕在腰腔中部和下部,其周围被结肠包围。空肠上端起于十二指肠空肠曲,回肠下端与大肠的盲肠连接。空肠与回肠之间无明显界限。空、回肠内壁的黏膜具有许多环状皱襞和绒毛,以增加小肠黏膜的面积,有利于营养物的吸收(图 2-142、图 2-143)。

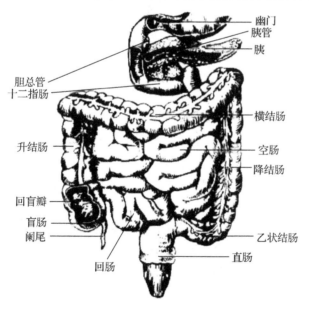

图 2-142　小肠和大肠

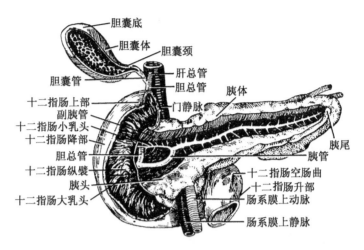

图 2-143　十二指肠和胰

(二)手太阳小肠经的循行

手太阳小肠经起于小指尺侧端的少泽穴,沿手掌尺侧,直上过腕部外侧阳谷穴,沿前臂外侧后缘上行,经尺骨鹰嘴与肱骨内上髁之间的小海穴,沿上臂外侧后缘,出于肩关节后面的肩贞穴,绕行于肩胛冈上窝的肩中俞以后,交会于督脉之大椎穴,从大椎向前经足阳明经的缺盆,进入胸部深层,下行至任脉的膻中穴处,络于心,再沿食道通过横膈,到达胃部,直属小肠。其分支有缺盆分支和颊部分支。缺盆分支从缺盆沿着颈部向上至面颊部的颧髎穴,上至外眼角,折入耳中的听宫穴。颊部分支从颊部,斜向目眶下缘,直达鼻根进入内眼角的睛明穴,与足太阳膀胱经相接。小肠经属小肠,络心,与胃有联系(图 2-144)。

(三)小肠的生理功能

1. 现代医学对小肠的认知

小肠的功能主要分为 4 个部分,分别是:消化功能、吸收功能、分泌功能和运动功能。

(1)消化功能:小肠是食物消化的主要场所。其消化过程为:肝脏分泌的胆汁和胰腺分泌的胰液经导管流入小肠,与分布在肠壁内的许多肠腺分泌的肠液,共同作用,将食物进一步消化。胆汁不含消化酶,但能将脂肪乳化成脂肪微粒,增加脂肪与消化酶的接触面积,有利于脂肪的消化。胰液和肠液中都含有消化糖类、蛋白质和脂肪的酶,能将食物中复杂的有机物分解成简单的营养成分。

(2)吸收功能:小肠是营养吸收的主要部位。小肠能吸收葡萄糖、氨基酸、甘油和脂肪酸,以及大部分的水分、无机盐和维生素。各种营养物质在小肠内的吸收位置不同,一般来说,糖类、蛋白质及脂肪的消化产物大部分在十二指肠和空肠内吸收,到达回肠时基本已吸收完毕,只有胆盐和维生素 B_{12} 在回肠部分吸收。

(3)分泌功能:小肠可以分泌小肠液。小肠的分泌功能主要是由小肠壁黏膜内的腺体(十二指肠腺和肠腺)完成的。正常人每天分泌 1～3 L 小肠液。

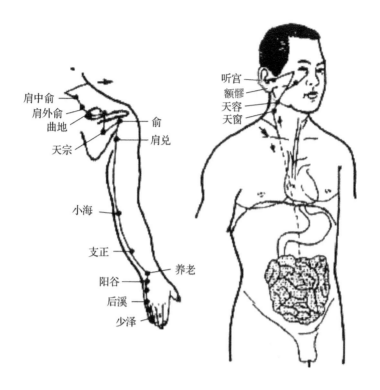

图 2-144　手太阳小肠经循行

2. 祖国医学对小肠的认知

祖国医学认为小肠主受盛化物和泌别清浊。

(1)受盛化物：小肠主受盛化物是小肠主受盛和主化物的合称。受盛，接受，以器盛物之意。化物，变化、消化、化生之谓。小肠的受盛化物功能主要表现在两个方面：一是小肠盛受了由胃腑下移而来的初步消化的饮食物，起到容器的作用，即受盛作用；二指经胃初步消化的饮食物，在小肠内必须停留一定的时间，由小肠对其进一步消化和吸收，将水谷化为可以被机体利用的营养物质，精微由此而出，糟粕由此下输于大肠，即"化物"作用。在病理上，小肠受盛功能失调，传化停止，则气机失于通调，滞而为痛，表现为腹部疼痛等。如化物功能失常，可以导致消化、吸收障碍，表现为腹胀、腹泻、便溏等。

(2)泌别清浊：泌，即分泌。别，即分别。清，即精微物质。浊，即代谢产物。所谓泌别清浊，是指小肠盛受胃初步消化的饮食物，在进一步消化的同时，并随之进行分别水谷精微和代谢产物的过程。分清，就是将饮食物中的精华部分，包括饮料化生的津液和食物化生的精微，进行吸收，再通过脾之升清散精的作用，上输心肺，输布全身，供给营养。别浊，则体现为两个方面：其一，是将饮食物的残渣糟粕，通过阑门传送到大肠，形成粪便，经肛门排出体外；其二，是将剩余的水分经肾脏气化作用渗入膀胱，形成尿液，经尿道排出体外。因为小肠在泌别清浊过程中，参与了人体的水液代谢，故有"小肠主液"之说。

小肠分清别浊的功能正常，则水液和糟粕各走其道而二便正常。若小肠功能失调，清浊不分,水液归于糟粕,即可出现水谷混杂、便溏泄泻等。因"小肠主液",故小肠分清别浊功能失常不仅影响大便,而且也影响小便,表现为小便短少。

(四)小肠的病机病证

小肠上接幽门,与胃相通,下接阑门,与大肠相连。其经脉络心而相为表里,功能主要是盛受胃中水谷,泌别清浊。若功能失调,泌别失职,则证见清浊不分、小便不利、大便泄泻、腹胀、腹痛、呕吐、便秘等症。

二、传导之官——大肠

《黄帝内经》曰:"大肠者,传导之官,变化出焉。"

(一)大肠的解剖位置及形态

大肠长约 1.5 m,在空回肠的周围形成一个方框,根据大肠的位置和特点分为盲肠、结肠和直肠 3 个部分。

盲肠为大肠起始的膨大盲端。长 6~8 cm,位于右髂窝内,向上通升结肠,向左连回肠。

结肠为介于盲肠和直肠之间的部分,按其所在位置和形态,又分为升、横、降和乙状结肠 4 个部分。升结肠长约 15 cm,是盲肠向上延续部分,自右髂窝沿后壁的右侧上升,至肝下方左成结肠右曲,移行于横结肠,活动性较小。横结肠约 50 cm,起自结肠右曲,向左横行至脾处再向下弯成结肠左曲。移行于降结肠,活动较大。降结肠长约 20 cm,从结肠左曲开始。沿腹后壁的左侧下降,至左髂嵴处移行乙状结肠,活动性较小。乙状结肠长 40~45 cm,平左髂嵴处接续降结肠,呈"乙"字形弯曲、至第 3 骶椎前面移行于直肠,当充盈扩张时,在左髂窝可触及,活动性较大。

直肠为大肠的末段。长 15~16 cm,位于小骨盆内。上端平第 3 骶椎处接续乙状结肠,沿骶骨和尾骨的前面下行穿过盆膈,直至下端的肛门而终(图 2-142)。

(二)手阳明大肠经的循行

手阳明大肠经起于食指桡侧尖端的商阳穴,沿食指桡侧上行,经过合谷(第 1、第 2 掌骨之间)进入两筋(拇长伸肌腱和拇短伸肌腱)之间,沿上肢外侧前缘,上行至肩前,经肩髃穴(肩端部),过肩后,至项后督脉的大椎穴(第 7 颈椎棘突下),前行内人足阳明经的缺盆穴(锁骨上窝),络于肺,下行通过横膈,属于大肠。其分支从缺盆上行,经颈旁的天鼎和扶突穴至面颊,入下齿龈中,复返出来夹口角,通过足阳明胃经地仓穴,绕至上唇鼻中央督脉的水沟穴,左脉右行,右脉左行,分别至鼻孔两旁的迎香穴,与足阳明胃经相接。大肠经属大肠,络肺,并与胃经有直接联系(图 2-145)。

(三)大肠的生理功能

1. 现代医学对大肠的认知

大肠的主要功能是进一步吸收粪便中的水分、电解质和其他物质(如氨、胆汁酸等),形成、储存和排泄粪便。同时大肠还有一定的分泌功能，如杯状细胞分泌黏液中的黏液蛋白，能保护黏膜和润滑粪便，使粪便易于下行，保护肠壁防止机械损伤，免遭细菌侵蚀。

2. 祖国医学对大肠的认知

祖国医学认为大肠主传化糟粕和吸收津液。

（1）传导糟粕：大肠主传导是指大肠接受小肠下移的饮食残渣，使之形成粪便，经肛门排出体外的作用。大肠接受由小肠下移的饮食残渣，再吸收其中剩余的水分和养料，使之形成粪便，经肛门而排出体外，属整个消化过程的最后阶段，故有"传导之腑""传导之官"之称。所以大肠的主要功能是传导糟粕，排泄大便。大肠的传导功能，主要与胃的通降、脾之运化、肺之肃降及肾之封藏有密切关系。

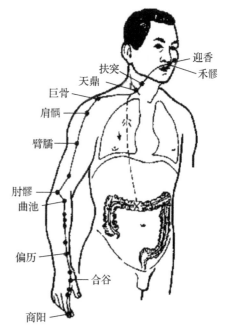

图2-145　手阳明大肠经循行

大肠有病，传导失常，主要表现为大便质和量的变化和排便次数的改变。如大肠传导失常，就会出现大便秘结或泄泻。若湿热蕴结于大肠，大肠气滞，又会出现腹痛、里急后重、下痢脓血等。

（2）吸收津液：大肠接受由小肠下注的饮食物残渣和剩余水分之后，将其中的部分水液重新再吸收，使残渣糟粕形成粪便而排出体外。大肠重新吸收水分，参与调节体内水液代谢的功能，称为"大肠主津"。大肠这种重新吸收水分功能的与体内水液代谢有关。所以大肠的病变多与津液有关。如大肠虚寒，无力吸收水分，则水谷杂下，出现肠鸣、腹痛、泄泻等。大肠实热，消烁水分，肠液干枯，肠道失润，又会出现大便秘结不通之证。机体所需之水，绝大部分是在小肠或大肠被吸收的。

（四）大肠的病机病证

大肠上接阑门，下端为肛门，为传导之官。其功能主要是传送食物的糟粕，以排出体外。若大肠的传导功能失调，则可见腹痛、泄泻肠鸣，或大便秘结、里急后重等，此多为实热证；如久泻久痢、肛门下脱、四肢不温等，则多属虚证；若腹痛肠鸣、大便溏泄、溲青，则多属寒证。

三、肠道调理按摩技法

（一）打开魄门

【施治部位】

左少腹髂窝处的乙状结肠（图2-146）。

【操作技法】

（1）拨法：患者仰卧。医者站于其右侧，右手四指或左手四指并齐指腹着力按于患者乙状

结肠内侧,触着后由里向外拨动乙状结肠。如果一手力量
不够或手指疲劳,可用另一手按在施治的手背上辅助用力。
治疗时可沿乙状结肠分布移动手指的位置,将能够触摸到
的乙状结肠部分全部治疗到为止(图 2-147)。

(2)按法:患者仰卧。医者站于其右侧,左手掌根或右手
掌侧大鱼际着力按压患者乙状结肠部位,按而留之。按完一
处再按另一处,要将乙状结肠全部按压到为止(图 2-148)。

【操作要领】

使用拨法时,拨动要有节律,频率以每分钟 35 次左右为
宜;要避免指甲损伤皮肤;治疗时间的长短、力度的大小,要根
据肠道的病变情况和患者的承受反应而定。使用按法时,用
力要由轻渐重,力度大小以患者能承受为准,结束时要缓缓撤
力。若施治部位触压时疼痛感较强,可先使用按法或较轻的
拨法治疗,等患者逐步适应后再使用重拨法。

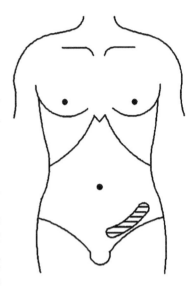

图 2-146　打开魄门(部位)

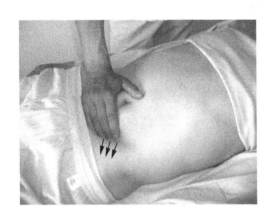

图 2-147　打开魄门(单手拨法)

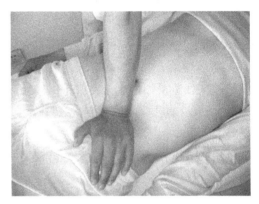

图 2-148　打开魄门(掌根按法)

【技法功效】

乙状结肠下连直肠和肛门,肛门又称魄门,为人体代谢产物排出体外的最大通道之一,也
是患者体内病邪排出体外的重要通道。众多的脏腑疾病往往影响大肠的正常生理功能,导致
排泄失常,因此,在脏腑按摩治疗中对乙状结肠的治疗是非常重要的,几乎对每种脏腑疾病治
疗时自始至终都是必治部位。对乙状结肠的治疗在段氏脏腑按摩中又被称为"开门法",意在
恢复结肠的正常生理功能,通畅排泄通道,使患者体内被按摩治疗出来的病邪能从肛门顺利排
出体外。按法和拨法对乙状结肠具有软化组织、活血化瘀、扩张肠道、分解宿食、兴奋神经、消
炎止痛的作用。本手法可以治疗便秘、泻泄、结肠炎等慢性结肠疾病,还具有调理肺肃降功能
的功效。

（二）疏通结肠

【施治部位】

腹部右侧的升结肠和结肠右曲，上腹部的横结肠，结肠左曲和腹部左侧的降结肠（图 2-149）。

【操作技法】

（1）拨法：①患者仰卧。医者站于其右侧，左手或右手的四指相并指腹按压在患者降结肠外侧，用力自外向里拨动，从髂脊部沿降结肠分布至左季肋下，上下往返操作（图 2-150）。

②患者仰卧。医者站于其右侧，左手按压患者左季肋，使结肠左曲部位肌肉松弛，同时右手四指相并指腹按在患者左季肋下的结肠左曲部位向右下方按而拨之（图 2-151）。

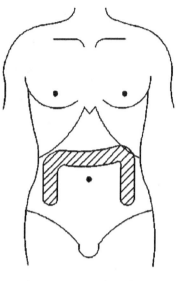

图 2-149　疏通结肠（部位）

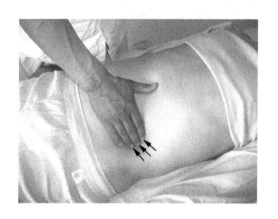

图 2-150　疏通结肠（降结肠拨法）

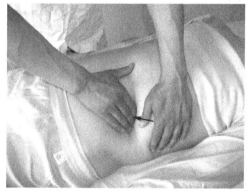

图 2-151　疏通结肠（结肠左曲拨法）

③患者仰卧。医者站于其右侧，左手全掌按于患者心下部位，同时右手四指相并指腹着力按于患者横结肠上侧，自上向下按而拨之，从左季肋下沿横结肠分布至右季肋下，往返操作（图 2-152）。

④患者仰卧。医者站于其右侧，左手按压患者右季肋，使右季肋下缘肌肉松弛，同时右手四指相并指腹按在患者右季肋下的结肠右曲部位向左下方按而拨之（图 2-153）。

⑤患者仰卧。医者站于其右侧，右手或左手四指相并指腹按于患者升结肠内侧，用力由里向外按拨，自右季肋下部沿升结肠分布至右髂嵴，上下往返操作（图 2-154）。

（2）推法：患者仰卧。医者站于其右侧，用右手的大鱼际部位从患者升结肠始端起，沿结肠分布向上推至左曲，转弯向左推横结肠至左曲，转弯向下推降结肠至乙状结肠部位止（图 2-155 至图 2-157）。

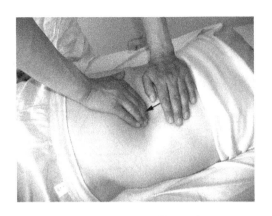

图 2-152　疏通结肠（横结肠拨法）

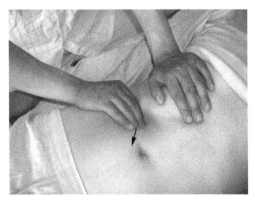

图 2-153　疏通结肠（结肠右曲拨法）

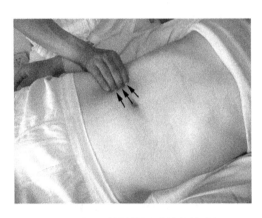

图 2-154　疏通结肠（升结肠拨法）

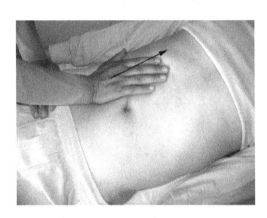

图 2-155　疏通结肠（升结肠推法）

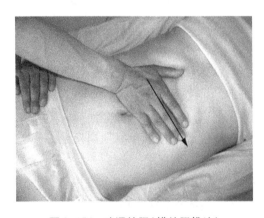

图 2-156　疏通结肠（横结肠推法）

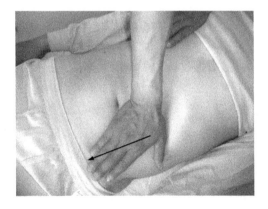

图 2-157　疏通结肠（降结肠推法）

【操作要领】

　　无论在使用拨法或推法时,力量的大小、时间的长短都要根据患者的病情和感受而定。使用拨法时,拨动的幅度以指下结肠宽度为准,频率以每分钟 40 次左右为宜,手法应柔和,避免损伤皮肤。使用推法时,整个操作要均匀沉稳连贯,一气呵成。

【技法功效】

大肠的生理功能以传化糟粕为主,脏腑功能失调如果累及大肠或大肠本身发生病变,皆可影响其传导功能,造成人体内的代谢废物的排泄不畅或过极,影响六腑的正常传输功能和人体气机升降出入的正常。因此,对大肠进行按摩治疗可使其组织软化、功能改善、传导有力、保持通畅,为体内废物和病邪的排出疏通了方便之路,是治疗各种脏腑疾病的必治部位。本手法可以治疗便秘、泻泄、结肠炎等慢性结肠疾病,还具有调理肺肃降功能的功效。

(三)清理盲肠

【施治部位】

右少腹部髂窝内的盲肠(图2-158)。

【操作技法】

(1)揉法:患者仰卧。医者站于其右侧,左手掌按于患者脐部的右下方部位,大鱼际和拇指桡侧着力按于盲肠内侧,同时右手掌按于患者右髂嵴上,四指指腹下按于右腹股沟盲肠外侧。左手大鱼际和拇指桡侧下按,然后用拇指桡侧推动盲肠向髂嵴方向移动,同时右手四指向下按压,并用指端背部向上拨动与左手大鱼际和拇指桡侧相迎,对盲肠形成挤压之势,然后双手松力恢复原位(图2-159、图2-160)。

(2)拨法:①患者仰卧。医者站于其右侧,左手大鱼际及拇指桡侧按于患者脐部的右下方部位,大鱼际及拇指桡侧着力按于盲肠内侧,向右髂嵴方向拨动盲肠(图2-161)。

②患者仰卧。医者站于其右侧,右手四指和拇指分开,拇指卡在患者右髂嵴外侧,其余四指相并指腹按于右少腹盲肠内侧端,用力向右髂嵴方向拨动盲肠(图2-162)。

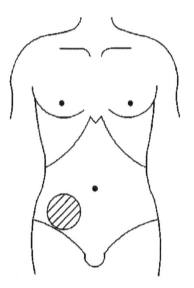

图2-158 清理盲肠(部位)

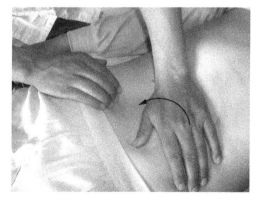

图2-159 清理盲肠(双手揉法1)

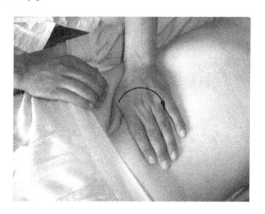

图2-160 清理盲肠(双手揉法2)

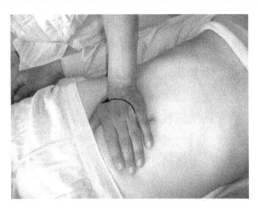

图 2-161　清理盲肠(鱼际拨法)

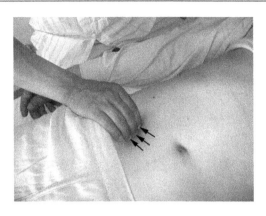

图 2-162　清理盲肠(四指拨法)

（3）按法：患者仰卧。医者站于其右侧，左手大鱼际着力向斜上方按压患者盲肠部位，意将盲肠内停留积滞的病邪和废物挤压到升结肠中去，压力大小要适度（图 2-163）。

【操作要领】

本操作意在将盲肠内滞留的病邪或废物挤压到结肠中去，以便于及时排出体外，保持肠道的畅通和腹部气机正常的升降。使用揉法时，双手要相互配合，协调自如，动作要缓慢沉着，形成两手对盲肠的对挤之势；双手手掌或手指

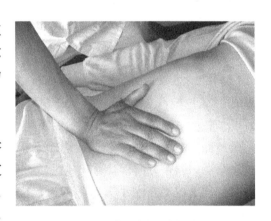

图 2-163　清理盲肠(掌根按法)

要吸定皮肤，不要在皮肤上搓动，对挤时不要挤住腹壁肌肉。使用拨法时，要尽力拨住盲肠，将盲肠挤压，不可只拨腹部表皮。若盲肠内有病邪积滞，揉动时会发生声响，要根据此处病邪的滞留情况确定按揉的次数，直到没有声响为止，如果一次治疗声响没有完全消失，下次治疗时应继续作为重点部位施治。

【技法功效】

盲肠向上通升结肠，向左连接回肠，是肠道内的废物由小肠进入大肠的门户，是大肠的始端。这个部位最容易滞留不易消化吸收的食物残渣和运行至此的病邪。通过对盲肠的按摩，一可以增强其功能，分解宿食；二可将其内的滞留物质清理到结肠中去，以便及时排出体外。在按摩治疗脏腑疾病过程中，对盲肠的治疗是非常重要的一个环节，通常根据患者的具体病情把对盲肠的施治往往作为按摩治疗脏腑疾病初期的重点部位。本操作可以治疗盲肠炎。

（四）调和冲任

【施治部位】

参见本章第三节"（四）调和冲任"（图 2-90）。

【操作技法】

参见本章第三节"(四)调和冲任"(图 2-91 至图 2-93)。

【操作要领】

参见本章第三节"(四)调和冲任"。

【技法功效】

参见本章第三节"(四)调和冲任"。

(五)健运三经

【施治部位】

参见本章第二节"(四)健运三经"(图 2-64)。

【操作技法】

(1)按法:参见本章第二节"(四)健运三经"(图 2-65)。

(2)拨法:参见本章第二节"(四)健运三经"(图 2-66 至图 2-68)。

(3)推法:参见本章第三节"(五)健运三经"(图 2-94、图 2-95)。

【操作要领】

使用按法时,力量要渗透腹内,每按压一个部位,以患者有得气感为宜;更换位置时,撤力要缓慢,不可突然离开。使用拨法时,指腹要吸定皮肤,不可搓动,拨动时要带动皮下和腹内的组织运动,不可作用浮浅,行于皮肉;拨动的幅度以腹直肌的宽度为准;手法要柔和缓慢,力度适中,腹直肌丰厚者拨动时指下有弹动感;对腹直肌有板滞、发硬或压痛的部位要重点施治。

【技法功效】

参见本章第二节"(四)健运三经"。

(六)通调全腹

【施治部位】

腹内胃、小肠、大肠等组织器官(图 2-164)。

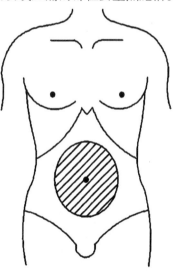

图 2-164　通调全腹(部位)

【操作技法】

(1)推扳法:患者仰卧。医者站于其右侧,双手重叠,左手在上,右手在下,全掌横着置于患者上腹部。用掌根往左推右腹部,四指微抬;然后四指顺势再向右扳左腹部,掌根微抬,一推一扳为一次,并逐步向下移至小腹(图 2-165、图 2-166)。

(2)拿提法:患者仰卧。医者站于其右侧,左手置于患者脐上腹部,右手置于患者脐下腹部,双手拇指和其余四指分置于患者腹部左右两侧,将腹壁拿住用力向上缓缓提起,稍停顿一会儿,然后缓缓放松,使肌肉在手中滑脱,通常提拿 3 遍(图 2-167)。

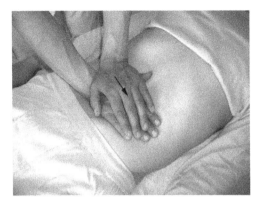

图 2-165　通调全腹（推扳法 1）

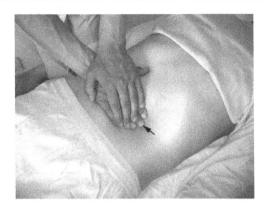

图 2-166　通调全腹（推扳法 2）

【操作要领】

推扳时掌根和四指要沉着用力，推动和扳拨腹内的组织来回运动，不可只揉动腹壁；动作要缓慢柔和，频率不要太快；更换操作位置时要连贯自然，手不离开腹部皮肤。拿提腹壁时，手攥腹壁肌肉的力度不要太大，以防损伤肌肤；拿提后，患者会感到腹部气机舒畅。

【技法功效】

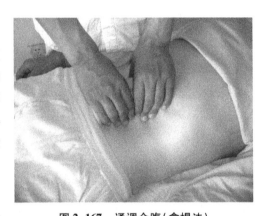

图 2-167　通调全腹（拿提法）

通过此类操作，可以兴奋神经，促进腹内肠道蠕动，有效调节整个腹部气机，保持气机调畅。本操作可以治疗肠道痉挛、腹痛、腹胀、便秘、痛经、闭经、月经不调等病症。

（七）抓拿腹壁

【施治部位】

腹壁肌肉及腹部经络皮部（图 2-168）。

【操作技法】

（1）抓拿法：患者仰卧。医者站于其右侧，手掌按贴于患者腹壁，先以掌根施压力，后屈曲指掌下叩，以掌根与指端合力将局部皮肉紧缩攥压，然后逐渐自掌内松脱滑出，沿肌群分布上下移动，可纵向或横向操作，对板滞硬结的部位可重点施治（图 2-169）。

（2）拿揉法：患者仰卧。医者站于其右侧，拇指和四指相对合力将患者腹壁肌肤拿起，然后拇指和相对的四指进行揉捻腹壁肌肉，然后再放松，沿肌群分布上下移动，可纵向或横向操作，对板滞硬结的部位可重点施治（图 2-170）。

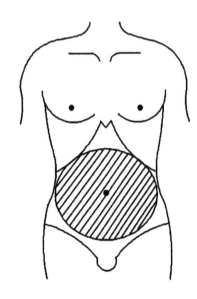

图 2-168　抓拿腹壁（部位）

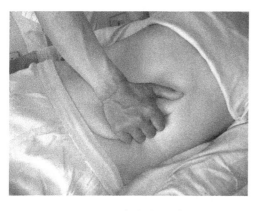

图 2-169　抓拿腹壁（抓拿法）

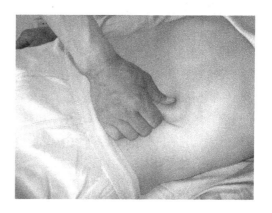

图 2-170　抓拿腹壁（拿揉法）

【操作要领】

在抓拿腹肌的操作中要根据疾病的具体情况选择定部位,确定力的大小和抓拿次数的多少,注意不要损伤肌肤。拿提腹部肌肉操作时,要叮嘱患者腹部肌肉应放松,自由呼吸。每次拿提腹肌前,应先将放松之腹部肌肉挤拢,再向上拿提。治疗后有腹部温热及舒适轻松的感觉。由于抓拿法是较强的一种刺激方法,所以抓拿后,可配合使用手法较轻的抚摩法,以消除抓拿法对腹部的不适反应。

【技法功效】

肌肤位于人体的外层,里有分布经脉,表分布经络系统的十二皮部,包裹体内脏腑组织器官,有保护机体防御外邪的作用。在病理上,外邪可通过肌肤而侵入络脉、经脉以致脏腑。同样脏腑失调生病,症状也可通过经络反映于肌肤皮部,造成肌肤和经络皮部的气血瘀滞、运行不畅,进而影响脏腑功能。因此,通过拿捏胸腹部肌肤可以起到祛风除寒、软坚散结、化瘀止痛、促进气血运行、改善脏腑功能、增强机体抵抗能力的作用。本操作可消除腹壁肌肉板结、脂肪堆积和脂肪瘤,并对腹内肠道的气机有很好的调理作用。由于拿法有泻热开窍之功,所以使用抓拿腹肌,可以治疗食欲不振、腹胀、大便秘结等症。

（八）顺气消胀

【施治部位】

腹部任脉的巨阙、中脘和脐上、脐下部位,足阳明胃经上的滑肉门、天枢、归来、气冲和足少阴脾经的冲门穴（图 2-171）。

【操作技法】

（1）点按法:患者仰卧。医者位于其右侧,用右手拇指、食指或中指依次点按巨阙、中脘、脐上（紧挨脐部部位）和脐

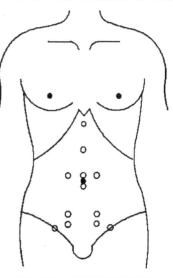

图 2-171　顺气消胀（部位）

· 99 ·

下(紧挨脐部部位),各穴均用泻法。

(2)挤推法:患者仰卧。医者位于其右侧,以两手拇指分别点按脐上两侧滑肉门穴(在上腹部,当脐中上1寸,距前正中线2寸)处,其余四指分置腹部两侧,自上向下,同时自外向内将腹部肌肉挤推几分钟(图2-172)。

(3)按压法:①患者仰卧。医者位于其右侧,以双手四指指腹或一手四指指腹按压于小腹部左侧或右侧近耻骨部位的归来(在下腹部,当脐中下4寸,距前正中线2寸)和气冲穴(在腹股沟稍上方,当脐中下5寸,距前正中线2寸)处,用指端长按1~2分钟。压而后放,以患者有温热感窜向下肢为佳(图2-173)。

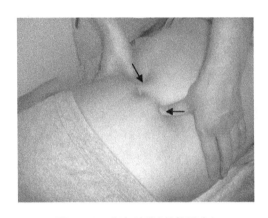

图2-172 顺气消胀(挤推滑肉)

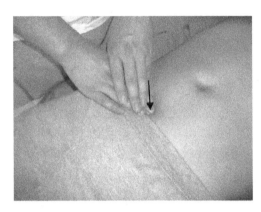

图2-173 顺气消胀(按压归来和气冲)

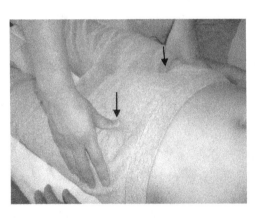

图2-174 顺气消胀(按压冲门)

②患者仰卧。医者位于其右侧,双手拇指同时点按小腹部两侧腹股沟处的冲门穴(从曲骨穴外开3.5寸,有动脉应手处即为此穴),静候1分钟左右,压而后放使下肢有温热感传下,热感以达到三阴交穴部位为佳(图2-174)。

【操作要领】

按压腹部穴位时用力应先轻后重。两手挤推时,两侧用力应对称,挤推时要自外向内挤按肌肉,再缓缓向下推动,腹部有挤压及微胀感,松开后有局部温热与腹部轻松的感觉。按压归来和气冲穴时,要长按,患者有局部压迫及较大的温热感,松开后有向同侧下肢放射如温热水下流之冲动感觉,操作结束后有腹部轻松及下肢温热感。按压冲门穴时,重压后放,当即觉有热流下行过膝至足为佳。

这3种技法可联合运用,一气呵成。但要注意的是,这几个技法毕竟是属于较强的刺激,固然可以取得消气导滞的效果,但破气作用较强。所以这几个技法在操作后,常配合揉脐补法,达到泻而不伤的目的。

【技法功效】

挤推在推法中是较重的刺激手法,主要用于实证,有泻的作用。用腹部挤推的强刺激,一方面可以兴奋肠胃的功能,使滞留在肠胃的食物得以消化;另一方面,挤推在腹部的刺激,促进了肠胃的蠕动,加强了食物营养的吸收,对食物的残渣也容易通过肠道排除便秘的症状。所以有调理肠胃、消气导滞的作用,常用于腹胀、便秘等。

按压归来和气冲穴,在传统按摩技法中又叫"大消气法"。按压冲门法,在传统按摩技法中又叫"小消气法"。消气法的作用主要是消散腹中的积气。消气法的作用,主要是消散腹中的积气。在正常情况下,腹内气体的来源和排出是保持相对平衡的。临床上,患者由于生气、体内病邪气化或脏腑功能失调,或者食物残渣在结肠内发酵腐败,会导致产生大量气体,可使腹部高度膨胀,造成全腹胀满、胸胁胀痛、小腹胀痛和头昏目眩等全身症状。通过手法刺激,促进了大肠的蠕动,使肠内的气体一方面由肠枯膜弥散到血液中逐渐吸收;另一方面肠蠕动加快的结果,可使腹内的气体从肛门排出。所以,消气法具有消气导滞、通经活血的作用。故常用于由于气机紊乱导致的头昏目眩、全腹胀满、胸胁胀痛、小腹疼痛等症的调理。

另外,因为重按后放归来、气冲或冲门穴时,利用短暂的血流冲击力,起到通经活血、改善肢体血液循环的作用,使下肢的神经、肌肉等组织获得较好的营养供给,从而收到治疗的效果。所以对下肢寒凉、肌肉萎缩、瘫痪有很好的治疗作用。

(九)利湿止泻

【施治部位】

腹部的水分、止泻和利湿穴,长强穴两侧旁开二指部位和腰俞穴(图2-175)。

【操作技法】

点按法:①患者仰卧。医者位于其右侧,用拇指或中指点揉上腹部的水分穴(属任脉,在上腹部,前正中线上,当脐中上1寸),先点按,再进行逆时针方向旋转按揉(图2-176)。

②接上式,再用拇指或食指点按小腹部的止泻穴(石门、关元之间),然后用双手拇指同时点按利湿穴(在止泻左右旁开各5分处为两穴利湿穴),每个部位点按3～5分钟(图2-177、图2-178)。

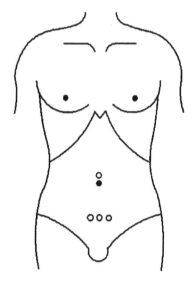

图2-175　利湿止泻(部位)

③患者俯卧。医者位于其右侧,先用两拇指同时点按长强穴(在尾骨端下,当尾骨端与肛门连线的中点处两侧旁开二指部位用力向腰部方向推按),然后再点按腰俞穴(在骶部,当后正中线上,适对骶管裂孔)用力向腰部方向推按,每个部位点按3～5分钟(详见本章第七节腰背调理按摩技法插图)。

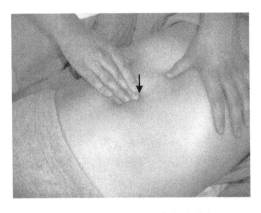

图 2-176 利湿止泻(点揉水分)

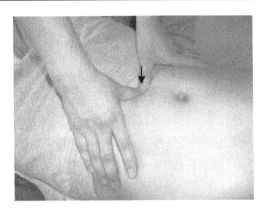

图 2-177 利湿止泻(点止泻)

【操作要领】

点按时用力要先轻后重,缓缓施力,不可用暴力。按下后用力要向腰部方向推按,并要持续一定时间。水分穴用泻法。

【技法功效】

点按水分穴可使水液和谷物分开。止泻穴和利湿穴为经外奇穴,主要有利湿止泻功效。向腰部推按长强穴两侧旁开二指部位和腰俞穴具有升大肠气的作用,也具有固肠止泻功效。这2组操作通常一起配合使用,治疗泄泻效果

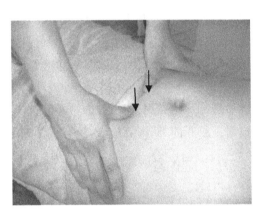

图 2-178 利湿止泻(点利湿)

显著。若乙状结肠部位有炎症,可配合"打开魄门"使用。

(十)开闭通便

图 2-179 开闭通便(部位)

【施治部位】

腹部的天枢、通便和宽阔穴。腰部的大肠俞及长强穴两侧旁开二指部位和腰俞穴(图 2-179)。

【操作技法】

点按法:①患者仰卧。医者位于其右侧,用两拇指同时点揉两天枢穴(属胃经,位于肚脐两侧 2 寸处,肚脐向左右三指宽处),先点按,再进行逆时针方向旋转按揉(图 2-180)。

②接上式,医者两手大鱼际分压腹部左右通便穴(天枢与大横之间),两拇指尽处为宽阔穴,向里挤、向下推,反复 3 次(图 2-181)。

③患者俯卧。医者位于其右侧,先用两拇指同时点按

腰部两侧大肠俞(在腰部,当第 4 腰椎棘突下,旁开 1.5 寸)用力向臀部方向推,再按长强穴(在尾骨端下,当尾骨端与肛门连线的中点处)两侧旁开二指部位用力向臀部下方推按,最后再点按腰俞穴(在骶部,当后正中线上,适对骶管裂孔)用力向臀部下方推按,每个部位点按 3～5 分钟(详见本章第七节腰背调理按摩技法插图)。

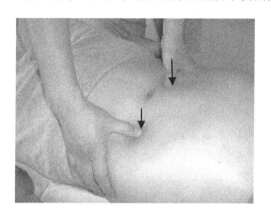

图 2-180 开闭通便(点揉天枢)

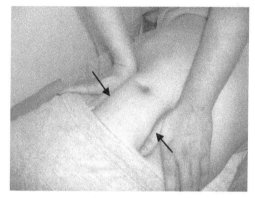

图 2-181 开闭通便(挤推通便和宽阔)

【操作要领】

点按时用力要先轻后重,缓缓施力,不可用暴力。按下后用力要向身体的下方推按,并要持续一定时间。天枢穴用泻法。

【技法功效】

天枢穴为大肠经募穴,对大肠具有调节功能。通便穴和宽阔穴为经外奇穴,主要有促进肠道蠕动、开闭通便功效。向身体下方推按大肠俞及长强穴两侧旁开二指部位和腰俞穴具有降大肠气的作用,也具有降气通便功效。这 2 组操作通常一起配合使用,治疗便秘效果显著。若乙状结肠部位有硬结的粪便,可配合"打开魄门"。

(十一)调理小肠经

【施治部位】

手太阳小肠经在上肢循行部位的经络和经筋(图 2-144)。

【操作技法】

(1)滚搓法:患者俯卧,一侧上肢平伸,内侧在下,外侧在上(臂下可垫以薄枕)。医者站在患者侧面,用手掌横着滚搓患者上肢外侧经脉,由肩至腕(图 2-182)。

(2)拨法:患者坐位或仰卧,被施治上肢自然放于体侧。医者位于患者被施治上肢一侧,一手握住患者手部,将上肢抬起,另一手用拇指和其他四指相对呈钳状拿住患者前臂。医者调整患者上肢姿势并固定,用中指指腹从小海穴(在肘内侧,当尺骨鹰嘴与肱骨内上髁之间凹陷处)起至阳谷穴(在手腕尺侧,当尺骨茎突与三角骨之间的凹陷处)止逐指横拨患者前臂手太阳小肠经循行部位。做完后可牵拉小指结束(图 2-183)。

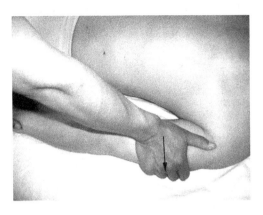

图 2-182　调理小肠经(滚搓法)

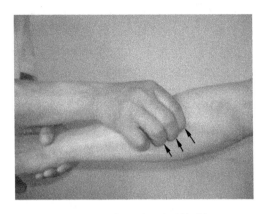

图 2-183　调理小肠经(拨法)

【操作要领】

操作时,要调整好患者上肢的姿势,以便于施术。拨揉的经络循行部位要准确,要一指挨一指地移动按摩的位置,不可跳跃。拨揉时以有疼痛和麻胀感为佳。对经络循行部位有明显压痛、条索、结节、硬块、板滞的地方,要重点按揉,并进行消除,以畅通经络。滚搓的速度一般应由慢而快,再由快而慢,力度要适中,切忌暴力,以免搓伤皮肤。

【技法功效】

舒筋通络,行气通关,调和气血,祛除病邪,调和小肠经所络属的脏腑功能,主治该经和所属脏腑病症。

(十二)调理大肠经

【施治部位】

手阳明大肠经在上肢循行部位的经络和经筋(图 2-145)。

【操作技法】

(1)滚搓法:患者俯卧,一侧上肢平伸,内侧在下,外侧在上(臂下可垫以薄枕)。医者站在患者侧面,用手掌横着滚搓患者上肢外侧经脉,由肩至腕(图 2-184)。

(2)拨法:患者坐位或仰卧,被施治上肢自然放于体侧。医者位于患者被施治上肢一侧,一手握住患者手部,将上肢抬起,另一手用拇指和其他四指相对呈钳状拿住患者前臂。医者调整患者上肢姿势并固定,用拇指指腹从曲池穴(在肘横纹外侧端,屈肘,当尺泽与肱骨外上髁连线中点)起至阳溪穴(在腕背横纹桡侧,手拇指向上翘时,当拇短伸肌腱与拇长伸肌腱之间的凹陷中)止逐指横拨患者前臂手阳明大肠经循行部位。做完后可牵拉食指结束(图 2-185)。

【操作要领】

操作时,要调整好患者上肢的姿势,以便于施术。拨揉的经络循行部位要准确,要一指挨一指地移动按摩的位置,不可跳跃。拨揉时以有疼痛和麻胀感为佳。对经络循行部位有明显压痛、条索、结节、硬块、板滞的地方,要重点按揉,并进行消除,以畅通经络。滚搓的速度一般

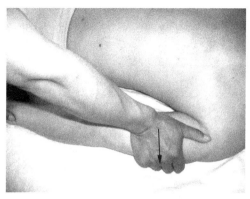

图 2-184 调理大肠经（滚搓法）

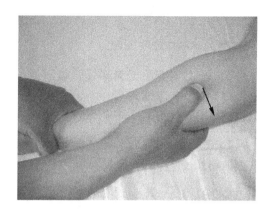

图 2-185 调理大肠经（拨法）

应由慢而快,再由快而慢,力度要适中,切忌暴力,以免搓伤皮肤。

【技法功效】

舒筋通络,行气通关,调和气血,祛除病邪,调和大肠经所络属的脏腑功能,主治该经和所属脏腑病症。

第六节 三焦调理按摩技法

一、决渎之官——三焦

《黄帝内经》曰:"三焦者,决渎之官,水道出焉。"

（一）三焦的解剖位置及形态

三焦,是中医"藏象"学说中的一个特有名称。三焦是上焦、中焦、下焦的合称,为六腑之一,属脏腑中最大的腑,又称外腑、孤脏。因为中医的脏腑概念与现代解剖学的脏器概念不同,所以在现代人体解剖学中没有"三焦"这一具体实质性器官。中医学将三焦单独列为一腑,并非仅仅是根据解剖,更重要的是根据生理病理现象的联系而建立起来的一个功能系统。三焦即将躯干划分为 3 个部位,横膈以上为上焦,包括心与肺;横膈以下到脐为中焦,包括脾与胃;脐以下至二阴为下焦,包括肝、肾、大小肠、膀胱、女子胞等。其中,肝脏按其部位来说,应划归为中焦,但因它与肾关系密切,故将肝和肾一同划归为下焦。三焦的功能实际上是五脏六腑全部功能的总体(图 2-186)。

对于三焦解剖形态的认识,历史上有"有名无形"和"有名有形"之争。即使是有形论者,对三焦实质的争论,至今尚无统一看法。但对于三焦生理功能的认识,基本上还是一致的。三焦,作为六腑之一,一般认为它是分布于胸腹腔的一个大腑,唯三焦最大,无与匹配,故有"孤府"之称。正如张景岳所说:"三焦者,确有一腑,盖脏腑之外,躯壳之内,包罗诸脏,一腔之大

腑也。"(《类经·脏象类》)

(二)手少阳三焦经的循行

手少阳三焦经起于无名指尺侧端的关冲穴,沿无名指尺侧缘,上过手背,出于前臂伸侧两骨(尺骨、桡骨)之间,直上穿过肘部,沿上臂外侧,上行至肩部,交出足少阳经的后面,进入缺盆,于任脉的膻中穴处散络于心包,向下通过横膈广泛遍属三焦。其胸中分支,从膻中穴分出,向上走出缺盆,至项后与督脉的大椎穴交会,上走至项部,沿耳后翳风穴上行至耳上方,再屈曲向下走向面颊部,至眼眶下的颧髎穴。耳部分支,从耳后翳风穴分出,进入耳中,出走耳前的过听宫、耳门等穴,经过上关穴前,在面颊部与前一分支相交。上行至眼外角,与足少阳胆经相接。三焦经属三焦,络心包(图2-187)。

附:任脉的循行。因贯穿人体胸腹,循行于腹部正中,足三阴经(脾经、肝经、肾经)在小腹与任脉相交,手三阴经(肺经、心包经、心经)借足三阴经与任脉相通为"阴脉之海",具有调节阴经气血、通利三焦之功效。

任脉起于胞中,下出于会阴,经阴阜,沿腹部正中线上行,经咽喉部(天突穴),到达下唇内,左右分行,环绕口唇,交会于督脉之龈交穴,再分别通过鼻翼两旁,上至眼眶下(承泣穴),交于足阳明经。其分支由胞中贯脊,向上循行于背部(图2-188)。

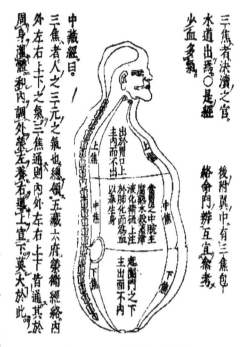

图2-186　古人绘三焦图

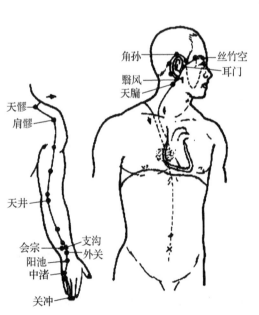

图2-187　手少阳三焦经循行

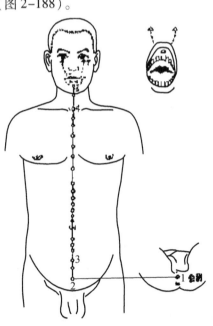

图2-188　任脉循行

（三）三焦的生理功能

三焦的主要生理功能为通行元气、通行水液和运行水谷。通行元气即元气通过三焦而输布到五脏六腑，充沛于全身，以激发、推动各个脏腑组织的功能活动。所以说，三焦是元气运行的通道。通行水液指三焦能"通调水道"，具有调控体内整个水液代谢过程，在水液代谢过程中起着重要作用。三焦在水液代谢过程中的协调平衡作用，称为"三焦气化"。三焦通行水液的功能，实际上是对肺、脾、肾等脏腑参与水液代谢功能的总括。运行水谷即指三焦具有运行水谷，协助输布精微、排泄废物的作用。三焦运行水谷协助消化吸收的功能，是对脾胃、肝肾、心肺、大小肠等脏腑完成水谷消化吸收与排泄功能的概括。由此可见，三焦的功能实际上是五脏六腑全部功能的总体，为"五脏六腑之总司"（《类经附翼·求正录》）。

（四）三焦的病机病证

三焦的功能，实际概括了全身的气化作用，故三焦的病理变化反映了上、中、下三焦所包括脏腑的病理变化。

三焦的基本病理变化，一方面表现为心、肺、脾胃、肾、肝等病理变化；另一方面又表现为水液代谢功能障碍。三焦的气化功能失司，主要有两个方面：一是表现为心和肺、脾和胃肠、肝和胆、肾和膀胱的气机不利，气的升降出入异常，从而导致有关脏腑的生理功能异常，如心的行血，肺的呼吸和宣发肃降，脾和胃、肠的运化、升降，肝和胆的疏泄，肾和膀胱的蒸腾汽化、排浊等生理功能，无一不有赖于气的升降出入运动的协调平衡，所以，上述脏腑功能的异常，可归结为三焦的气化功能失司。二是由于三焦是气和津液运行的通道，又是气化活动的场所，因而三焦的气化功能，概括了肺、脾、肾等脏腑调节津液代谢的生理功能。所以将肺失通调，归结为上焦的气化功能失司；将脾胃的运化水液、输布精微、升清降浊等功能失常，归结为中焦的气化失司；将肾和膀胱的蒸腾汽化、升清泄浊、肠的传化糟粕等功能失常，归结为下焦的气化功能失司。故三焦的气化功能失司，概括了全身水液代谢障碍的病理机制。三焦气化功能失常，则可见小便不利、水湿旁溢、肌肤肿胀、气逆腹满及大便不利等。

附：从脏腑按摩感悟"三焦"

笔者多年从事脏腑按摩，调理一些因脏腑功能失调导致的慢性疾病，因为采用按摩疗法调理疾病时和患者接触的时间比较长，而且每天都可以了解患者身体的变化和病情的转归，并能够亲身感受到患者体内气的升降出入，所以根据患者机体的变化和在治疗过程中出现的一些现象，使我对"三焦"有了一些特别的感悟和认识，下面就把本人对三焦的认识，奉献给大家，看能否"揭秘三焦"，还希望仁者见仁，智者见智，不妥之处，共同商榷。

（1）"三焦"就是"三焦"。三焦是"六腑"中的一腑，是独立存在于人体内的，而非它脏它腑。三焦根据其在人体躯干的分布可以分成上焦、中焦和下焦3个部分，既然它是一个腑，就不应该像中医学上所说的那样上焦包括心和肺，中焦包括脾和胃，下焦包括肝、肾、大肠、小肠和膀胱，而应该说成三焦存在于这些器官所在的位置，而不能将三焦归结为其他的脏腑器官，当然更不能将三焦的生理功能看作这些脏腑器官的全部生理功能的综合体现。如果像目前中医学对三焦的认识，古人就没必要在"六腑"中杜撰这样一个有名无实的器官出来。既然三焦无论在人体结构和生理功能上包含了"五脏和五腑",那么也就没有必要创立"藏象"学说的概念了,总称作"三焦"学说不就罢了,因为从三焦的生理功能来看实际上就是"五脏五腑"全部功能的总体。笔者相信古人是大智大慧的,既然在"六腑"中有三焦这一腑的存在,必然有它的事实根据,而并非单纯是其他脏腑器官和生理功能上的一个简单的综合,当然其他脏腑的生理功能是三焦生理功能的外在具体体现倒有可能。因为三焦位于这些脏腑器官所在的位置内,这些脏腑器官生理功能正常,就保证了三焦的畅通和功能的正常。所以说"三焦"就是"三焦",并非其他脏腑器官的组合。

(2)三焦应具备六腑的结构和生理特征。既然三焦归于六腑,它无论在生理结构还是生理功能上必然要具备六腑的特征。从六腑中的胆、胃、小肠、大肠、膀胱的形象上看,腑应该属于管腔性器官;从功能上看,腑是主"传化物",即受纳和腐熟水谷、传化和排泄糟粕,主要是对饮食物起消化、吸收、输送、排泄的作用。所以在《素问·五脏别论》中有"六腑者,传化物而不藏,故实而不能满也"之说。因此,三焦在生理结构上也应该是一个管腔性器官,在生理功能上也应该具有传化物而不藏的特征,只有这样三焦才能归于六腑里面,成为其中一员。前面人们所提到的淋巴系统、自主神经、脂膜、组织间隙、胸腹腔、胰腺等说法,都不具备"腑"的这些最起码的特征,更谈不上是三焦这一器官了。

这点笔者在多年的脏腑按摩临床实践中通过患者在治疗过程中的一些表现深有感触,深信三焦应该是人体内一个有名无形的管腔性器官,且具备传化物而不藏的作用。它应该是位于人体内的一个从上到下的通道,即从头顶的"百会穴"到会阴部的"会阴穴",所处的位置经过推测应该像藏传密宗佛教中所说的"中脉",中脉被藏密称为"命脉""大道脉",并认为是人体元气升降出入的通道,修持密法的第一大成就即是开通中脉,中脉开通后,行者不光是神通具足,而且生死涅槃已无差别。

对三焦产生这样的认识,主要是根据在用脏腑按摩给患者调理疾病时表现出的一些气机升降出入的变化得出来的。例如,一个身体比较健康的人,假如他头颈或四肢的某个部位临时性有点不适,我们对这个部位进行按摩,当按摩到一定程度时,常常会出现这个部位的"邪气"(可理解为导致这个部位不适的病邪)很快就进入腹腔内而且从食道或者肛门以打嗝或放屁的形式排出体外的现象。另外,对于一些慢性疾病患者,因为大部分人表现为下腹部的不通,在对其身体的某个部位按摩时,多会出现邪气很快进入上腹胃的部位从食道以打嗝的形式排出体外的现象,大部分不会出现从肛门排出体外的现象。对于这样的患者如果通过按摩调理身体恢复到一定的程度后,即人体气血充足、血脉畅通的情况下,这时候按摩调理出来的邪气就不会以打嗝的形式排出,而是多以放屁的形式排出体外。其中最为特殊的现象是当将体内无论何处的邪气通过按摩散开达到能排出体外的程度时,这些浊气都会非常迅速地到达肛门部位,如在肝脏部位产生的邪气,会迅速到达肛门部位而排出,其速度之快,说明这些气从肝脏部位发出到肛门部位绝对不是沿着肠道过去的,因为小肠和大肠加起来总长度有 6~7 m,而且里面还有未消化完的饮食物的阻挡,不可能在极短的时间内从肝脏部位到达肛门部位,所以推测人体内必然有一个极短通道的存在才能完成这个过程,这个通道应该就是三焦。因为三焦属于六腑,具备六腑"传化物而不藏"的生理特征,但三焦传化的应该是人体元气或正气,排泄的糟粕应该是人体内的浊气。通过这些在人体内产生的生理现象,唯有三焦正符合六腑的解剖结构和生理功能。

（3）三焦如同经络"有名无形"。三焦虽然在解剖上可能无形,但其确实存在,就如同人体的经络存在方式一样。科技发展到现在仍然没有从人体生理解剖的角度发现经络的实质,但人们已经认可了经络的存在和它的生理功能。笔者认为,古人发现人体内三焦的存在,也应该像发现经络的存在一样,同出一辙,并不是在对人体肉体解剖中发现的,而是通过修炼或者自身所具有的"返观内照"功能状态下感受到的;不是通过凭空想象或者臆测演义出来的,这也是古人对人体研究的奥秘所在,因为他们不是观察的一个人的肉体,而是研究的一个具有生命活动的人体。后人因为不具备远古人们的那种功能和境界,就不能看到三焦在人体内的存在,而只能凭空对三焦意会和推测,出现各抒己见、空费口舌的争论。笔者是在用祖传的脏腑按摩疗法给患者调理身体过程中,发现人体气机的一些变化规律而感悟到的,那么到底三焦这个通道粗细几何? 因自愧不能体察,所以不敢妄自断言。故认为用张景岳在《类经·脏象类》中所说的"三焦者,确有一腑,盖脏腑之外,躯壳之内,包罗诸脏,一腔之大腑也",来描述三焦可能更确切些。

二、三焦调理按摩技法

（一）定海神针

【施治部位】

腹部的硬块或穴位(图 2-189)。

【操作技法】

（1）食指点法:医者站位或侧身坐在床沿上,整个手形呈勺状,用中指指腹按压在食指背面的指甲上,辅助食指用力,用食指指腹或指尖紧贴在患者体表施治部位或穴位上,将力贯注于指端,按而留之。点按后手指不离原位,左旋为补,右旋为泻,左右来回拨动为调,沿经络由上向下推送为通,各法可根据患者病情不同选用,如点按左梁门穴(图 2-190)。

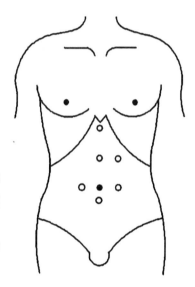

图 2-189　定海神针(部位)

（2）中指点法:医者站位或侧身坐在床沿上,整个手形呈勺状,用食指和无名指扶在中指两侧,辅助中指用力,将力贯注于中指端点按患者体表施治部位或穴位。点按后手指不离原位,左旋为补,右旋为泻,左右来回拨动为调,沿经络由上向下推送为通,各法可根据患者病情不同选用,如点按"气海"穴(图 2-191)。

【操作要领】

用力要贯注于指端,垂直向下逐渐施力,力量要由轻渐重、由表及里,然后按而留之,因操作要求有力、渗透、持久,故称为"定海神针"。点按穴位后还要根据患者的气机在穴位上采用旋转、推按等操作手法进行补泻通调,以影响经络中气的运行,使因病造成的人体气分错乱归于顺畅,从而起到改善脏腑生理功能的作用。结束时要缓缓撤力,不可突然松力。

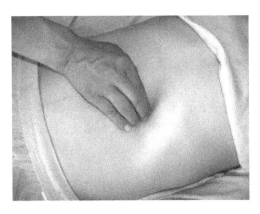

图 2-190 定海神针（食指点法）

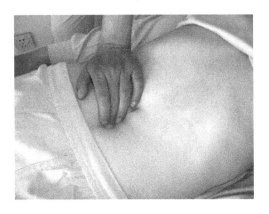

图 2-191 定海神针（中指点法）

【技法功效】

点法有相当强的渗透力,刺激性很强。通过点按刺激穴位,可以通过经络将能量传递给相应的脏腑器官,从而通过经络的调节作用来调和脏腑的功能。另外,点法还对于一些硬块具有软坚散结、活血化瘀、解痉止痛的功效,是消除腹腔内硬块和板滞肌肉常用的重要手法。本操作适用于对腹部任何部位的硬块和穴位的按摩,是一种常用手法。

(二)开关通焦

【施治部位】

腹部的"三关十五穴"。上焦关取穴:巨阙、幽门、梁门。中焦关取穴:阑门、天枢、大横。下焦关取穴:关元、水道、气门(图 2-192)。

【操作技法】

点按法:患者仰卧,松开腰带,可直接暴露腹部或覆盖一薄衣,双臂自然放于身体两侧,双腿伸直或蜷起,腹部放松,呼吸自然。医者站位于患者右侧,运用拇指、食指或中指点按法按照以下的次序分别点按各个穴位。每穴位点按后,再用拨法来回拨揉以通其气(图 2-190、图 2-191)。

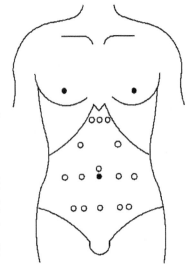

图 2-192 开关通焦(部位)

第一,先点阑门穴。打开此穴可使积于上焦之气下行到下焦。

阑门穴详解:位于脐上 1.5 寸,即任脉下脘穴和水分穴之间,为大小肠交会之处,水谷运化经过的暂停之所。任脉本无此穴,见于王雅儒先生所著的《脏腑图点穴按摩疗法》一书。王雅儒先生认为阑门位居中焦,是任脉的关键点,主治通上下之气,是按摩诸症时,必须首先施治的重要穴位。有"点阑门,泻建里,泻下肚腹诸般积"之说。

第二,再点关元穴。打开此穴一可使三焦内诸邪有了排出通道;二可使下焦丹田之气上行。

关元穴详解:在下腹部,正中线,脐下3寸。关元是任脉穴位,为小肠募穴。本穴为人身阴阳元气交关之处,为养生家聚气凝神之所。其具有有积皆行、有滞皆通的作用,是三焦之内浊物排出体外的门户。

第三,继点按左水道穴。打开此穴可开通三焦内水液排出体外的通道。

水道穴详解:在下腹部,当脐中下3寸,距前正中线2寸。隶属足阳明胃经。《内经》又言:"三焦者,决渎之官,水道出焉。"汪切菴注:"上焦不治,水溢高原,中焦不治,水停中脘,下焦不治,水溢膀胱。"按汪氏此说,则水突、水分、水道三水穴,可以互参。余又补充言之,周身之膜,三焦之属也。故治水液之病、须兼顾三焦,不可专责脾肾。本穴具有引水下行、通利水道的作用,是三焦之内浊水排泄到体外的通道。

第四,点按左气门穴。打开此穴可开通三焦内邪气排出体外的通道。

气门穴详解:本穴位于腹部,正中线脐下3寸,旁开3寸处。属胸腹部奇穴,是人体气的出入门户。穴具有导气下降、排泄浊气的作用,是人体内浊气排出体外的门户。

第五,点按左右两处天枢穴。打开此穴可转输三焦上下之气。

天枢穴详解:在腹中部,距脐中2寸。天枢穴是足阳明胃经在脐旁的穴位,是大肠的募穴。本穴内应横结肠屈曲迴折之端,其功能有助使膈下脏器运行加速,即辅助肠中水谷气化吸收水分、排出糟粕、增益蠕动之力,因名"天枢"。按摩本穴有促使胸腹之气上下沟通,通矢气、利大便、转输上下之气的作用。此穴通可使胃浊之气下降。

第六,点按左右两处大横穴。打开此穴可消除中下两焦的横行阻隔,通中下两焦侧腹之气。

大横穴详解:位于腹中部,距脐中4寸。足太阴脾经与阴维脉交会穴。本穴平脐,内应横行结肠,故名"大横"。能治肠腹气分之病。按摩本穴可清除横行于中焦和下焦之间的阻碍,使两焦之气畅通无阻。

第七,点按巨阙穴。打开此穴可利胸膈,通肠胸腹相连之道,引胸部之气下行,导腹中清气上行。

巨阙穴详解:在腹正中线上,脐上6寸处。巨阙为手少阳心经募穴。其属于任脉,居于胸腹上下之中间。阙为内庭中正之门,俗称中门,又称仪门。古者贵家,门必有阙,所以饰门第,别尊卑也。本穴内应腹膜,上应膈肌,为胸腹交关,分别清浊之格界,又为食道及动静脉上下通行之关隘,故名"巨阙"。按摩本穴有利胸膈、降胸浊、防逆气之功效,是开通上下两焦的重要穴位。

第八,点按左右两处幽门穴。打开此穴可开通上中两焦之通路。以降胸胁之浊气,使腹中清气随经而升。

幽门穴详解:位于上腹部脐上6寸(巨阙)旁开5分处。属足少阴肾经。本穴与巨阙平,亦内应横膈也。足少阴之气由腹入胸,本穴为其一大关键,为走出幽隐之初步,故云"幽门",一名"上门"。曰"上门"者,为气向上通、脱离腹腔之门也。按摩打通本穴可降胸胁之浊气,亦可使腹之清气随经而升,滋养上焦之脏。

第九,点按左右梁门穴。打开此穴可使胃中之浊气下降,从而利于心胸中浊气下行。

梁门穴详解:当脐上4寸,距前正中线2寸。梁门穴为足阳胃经在上腹部较常用穴。横木为梁,又迎前山岭为山梁,均含有横直之意。又考其他方书,凡心阳失律、谷气寒凝、横胀塞满,类似潜伏之横梁者,可以取此,益阳气以灼阴邪,消寒滞而开痞郁,故称为"梁门"。即破横亘之梁,而开通敞之门,亦以疗效而得名也。按摩左梁门穴具有降胃中浊气的作用,可阻止胃肠浊气上逆冲击心肺;按摩右梁门穴具有清肝内之郁气、降肝之浊气的功效。

【操作要领】

用力要贯注于指端,垂直向下逐渐施力,力量要由轻渐重、由表及里,然后按而留之,因操作要求有力、渗透、持久,故在段氏脏腑按摩技法中称为"定海神针"。结束操作时要缓缓撤力,不可突然松力;放松后,做旋转揉动以消除点按对皮肤的刺激。

点按穴位时,每次需持续用力 1～2 分钟,每个穴位可根据患者自身的情况进行多次按压,直到气通为最佳。有时可能一次按摩并不能达到气通的目的,需经过多次施治就可以实现,因此,患者要有信心和恒心,养生保健也好,治疗疾病也好,都非一日之功,需坚持不懈,才能身康体健。点按穴位最好做到气通,"气通感"有以下几种表现形式:一是能够听到腹内发出轻轻的水流声,或汩汩的气水流动声响,有时也会出现"声如雷鸣"的大声音;二是有时觉得指下有突然"地陷"的感觉,按压的部位立刻就有通畅松解的感觉;三是可能没有明显的感觉,但可体会到涓涓气流从指下通过的感觉。"气通感",往往患者要比医者更有体会。

开通三焦采用的由下到上的节节放通法,最终目的是为了瘀积在人体内的诸邪能够顺利地排出体外畅通通道,调畅整个人体的气机。但是在具体操作中也要根据患者腹内气机的变化灵活运用,如在点按关元穴时,觉得腹部气机上逆致胸口,可点按巨阙穴使气机下降,若觉得胃中难受,也可先点左梁门穴,不必完全拘泥于操作过程。

【技法功效】

"三关"是指阻碍三焦畅通的位于腹部的 3 个重要部位,即上、中、下三焦相连通的分界部位。

"十五穴"是指位于这 3 个关卡部位,能够使三焦之气畅通的主要穴位。分别是巨阙、阑门和关元位于腹部中线的任脉上各一穴;幽门位于腹部的两侧肾经共 2 穴;梁门、天枢和水道位于腹部两侧的胃经共 6 穴;大横位于腹部两侧的脾经共 2 穴;气门位于任脉上的关于穴旁开 3 寸部位,腹部两侧各一穴,共 2 穴。共计 15 个穴位。

第一关是下焦关。《内经》云:"下焦者,别回肠,注于膀胱。"下焦关位于三焦这一腑的最低端,也就是三焦通向人体外的门户,这一关打通了,人体内的邪气才能通过三焦这个大通道顺利地排出体外;若不被打通,在治疗疾病时就会出现"关门打狗,狗急咬人"的现象,意思就是人体的邪气就会无处排泄而在体内乱窜,必然会导致人体出现气机紊乱的现象。按摩施治关元、水道和气门 3 穴可打通人体内浊气、浊水、浊物等人体非素有之物排出体外的通道和门户,为驱邪外出打开了方便之门,对人体养生保健和防治疾病是非常重要的。

第二关是中焦关。《内经》云:"中焦亦并胃中。"中焦关是位于中焦和下焦之间的关卡,只有这一关打通了,位于中焦的肝胃之浊气才能下降,位于下焦的肾之元气才能上行,两焦之气才能相通,因为下焦的浊气是不让它上逆的,从下焦上行的应该是储存在下焦处的元气或者说是正气,只有这些清气的上升才能推动上焦和中焦的浊气下降。按摩施治阑门、天枢、大横

3 穴可畅通中下两焦之气,使积聚于中焦之浊气下降,储藏于下焦之元气自升,以交通上下,驱邪外出。

第三关是上焦关。《内经》云:"上焦出于胃上口。"上焦关是位于上焦和中焦之间的关卡,只有这一关打通了,位于上焦的心肺之浊气才能惯胸膈而下降,脾之清气和肾之元气才能上升。按摩施治巨阙、幽门、梁门 3 穴有开通上中焦之气道、降胸中浊气、阻肝胃之邪上冲、升脾肾之清的作用。

这 3 个三焦关卡是最容易堵塞造成三焦不畅通的关键部位,通过按摩手法的作用打通这些部位,才能使三焦畅通、清阳上升、浊阴下降、以正驱邪、迫邪外出。

古人云:"三焦之性喜动恶静,上下同流,不乐安居于母宅。"说明人体三焦之气有喜动而恶静、上下同流的特点。由此可见,三焦之气只有在不断运动变化中才能发挥它的正常生理功能,如若因堵塞而静止则会影响气机的升降出入,故三焦之腑应以通为用。

三焦,这个有名无实的腑,就好像是一个大的广场,它既给各个脏腑提供了活动的场所,影响着各个脏腑的正常活动,又协调着各个脏腑,使各个脏腑有秩序、有规律地运行;同时各个脏腑的活动也不断地影响着三焦的功能,脏腑功能正常则三焦功能正常,反之则乱。由此可见,三焦既影响着这些脏腑,而这些脏腑也影响着三焦,特别是在病理状态下,这种表现尤为突出。三焦通畅,则水谷、气血、经脉皆通畅也。

段氏脏腑按摩认为人体分上、中、下三焦。若下焦不通,则中焦积;中焦积则上焦满,积满则病。故治则当疏其下则利其上,中下二焦通则三焦畅,三焦通畅疾病自无,三焦不通而百病丛集。通过按摩手法开塞启闭,通腑调脏,可使三焦通畅、病无所藏、诸症全消。

(三)调和冲任

【施治部位】

参见本章第三节"(四)调和冲任"(图 2-90)。

【操作技法】

参见本章第三节"(四)调和冲任"(图 2-91 至图 2-93)。

【操作要领】

参见本章第三节"(四)调和冲任"。

【技法功效】

人体分上、中、下三焦。若下焦不通,则中焦积;中焦积则上焦满,积满则病。故治则当疏其下则利其上,中下二焦通则三焦畅,三焦通畅疾病自无,三焦不通而百病丛集。通过按摩手法开塞启闭,通腑调脏,可使三焦通畅、病无所藏、诸症全消。

中焦的脾胃和下焦的肝肾位于人体的腹部。任脉因贯穿人体胸腹,循行于腹部正中,足三阴经(脾经、肝经、肾经)在小腹与任脉相交,手三阴经(肺经、心包经、心经)借足三阴经与任脉相通为"阴脉之海",具有调节阴经气血、通利三焦之功效。腹部正中为冲、任脉循行部位。任脉总任一身之阴经,为"阴脉之海",又主胞胎,因此,对这个部位的治疗可以起到疏通任脉、畅达正气、疏散浊气、健脾和胃、消积导滞、散瘀止痛、滋阴壮阳、增进肠胃功能、促进血液循环、推动上腹积滞下移的作用。同时,按摩冲、任二脉对妇科诸症具有显著疗效。本操作可以治疗心脏病、胃胀、腹胀、腹痛、呕吐、泄泻、阳痿、遗精、痛经、闭经、月经不调、带下等病症。

(四)健运三经

【施治部位】

参见本章第二节"(四)健运三经"(图2-64)。

【操作技法】

参见本章第二节"(四)健运三经"(图2-65至图2-68)。

【操作要领】

使用按法时,力量要渗透腹内,每按压一个部位,以患者有得气感为宜;更换位置时,撤力要缓慢,不可突然离开。使用拨法时,指腹要吸定皮肤,不可搓动,拨动时要带动皮下和腹内的组织运动,不可作用浮浅,行于皮肉;拨动的幅度以腹直肌的宽度为准;手法要柔和缓慢,力度适中,腹直肌丰厚者拨动时指下有弹动感;对腹直肌有板滞、发硬或压痛的部位要重点施治。

【技法功效】

人体分上、中、下三焦。若下焦不通,则中焦积;中焦积则上焦满,积满则病。故治则当疏其下则利其上,中下二焦通则三焦畅,三焦通畅疾病自无,三焦不通而百病丛集。通过按摩手法开塞启闭,通腑调脏,可使三焦通畅、病无所藏、诸症全消。

腹部中线两侧为足少阴肾经,足阳明胃经和足太阴脾经在腹部的循行部位,其下藏胃、胰、十二指肠、小肠、肾等组织器官。腹部左侧易受心、脾、胃等脏腑慢性疾病的影响,日久会导致左腹直肌肉板滞、硬结或有压痛感;腹右侧易受肝、胆等脏腑慢性疾病的影响,日久会导致右腹直肌板滞、硬结或有压痛感。此外,脏腑慢性疾病日久不愈,会造成腹部内组织器官的气滞血瘀,病邪滞留,气血运行受阻,又直接影响脏腑的正常生理功能,成为心、肝、肺、脾、胃等器官的致病因素。因此,对腹部两侧根据病症进行治疗是非常重要的,不但可以起到疏通肾、脾、胃三经,健脾和胃,滋阴补肾的作用,还对腹内组织器官起到软化消散硬结、活血化瘀、行气活血、消炎止痛、调和脏腑、通畅腹气、扶持正气、升清降浊的功效。在临床运用中,要结合患者病症,侧重治疗的部位。本操作是治疗多种脏腑疾病的常用方法。

(五)开通带脉

【施治部位】

腰部两侧带脉穴部位(图2-193)。

【操作技法】

(1)按法:患者仰卧。医者位于其右侧,左手中指或拇指指腹按在患者右腰带脉穴处,右手中指或拇指指腹按在

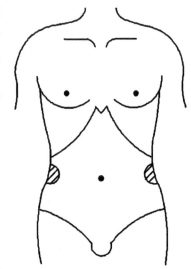

图2-193 开通带脉(部位)

患者左腰带脉穴处,两手中指或拇指同时着力点按两带脉穴(图2-194)。

（2）拿法:患者仰卧。医者位于其右侧,左手四指置于患者右后腰部,拇指放在腹前,右手四指置于患者左后腰部,拇指放在腹前,两手同时拿捏腰部两侧的带脉穴部位(图2-195)。

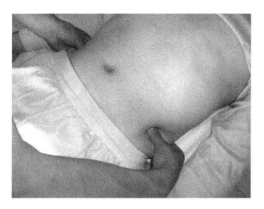

图2-194　开通带脉（按法）

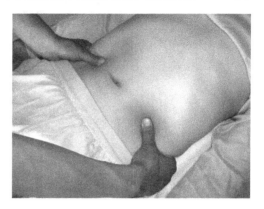

图2-195　开通带脉（拿法）

【操作要领】

双手拿捏时,要力度适中,感到两侧肌肉发热为止。点按时要力透腹内,结束操作时要缓缓撤力,并对点按部位进行轻轻按揉。一般先拿捏后点按,2种手法连贯使用。

【技法功效】

带脉为足少阳胆经在胁腰部穴位,亦为带脉的穴位。带脉环束腰部,上下行诸经湿浊沿带脉下而成带,奇经八脉的冲、任、督、带四脉与妇科疾病关系密切,本操作能通周身之气,有治疗月经不调、赤白带下、阴挺等妇科病症的作用。另外,带脉环身一周,与十四经相连,有约束上下行经脉的作用,故本操作也常用于治疗腰腹肌肉松弛无力病症。

（六）三焦排邪

【施治部位】

腹部上脘、中脘和下脘三穴,肓俞穴,归来和气冲穴,冲门穴。主要是指这些穴位附近腹部动脉搏动处(图2-196)。

【操作技法】

按压法:①患者仰卧。医者位于其右侧,右手叠在左手上,左手四指按压在上腹部上脘、中脘和下脘三穴附近的腹动脉搏动处,双手由轻到重缓缓施力,感觉到腹动脉跳动后,再继续施力,至腹动脉跳动力度减弱为止,静止按压1分钟左右,然后缓缓撤力。按压时,以使患者腰部和下肢出现酸、麻、胀反应和双脚有排风感为佳。撤力后,以使患者感到有一股热流窜向下肢,双腿有温热感为佳(图2-197)。

②患者仰卧。医者位于其右侧,右手叠在左手上,左手

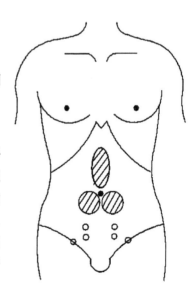

图2-196　三焦排邪（部位）

四指按压在脐部一侧外陵穴(位于下腹部,当脐中下 1 寸,距前正中线 2 寸)附近的动脉搏动处,双手由轻到重缓缓施力,感觉到动脉的跳动后,再继续施力,至动脉跳动力度减弱为止,静止按压 1 分钟左右,然后缓缓撤力。按压时,以使患者按压侧下肢出现酸、麻、胀反应和脚有排风感为佳。撤力后,以使患者感到有一股热流窜向下肢,腿有温热感为佳(图 2-198)。

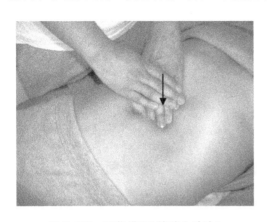 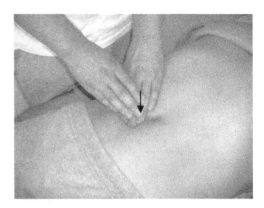

图 2-197 三焦排邪(按脐上动脉)   图 2-198 三焦排邪(按脐旁动脉)

③患者仰卧。医者位于其右侧,以两手四指指腹或一手四指指腹按压于小腹部左侧或右侧近耻骨部位的归来(在下腹部,当脐中下 4 寸,距前正中线 2 寸)和气冲穴(在腹股沟稍上方,当脐中下 5 寸,距前正中线 2 寸)处,用指端长按 1~2 分钟。压而后放,以患者有温热感窜向下肢为佳。做完一侧再做另一侧(图 2-199)。

④患者仰卧。医者立其右侧,双手拇指同时分别点按腹部两侧两腹股沟处的冲门穴(在腹股沟外侧,距耻骨联合上缘中点 3.5 寸,当髂外动脉搏动处的外侧),静候 1 分钟左右,压而后放使下肢有温热感传下,以达到三阴交穴(在小腿内侧,当足内踝尖上 3 寸,胫骨内侧缘后方)部位为佳(图 2-200)。

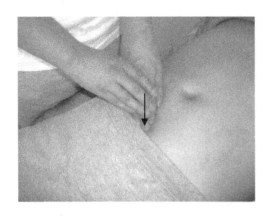 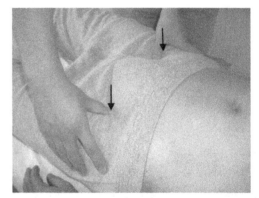

图 2-199 三焦排邪(按压归来和气冲)   图 2-200 三焦排邪(按压冲门)

【操作要领】

按压腹部动脉时用力应先轻后重,力度大小以患者能够承受为准,按压时间不可太长,切不可用暴力。按压腹部撤力时,要缓缓轻抬两手,不可突然撤力。松开按压后有向同侧下肢放射如温热水下流之冲动感觉,操作结束后有腹部轻松及下肢温热感。按压冲门穴时,重压后放,当即觉有热流下行过膝至足为佳。

根据患者具体情况,这几个部位的操作即可单独使用,也可联合使用。采用此技法时,一定要弄清患者是否有动脉瘤,有动脉瘤者严禁使用此法,谨记。

【技法功效】

三焦是人体元气通行的管道,也是脏腑内邪气滞留的空间,采用此法可以有效排出滞留在三焦内的邪气和通畅上下气机,具有"调血以调气"之功效。这里所说的邪气或寒或热,指无形邪气。对于体质虚弱或正气不足者要少用或禁用此法,以防损伤正气或造成气脱。

(七)调理三焦经

【施治部位】

手少阳三焦经在上肢前臂的循行部位(图 2-187)。

【操作技法】

(1)滚搓法:患者俯卧,一侧上肢平伸,内侧在下,外侧在上(臂下可垫以薄枕)。医者站在患者侧面,用手掌横着滚搓患者上肢外侧经脉,由肩至腕(图 2-201)。

(2)拨法:患者坐位或仰卧,被施治上肢自然放于体侧。医者位于患者被施治上肢一侧,一手握住患者手部,将上肢抬起,另一只手用拇指和其他四指相对呈钳状拿住患者前臂。医者调整患者上肢姿势并固定,用拇指指腹从天井穴起至阳池穴止逐指横拨患者前臂手少阳三焦经循行部位。做完后要轻拉无名指几下(图 2-202)。

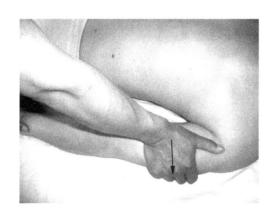

图 2-201　调理三焦经(滚搓法)

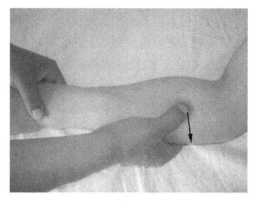

图 2-202　调理三焦经(拨法)

【操作要领】

操作时,要调整好患者上肢的姿势,以便于施术。拨揉的经络循行部位要准确,要一指挨一指地移动按摩的位置,不可跳跃。拨揉时以有疼痛和麻胀感为佳。对经络循行部位有明显压痛、条索、结节、硬块、板滞的地方,要重点按揉,并进行消除,以畅通经络。

【技法功效】

疏经通络,祛除病邪,调和手三阳经所络属的脏腑功能,主治本经病症。

第七节 腰背调理按摩技法

一、腰背部解剖形态

(一)脊柱的组成

脊柱由 24 块分离椎骨、1 块骶骨和 1 块尾骨,借椎间盘、韧带和关节紧密联结而成。位于躯干背面正中,形成躯干的中轴,上承颅骨,下连髋骨,中附肋骨,参与构成胸腔、腹腔和骨盆腔的后壁,脊柱中央有椎管,容纳脊髓及其被膜和脊神经根。

从侧面观察脊柱,有 4 个生理弯曲,即颈曲、胸曲、腰曲及骶曲。颈曲和腰曲凸向前,而胸曲和骶曲凸向后。脊柱的弯曲使脊柱更具有弹性,可减轻震荡并与维持人体的重心有关,且扩大了胸腔和盆腔的容积,使之能容纳众多的脏器。脊柱侧面,相邻上、下两椎弓根之间,有脊神经和血管通过的椎间孔,两侧有 23 对椎间孔。

脊柱除有支持体重、保护脊髓的作用外,还有运动的功能(图 2-203)。

(二)背部肌肉组织

背肌为位于躯干后面的肌群,可分为浅、深两层。浅层主要有斜方肌、背阔肌、肩胛提肌和菱形肌;深层主要有竖脊肌。

斜方肌:位于项部及背上部浅层,为三角形的阔肌,两侧相合呈斜方形。该肌起自枕外隆凸、项韧带和全部胸椎棘突。上部肌束斜向外下方,中部肌束平行向外,下部肌束斜向外上方,止于锁骨外 1/3、肩胛骨的肩峰和肩胛冈。斜方肌的作用:上部肌束收缩可上提肩胛骨,下部肌束收缩可下降肩胛骨,全肌收缩使肩胛骨向脊柱靠拢。

背阔肌:位于背下部和胸侧部,为全身最大的阔肌,呈三角形。以腱膜起自下 6 个胸椎和全部腰椎的棘突、骶正中嵴及髂嵴后部。肌束向外上方集中,以扁腱止于肱骨小结节嵴。背阔肌的作用:使肩关节内收、旋内和后伸;当上肢上举被固定时,可上提躯干。

肩胛提肌:位于项部两侧,被斜方肌覆盖。起自上 4 个颈椎横突,肌束向外下方,止于肩胛骨上角。收缩时,可上提肩胛骨。

菱形肌:位于斜方肌中部的深面,由大、小菱形肌合成,呈四边形。起自下 2 个颈椎和上 4 个胸椎棘突,肌束向外下方,止于肩胛骨内侧缘。收缩时,可使肩胛骨靠近脊柱并向上移动。

竖脊肌:又称骶棘肌,为背肌中最长、最大的肌,纵列于躯干的背面,脊柱两侧的沟内,居上述四肌的深部。从外向内由髂肋肌、最长肌及棘肌三列肌束组成。起自骶骨背面及髂嵴的后部,向上分出许多肌束,沿途止于椎骨和肋骨,并到达颞骨乳突。竖脊肌的作用:使脊柱后伸和仰头,是强有力的伸肌,患者痛主要是由于此肌受累所致,对保持人体直立姿势有重要作用(图 2-204)。

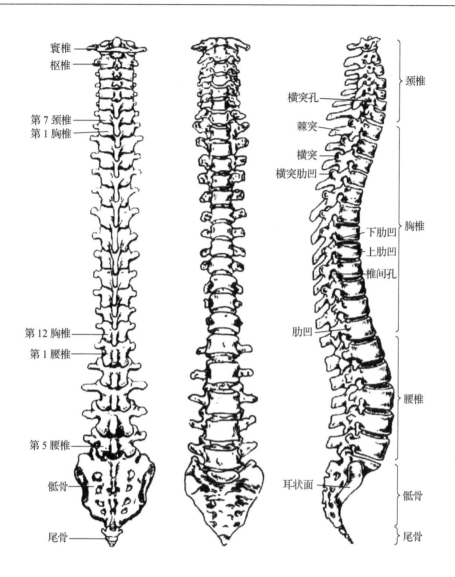

图 2-203 脊柱

（三）内脏神经系统

脊神经共 31 对，即颈神经 8 对、胸神经 12 对、腰神经 5 对、骶神经 5 对、尾神经 1 对。第 1 至第 7 对颈神经在相应椎骨上方的椎间孔出椎管。第 8 对颈神经在第 7 颈椎与第 1 胸椎之间的椎间孔出椎管。胸、腰神经均分别在同序数椎骨下方的椎间孔穿出。第 1 至第 4 对骶神经在相应的骶能前、后孔穿出。第 5 对骶神经和尾神经由骶管裂孔穿出，每对脊神经都是由前根和后根在椎间孔处合并而成。脊神经前根属运动性，脊神经后根属感觉性，所以脊神经是混合性的，均含有 4 种纤维成分。

内脏神经系统是整个神经系统的一个组成部分。按所在部位不同，可分为中枢部和周围部。中枢部位于脑和脊髓内；周围部主要分布于内脏、心血管和腺体，故名内脏神经。内脏神

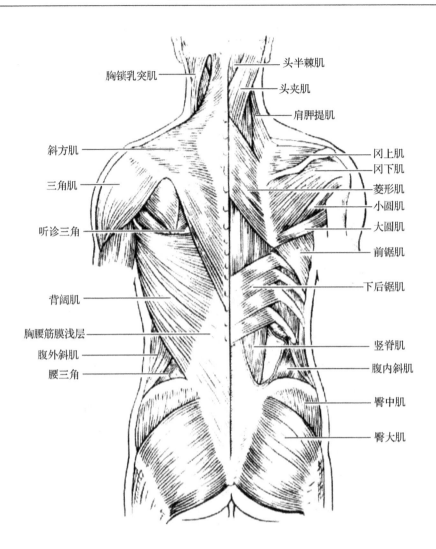

胸锁乳突肌

头半棘肌
头夹肌
肩胛提肌

斜方肌

冈上肌
冈下肌
菱形肌
小圆肌
大圆肌
前锯肌

三角肌

听诊三角

下后锯肌

背阔肌

胸腰筋膜浅层
腹外斜肌
腰三角

竖脊肌
腹内斜肌
臀中肌
臀大肌

图 2-204 背肌

经包括内脏运动纤维和内脏感觉纤维,2 种纤维分别构成内脏运动神经和内脏感觉神经。

内脏运动神经支配平滑肌、心肌的运动和腺体的分泌,通常不受人的意志控制,故有人将内脏运动神经称为自主神经系统。又因其主要是控制和调节动、植物共有的物质代谢活动,并不支配动物所特有的骨骼肌运动,所以也称为自主神经系统。

内脏感觉神经将来自内脏、心血管等处的感觉冲动传入各级中枢,经中枢整合后,通过内脏运动神经调节这些器官的活动(图 2-205)。

二、腰背部经络循行

(一)督脉的循行

督脉起于小腹内,下出会阴,向后至尾骶部的长强穴,沿脊柱上行,经项部至风府穴,进入

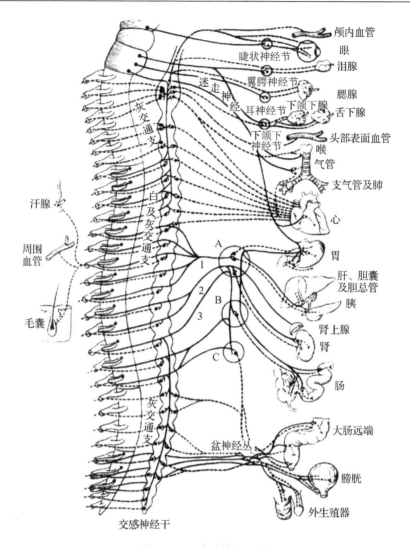

图 2-205 内脏神经系统

脑内,属脑,沿头部正中线,上至巅顶的百会穴,经前额下行鼻柱至鼻尖的素髎穴,过人中,至上齿正中的龈交穴。其有 3 个分支:第 1 支,与冲、任二脉同起于胞中,出于会阴部,在尾骨端与足少阴肾经、足太阳膀胱经的脉气会合,贯脊,属肾。第 2 支,从小腹直上贯脐,向上贯心,至咽喉与冲、任二脉相会合,到下颌部,环绕口唇,至两目下中央。第 3 支,与足太阳膀胱经同起于眼内角,上行至前额,于巅顶交会,入络于脑,再别出下项,沿肩胛骨内,脊柱两旁,到达腰中,进入脊柱两侧的肌肉,与肾脏相联络(图 2-206)。

督脉具有调节阳经气血的作用,为"阳脉之海";督脉循身之背,背为阳,说明督脉对全身阳经脉气具有统率、督促的作用。另外,6 条阳经都与督脉交会于大椎穴,督脉对阳经有调节作用,故有"总督一身阳经"之说。

(二)足太阳膀胱经的循行

足太阳膀胱经起于内眼角的睛明穴,上过额部,直至巅顶交会于督脉的百会穴。巅顶部的

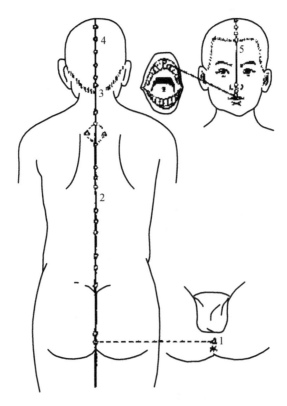

图 2-206　督脉循行

分支：从巅顶的百会穴分出至耳上角。巅顶向后直行分支：从巅顶下行至脑户穴入颅内络脑，复返出来下行项后的天柱穴。下分为2支：其一，沿肩胛内侧的大杼穴始，夹脊旁，沿背中线旁1.5寸，下行至腰部，进入脊旁筋肉，络于肾，下属膀胱，再从腰中分出下行，夹脊旁，通于臀部，经大腿后面，进入腘窝中；其二，从肩胛内侧分别下行，通过肩胛，沿背中线旁3寸下行，过臀部，经过髋关节部的环跳穴，沿大腿外侧后边下行，会合于腘窝中，向下通过腓肠肌，经外踝后面的昆仑穴，在足跟部折向前，经足背外侧至足小趾外侧端的至阴穴，与足少阴肾经相接。膀胱经属膀胱，络肾，与心、脑有联系。膀胱经主治头、项、目、背、腰、下肢部病症及神志病，背部第一侧线的背俞穴及第二侧线相平的腧穴，主治与其相关的脏腑病症和有关的组织器官病症（图2-207）。

三、脊柱相关性疾病

脊柱相关性疾病又称作"脊源性疾病"，是由于椎周软组织损伤、小关节错位、增生退变及脊柱周围组织的无菌性炎症，刺激和压迫了脊神经、内脏神经而出现的一系列症候群，但发生疾病的脏器或组织均与脊柱相互分离且有各自的功能。

脊柱相关疾病是由于脊柱及周围软组织应力异常而引起，是通过以下3个途径引发疾病的：①刺激或压迫了附近的自主神经（神经根、交通支），从而影响所支配脏器的功能（增强或减弱）；②刺激或压迫附近血管，引起该血管供血区缺血症状；③刺激或压迫脊柱附近的脊神

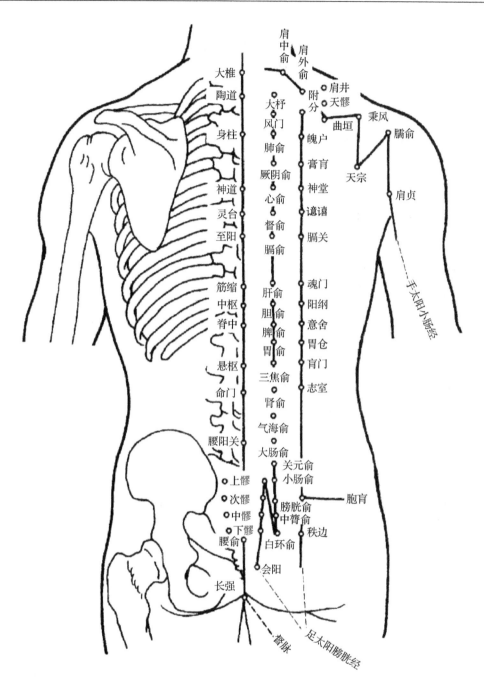

图 2-207　足太阳膀胱经背部循行

经及感受器,反射性影响了内脏功能。通过以上 3 个途径对所支配器官功能的影响,可以由量变发展到质变,即由功能性疾病发展到器质性疾病。脊柱及周围软组织应力异常,刺激或压迫附近的自主神经、血管及脊神经而引起疾病。脊柱医学及其脊柱相关疾病理论的出现,在病因学方面给了我们新的启示,它打破了以往的分科界限,从一个新的角度揭示了许多常见病和疑难病的发病原因及诊治规律。

早在2000多年前,中医学就有了关于脊柱相关性疾病的论述。《灵枢·本脏篇》曰:"视其外应,以知其内脏,则知所病矣。"特别是华佗夹脊理论的创立,就明确指出五脏六腑的病变为通过经络传输于脊柱两侧的腧穴上,并在这些特异穴位上进行针刺、指压、按揉,就能对五脏六腑进行诊断和治疗。经络学说中的督脉和足太阳膀胱经,均循行于脊背两侧部位。历代医学家认为督脉为"阳脉之海",总督一身之阳气。足太阳膀胱经中五脏六腑均有腧穴走行于背部,《真气运行论》记载有庄周说:"缘督以为治,缘督以为经,可以保身,可以全生,可以延年……"这里所说的督脉"总督一身之阳气",而阴阳互根,相为表里,阳生阴才能长。故全身十二经脉,都是缘督脉而发源的,所以说督脉是十二经的根本。因而背部的督脉线可作为治疗疾病的中枢治疗线。

　　《难经正义》曰:"五脏之俞皆在背,肺俞在第3椎下,心俞在第5椎下,肝俞在第9椎下,脾俞在第11椎下,肾俞在14椎下,又有膈俞者,在7椎下,皆夹脊两旁,各同身寸之一寸五分,总属足太阳经也。"又注曰:"胃俞在12椎间,大肠俞在16椎间,小肠俞在18椎之间,胆俞在10椎之间,膀胱俞在19椎之间,三焦俞在13椎之间。又有心包俞在4椎之间,亦俱夹脊两旁,各同身寸之一寸五分总属足太阳经也。"因此,中医学中许多治疗内脏疾病的疗法都常规地在背部进行。其实这就是最早的与脊柱相关疾病的诊断与治疗。

　　段氏脏腑按摩疗法除了以腹部按摩为主外,腰背部也是重要的调理部位。古有"腹如井,背如饼"之说,意思是腹部深入水井,背部薄如面饼,因此,按摩刺激背部的一定部位更容易对相应脏腑产生影响。段氏脏腑按摩认为按摩背部主要有以下作用:一是疏通督脉,排出督脉之浊气,升肾中之元气,以通督升阳;二是清除脊柱周围肌群和经络内形成的条索、结节、硬块、囊泡等病理产物,消除对背部脊神经的影响;三是通过调理背部足太阳膀胱经上的脏腑俞穴和相关穴位,改善相应的脏腑组织器官功能;四是排出因脏腑病变传至并瘀滞在背部经络中的邪气,畅通背部经络;五是消除因背部病变对腹部脏腑组织器官中邪气的牵制,利于腹内邪气的排出;六是调整失常的脊柱,消除因脊柱失常导致的"脊源性疾病"。

　　附:

脊柱相关疾病表

神经节段	刺激或压迫神经、血管引起的病症
第1颈椎	脑供血不足、头晕、嗜睡、摇头、头痛、健忘、倦怠
第2颈椎	头痛、头昏、耳鸣、眼眶痛、视物模糊、斜视、鼻塞、失眠、心动过速
第3颈椎	眩晕、头昏、偏头痛、三叉神经痛、视力障碍、失听、吞咽不适、房颤
第4颈椎	落枕、呃逆、咽喉痛、恶心、弱视、全手麻木
第5颈椎	胸痛、心动过缓、哮喘、血压波动、发声嘶哑、呃逆、口臭
第6颈椎	咳喘、咽喉痛、血压波动、扁桃体肿大
第7颈椎	咽喉痛、哮喘、气短胸闷、甲状腺病、雷诺氏症
第1胸椎	气短、咳喘、期前收缩、房颤
第2胸椎	气短胸闷、心律失常、冠心病(心绞痛)

续表

神经节段	刺激或压迫神经、血管引起的病症
第3胸椎	肺、支气管症状、感冒
第4胸椎	胸痛、胸闷、冠心病（心绞痛）、肝胆病
第5胸椎	心律失常、冠心病（心绞痛）、肝胆病、低血压、贫血
第6胸椎	消化不良、胃炎、胃痛、灼热、胃痉挛
第7胸椎	消化不良、胃溃疡、胃下垂、口臭、糖尿病
第8胸椎	肝胆病、糖尿病、免疫力差
第9胸椎	肾亏、过敏症、手脚冷、倦怠、浮肿、小便白浊、尿不畅、隆闭
第10胸椎	肾亏、性功能改变、过敏
第11胸椎	肾亏、皮肤病
第12胸椎	不孕症、风湿症、下腹痛凉、生殖器官表面痛痒
第1腰椎	便秘、结肠炎、腹泻、下腹痛凉
第2腰椎	便秘、下腹痛凉、阑尾炎、静脉曲张、子宫卵巢病
第3腰椎	月经不调、膀胱子宫病、膝内侧痛无力
第4腰椎	尿量改变
第5腰椎	下肢血液循环不良

四、腰背调理按摩技法

患者俯卧，两臂弯曲，两手放在头部两侧，保持背胸部平整，松开腰带，暴露腰背或垫以薄衣，或覆盖按摩巾，肌肉放松。医者位于患者左侧（以下无专门叙述均指此位置），采取站位或坐在凳子上（以下简称坐位），或背对患者侧身坐在床沿上进行操作。

（一）拿捏肩井

【施治部位】

肩井穴及颈肩部肌肉组织。

【操作技法】

拿法：医者站位，先用双手拇指同时点按左右肩井穴（在肩上，前直乳中，当大椎与肩峰端连线的中点上），再用双手四指置于患者两肩前，拇指掌侧置于肩井穴处，拇指和四指同时相对用力拿捏肩井穴部位的肌肉，一紧一松，反复操作（图2-208）。

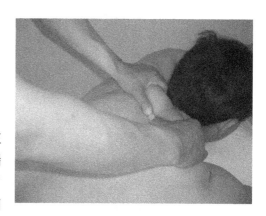

图2-208　拿捏肩井

【操作要领】

每次拿捏的力度要均匀,频率要适中;力度的大小以患者能接受为度。拿捏后,可用手掌轻轻地按揉,以消除拿捏的刺激。

【技法功效】

肩井穴为足少阳胆经在肩部的穴位。点按肩井穴能够升清降浊;拿捏此穴具有疏经活络,理气止痛,调一身之气的作用。

(二)仙人推背

【施治部位】

整个腰背部的皮肉、督脉和膀胱经。

【操作技法】

(1)直推法:①医者站在患者头顶上侧,先用双拇指点按两肩井穴,再用双手掌根顺着患者脊柱两侧背伸肌太阳膀胱经循行部位,从肩部内侧起同时自上而下平推至腰骶部,反复操作几次(图2-209)。

②医者站在患者右侧,用双手掌根顺着患者脊柱两侧背伸肌太阳膀胱经循行部位,从腰骶部起同时自下而上平推至两肩部,反复操作几次。

③医者站在患者右侧,用双手拇指重叠点按大椎穴(在后正中线上,第7颈椎棘突下凹陷中)始,再自上而下沿督脉循行直推到腰阳关穴(在腰部,当后正中线上,第4腰椎棘突下凹陷中)止,反复操作几次。

④医者站在患者右侧,用双手拇指重叠自骶椎腰俞穴始,自下而上沿督脉循行直推到大椎关穴止,反复操作几次。

(2)分推法:医者站在患者头顶上侧,两手呈八字形分开,按于患者背部脊柱两侧,从中间向两侧,由上而下呈八字形向两侧分推,从胸背部逐渐下移至腰部(图2-210)。

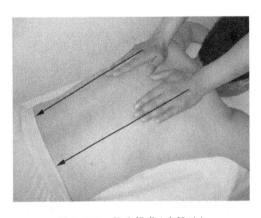

图2-209 仙人推背(直推法)

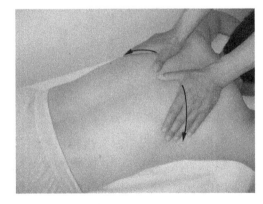

图2-210 仙人推背(分推法)

【操作要领】

手掌要紧贴皮肤,用力深沉平稳,做到推于皮表,而作用力深透于肌肉、脏腑,着力轻而不浮,重而不滞,均匀持续。

【技法功效】

温经通络,疏松腠理,疏通皮部,发汗解表,驱散风寒,宽胸理气,调和脏腑。沿督脉和膀胱经自上而下平推有降浊之效,自下而上平推有升阳之功。

(三)遍地开花

【施治部位】

整个背部的皮肉,脊柱两侧的膀胱经。

【操作技法】

(1)跪指揉法:用四指屈曲呈半握拳状,四指中节着力施治部位进行旋转按揉。四指跪揉,接触面积较大,也便于加大力度,适用于腰背肌肉(图2-211)。

(2)掌揉法:用手掌旋转按揉两肩胛及脊柱两侧肌肉,由上至下,由下至上,往返操作(图2-212)。

(3)臂揉法:用前臂外侧旋转按揉背部肩胛、脊椎及腰部肌肉,由上至下,由下至上,往返操作(图2-213)。

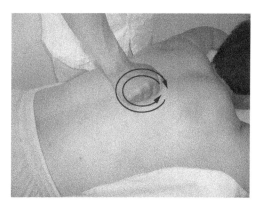

图2-211　遍地开花(跪指揉法)

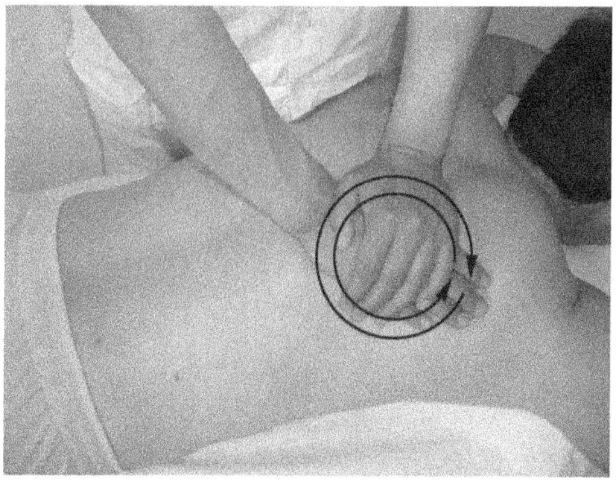

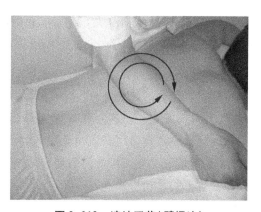

图2-212　遍地开花(掌揉法)

【操作要领】

一般先顺时针揉动几遍,再逆时针揉动几遍,动作要连续;要吸定皮肤着力带动皮下肌肉组织回旋转动,着力要均匀持续柔和,不可搓擦皮肤;移动位置时要缓慢连贯,避免触打或跳跃。施力的大小、频率快慢、旋转幅度大小要根据患者具体情况而定。

【技法功效】

湿通经络,行气活血,软坚散结,松解肌肉,

图2-213　遍地开花(臂揉法)

祛风散寒,散瘀止痛,调和脏腑。

(四)沙场点兵

【施治部位】

背部华佗夹脊穴,膀胱经上的脏腑俞穴。

【操作技法】

(1)指按法:医者站位,两手拇指指腹分别按于患者脊柱两侧0.5寸处的华佗夹脊穴,或者按于脊柱两侧1.5寸或3寸处的足太阳膀胱经上的穴位,用力由轻渐重进行按压揉动(图2-214)。

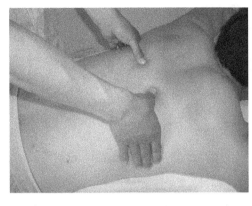

图2-214 沙场点兵(指按法)

(2)掌按法:医者站位,双掌重叠,一手掌叠在另一手掌上助力,逐掌按压患者背部脊柱两侧至腰骶部,上下往返操作(图2-215)。

(3)肘按法:医者站位或侧身坐在床沿上,用右臂肘部按压患者腰背部施治部位,按而留之(图2-216)。

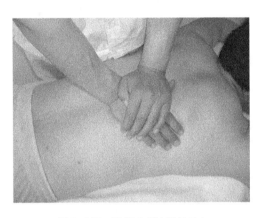

图2-215 沙场点兵(掌按法)

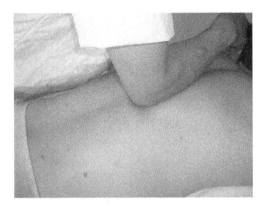

图2-216 沙场点兵(肘按法)

【操作要领】

肘按法便于加大按压力度,其力可深入脏腑,是一种重手法,使用时用力要由轻渐重,不可突然用力;结束操作时,要缓缓撤力,不可突然松开。

【技法功效】

背部膀胱经上的俞穴是脏腑经气输注背腰部位的腧穴,与脏腑关系密切,当脏腑发生病变时,按压其背部的相应俞穴会有疼痛、酸胀、轻快的感觉,故《内经》有"按其处,应在中而痛解"的记载。背部俞穴是治疗脏腑相应疾病的重要穴位,尤其是慢性或器质性疾病。故有"治脏者治其俞"的取穴原则。按法具有通经活络、散瘀除滞、祛风散寒、理气止痛,是治疗脏腑病症时按摩腰背部的常用手法。

(五)摇橹渡海

【施治部位】

背部肌肉组织上的条索或硬结,脊柱两侧的膀胱经。

【操作技法】

(1)拇指拨法:医者站位,用单手拇指按在脊柱两侧的肌肉上进行弹拨,从肩部起,由上而下至腰骶部。也可重点弹拨条索或硬结部位(图2-217)。

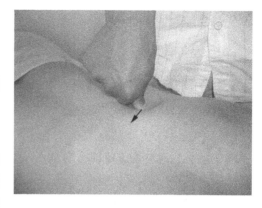

图2-217　摇橹渡海(拇指拨法)

(2)掌指拨法:医者站位,左手按于右手拇指和大鱼际背侧,用拇指和大鱼际着力按于患者背部施治部位按而拨动(图2-218)。

(3)肘拨法:医者侧身坐在床沿上,用右臂的肘部按于患者脊柱两侧的肌肉上进行拨动。从肩部至肩胛下角,用肘部由外向里拨动;从肩胛下角起至肾俞穴,用肘部由里向外拨动;从肾俞穴起至腰骶部,用肘部由外向里拨动(图2-219)。

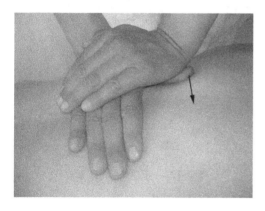

图2-218　摇橹渡海(掌指拨法)

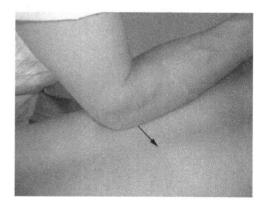

图2-219　摇橹渡海(肘拨法)

【操作要领】

操作部位要吸定皮肤,按而后拨,不能滑动,防止损伤皮肤,要做到使皮下肌肉或肌腱运动。拨动时指下肌肉以有弹动感为佳。

【技法功效】

拨法是刺激性很强的手法,作用于腰背部,可以疏通经络、畅通气血、软坚散结、解除痉挛、调和营卫、散寒止痛,通过对经络穴位的刺激,调节脏腑功能,是治疗脏腑病症时按摩腰背部常用的手法。

（六）金牛犁地

【施治部位】

整个背部的皮肤、肌肉和经络皮部。

【操作技法】

（1）滚推法：①医者站在患者头顶上侧，用双手抓住患者脊柱一侧的肌肤，由肩井穴滚推至肾俞穴。做完一侧，再做另一侧（图2-220）。

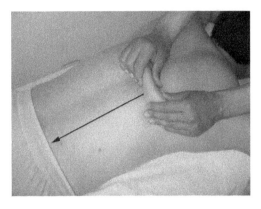

图2-220　金牛犁地（滚推法1）

②医者站在患者一侧，用双手顺着背部肋骨的走向，由患者脊柱向胁肋部一手接一手地滚推肌肤。做完一侧，再做另一侧（图2-221）。

（2）抓拿法：医者站位，用单手或双手将患者背部脊柱两侧的肌肉拿起，掌根与指端合力将肌肉紧缩攥压，边拿边放，反复操作（图2-222）。

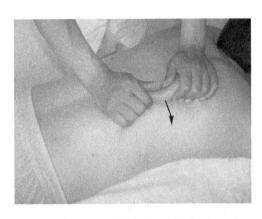

图2-221　金牛犁地（滚推法2）

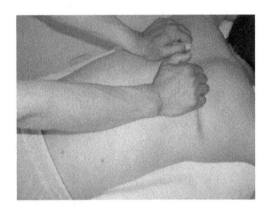

图2-222　金牛犁地（抓拿法）

（3）捏脊法：①医者站位，用两手拇指桡侧面顶住患者脊柱两侧皮肤，食指和中指前按，与拇指相对，分别捏起脊柱上的皮肤，随捏随提，双手交替捻动并向前推进，即自龟尾穴起沿脊柱向上至大椎穴止，可反复操作（图2-223）。

②医者站位，用两手拇指桡侧面顶住患者脊柱两侧皮肤，食指和中指前按，与拇指相对，分别捏起脊柱上的皮肤，随捏随提，双手交替捻动并向前推进，即自大椎穴起沿脊柱向上至龟尾穴止，可反复操作。

【操作要领】

使用滚推法时，要边抓拿边向前移动；操作要缓和连贯，不可跳跃。使用抓拿法时，紧缩攥压肌肉的力度要适中，以患者能承受为准。捏

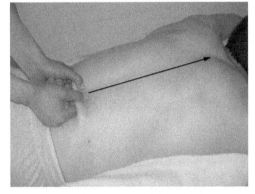

图2-223　金牛犁地（捏脊法）

脊手法要连贯,不可以跳跃。

【技法功效】

调和营卫,疏通经络,行气活血,发汗解表,调和脏腑功能的作用。捏脊有健脾胃的作用,常用于小儿推拿;成人使用,自上而下有降浊之效,自下而上有升阳之功。

(七)梳理脊柱

【施治部位】

胸背部和腰背部的脊柱关节、骶髂关节。

【操作技法】

(1)侧扳法:患者侧卧,上腿屈曲,下腿伸直,医者面对患者而立,用一手或肘臂按压住患者肩前部,另一手或肘臂按压住患者髂臀部,医者两手或两肘朝相反方向同时用力扳动,使腰部产生扭转,待被动扭转到有阻力时,再用力扳动一下,一般可听到声响,然后用同样手法做对侧。适用于腰部(图2-224)。

(2)扳腿法:患者俯卧,医者站在患者身侧,医者一手按住患者腰骶部,另一手托住患者对侧膝上部,两手协同朝相反方向用力扳转,如此前手一提一放,后手的手法压力则一紧一松,渐渐增强扳动的强度,达到腰部后伸的作用,有时可触及响动,然后再以同手法做对侧。适用于腰骶部(图2-225)。

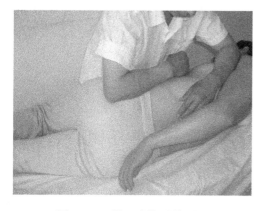

图2-224　梳理脊柱(侧扳法)

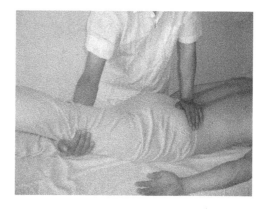

图2-225　梳理脊柱(扳腿法)

(3)扳肩法:患者俯卧,医者站在患者身侧,一手扳住患者对侧肩部,另一手掌根、鱼际或大拇指着力,按压住胸椎需扳动的节段。两手协同向相反方向用力扳动,并可听到响声,再以同样方法施于对侧。适用于胸椎(图2-226)。

【操作要领】

扳按脊柱时,两手动作配合要协调,动作要缓和,用力要稳而巧,切忌粗暴硬扳。要掌握好关节旋转活动的最大限度,防治损伤脊柱关节和韧带。使用拉伸摇脊法整复脊柱时,要以背部肌肉松软后为宜,常言道"筋柔骨自正"。

【技法功效】

整复脊椎错位,滑利关节,解除粘连,可以治疗因脊柱关节错位压迫神经而导致的脏腑功能紊乱疾病。

(八)强腰健肾

【施治部位】

腰部两侧肌群,肾俞、志室和腰眼等腰部穴位。

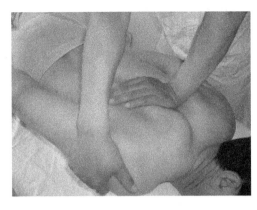

图2-226 梳理脊柱(扳肩法)

【操作技法】

(1)拿法:医者站位,双手虎口张开,拇指侧相并,用两拇指按于患者后腰右侧肌群部位,其余手指置于右软腰部位,两手同时拿捏腰肌。可按同样手法拿捏患者左侧腰肌(图2-227)。

(2)肘按法:医者站位,用左前臂或右前臂的外侧着力按压患者腰部志室和腰眼穴部位,用力要由轻渐重,渗透持久。按完一侧,再按另一侧(图2-228)。

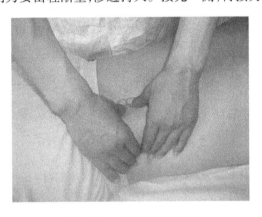

图2-227 强腰健肾(拿法)

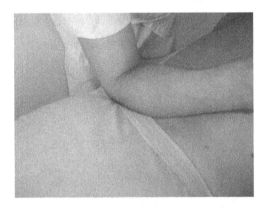

图2-228 强腰健肾(肘按法)

(3)掌振法:医者站位,双手重叠,手掌平贴在患者后腰部,掌心对准第3腰椎,手部肌肉及臂部肌肉绷紧协同为一,将力集中在手掌做上下急骤的振动动作(图2-229)。

(4)掌擦法:医者站位,用一手掌按于患者腰部和骶部,横向着力来回擦拭(图2-230)。

【操作要领】

用振法时,振动幅度要小,频率要快,要带动腰部的着力点产生振动;手法为内动外不动,双臂不宜摆动;以施治部位产生震颤感和微热感为佳。用擦法时,搓擦的速度要快,以皮下产生温热感为佳。

【技法功效】

腰为肾之外府,内藏五脏六腑之精华,通过在腰部使用不同的操作手法,产生的能量作用于肾,能起到调节肾功能、改善肾之阴阳气血状态的作用。按摩腰部是脏腑按摩中补益肾的重要方法。

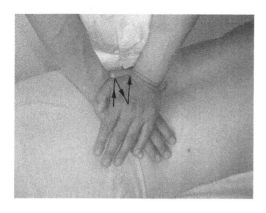

图 2-229 强腰健肾（掌振法）

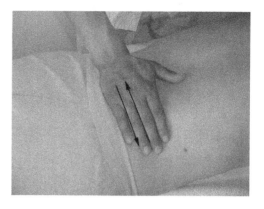

图 2-230 强腰健肾（掌擦法）

（九）罗汉击鼓

【施治部位】

整个背部和腰骶部的肌肉组织及经络穴位。

【操作技法】

（1）拳击法：医者站位，双手空心握拳，交替有节奏、轻巧灵活地捶击患者两肩胛部和脊柱两侧肌肉（图 2-231）。

（2）侧掌击法：医者站位，用双手小鱼际部交替击打患者背部膀胱经循行部位（图 2-232）。

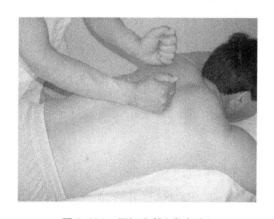

图 2-231 罗汉击鼓（拳击法）

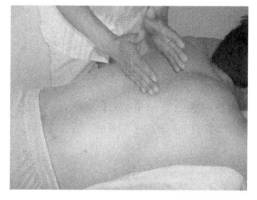

图 2-232 罗汉击鼓（侧掌击法）

（3）棒击法：医者站位，用木棒击打患者两肩胛部和脊柱两侧肌肉及膀胱经（图 2-233）。

【操作要领】

使用拳击法时，五指握拳要松软，起落要缓和而有节律，捶击要轻柔，切忌硬腕实拳，大力打击。使用棒击法时，木棒要在臂力的带动下，放松腕部，利用腕部摆动的惯性进行拍打，击打要有节奏，用力要快速而短暂。背部心脏和肾脏投影部位击打的力度要轻。

【技法功效】

疏通经络,行气活血,消肿止痛,振动脏腑,引邪达表,缓解痉挛,解除疲劳。

(十)气归命门

【施治部位】

整个背部和命门穴。

【操作技法】

(1)推擦法:医者站位,用左手掌按患者腰部命门(在腰部,当后正中线上,第2腰椎棘突

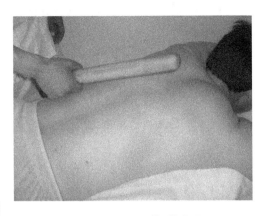

图2-233 罗汉击鼓(棒击法)

下凹陷中)处,用右手掌从左手上侧起向上搓擦至患者右肩部,再原路向下擦回至左手掌,左手掌随即抬起,右手从其下穿过,左手接着按在原处。重复前面动作,从患者背部右侧至左侧,一手接一手地将背部全部搓擦一遍(图2-234、图2-235)。

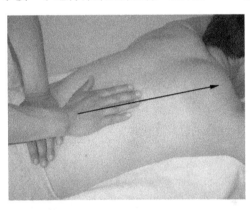

图2-234 气归命门(推擦法1)

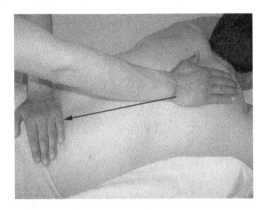

图2-235 气归命门(推擦法2)

(2)按法:医者站位,双手重叠,右手按在左手上辅助用力,按压患者腰部命门穴部位一会儿。此操作接搓擦法一气呵成(图2-236)。

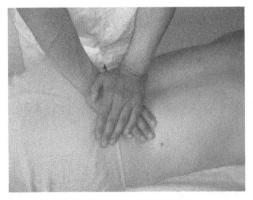

图2-236 气归命门(按法)

【操作要领】

推擦的动作要连贯自然,力度不要太大,意到即可。本式的2个操作手法是连贯的,推擦完背部后,顺式接着按压命门部位,2个操作要一气呵成。操作要轻巧灵活,按压腰部命门穴时要有一定的力度。

【技法功效】

命门在左右两肾俞穴中间,《内经》认为脐下肾间动气者,人之生命,十二经根本,故命门

穴有壮命门真气的功能,主治肾亏腰痛及生殖系统方面的疾病。本操作为治疗腰背部后的结束手法,有将背部散开之气收归命门之意。

第八节　头颈调理按摩技法

一、头颈部概述

(一)头部概述

中医学称"头为精明之府""五脏六腑精气"皆上升于头部,为清窍所在之处。头居人身之高巅,人神之所居,人体十二经脉中的手足三阳经均起经或止经于头面部,督脉入脑循行于头,头皮分布着许多穴位,人体清阳之气皆汇集于头,故又说头为诸阳之会。

《寓意草·卷一》有云:"头为一身之元首……其所主之脏,则以头之外壳包藏脑髓。"外为头骨,内为脑髓,合之为头。中医学把脑列为奇恒之腑之一。脑,又名髓海,深藏于头部,居颅腔之中,其外为头面,内为脑髓,是精髓和神明汇集发明之处,又称为元神之府。脑的主要生理功能是主宰生命活动、精神活动和感觉运动等(图2-237)。

(二)颈部概述

颈部俗称脖子,是头和躯干相连接的部分。

颈椎是位于头以下、胸椎以上的部位,由7块颈椎骨组成,颈神经8对,有椎动脉入脑供应脑部血液。颈的前面有颈总动脉和颈外动脉、静脉及气管和食道等组织。颈肌按其位置可分为颈浅肌群、颈中肌群和颈深肌群(图2-238)。

人体十二正经和奇经八脉(除带脉)皆经过颈项部,与头部的器官组织相连接。

脑为中枢神经系统的高级部位,生命机能的主要调节器。颈部连接着头和躯干,为大脑通过经络和神经系统连接人体五脏六腑、四肢百骸、肌肤皮毛、五官九窍的纽带,因此,段氏脏腑按摩认为当颈部出现病理变化时,有可能造成经络或神经的传导失常,而波及连带造成其他组织器官生理功能的异常,成为导致病症的一种因素。故在运用脏腑按摩调理疾病时,如果诊断发现患者颈部有病变时,也常常把按摩颈部作为调理疾病的一个重要环节。

二、头颈调理按摩技法

(一)点按睛明

【施治部位】

两眼内眦处的睛明穴。

【操作技法】

(1)患者仰卧,医者坐在患者头顶上侧,用双手中指指端分别点按患者两眼内眦处的睛明

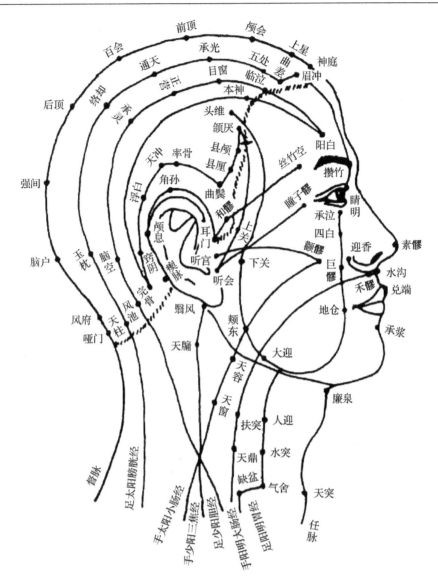

图 2-237　头部经脉循行

穴（图 2-239）。

（2）患者正坐，医者站在患者身前，双手四指分别扶在患者头部两侧，固定头部，用双手拇指指端点按两眼内眦处的睛明穴（图 2-240）。

【操作要领】

两指端要斜向鼻中间用力，不可按压眼球。点按后，可轻揉睛明穴部位，以消除点按后的不适感。点按时以有局部酸胀感为佳。

【技法功效】

睛明穴是足太阳膀胱经的起始穴位，是足太阳根结之结穴，点按此穴具有疏风清热、通络明目的功效。

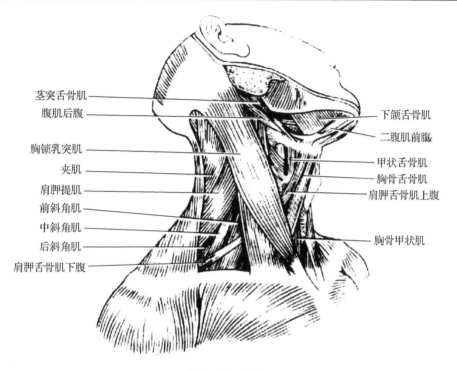

图 2-238　颈肌

茎突舌骨肌

腹肌后腹

胸锁乳突肌

夹肌

肩胛提肌

前斜角肌

中斜角肌

后斜角肌

肩胛舌骨肌下腹

下颌舌骨肌

二腹肌前腹

甲状舌骨肌

胸骨舌骨肌

肩胛舌骨肌上腹

胸骨甲状肌

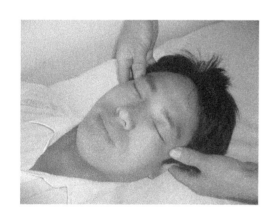

图 2-239　点按睛明（卧位）

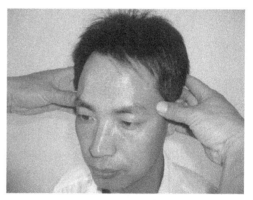

图 2-240　点按睛明（坐位）

（二）轮推印堂

【施治部位】

眉心至额上前发际的印堂部位。

【操作技法】

（1）患者仰卧，医者坐在患者头顶上侧，双手四指分别扶在患者头部两侧，用双手拇指指腹交替从眉心由下向上抹至前发际（图 2-241）。

（2）患者正坐，医者站在患者身前，双手四指分别扶在患者头部两侧，固定头部，用双手拇指指腹交替轮推前额印堂部位(图 2-242)。

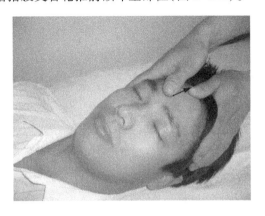

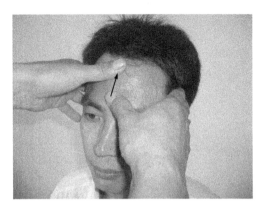

图 2-241　轮推印堂(卧位)　　　　　　图 2-242　轮推印堂(坐位)

【操作要领】

无论轮推还是轮抹,用力要均匀一致,手法轻巧灵活。治疗后以局部有温热感为佳。

【技法功效】

此法又称"开天门"。印堂为经外奇穴,对于外感或内伤引起的风热头痛头晕,施治印堂穴具有清热息风、醒脑安神、散瘀止痛的作用。

(三)分抹前额

【施治部位】

从前额中间至两侧太阳穴。

【操作技法】

(1)患者仰卧,医者坐在患者头顶上侧,双手四指分别扶在患者头部两侧,用双手拇指指腹同时从前额中间向两侧分抹至太阳穴(图 2-243)。

(2)患者正坐,医者站在患者身前,双手四指分别扶在患者头部两侧,固定头部,用双手拇指指腹同时从前额中间向两侧分抹至太阳穴(图 2-244)。

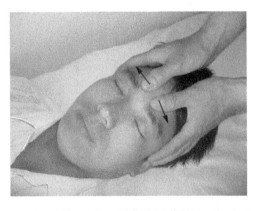

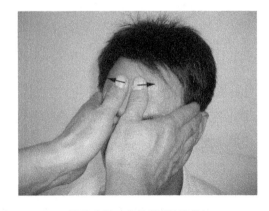

图 2-243　分抹前额(卧位)　　　　　　图 2-244　分抹前额(坐位)

【操作要领】

双手拇指分抹时,用力要均匀一致,柔和缓慢。分抹后前额以有微胀及舒适感为佳。

【技法功效】

此手法又称"分阴阳",具有清醒头目、开窍镇静、祛风散寒、行气止痛的作用。

(四)按揉太阳

【施治部位】

两眉外端的后陷凹太阳穴。

【操作技法】

(1)患者仰卧,医者坐在患者头顶上侧,双手四指分别扶按患者头部两侧,拇指指腹分别按在两侧太阳穴处,同时用力对按,然后向后旋转按揉(图2-245)。

(2)患者正坐,医者站在患者身前,双手四指分别扶在患者头部两侧,固定头部,拇指指腹分别按在两侧太阳穴处,同时用力对按,然后向后旋转按揉(图2-246)。

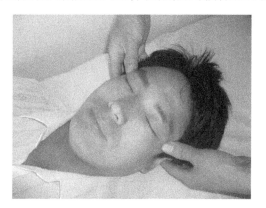 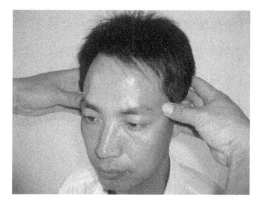

图2-245 按揉太阳(卧位)   图2-246 按揉太阳(坐位)

【操作要领】

点按时用力以患者能够接受为度。按揉时用力要轻揉,以有酸胀感为佳。

【技法功效】

太阳穴是头部重要的奇穴,是治疗头面部疾病的常用穴位,按揉其具有清头泻火、明目止痛的功效。

(五)横拨少阳

【施治部位】

头侧耳上颞部经脉。

【操作技法】

(1)患者仰卧,医者坐在患者头顶上侧,双手四指相并指端并齐拨动患者头部两侧足少阳经脉循行部位(图2-247)。

(2)患者正坐,医者站在患者身前,用双手拇指桡侧同时拨动患者头部两侧足少阳经脉循行部位(图2-248)。

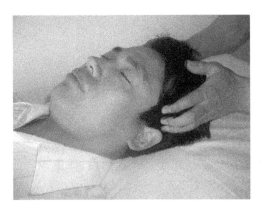

图2-247　横拨少阳(卧位)

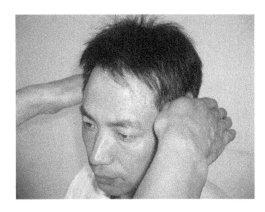

图2-248　横拨少阳(坐位)

【操作要领】

要着力按住经脉,拨动时使其在指下产生滚动。

【技法功效】

头侧耳上颞部是足少阳胆经的循行部位,按摩其能够起到清热降火、通经活血、化瘀止痛的作用,常用来治疗头痛、头晕、压痛等病症。

(六)按压头顶

【施治部位】

整个头顶的头皮。

【操作技法】

(1)患者仰卧,医者坐在患者头顶上侧,双手四指分别扶按患者头部两侧,从发际处开始沿头部正中线用双手拇指指腹交替向后逐指按压至百会穴。同法,用两手拇指指腹同时按压头部正中旁开一拇指外侧两线和头部正中线旁开三指外侧两线(图2-249)。

(2)患者正坐,医者站在患者身后,一手扶住患者前额,另一手五指分开,拇指与其他四指呈鹰爪状,从患者前发际开始,用五指指腹大力抓按头皮(图2-250)。

【操作要领】

用拇指指腹交替按压时,动作要缓慢沉着,不可跳跃,用力可逐渐加大。按压后使头皮感到有灼热和舒适感为佳。

【技法功效】

疏风清热,健脑清神,行气活血,疏通皮部。

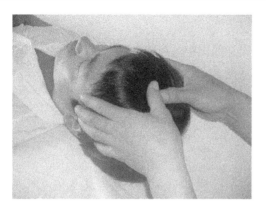

图 2-249　按压头顶（卧位）

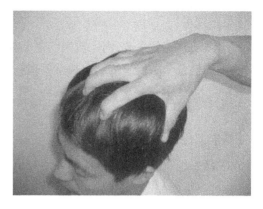

图 2-250　按压头顶（坐位）

（七）拨揉颈项

【施治部位】

颈项部的软组织及经过颈项部的经络穴位。

【操作技法】

（1）患者俯卧或仰卧，暴露前颈项部，头向一侧微摆，露出施治一侧。医者位于患者头顶上侧，用一手拇指指腹拨揉前颈项部肌群。将颈部划为 5 条线分别逐条施治：先用一手拇指指腹拨动后颈部肌群，再拨揉斜方肌和胸锁乳突肌之间肌群，从耳后高骨拨揉至锁骨止；再拿捏胸锁乳突肌，自耳后向下拿捏至锁骨止；拨揉胸锁乳突肌和喉头之间肌群；拨揉下颌骨下部位肌群（图 2-251）。

（2）患者正坐，头部前倾，暴露后项。医者站在患者身后，一手扶住患者头部，用另一手拇指指腹拨动后颈部肌群。依次从枕骨粗隆沿颈后棘突两侧软组织向下拨揉至肩胛内上角，向外下拨至肩井穴部位。从后发际起沿颈椎揉至大椎穴（图 2-252）。

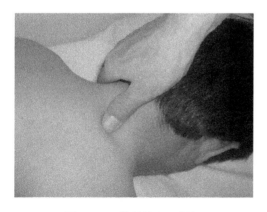

图 2-251　拨揉颈项（卧位）

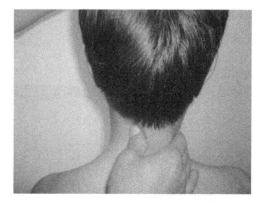

图 2-252　拨揉颈项（坐位）

【操作要领】

手法要动作缓慢，用力要渗透柔和。切忌暴力，损伤皮肤。

【临床作用】

可以疏通颈部的气血,消除肌肉痉挛,驱散瘀滞在肌肉中的风寒,缓解颈部疼痛,有利于改善对头部的供血和防治颈椎病。具有调理脏腑的功能。

(八)拿捏颈项

【施治部位】

颈项部软组织及经过颈项部的经络穴位。

【操作技法】

(1)患者俯卧或仰卧,暴露后项部。医者站在患者头顶上侧,拇指与其他四指相对拿捏患者后项部两侧肌群。用一手拇指和食指指腹相对按一定次序逐点拿捏前颈部肌肤(图2-253)。

(2)患者正坐,头部前倾,暴露后颈。医者站在患者身后,一手扶住患者头部,另一手拇指与其他四指相对拿捏患者后颈部两侧肌群(图2-254)。

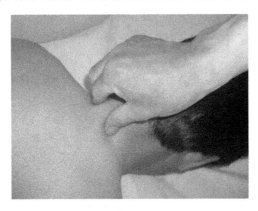 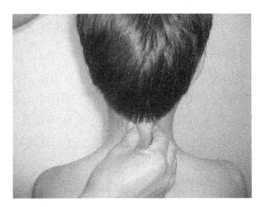

图2-253 拿捏颈项(卧位)　　　　图2-254 拿捏颈项(坐位)

【操作要领】

拿捏时移动要缓慢,用力要均匀;以颈部肌肉有酸胀感为佳。

【技法功效】

疏通经络,行气活血,软坚散解,解经止痛,清醒头脑。具有调理脏腑的功能。

(九)直推桥弓

【施治部位】

从颞骨乳突下前方至锁骨上窝,即胸锁乳突肌前缘。

【操作技法】

(1)患者仰卧,头部向一侧扭转倾斜,暴露施治部位。医者坐在患者头顶上侧,一手扶住患者头部,用另一手拇指指腹自上而下单方向推动桥弓部位,可推完一侧再推另一侧(图2-255)。

(2)患者正坐,头部向一侧歪斜,暴露施治部位。医者站在患者身后,一手扶住患者头部,另一手食指和中指相并,用二指指腹自上而下单方向推动桥弓部位,可推完一侧再推另一侧(图2-256)。

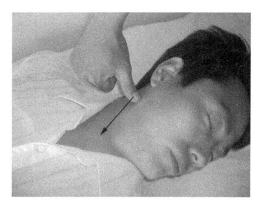

图2-255　直推桥弓(卧位)

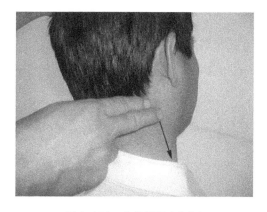

图2-256　直推桥弓(坐位)

【操作要领】

直推动作要轻快灵巧,用力不要太大,不然会压迫到颈动脉,影响向头部供血。

【技法功效】

桥弓穴,是线状奇穴,其与足少阳胆经及足阳明胃经邻近,深部有重要的血管和神经分布,对高血压病引起的眩晕头痛有很好的降压、清脑、安神、止痛效果。

（十）点按穴位

【施治部位】

头颈部常用治疗穴位。

【操作技法】

患者坐位、仰卧或俯卧,医者选择合适的体位,用拇指、中指或食指点按百会、风府、风池、头维和翳风等头部常用治疗穴位,如点按百会和风池穴(图2-257、图2-258)。

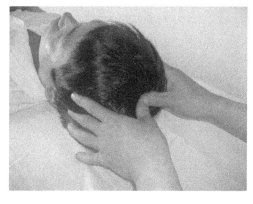

图2-257　点按穴位(卧位)

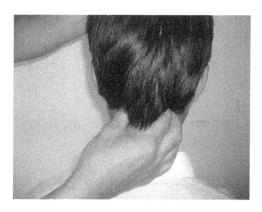

图2-258　点按穴位(坐位)

【操作要领】

点按时用力要由轻渐重,均匀柔和,先按后揉,将力度渗透到深层腧穴经络,达到刺激调理的效果。

【技法功效】

平肝息风,升阳益气,醒脑宁神,清热开窍,聪耳明目。

第三章　脏腑调理自我按摩技法

第一节　胸腹部自我按摩技法

胸腹部自我按摩时取仰卧位,松开腰带,暴露腹部,自然呼吸,身体放松。

一、打开魄门

【按摩部位】

左少腹髂窝处的乙状结肠(图3-1)。

【操作技法】

(1)按法:双手重叠,左手辅助用力,右手四指指腹着力按压乙状结肠,按而留之,结束操作时缓缓撤力,然后轻轻按揉施治部位。按完一处再按另一处,要将乙状结肠全部按压到为止。按法适用于乙状结肠触之疼痛,不宜采用拨法的情况下(图3-2)。

(2)拨法:双手重叠,左手辅助用力,右手四指指腹着力按于乙状结肠内侧,触着后由里向外拨动乙状结肠,并沿乙状结肠分布位置移动手指反复操作,将能够触摸到的乙状结肠部分全部治疗到位。最后轻轻揉动施治部位,结束操作(图3-3)。

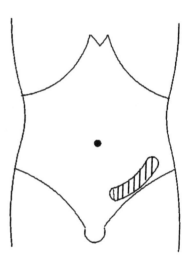

图3-1　打开魄门(部位)

【防治作用】

乙状结肠下连直肠和肛门,肛门又称魄门,为人体代谢产物排出体外的最大通道之一,也是患者体内病邪排出体外的重要门户。众多的脏腑疾病往往影响大肠的正常生理功能,导致此处堵塞、排泄失常,因此,通过对乙状结肠按摩可以有效软化组织、扩张肠道、分解宿便、消除堵塞、促进畅通,从而使体内病邪和浊气能从肛门顺利排出体外,保障腹气畅通,人体气机的调畅。本技法可以治疗腹胀、便秘、泻泄、结肠炎等慢性结肠病症。

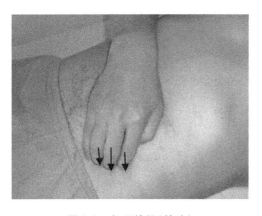

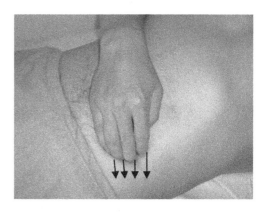

图3-2 打开魄门(按法)　　　　　图3-3 打开魄门(拨法)

二、疏通结肠

【按摩部位】

腹右侧的升结肠和结肠右曲,上腹部的横结肠,腹左侧的结肠左曲和降结肠(图3-4)。

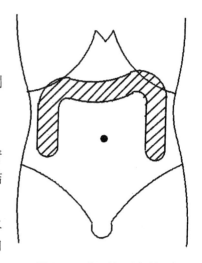

图3-4 疏通结肠(部位)

【操作技法】

(1)拨法:①双手重叠,左手辅助用力,右手四指指腹着力按于降结肠外侧,用力自外向里拨动,从升结肠与乙状结肠的连接处起,向上依次横拨降结肠和结肠左曲(图3-5)。

②两手拇指与其他四指分开,两拇指指尖相对,按住上腹部的横结肠上侧部位,利用拇指指掌关节的摆动着力向下推拨横结肠(图3-6)。

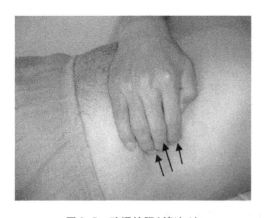

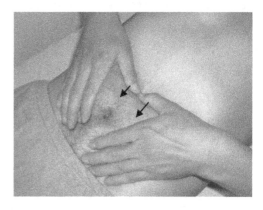

图3-5 疏通结肠(拨法1)　　　　　图3-6 疏通结肠(拨法2)

③双手重叠,右手辅助用力,左手四指指腹着力按于右季肋下的结肠右曲部位,用力自外向里拨动,从右季肋下始,向下依次拨揉结肠右曲和升结肠,至盲肠止(图3-7)。

（2）推法：用右手的大鱼际部位从盲肠端起，沿结肠分布向上推至左曲，转弯向左推横结肠至右曲，转弯向下推降结肠至乙状结肠部位止（图3-8至图3-10）。

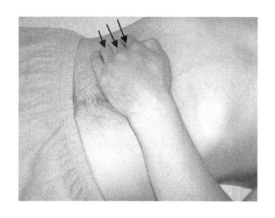

图3-7　疏通结肠（拔法3）

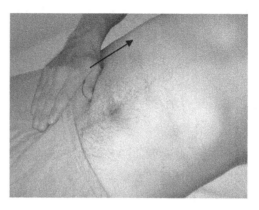

图3-8　疏通结肠（推法1）

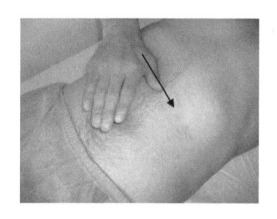

图3-9　疏通结肠（推法2）

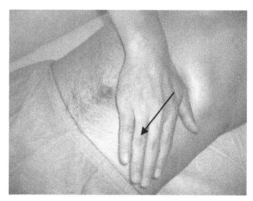

图3-10　疏通结肠（推法3）

【防治作用】

大肠的生理功能以传化糟粕为主，脏腑功能失调如果累及大肠或大肠本身发生病变，皆可影响其传导功能，造成人体内的代谢废物的排泄不畅或过极，从而进一步影响六腑的正常传输功能和人体气机升降出入的正常。因此，对大肠进行按摩可使其组织软化、功能改善、传导有力、保持通畅，更有利于体内代谢废物和病邪的排泄。另外，大肠与肺相互络属，互为表里，因此，施治大肠还可以间接调理肺的肃降和通调水道的功能。

三、清理盲肠

【按摩部位】

右少腹部髂窝内的盲肠（图3-11）。

【操作技法】

（1）拨法：两手拇指与其他四指分开，两拇指指尖相对，着力按于脐部右下方盲肠内侧部位，然后利用拇指指腹将盲肠向髂脊方向推拨挤压（图3-12）。

（2）揉法：右手握拳，拇指指腹按于上拳眼，其他四指第二指节相并形成一个平面着力按于盲肠部位，左手叠其上辅助用力，进行顺时针旋转滚揉（图3-13）。

【防治作用】

盲肠为大肠起始的膨大盲端，向上通升结肠，向左连回肠。此处易停留病邪或宿食，且不易向结肠方向移动，通过按摩可以将其内滞留的病邪或废物挤压到结肠中去而顺利排出体外，从而保持此处的畅通。对慢性盲肠炎有很好的防治作用。

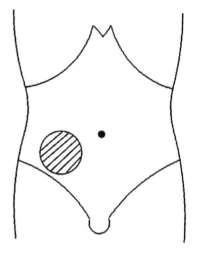

图3-11　清理盲肠（部位）

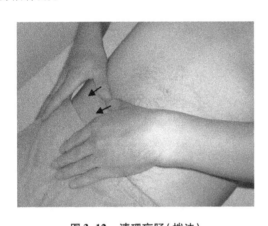

图3-12　清理盲肠（拨法）

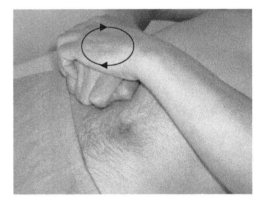

图3-13　清理盲肠（揉法）

四、调和冲任

【按摩部位】

从剑突下沿腹正中线至小腹耻骨部冲任二脉，腹内的肠道以及腹部大动脉和静脉（图3-14）。

【操作技法】

（1）拨法：双手重叠，左手辅助用力，右手四指指腹着力于腹部中线的冲任二脉循行部位，由剑突下始至下腹耻骨部止，自上而下进行横拨（图3-15）。

（2）推法：用拇指或大鱼际，由剑突下直推到下腹耻骨部，反复操作，以腹内有热感为宜（图3-16）。

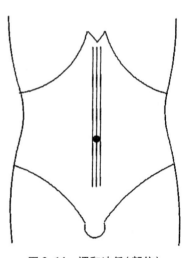

图3-14　调和冲任（部位）

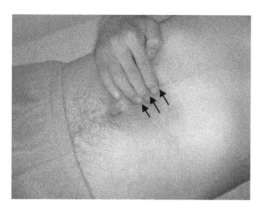

图 3-15 调和冲任（拨法）

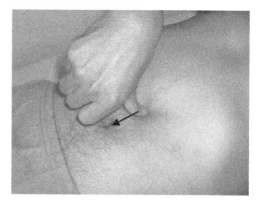

图 3-16 调和冲任（推法）

【防治作用】

腹部正中为冲、任脉循行部位。任脉总任一身之阴经，为"阴脉之海"，又主胞胎，因此，对这个部位的按摩可以起到疏通任脉、畅达正气、疏散浊气、消积导滞、散瘀止痛、滋阴壮阳、增进肠胃功能、促进血液循环的作用。另外，按摩冲、任二脉对妇科诸症的治疗亦有显著疗效。

五、健运三经

【按摩部位】

从两肋弓下缘起沿腹直肌至下腹部的足少阴肾经、足阳明胃经、足太阴脾经，以及腹内的肠道（图 3-17）。

【操作技法】

（1）推法：两手掌根同时从上腹部两侧肋弓下缘起沿腹直肌同时向下推至下腹部两侧（图 3-18）。

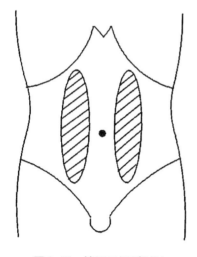

图 3-17 健运三经（部位）

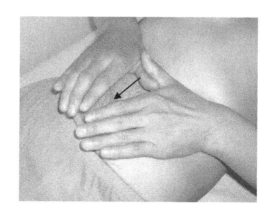

图 3-18 健运三经（推法）

（2）拨法：①双手重叠，左手辅助用力，右手四指指腹着力按于左侧腹直肌外缘，从左肋弓下缘开始，由外向里横拨腹直肌及腹内组织，自上而下至下腹部左侧止（图3-19）。

②双手重叠，右手辅助用力，左手四指指腹着力按于右侧腹直肌的外缘，从右肋弓下缘开始，由外向里拨动右腹直肌及腹内组织，自上而下至下腹部右侧止（图3-20）。

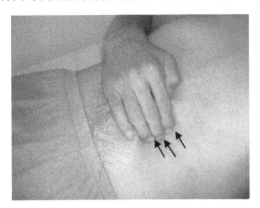

图3-19 健运三经（拨法1）

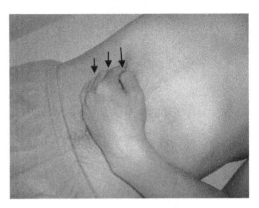

图3-20 健运三经（拨法2）

【防治作用】

腹中线两侧为足少阴肾经、足阳明胃经和足太阴脾经在腹部的循行部位，其下又藏胃、胰、十二指肠、小肠、肾等组织器官。腹左侧易受心、脾、胃等脏腑慢性疾病的影响，日久会导致左腹直肌及腹内组织器官板滞、硬结或有压痛感；腹右侧易受肝、胆等脏腑慢性疾病的影响，日久会导致右腹直肌板滞、硬结或有压痛感。脏腑慢性疾病日久不愈，造成腹内组织器官的气滞血瘀、病邪滞留、气血运行受阻，从而又直接影响其周围脏腑的生理功能，成为重要的致病因素。因此，通过对腹部两侧及整个腹内小肠等器官组织的按摩既可以起到疏通肾、脾、胃三经，健脾和胃，滋阴补肾的作用，又可对腹内组织器官起到软坚散结、活血化瘀、调和脏腑、通畅腹气、扶持正气、升清降浊的效果。另外，小肠与心相互络属，施治小肠可以间接调理心脏的功能。

六、开通带脉

【按摩部位】

腹部两侧带脉部位（图3-21）。

【操作技法】

（1）按法：用两手拇指指腹同时着力点按两带脉穴，反复操作3次（图3-22）。

（2）拿法：点按后，再用左手四指放在左后腰部，拇指放在腹前，右手四指放在右后腰部，拇指放在腹前，两手同时拿捏腰部两侧的带脉穴部位（图3-23）。

【防治作用】

带脉为足少阳胆经在胁腰部穴位，亦为带脉的穴位。

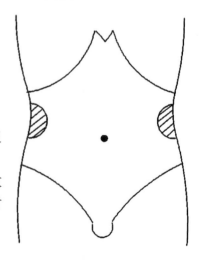

图3-21 开通带脉（部位）

带脉环束腰部,上下行诸经湿浊沿带脉下而成带,奇经八脉的冲、任、督、带四脉与妇科疾病关系密切,故本手法有治疗月经不调、赤白带下、阴挺等妇科病症的作用。

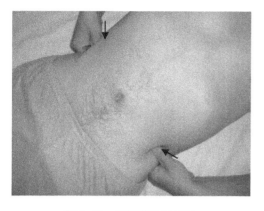

图 3-22　开通带脉(按法)

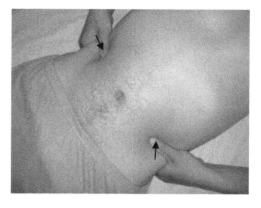

图 3-23　开通带脉(拿法)

七、健脾和胃

【按摩部位】

左季肋下的脾胃和肋弓下缘的胃脘部位(图 3-24)。

【操作技法】

(1)按法:①左手握拳,拇指尖放在拳眼,用四指第 2 指节并拢形成的平面或关节突出部位按压左季肋或胃脘部,右手重叠助力,按而留之(图 3-25)。

②双手重叠,右手辅助用力,左手掌按于左季肋,四指相并弯曲,指腹沿左季肋弓着力下按胃脘部位(图 3-26)。

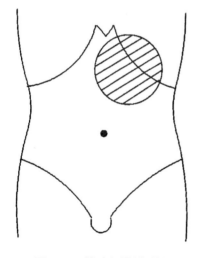

图 3-24　健脾和胃(部位)

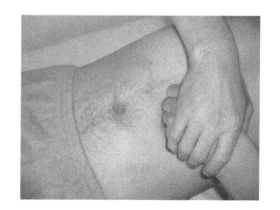

图 3-25　健脾和胃(按法 1)

(2)拨法:双手重叠,左手辅助用力,右手四指指腹着力按压于左肋弓下缘部位向右下方拨揉胃脘部,若此处有积滞的硬块或条索,要用手指按于其上,进行重点拨动,促使其软而消散(图3-27)。

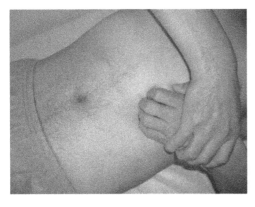

图3-26　健脾和胃(按法2)

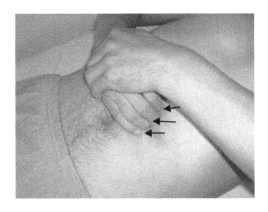

图3-27　健脾和胃(拨法)

【防治作用】

脾胃为"后天之本",气血生化之源,胃主受纳,胃气以降为顺,脾主运化,脾气以升为宜,脾胃作为气机升降之枢纽,脾升胃降带动全身的气机升降,因此,脾胃的功能是否正常,直接影响人体气血的盛衰和气机的升降。另外,在用按摩治疗脏腑疾病时,从体内各处祛除出来的有形或无形病邪又容易会聚滞留在上腹部。通过对脾胃的治疗,一可以增强脾胃的血液循环,调和胃肠分清泌浊功能,促进食物消化,使气血生化有源,以扶助正气,提高人体的抗邪能力;二可以增进胃肠蠕动、畅达中焦气机、以升清降浊、祛除寒湿郁气、积食瘀血、健脾和胃。本手法对肝气横逆、痞满胀痛、呃逆、呕吐、食欲不振、吞酸嘈杂和胃寒疼痛等病症有很好的治疗效果。

八、疏肝利胆

【按摩部位】

右季肋下的肝、胆及肋弓下缘部位(图3-28)。

【操作技法】

(1)按法:①双手重叠,左手辅助用力,右手掌按于右季肋,四指相并弯曲,指腹沿右季肋弓着力下按肋弓下缘部位(图3-29)。

②右手握拳,拇指尖放在拳眼,用四指第2指节并拢形成的平面或关节突出部位按压左季肋或肋弓下缘部位,左手重叠助力,按而留之(图3-30)。

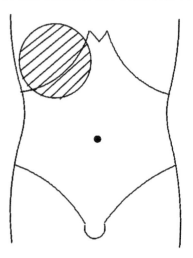

图3-28　疏肝利胆(部位)

(2)拨法:双手重叠,右手辅助用力,左手四指指腹着力按于右肋下缘肌肉向左下方拨揉,要带动腹内组织运动。若有癥瘕、积聚应重点施治,以软坚散结,消除病灶(图3-31)。

【防治作用】

肝生性条达,其性刚烈,主疏泄,调畅全身气机。其在志为怒,最易被情志所伤,影响疏泄功能的正常,导致肝气郁结,气机不畅,甚至形成血瘀或积聚、肿块、膨胀等病理产物。肝气郁结,又可影响胆汁的分泌与排泄,而出现胁胀满、疼痛、口苦、纳食不化,甚则黄疸等症。《素问·举痛论》有"百病生于气也"之说,因此,疏肝利胆,保持肝脏正常的疏泄功能是全身气机调畅、气血和调的关键。因此,对肝脏的按摩治

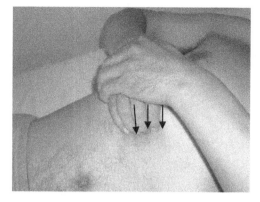

图 3-29 疏肝利胆(按法 1)

疗可使肝脏疏泄正常、气机调畅、消除积聚。本手法对肝硬化、脂肪肝、肝胆结石、胆囊炎及慢性肝炎等肝脏病症的治疗有独特效果。

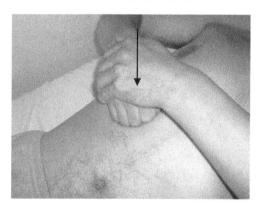

图 3-30 疏肝利胆(按法 2)

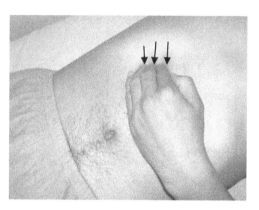

图 3-31 疏肝利胆(拨法)

九、心下破积

【按摩部位】

剑突下心口窝部位(图 3-32)。

【操作技法】

(1)按法:双手重叠,一手助力,另一手用食指或中指指腹着力点按心口窝部位的硬块(图 3-33)。

(2)拨法:双手重叠,一手助力,另一手用中指指腹着力按于心口窝部位,对此处的硬块或条索进行拨揉(图 3-34)。

【防治作用】

心为君主之官,居于胸中,心口窝位处心脏之下,心脏病变易使该处气血不调,造成气血瘀滞,形成的肌肉板滞硬结或条索又影响心脏的正常功能,导致各脏腑气血紊乱。

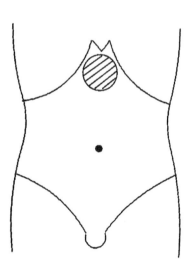

图 3-32 心下破积(部位)

通过对此处按摩,可以活血化瘀、软坚散结、消除血行障碍、促进代谢、畅达气机、改善心脏周围环境,有利于心脏功能的恢复,也有利于全身气血的运行。本手法不仅有利于心脏功能的恢复,还可以阻止胃气上逆,治疗反胃、吞酸、噎膈、呕吐等胃部疾病。

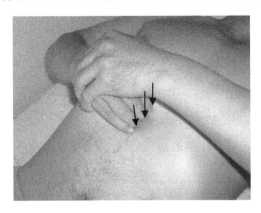

图 3-33 心下破积(按法)

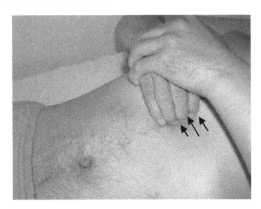

图 3-34 心下破积(拨法)

十、固肾培元

【按摩部位】

脐及其周围、腹内的肠道等(图 3-35)。

【操作技法】

(1)拨法:双手重叠,一手辅助用力,另一手四指指腹对脐部周围板滞硬结的部位进行着力拨揉,促使其软化消散(图 3-36、图 3-37)。

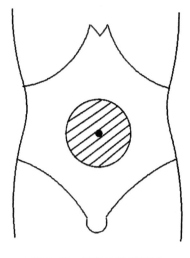

图 3-35 固肾培元(部位)

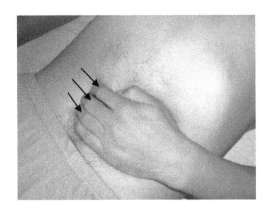

图 3-36 固肾培元(拨法 1)

(2)揉法:双手掌重叠按于脐上或脐下的关元、气海穴部位,进行顺时针或逆时针旋转按揉(图 3-38)。

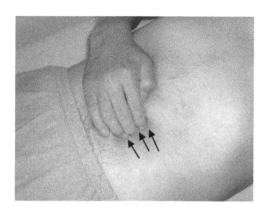

图 3-37　固肾培元（拨法 2）

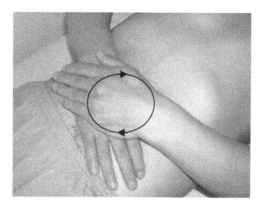

图 3-38　固肾培元（揉法）

【防治作用】

脐中"神阙穴"为与人体生命、神气息息相关的大穴。神阙通任、督、冲、带与十二经关系密切，故按摩脐部能直接或间接作用于诸经脉，影响五脏六腑。脐周围为肾在腹部的反射区，肾为"先天之本"，内育元阴元阳，为脏腑阴阳之本、生命之源。肾的阴阳失调会导致其他各脏的阴阳失调。反之，其他各脏的阴阳失调，日久必导致肾的阴阳失调。在临床中发现许多慢性脏腑疾病日久不愈，都要损伤正气，引起局部或全身的气血不足，会导致脐部周围肌肉气血瘀滞，发生板滞、硬结或有压痛，从而造成肾功能失调。通过对脐部进行按摩，可以活血化瘀、软坚散结、调和气血、恢复肾的阴阳平衡，从而激发元气、扶正祛邪，因此，按摩脐部及周围对人体有很好的保健作用。本手法对阳痿、早泄、遗精等男性性功能障碍病症、泌尿系统及妇科疾病具有显著疗效。

十一、抓拿腹壁

【按摩部位】

腹壁肌肤（图 3 -39）。

【操作技法】

拿法：手掌按贴于腹壁，先以掌根施压力，后屈曲指掌下叩，以掌根与指端合力将局部皮肉紧缩攥压，然后逐渐自掌内松脱滑出，沿肌群分布上下移动，可纵向或横向操作，对板滞硬结的部位可重点治疗（图 3-40、图 3-41）。

【防治作用】

肌肤位于人体的外层，包裹体内脏腑组织器官，有保护机体防御外邪的作用。在病理上，外邪可通过肌肤而侵入

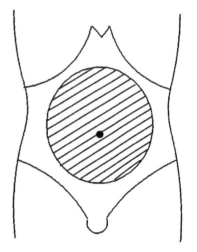

图 3-39　抓拿腹壁（部位）

络脉、经脉以致脏腑。同样脏腑功能失调，症状也可通过经络反映于肌肤，造成肌肤的气血瘀滞、运行不畅，进而又影响脏腑功能。因此，通过拿捏胸腹部肌肤可以起到祛风除寒、软坚散

结、消脂减肥、化瘀止痛,促进气血运行,改善脏腑功能,增强机体抵抗能力的作用。本手法多用于腹部肌肉脂肪肥厚或腹壁坚硬者。

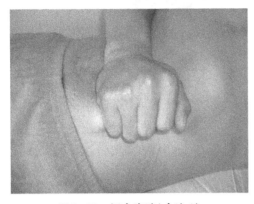

图3-40　抓拿腹壁(拿法1)

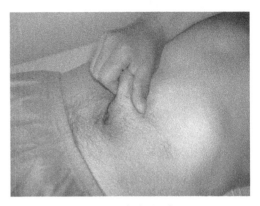

图3-41　抓拿腹壁(拿法2)

十二、翻江倒海

【按摩部位】

左右季肋、肝胆、脾胃及上腹部(图3-42)。

【操作技法】

揉法:左手和右手手掌和手指分别按压于左季肋和右季肋部位。右手掌根着力向下按压右季肋,四指指腹沿肋弓向下按压肋弓下缘;左手着力按压左季肋,四指按住用力向里按压,两手按压的力量形成向上腹部中间对挤之势。然后右手带动手下皮肤向右乳头方向移动,左手同时向里按压左季肋。之后右手向下移动,用掌根向左下方用力推按右季肋,四指指腹慢慢向里拨动肋弓下缘部位;同时左手随右手的运动放松用力,两手恢复原状。本手法是连贯手法,要一气呵成,腹部要充分放松(图3-43、图3-44)。

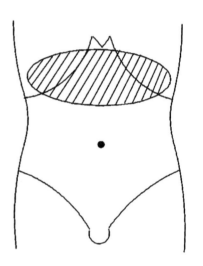

图3-42　翻江倒海(部位)

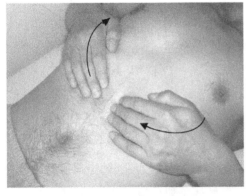

图3-43　翻江倒海(揉法1)

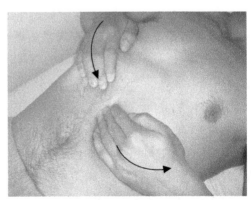

图3-44　翻江倒海(揉法2)

【防治作用】

当病邪积于两肋胁之下时,通过该手法可以将其推按至上腹部,并使停滞病邪由不固定动变的活动疏散,有利于下移排出体外。这个手法是使积聚于中焦的病邪由"死"变"活",并促使其向下腹移动排出体外的重要手法,也是治疗脏腑疾病过程中常用手法。

十三、推波助澜

【按摩部位】

上腹部(图3-45)。

【操作技法】

拨法:①左、右手四指并拢指腹按于脐上腹部吸定皮肤,然后带动皮肤向上移动后下按,再用四指背侧向下推拨至原按压部位。要推动上腹内病邪向下运动(图3-46)。

②用右手大鱼际侧按于脐上腹部吸定皮肤,然后带动皮肤向上移动后下按。要推动上腹内病邪向下运动(图3-47)。

【防治作用】

本手法可促进停留在上腹部的病邪向腹部下方移动,有效防治病邪的上逆,有利于促使病邪排出体外。对上腹部胀满、憋闷、呕吐等证有很好的治疗效果。

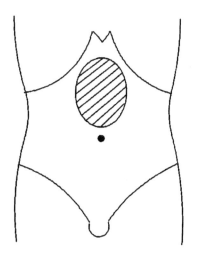

图3-45　推波助澜(部位)

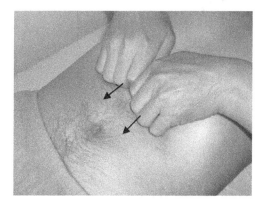

图3-46　推波助澜(拨法1)

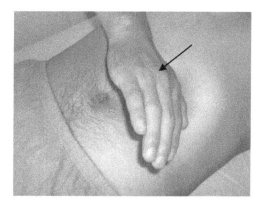

图3-47　推波助澜(拨法2)

十四、海底捞月

【按摩部位】

下腹部及腹内的组织器官(图3-48)。

【操作技法】

(1)揉法:右手握拳,拳心按于小腹,左手重叠按于右拳上辅助用力,进行顺时针或逆时针缓慢旋转滚揉(图3-49)。

（2）拨法：用左手四指按于小腹左侧,右手四指按于小腹右侧,两手指尖向下,双手指腹同时下按向上搂拨腹内回肠（图3-50）。

【防治作用】

当上腹部积聚的病邪移至下腹部位,通过本手法的作用,可将其一部分赶出体外,一部分又重新返回上腹部,这样病邪由上被治到下,再由下被治到上,上下反复就会逐渐消散,最终全部排出体外。另外,本手法还可以治疗一些妇科及泌尿系统的疾病。

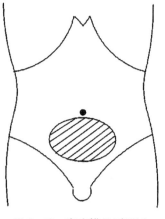

图3-48　海底捞月（部位）

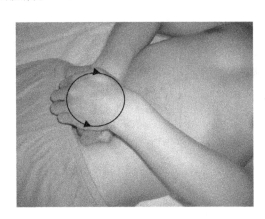

图3-49　海底捞月（揉法）

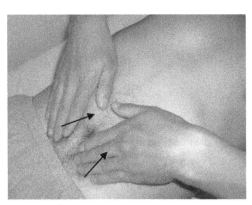

图3-50　海底捞月（拨法）

十五、定海神针

【按摩部位】

腹部的硬块或穴位(图3-51)。

【操作技法】

点法：双手重叠,一手辅助用力,另一手用中指或食指指腹紧贴体表施治部位或穴位上,将力贯注于指端,逐渐加深施力下按,由轻至重、由表及里,按而留之,结束手法时要慢慢撤力,不可突然松手撤力。也可用两拇指同时点按2个穴位(图3-52至图3-54)。

【防治作用】

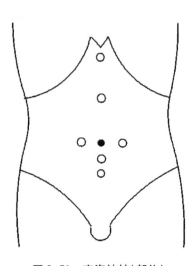

图3-51　定海神针（部位）

点法有相当强的渗透力,刺激性很强,通过点按刺激穴位,可以通过经络将能量传递给相应的脏腑器官,从而来调和脏腑的功能。另外,点法对于一些硬块具有软坚散结、活血化瘀、解痉止痛的功效,是消除腹腔内硬块和板滞肌肉常用的重要手法,也是点按腹部穴位的手法。

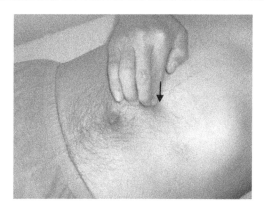

图 3-52　定海神针（点法 1）

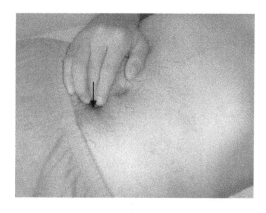

图 3-53　定海神针（点法 2）

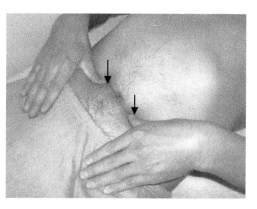

图 3-54　定海神针（点法 3）

十六、宽胸理气

【按摩部位】

前胸部和侧胸部的肌肉经络，胸腔内的肺脏和心脏等组织器官（图 3-55）。

【操作技法】

（1）推法：用单手掌根或大鱼际侧从胸骨柄起直接推到胸骨突止。用左手掌推按于左侧胸部锁骨下，用右手掌按于右侧胸部锁骨下，两手同时向下直推到两季肋部止（图 3-56）。

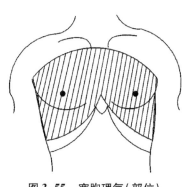

图 3-55　宽胸理气（部位）

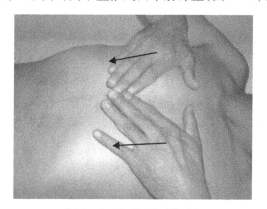

图 3-56　宽胸理气（推法）

（2）揉法：用手指或手掌轻轻揉按整个胸部和胁肋部（图3-57）。

（3）拿法：①用单手四指置于腋下，拇指与其相对拿捏胸大肌。右手拿左侧胸大肌，左手拿右侧胸大肌（图3-58）。

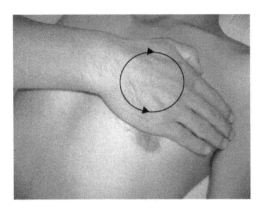

图3-57　宽胸理气（揉法）

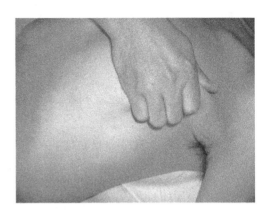

图3-58　宽胸理气（拿法1）

②用单手从胸骨侧始，逐手抓拿胸侧两胁肋皮肉至腋下。左手抓拿右胁肋肌肉，右手抓拿左胁肋肌肉（图3-59）。

（4）按法：四指稍微分开，用四指指腹按于肋间隙，沿肋间隙逐指按压肋间肌。动作要缓慢，用力要渗透（图3-60）。

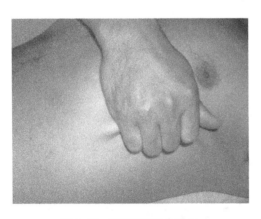

图3-59　宽胸理气（拿法2）

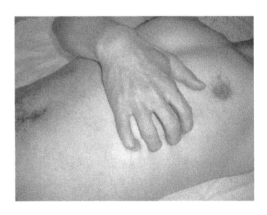

图3-60　宽胸理气（按法）

【防治作用】

心和肺位于胸中，通过对胸部肌肉的按摩，可以活血化瘀、消炎止痛、顺气降逆，促进胸部气血运行，从而改善心、肺所居住的外部周围环境，达到宣肺止咳、化痰降逆、补益心血心气、振奋心阳，增强心脏功能的作用。同时，还可疏通经络、温经散寒，对胸肋胀满、憋闷、肋间神经痛、岔气、心绞痛、咳嗽、哮喘等胸部疾患亦有很好的治疗效果。

十七、点穴降逆

【按摩部位】

胸骨处的膻中穴,左、右锁骨下窝的气户穴,腋下胁部的大包穴(图3-61)。

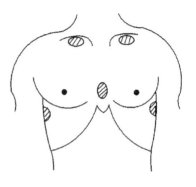

图3-61 点穴降逆(部位)

【操作技法】

点法:①两手交叉,左手中指指腹点压右锁骨下窝"气户穴",右手中指指腹点压左锁骨下窝"气户穴"(图3-62)。

②拇指指腹着力向下推压"膻中穴"(图3-63)。

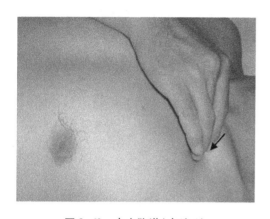

图3-62 点穴降逆(点法1)

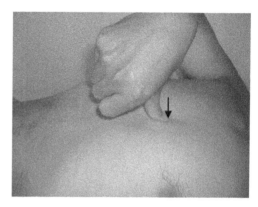

图3-63 点穴降逆(点法2)

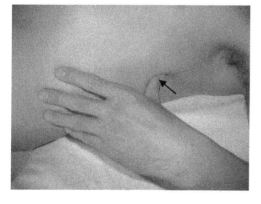

图3-64 点穴降逆(点法3)

③双手拇指指腹分别点按两侧胁部的"大包穴"部位(图3-64)。

【防治作用】

肺位于胸中,五脏中位置最高,为脏腑之华盖、清阳之府,若遭受病邪侵入,则胸阳为之痹阻,清气无法合成和输布,津液也会聚而成痰成饮,因此,本手法具有清肺化痰、宣肺止咳、平喘降逆,将滞留在肺部的病邪化解消散、促其下行的作用,常用来治疗哮喘、咳嗽和痰饮等病症。另外,点按这些穴位还有降逆宽胸、阻止病邪上逆的作用。

十八、引气归元

【按摩部位】

整个胸腹部和脐部(图3-65)。

【操作技法】

（1）推法：用左手手掌按于脐部，右手从胸部天突穴下开始沿任脉向下推擦至脐部，按于脐部，左手再重复右手的操作，双手交替进行。用左手手掌按于脐部，右手从右胸部锁骨下开始推擦右胸腹部至脐部，按于脐部，左手再重复右手的操作推擦左胸腹部，双手交替依次进行。用左手手掌按于脐部，右手从右腋下季肋部开始推擦右胸腹侧至脐部，按于脐部，左手再重复右手的操作推擦左胸腹侧，双手交替依次进行（图3-66、图3-67）。

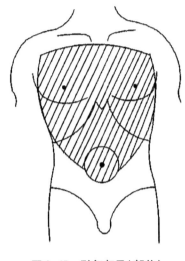

图3-65　引气归元（部位）

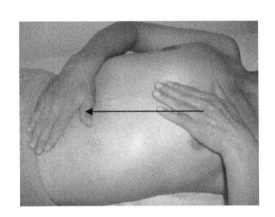

图3-66　引气归元（推法1）

（2）揉法：双手掌重叠按于脐部，先顺时针按揉9圈，再逆时针按揉9圈，按压脐部一段时间，结束操作（图3-68）。

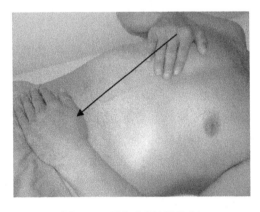

图3-67　引气归元（推法2）

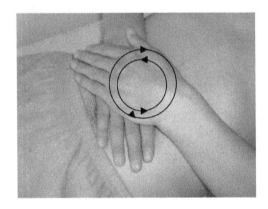

图3-68　引气归元（揉法）

【防治作用】

此手法为胸腹部按摩的结束手法，意在将按摩治疗后散开的元气收归到"丹田"，即"气归丹田"。

第二节　腰背部自我按摩技法

一、自压点穴

【按摩部位】

腰背部膀胱经、督脉上的俞穴及阿是穴。

【自制器械】

自制腰背部点穴器械包括双峰和单峰点穴器2种(图3-69)。

制作方法：选择长12 mm、宽5 mm、厚4～5 mm的木料,制作成图中2种形状的器械。双峰点穴器两峰顶间距可根据自身背部膀胱经的间距来定,一般6 mm左右。无论双峰和单峰点穴器的厚度都可以根据自身背部情况来制作,一般4～5 mm即可。

【使用方法】

患者仰卧躺平在床上,然后将点穴器置于腰背下面,使点穴器的峰顶对准需要点按的部位或穴位,靠自身的重力压在点穴器上,从而通过点穴器的反作用力产生对腰背部的点按效果。双峰点穴器用来同时点按脊柱两侧经穴,单峰点穴器用来点按腰背部一侧的经穴或者督脉上的穴位,患者可以根据需要选择使用(图3-70)。

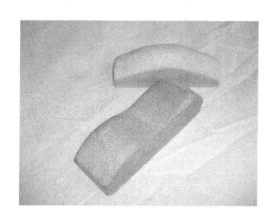

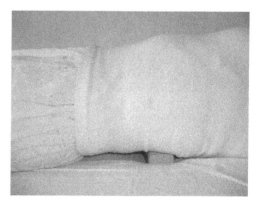

图3-69　自制背部点穴器　　　　　图3-70　点穴器使用方法

患者可以在晚上睡觉前或早晨醒后,以及其他仰卧休息的时候随时将点穴器械置于背下根据自己的病情选择合适部位或穴位进行自我保健。

【防治作用】

腰背部膀胱经线上的俞穴是脏腑经气输注背腰部位的腧穴,与脏腑关系密切。当脏腑发生病变时,按压其背部的相应俞穴会有疼痛、酸胀、轻快的感觉,故此《内经》有"按其处,应在中而痛解"的记载。背部俞穴是治疗脏腑相应疾病的重要穴位,故有"治脏者治其俞"的取穴原则。通过使用本法经常点按腰背部经穴对脏腑有很好的调和作用。

二、自我拍打

【按摩部位】

腰背部的经络穴位和肌肉。

【自制器械】

腰背部自我拍打按摩的器械主要有健身棒和健身锤2种(图3-71)。

健身棒和健身锤都可在市场上购买,也都可以用木料自制。健身棒的长度以握住一端能够将自己的整个背部拍打到为准,一般33 mm左右即可,粗细以手掌正好握住为宜,一般直径4 mm左右即可。

【使用方法】

患者坐位或站位,一手握住健身棒的一端,将手反背背后,对需要治疗的部位进行逐一拍打。拍打时,背部要保持平展,防止拍打在骨头上,用力由小到大。按摩锤的使用方法同按摩棒的使用方法,按摩棒拍打的面积较大,按摩锤拍打的面积较小,患者可根据自己的需要选择使用。在操作中,注意背部心区和肾区部位击打力量要轻(图3-72)。

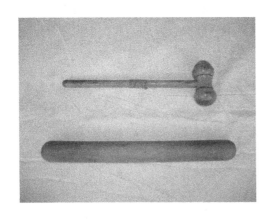

图3-71　自制背部拍打器

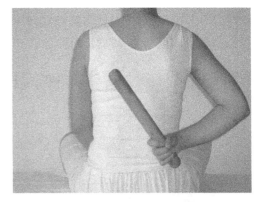

图3-72　拍打器使用方法

患者不必利用专门的时间来拍打背部,可以在看电视、聊天中或者工作劳累后等一些闲暇时间随时对背部进行拍打保健。

【防治作用】

疏通腰背部经脉,促进气血的运行,调和脏腑,缓解痉挛,解除疲劳。

第三节 头颈部自我按摩技法

一、拨揉经脉

【按摩部位】

头部表皮的经络、神经和血管。

【操作技法】

坐位或仰卧位,用拇指桡侧或四指端并齐横拨头部的经络、神经和血管,若触有疼痛的部位应重点按摩(图 3-73)。

【防治作用】

此手法具有通经活血、清热降火、化瘀止痛作用,常用来治疗头痛、头晕、头闷、头胀等病症。

二、按压头顶

【按摩部位】

整个头皮及头部经络穴位。

【操作技法】

坐位,五指分开,拇指与其他四指呈鹰爪状,从前发际开始,用五指指腹大力抓拿头皮,反复操作(图 3-74)。

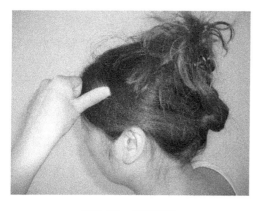

图 3-73 拨揉经脉

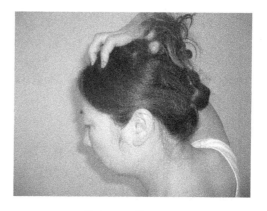

图 3-74 按压头顶

【防治作用】

疏风清热,健脑清神,行气活血,疏通皮部。

三、直推桥弓

【按摩部位】

从颞骨乳突下前方至锁骨上窝,即胸锁乳突肌前缘。

【操作技法】

坐位或仰卧位,用拇指指腹自上而下单方向推动,右手推右侧,左手推左侧,推完一侧再推另一侧(图3-75)。

【防治作用】

桥弓穴,是线状奇穴,其与足少阳胆经及足阳明胃经邻近,深部有重要的血管和神经分布,对高血压引起的眩晕头痛有很好的降压、降晕、止痛效果。

四、拨揉颈项

【按摩部位】

颈项部软组织及颈椎。

【操作技法】

坐位或俯卧位,四指相并,用指腹横拨后颈部颈椎两侧的软组织。按揉或拿捏颈部肌肉(图3-76)。

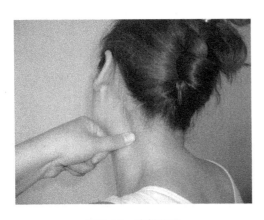 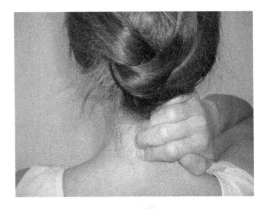

图3-75　直推桥弓　　　　　　　图3-76　拨揉颈项

【防治作用】

可以疏通颈部的气血,消除肌肉痉挛,驱散瘀滞在肌肉中的风寒,缓解颈部疼痛,有利于改善对头部的供血和防治颈椎病。

五、叩击头顶

【按摩部位】

前头部和头顶部。

【操作技法】

用健身锤或五指指尖并拢对前头部和头顶部进行有节奏的叩击,用力要由轻渐重,重点叩击头部不舒适或疼痛部位(图3-77)。

【防治作用】

疏经活血,清脑醒目,消除疲劳,振奋精神。

六、点按穴位

【按摩部位】

头部睛明、太阳、百会、风池、风府等常用保健穴位。

【操作技法】

坐位或仰卧位。依次按揉睛明、太阳、风池、风府、百会等头部穴位(图3-78)。

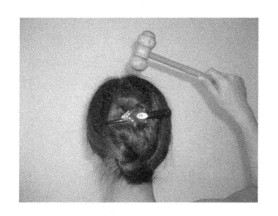

图3-77　叩击头顶

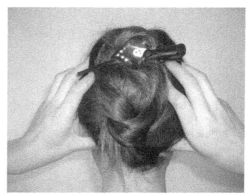

图3-78　点按穴位

【防治作用】

疏风清热,醒脑开窍,聪耳明目,通经活络,治疗各穴主治病症。

第四节　四肢部自我按摩技法

一、拨手三阳

【按摩部位】

手阳明、少阳和太阳经在上肢前臂的循行部位。

【操作技法】

坐位,一侧上肢前臂抬起,调整好姿势,用另一手拇指和其他四指相对呈钳状拿住前臂。

①用拇指指腹从"曲池穴"始沿手阳明大肠经循行部位拨揉至"阳溪穴"止（图3-79）。

②调整前臂姿势,用拇指指腹从"天井穴"始沿手少阳三焦经循行部位拨揉至"阳池穴"止（图3-80）。

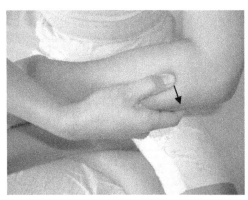 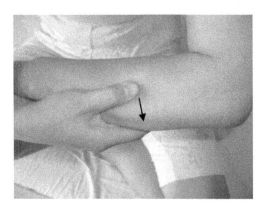

图3-79　拨手三阳(大肠经)　　　　　图3-80　拨手三阳(三焦经)

③调整前臂姿势,用中指指腹从"小海穴"始沿手太阳小肠经循行部位拨揉至"阳谷穴"止（图3-81）。

【防治作用】

疏经通络,祛除病邪,调和手三阳经所络属的脏腑功能,防治各经疾病。

二、拨手三阴

【按摩部位】

手太阴、厥阴和少阴经在上肢前臂的循行部位。

【操作技法】

坐位,一侧上肢抬起,调整好姿势,用另一手拇指和其他四指相对呈钳状拿住前臂。

①用拇指指腹从"尺泽穴"始沿手太阴肺经循行部位拨揉至"太渊穴"止（图3-82）。

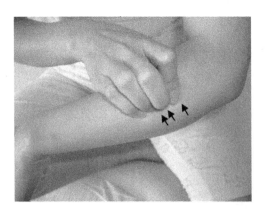 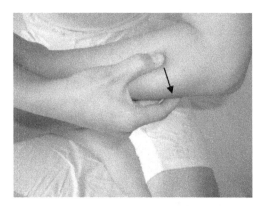

图3-81　拨手三阳(小肠经)　　　　　图3-82　拨手三阴(肺经)

②调整前臂姿势,用拇指指腹从"曲泽穴"始沿手厥阴心包经循行部位拨揉至"大陵"穴止（图3-83）。

③调整前臂姿势,用中指指腹从"少海穴"始沿手少阴心经循行部位拨揉至"神门穴"止（图3-84）。

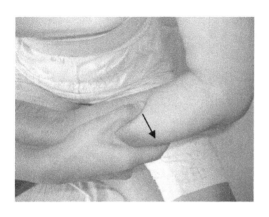

图3-83　拨手三阴（心包经）

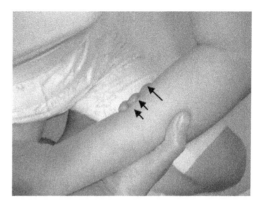

图3-84　拨手三阴（心经）

【防治作用】

通经活血,放松肌肉,祛除病邪,调和手三阴经所络属的脏腑功能,防治各经疾病。

三、点上肢穴

【按摩部位】

上肢曲池、内关、外关、合谷等常用保健治疗穴位。

【操作技法】

坐位,一侧上肢抬起,用另一手点揉曲池、内关、外关、合谷等上肢穴位（图3-85）。

【防治作用】

疏通经络,行气活血,调和脏腑,治疗各穴主治病症。

四、拨足三阳

【按摩部位】

足阳明、少阳、太阳经在下肢小腿部的循行部位。

【操作技法】

双腿盘坐位,一侧下肢前伸,调整好姿势。

①用同侧手四指或对侧手拇指指腹横拨足阳明胃经,自"足三里穴"起,自上而下,经"上巨虚"和"下巨虚"至"解溪穴"止（图3-86）。

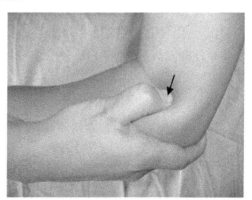

图3-85　点上肢穴（曲池）

②用同侧手四指指腹横拨足少阳胆经,自"阳陵泉穴"起,自上而下,经"阳交"和"光明"至"悬钟穴"止(图3-87)。

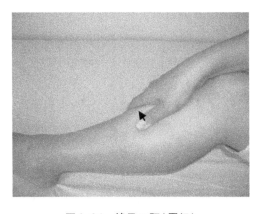

图3-86 拨足三阳(胃经)

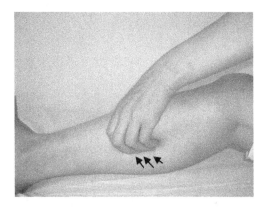

图3-87 拨足三阳(胆经)

③双手拇指与其他四指相对,四指扶住小腿,两拇指指尖相对,用指腹横拨足太阳膀胱经,自"委中穴"起,自上而下,经"承山穴"至"昆仑穴"止(图3-88)。

【防治作用】

舒筋活络,行气活血,祛除病邪,调和脏腑,主治各经病症。

五、拨足三阴

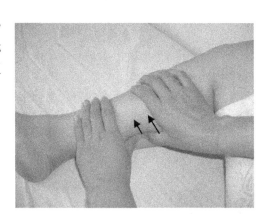

图3-88 拨足三阳(膀胱经)

【按摩部位】

足太阴、厥阴、少阴经在下肢小腿部的循行部位。

【操作技法】

双腿盘坐位,一侧下肢前伸,调整好姿势。双手拇指与其他四指相对,四指扶住小腿,两拇指指尖相对,用两指腹横拨足太阴脾经和足厥阴肝经(足太阴脾经、足厥阴肝经和足少阴肾经在小腿循行部位基本重合),自"阴陵泉"起,自上而下,经"地机"和"三阴交"至商丘穴止(图3-89)。

【防治作用】

舒筋活络,行气活血,祛除病邪,调和脏腑,主治各经病症。

六、点下肢穴

【按摩部位】

下肢承山、血海、足三里、三阴交、涌泉等常用保健治疗穴位。

【操作技法】

双腿盘坐位,一侧下肢前伸,调整好姿势。用一手拇指指腹点按前伸下肢的足三里、三阴交、血海、太冲、涌泉等下肢穴位(图3-90)。

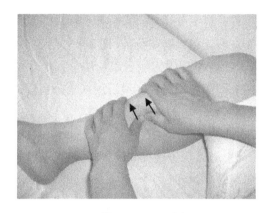

图3-89 拨足三阴(肝脾肾三经)

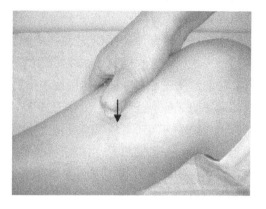

图3-90 点下肢穴(足三里)

【防治作用】

疏通经络,激发经气,强健肢体,调和脏腑,治疗各穴主治病症。

第五节 胸腹部自我按摩步骤

胸腹部自我保健按摩步骤是段氏自我脏腑按摩技法和方法的一个综合,通过经常对自身胸腹部进行保健可达到消食导滞、健运脾胃、疏肝解郁、通利三焦、调畅气机、升清降浊、扶正祛邪、平衡脏腑阴阳、美容美体、保健全身、延年益寿的效果。

胸腹部自我按摩操作步骤如下。

预备式:患者仰卧,松开腰带,暴露腹部,两手自然放在身体两侧,全身放松,呼吸自然,然后自我操作。

第一式——打开魄门:用拨法拨动乙状结肠2分钟(图3-3)。

第二式——疏通结肠:用拨法依次拨动降结肠、结肠左曲、横结肠、结肠右曲和升结肠至盲肠部位,每个部位反复拨揉1分钟。然后用推法自盲肠起沿结肠分布推至乙状结肠止,反复推5遍(图3-5至图3-10)。

第三式——清理盲肠:用拨法或揉法盲肠1分钟(图3-12、图3-13)。

第四式——调和冲任:用拨法横拨上腹至下腹任脉和冲脉循行部位,上下往返操作1分钟。然后用大鱼际推法自上而下直推腹部任脉5遍(图3-15、图3-16)。

第五式——健运三经:用拨法横拨腹部两侧的肾经、脾经和胃经循行部位,先按摩左侧,再按摩右侧,每侧反复操作1分钟。然后用掌根推法同时自上而下直推腹部两侧5遍(图3-18至图3-20)。

第六式——开通带脉:用两手拇指同时点按腹部两侧带脉穴1分钟,反复3次。然后拿捏腰部带脉处肌肉10次(图3-22、图3-23)。

第七式——健脾和胃:用拨法拨揉胃脘部位2分钟(图3-27)。

第八式——疏肝利胆:用拨法拨揉右肋弓下缘的肝胆反射区2分钟(图3-31)。

第九式——固肾培元:用拨法分别拨动脐部两侧部位各1分钟(图3-36、图3-37)。

第十式——定海神针:用点法点按中脘、气海和左右天枢穴各半分钟(图3-53、图3-54)。

第十一式——宽胸理气:用拿法分别拿捏两胸大肌各半分钟。然后用拿法分别抓拿两侧胸部和胁肋部肌肤各半分钟。再用按法分别按压两肋间隙各半分钟。最后用揉法分别按揉两侧胸部和胁肋部各半分钟(图3-57至图3-60)。

第十二式——翻江倒海:用双手揉法按揉两季肋和上腹部10遍(图3-43、图3-44)。

第十三式——引气归元:用推法推擦整个胸腹部1遍。双手掌重叠按于脐部,按顺时针和逆时针方向各按揉9圈,然后按压脐部半分钟,结束胸腹部操作(图3-66至图3-68)。

第六节　自我按摩注意事项

1. 要正确认识自我保健按摩对防治疾病和人体保健的作用和效果。对于患某种慢性疾病的患者,在遵循医嘱进行药物或其他方法治疗疾病的同时,根据自身的病情,选择适当的脏腑按摩方法经常进行自我按摩,对疾病的治疗和身体的康复具有很好的辅助作用。同时,也要认识到段氏脏腑按摩疗法和其他治疗方法一样,虽然能对多种疾病具有治疗效果,但也不能包治百病。另外,按摩部法虽然简单易学、安全可靠,但在临床运用中,如运用不当也可能出现一些失误,患者在自我按摩治疗疾病是也应小心谨慎。

2. 感觉身体不适时,应该及时到医院进行检查确诊,清楚自己的病情和身体状况后再选择合适的脏腑自我按摩方法进行自我调理和治疗,并按规定的手法、经络、穴位依次进行。不可在不了解自身病情和身体状况的情况下盲目按摩治疗,以免延误病情,造成不良后果。

3. 在进行脏腑自我按摩调理身体的时候,除了要掌握好按摩技法和治疗原理外,还要具备自我按摩治疗战胜疾病的恒心和耐心。只有持之以恒、坚持不懈,才能最终取得好的疗效。

4. 做自我保健按摩时,不要求面面俱到,各人可根据自己的身体健康情况明确治疗重点,选用几个部位或某个部位重点操作。当然,如能全部操作效果将更好。若你对自己的身体疾病有疑问或掌握不好自我按摩手法,应向有关医生咨询或请医生来择定。

5. 病情危重患者,某些久病过分虚弱的、素有严重心血管病的或高龄体弱的患者,在进行自我按摩时要时刻注意体内气机的变化,小心谨慎行事,若出现不良反应要及时到医院就医。

6. 有出血性素质的人或患有按摩后可能引起出血疾病的人,急性腹膜炎,急性化脓性腹膜炎,急性阑尾炎,急性肾结石、胃或十二指肠急性穿孔等一些急性病患者不易采取按摩治疗。

7. 脏腑器官发生严重器质性病变者和各种恶性肿瘤疾病患者及妇女经期、孕妇禁用脏腑按摩疗法。

8. 在大怒、大喜、大恐、大悲等情绪激动的情况下,不要立即自我按摩。饱食之后,不要急于按摩,一般应在饭后 2 小时左右或饭前为宜。每日可做 1～2 次,每次20～30 分钟。

9. 按摩时,手法用力应先轻后重,由浅入深,循序渐进,使体表有个适应的过程,切勿用力过大,以免擦伤皮肤。同时还要注意双手清洁,勤剪指甲,讲究手部卫生,并且要保持双手有一定的温度。

10. 按摩时,应调整好情绪,做到全身肌肉放松,呼吸自然。按摩胸腹时,最好直接在皮肤上操作或仅隔着薄衣,以提高效果。

第四章　脏腑按摩手法运用原则

第一节　持久有力,深透柔和

按摩疗法是通过各种操作活动作用于人体,借以调动、增加机体的抗病能力,调整、理顺由于不同病因所导致的各种病理状况,以恢复其生理功能的一种中医外治方法。手法作为按摩治病的主要手段,其熟练程度,即如何适当地应用手法,是决定治疗效果好坏的关键。因此,熟练的按摩手法必须做到持久、有力、柔和、深透,才能起到防病治病、强壮保健的作用。"持久"是指手法在操作过程中,要保持动作和力量的连贯性,并维持一定的时间,以使手法刺激足够积累到能产生良好的疗效。"有力"是指手法刺激必须具有一定的力度,力度的大小、方向要根据治疗对象、施术的部位和病症的性质而决定,决不能用蛮力,使患者不能忍受或出现意外损伤。"柔和"是指手法的动作要稳、柔、灵活,用力要缓和,使手法轻而不浮、重而不滞,才能使患者容易接受按摩疗法,也避免对软组织造成损伤。持久、有力、柔和是按摩治疗疾病的手段,"深透"才是手法作用的最终目的,只有"深透"的手法作用于体表,其产生的刺激和能量才能达至深层的筋脉骨肉,直至脏腑经络,才能调整其机能状态,使之气血和调,筋骨复旧,阴平阳秘,精神乃至。由此可见,手法运用的几个方面是相辅相成、密不可分的。要想达到熟练的手法操作,术者必须经过长期的手法练习和临床实践,才能做到由生到熟、由熟生巧,乃至得心应手、运用自如的境界。

段氏脏腑按摩疗法是以腹部作为主要按摩部位的按摩疗法。腹部各个组织器官由里到外都由软组织构成,手法的运用即得做到"有力",使力量直达脏腑或直达病灶,又必须做到"柔和";既不伤外表皮肤肌肉,又不损体内的组织器官才为最佳。人有胖瘦,病灶有深浅,体质有强弱,疾病有虚实,所以在临床运用各种手法时,必须根据具体情况的不同,掌握好力度的大小,做到既不对患者造成损伤,又必须达到"深透"的目的,发挥最佳的治疗效果。这就要求医者在手法运用上既要有力又要柔和,做到"刚中有柔,柔中有刚,刚柔相济",方为上乘。因此,医者在对患者按摩治疗时,不可在对疾病诊断不清、对患者的腹部情况了解不清的情况下,盲目使用手法和用力,不然轻则损伤皮肉,重者损坏脏腑组织器官,甚至危及患者生命,造成严重后果。

第二节　手随心转，法从手出

疾病的种类多种多样，致病因素也是千差万别，又有"同病不同证，同证不同病"之说。在对疾病的治疗过程中，阴阳的转化、正邪的盛衰、虚实的变化在不断地发生着演化。因此，在正确诊断、明确治疗原则和主要治疗手法的同时，要按照中医辨证论治的原则，随时根据病情的变化而改变治疗手法和施治方针，以取得最佳的按摩治疗效果。

医者在临床上，必须时刻了解和掌握患者的病情变化，特别是要通过手对患者腹部的触摸来感受体会，对病症的情况做到心中有数，不可盲目行事。要在微妙之中见真功，不可拘泥于一些固定的治疗方法和手法，要在错综复杂的病变中迅速捕捉信息，快速综合分析并选择出最佳的治疗方案和治疗手法，及时准确地辨证施术，才能做到手到病除。就如《医宗金鉴》一书中所讲的那样："一旦临证，机触于外，巧生于内，手随心转，法从手出，内呼外应"，只有将手法运用得出神入化，才能达到按摩治疗疾病的最高境界。

第三节　全神贯注，形神合一

段氏脏腑按摩作为一种治疗脏腑疾病的按摩方法，除了一些常用的按摩操作手法外，还有一些针对不同的治疗部位创建的一些特殊的治疗手法，医者要想使这些手法在治疗中能够真正地发挥作用，必须经过长期的艰苦锻炼和临床实践，才做到手形和手法的标准和运用自如，并在临证时做到聚精会神、专一贯注，使手法的运用与自己的心神高度融合统一，才能够具备按摩操作的内在功力，这种内在的功力既包括手法本身所具有的力度、柔韧度、深透度、熟练度、操作中的技巧及感知病变症结的灵敏度，亦涵盖医者的精神信息与能量的有机结合产物。

医者只有做到手法与心神完美的结合，融为一体，使手法的运用成为心神的内在体现，才能最终达到在按摩治疗中的"形神合一"，也是按摩医师所追求的手心合一的境界。也只有这样才能够将手法所具有的力、能和信息传递给患者，深达于体内的脏腑、筋骨和病邪，并能通过经络系统传递到全身各处的组织器官，从而有效地改善脏腑组织器官的功能，调动机体的能量，化解和清除体内的病邪，强壮身体，恢复健康。

第四节　泻中有补，补中有泻

由于疾病的症候表现多种多样，病理变化极为复杂，且病情又有轻重缓急的差别，对不同的时间、地点和个体，其病理变化和病情转化也不尽相同，因此，在治疗疾病时要善于从复杂多变的疾病现象中抓住本质，做到治病求本，从而确定相应的治疗方法。

段氏脏腑按摩以"调理气机，平衡阴阳，扶正祛邪"作为临床治疗的基本原则，在对腹部脏腑进行按摩治疗时多采用"泻中有补，补中有泻"的治疗手法，把"扶正"和"祛邪"有机地结合在一个治疗过程中。因为许多慢性疾病多是虚实相杂的病情，在对腹部进行按摩时，一方面作用于腹部的病灶、邪气，通过按摩疏经通络、活血化瘀、消食导滞、逐饮化痰的作用，可将这些病理产物或致病因素化解并排出体外；另一方面通过调节脏腑的功能，促进脏腑气血的改善，激发和提高脏腑生理作用，使正气得到恢复，可提高机体抗病和胜邪能力。

要想达到"补虚泻实"的治疗目的，关键决定于手法的运用。手法作用的刺激量又决定了治疗的效果。按摩疗法补泻效果的实现主要与不同手法作用时间长短、力度大小、频率快慢、运动方向、施治部位及手法的类型有关。

一般同一个手法运用时间短为补，时间长为泻；力量大为泻，力量小为补；频率快为泻，频率慢为补。揉法、摩法等，一般顺时针右转为补，逆时针左转为泻；推法一般顺经络而行为补，逆经络而行为泻。另外，在按法和点法的实际运用中，要以手下或指下产生的气感、力量深入体内深浅，使体内气机是否产生运动作为衡量手法发挥作用的标准。

第五章　脏腑按摩临床遵循事宜

每种治疗疾病的方法都有一定的治疗范围，段氏脏腑按摩疗法也不例外，其虽然能对多种疾病具有治疗效果，但也不能包治百病，是有其局限性的。通过大量的临床实践，段氏脏腑按摩主要适用于因脏腑功能失调而引起的一些慢性疾病，如心脏病、糖尿病、慢性胃肠病及妇科疾病等。对一些轻度器质性病变也有一定的治疗效果，如肝大、胃与十二指肠溃疡、慢性浅表型胃炎、轻度萎缩性胃炎等。一般对一些急性突发症和疾病发病后期出现危险证候的重型疾病，如中风、癌症、急性出血症等病症不易进行治疗。另外，对于骨伤科病症也具有其独特的治疗效果，如软组织损伤，风寒湿痹症（肩周炎、坐骨神经痛、关节炎等）等。但对一些陈旧性损伤或关节重度粘连变形者，治疗难度较大，效果不太理想，但如果坚持长时间治疗，也能获得一定疗效。

第一节　临床常见适应证

一、常见内科病症

感冒、头痛、失眠、牙痛、呃逆、腹痛、腹胀、肋痛、痹症、痿证、泄泻、便秘、癃闭、慢性支气管炎、支气管哮喘、胃与十二指肠溃疡、慢性胃炎、胃下垂、胃肠神经官能症、肠道易激综合征、高血压、卒中后遗症、心绞痛、冠心病、心肌炎、心脏神经官能症、肺心病、糖尿病、肝硬化、慢性肝脏病、慢性胆囊炎、慢性胰腺炎、慢性肾炎、遗精、阳痿、早泄、前列腺炎等一些慢性疑难杂症。

二、常见妇科病症

闭经、痛经、月经不调、月经前后诸症、带下、盆腔炎、乳腺炎、乳腺增生、更年期综合征等。

三、常见五官科病症

因脏腑功能失调导致的鼻炎、耳聋、耳鸣、口腔及眼部病变。

四、常见儿科病症

积食、厌食、消化不良、疳积、咳嗽、呕吐、泄泻、便秘、遗尿等常见小儿疾病。

五、常见其他病症

肾虚腰痛、腰肌劳损、坐骨神经痛、腰椎间盘突出症、下肢浮肿、四肢寒凉等病症。

第二节　禁忌证及不适宜人群

1. 急性传染性疾病,急性骨髓炎,结核性关节炎。
2. 传染性皮肤病,皮肤湿疹,水火烫伤,皮肤溃疡,以及癣、疱疹、脓肿、各种疮疡等症。
3. 各种恶性肿瘤疾病、各种传染性疾病。
4. 精神病:如癫痫、疯狂等。
5. 有出血性素质的人或按摩后可能引起出血的疾病,如腹部动脉血管瘤、急性腹膜炎、急性化脓性腹膜炎、急性阑尾炎患者。
6. 妇女经期,妊娠期;婴幼儿急性病症。
7. 病情危重患者,某些久病过分虚弱的、素有严重心血管病的或高龄体弱的患者。
8. 骨折、骨裂、骨结核等骨伤疾病。
9. 胃、十二指肠急性穿孔等疾病。
10. 脏腑器官发生器质性病变及不明原因者。

第三节　临床运用注意事项

1. 医者按摩前要修整指甲,热水洗手,同时将指环等有碍操作的物品预先摘掉。
2. 医者态度要和蔼,严肃细心,要耐心地向患者解释病情,争取患者合作。
3. 患者与医生的位置要安排合适,特别是患者坐卧等姿势,要舒适而又便于操作。
4. 按摩手法要轻重合适,并随时观察患者的表情,使患者有舒服感,便于接受。
5. 一般患者的腹部组织比较娇嫩,在初次接受脏腑按摩时,手法宜轻揉缓慢,以防损伤皮肤和软组织。
6. 按摩时间,每次以30~60分钟为宜,最多不超过1.5小时。一般以每天按摩1次为宜,有的可根据病情酌情增加,10次为一个疗程。
7. 患者在大怒、大喜、大恐、大悲等情绪激动的情况下,不要立即按摩。
8. 患者饱食之后,不要急于按摩,一般应在饭后2小时左右或饭前为宜。
9. 患者不信任医者,不能很好配合治疗的,一般不宜按摩。
10. 按摩时,有些患者容易入睡,应取毛巾盖好,以防着凉,注意室温。当风之处,不要按摩。

第六章　段氏脏腑按摩诊断方法

段氏脏腑按摩疗法是以中医理论为指导的治疗方法,在对疾病的诊断中离不开中医的"望、闻、问、切"四诊合参的诊断原则。但由于其特殊的治疗手段,决定了其在诊断疾病中特殊的诊断方法,应以中医"切诊"中的"按诊"作为主要诊断手段。脏腑按摩又以"按诊"中的"腹诊"为主,"腹诊"诊断方法在使用按摩疗法治疗疾病中起着重要的作用,通过腹诊所得出来的结果,在进行按摩治疗时对决定合适的治疗原则、选择合适的治疗手法,以及治疗所能达到的预期效果提供了重要的依据。它在诊断中与"四诊"的作用是相辅相成的,两者可相互印证,互为依据,同时参考现代医学的诊断结果也是非常必要的。

腹诊是以中医学基本理论体系为指导,通过望、闻、问、切等诊察手段来诊察患者胸腹部的胀、痛、满、悸、痞、硬、急、结等病变征象,以判断内在脏腑、经脉、气血津液等方面的病理变化,从而指导临床治疗的一种体现中医特色的诊断方法。清代医家俞根初说:"胸腹为五脏六腑之宫城,阴阳气血之发源,若欲知其脏腑何如,则莫如按胸腹,名曰腹诊。"《灵枢·外揣》中有"远者司外揣内、近者司内揣外"的诊治原则,因此,腹诊方法属于一种据外揣内、由表知里的方法,与中医其他诊法一样具有相同的方法论原理。

虽然腹诊的部位仅限于胸腹部,属于一种局部诊法,但根据中医学的整体观念:人是一个有机的整体,构成人体的各个组成部分之间,在结构上是不可分割的,在功能上是相互协调、相互为用的,在病理上是相互影响的,人的局部和整体是辩证的统一。具体而言,从形态结构方面来看,人体是由若干脏腑器官等组织组成的,这些脏腑器官是相互沟通、相互连接的,任何局部都是整体的一个组成部分,与整体在形态结构上有着密切的关联。从基本物质方面来看,组成各脏腑器官并维持其机能活动的物质是同一的(即精、气、血、二津、液),这些物质分布和运行于全身,以完成统一的机能活动。从机能活动方面来看,组织结构上的整体性和基本物质的同一性,决定了各种不同机能活动之间的密切联系性,它们互根互用、协调制约、相互影响,从而使机能活动表现出整体统一性。人体虽分脏腑、九窍、四肢百骸等,但它们都是整体的一部分,同时每一局部又是一个小整体。由于胸腹部是人体的一个组成部分,直接包罗五脏六腑的部位,因此,它必然与五脏六腑、四肢百骸具有整体联系,人体的整体机能活动情况完全可以通过胸腹部征象反映出来,腹诊方法实际上就是这种理论的具体运用。

现将段氏脏腑按摩疗法多年来在临床实践上积累的触诊方法和对疾病的诊断依据进行介绍,作为学习脏腑按摩的参考。因为疾病在发生发展过程中是千变万化的,中医早有"同病不同证,同证不同病"之说。因此,医者必经过大量的实践积累经验,才能做到"机触于内",而得心应手,在临床中对疾病做出正确无误的诊断,以提高按摩治疗的疗效。

第一节　中医腹部四诊简介

一、望诊

望腹部的形态、丰隆畸形、凹陷或扁平,来判断虚实或患病部位,一般丰隆者为实,凹陷者为虚,或高或凹的畸形部位可能是腹腔内部患病部位。望腹部皮肤色泽滋润或干燥,显明或晦暗,来判断患者的气血旺盛盈亏。

二、闻诊

听腹部发出的声音,患者腹部有时会发出"汩汩"的声音,若声音夹杂水动音,则腹腔内瘀滞之邪较深,正气虚;若发出的声音"啪啪"作响,而且响后会从肛门排出浊气,则说明正气盛、浊气浅。用手指叩击患者两胁肋和上腹部时,若发出"咚咚"的如敲鼓声,则说明病邪较盛;若发出如叩石之声,则说明脏腑功能较好。

三、问诊

询问患者腹部是否有疼痛部位? 胀满? 气逆? 胸肋胀痛? 胸腹憋闷? 大便干结或溏稀? 按压腹部时有无压痛感? 压痛是刺痛还是胀痛,有无放射痛? 疼痛感向哪个部位放射? 按压腹部时有什么感受? 是喜按还是拒按? 等等。

四、按诊

(一)按诊手法

让患者选择一种合适的诊断姿势,全身放松。医者选择合适的位置,平心静气,思想集中,右(左)手的食指、中指、无名指和小指四指并拢,用四指指腹触摸按压患者身体的诊断部位,面积小的部位可用食指或中指单指操作,触摸按压时,力量要由轻到重、由浅入深,医者要细心体会手指下的感觉,观察或聆听患者的反应。医者要感觉手指下患者皮肤的冷热、润燥,肌肉有无条索、硬结,体内有无硬块、水音、气音,患者是否有异常痛感、敞胀等及其他不良反应。对判断不准的部位可反复触摸或询问患者来断定。

(二)按诊目的

通过按诊可以了解患者腹部肌肤的冷热、润燥,肌肉的软硬、板滞,腹内的结块、条索、压痛点、气液的分布及多少等,从而来审察气滞、瘀血、水饮、宿食、燥屎、虫积等病因,诊断疾病的表里、寒热、虚实、阴阳及对每个脏腑器官产生的影响及产生的疾病症状;判定是否适合运用按摩疗法,按摩治疗所能达到的预期效果和治疗过程产生的正常和非正常病理反应等;有利于医者对疾病治疗方法的确立和手法的选择,在施治过程中做到心中有数、有的放矢。

1. 审察病因病机

中医学在诊断和治疗疾病时,强调审证求因,治病求本,运用腹诊可审察胸腹内气滞、瘀血、水饮、宿食、燥屎、虫积等病因病机。

气滞是指气机郁滞不畅,主要表现为胸腹部的痞满、噫气、胀痛等症。如邪犯少阳、枢机不利、气滞不舒的胸胁苦满症;热结胃肠、燥屎内结、气机闭塞之阳明腑实证,胃虚痰阻、气机不畅之心下痞硬、噫气不除证。引起气滞的原因有很多,诸如瘀血、水饮、食积、燥屎、虫积等均可导致肺气壅滞、肝郁气滞,或脾胃气滞而影响全身气机的运行,出现胀满疼痛等症,运用腹诊便可对上述病因分别做出鉴别。

瘀血是由脏腑功能失调、经络血行不畅所致。其胸腹征象较为复杂,有偏重于自觉症状而客观体征不甚明显者,如患者自觉腹满,察其外形并无胀满之征,也有以客观体征为明显者。但临床上以自觉症状与客观体征并见者尤为多见。概言之,瘀血腹证的特征不外乎胀满硬痛。瘀血停于少腹,阻碍气机,则为胀满;瘀血分有形之邪,其病变常与组织增生、粘连、炎性或非炎性包块、内脏肿大、新生物等有关,因而常可触及有形之物,而表现为硬满;瘀血内阻、气血不通,则表现为自觉局部疼痛,或切按后疼痛,痛如针刺、固定不移。瘀血腹证表现部位广泛,但以少腹为主。像少腹急结、少腹硬满、少腹满痛、少腹里急、少腹满如敦状及脐旁抵抗压痛等均为瘀血之象。以妇女多见。如俞根初《通俗伤寒论》:"痛在脐旁小腹,按之则有块应手者血瘀。"日本学者胜田正泰也指出:"脐左(有时右)斜下二横指处轻压时,能感到一种抵抗,更深压时,患者诉有向上向下之放散痛,此拒按现象与瘀血有重要的关联,为判定有无瘀血的不可缺少的重要诊法,由此可见,腹诊对瘀血的诊断具有重要临床意义。"

水饮是水液代谢失常所形成的病理产物,同时也是致病因素之一。水饮为患,停蓄于脏腑胸腹之间,阻碍气机的运行,常表现为胸胁及心下胀满或硬痛,或可扪及腹部动悸及心下振水音,如《金匮·水气病篇》云:"气分,心下坚,大如盘,边如旋杯,水饮所作。"《腹证奇览翼》:"心下有痰饮水气,扪之有水声。"水蓄下焦膀胱气化失常则为太阳蓄水证,腹证可见少腹急迫不适(少腹苦里急或少腹满),并多伴有小便不利或下肢浮肿。若下焦水饮上逆,则可见脐下悸,欲作奔豚症状。如《金匮·痰饮咳嗽病篇》:"假令瘦人脐下悸,吐涎沫而癫眩,此水也,五苓散主之。"

食积是由饮食过量,超过脾胃的消化、吸收和运化能力,导致食物停积、脾胃损伤。食滞胃脘,脾失健运,气机不舒,则可见脘腹胀满或致全腹做胀,疼痛拒按,叩诊鼓音,常伴有恶心呕吐、嗳腐吞酸、不思饮食、大便臭秽不爽等症。如《通俗伤寒论》:"痛在心下脐上,硬痛拒按,按之则痛益甚者食积。"

燥屎是由干燥热之邪与肠中糟粕相搏结,腑气通降失常,或由于津液耗伤、肠道失润、传化失司所致,燥屎结于肠中,阻塞肠中气机,则可见小腹硬满疼痛,或绕脐而痛,甚至全腹胀满而痛,痛而拒按,扪之可触及条状物,固定不移,质较硬。多伴有大便秘结或下利臭水。如《诊病奇侅》:"小腹有燥屎者,必近迫横骨,左边累累成块,其状稍长,按之则痛,左边充满,则及右边。"《通俗伤寒论》也谓:"若绕脐痛,按之磊磊者,乃燥屎结于肠中。"

虫积是由于饮食不洁,寄生虫进入体内积于腹中肠间所致,小儿多见。虫伏肠中,上下窜扰,气机郁滞则可见脐周疼痛,时作时止,按之有条块,时聚时散,或伴有吐蛔、便蛔嗜食异物等症。如张振鋆《厘正按摩要术》引玄裕言："蛔病诊腹有三候，腹有凝结如筋而硬者，以指久按，其硬移他处，又就所移者按之，其硬又移他处，或大腹，或脐旁，或小腹，无定处，是一候也；右手轻轻按腹，为时稍久，潜心候之，有物如蚯蚓蠢动，隐然应手，甚至腹底微鸣，是二候也；高低凸凹，如畎亩状，热按之，起伏聚散，上下往来，浮沉出没，是三候也。"

日本和久田寅《腹证奇览翼》描述了腹中诸块出现的部位及常见腹候，并形象地绘有腹中诸块分辨图。指出："腹中之病成块者，古名癥、痕、癖，且其物不一。先哲辨7种之块，今载其说，并附愚案。其一，食块。见于左右胁下。愚案：肉食之症瘕在心胸间，又宿食之结痕在上脘，皆留下胃管而不化。或曰：左胁下见若'面筋'之物者，食毒也。其二，风块。见于中脘周围。愚案：脐上动脉结而成之象，所谓半身不遂有之。其三，气块。见于左右胁下，肝经附近。愚案：所谓积症是也。气无形、不当成块，然若气郁结，则滓浊、瘀汁凝滞成块，定而不移者为积，辗转痛移者为聚。德本曰：'积，堆积也，水分之邪积集也。'此之谓也。其四，血块。见于左少腹。愚案。妇人血室在左少腹，故在左少得者为血块。然不仅限于此，以余所知，胁下脐周以及左右少腹皆有血块，应随证别之。其五，胎妊块。见于脐下任脉浅横骨之上。愚案：妊娠七八十日后，大者如栗子（据《产论》）。其六，水块。见于右少腹脐旁。愚案：小便不利之块也，或结聚于此周围，多为久寒之毒。其七，燥屎块。见于右少腹股际之上。愚案：其形磊砢，宛如探囊中之石。结聚在此周围者，亦有久寒之毒，当以形别之。燥屎也不限于右少腹，也见于左，以形状别之。又有大横穴有块者、其左系于大便通道，当有痔漏、脱肛之患；右系于小便通道，当有下疳、淋疾之患（大横穴在脐稍下，左右各3寸处）。"

2. 判断病性

疾病的表现尽管千变万化，错综复杂，但疾病的性质概括起来，不外寒热虚实四端。

寒、热病邪从外入内，与气血相搏，或机体内部阴阳失调、机能紊乱所产生的寒热病理变化，均可导致胸腹部出现异常状态。寒热之证，一阴一阳，性质相反，故其胸腹征象也迥然不同，通过辨别寒热不同的胸腹证候特征，则有助于我们对病性做出正确的判断。一般而言，属于寒的胸腹征象，多表现为胸腹肌表触之不温而寒凉、肌肤不润而凝滞、胸腹胀满、按之疼痛、痛喜热熨、得热痛减，或见腹肌拘急、腹痛绵绵、腹底无力，有时出现脐下不仁，虚里之动多迟缓。常伴有面色㿠白，肢冷蜷卧，口淡不渴，痰、涎、涕清稀，小便清长，大便稀褡，舌淡苔白而润滑，脉迟或紧等症。如《灵枢·师传篇》："胃中热，则消谷，令人县心善饥，脐以上皮热；肠中热，则出黄如糜，脐以下皮寒；肠中寒，则肠鸣飧泄。"《通俗伤寒论》也谓："凡满腹痛……喜暖手按抚者属寒。"而属于热的胸腹征象，则多表现为胸腹肌表触之灼热、肌肤湿润而舒张或枯燥、胸腹痞满而硬胀、按之疼痛、痛喜冷敷、得凉痛减，或见少腹紧满、水分穴动亢、虚里之动多洪数。常伴有口渴喜冷饮，面红目赤，烦躁不宁，小便短赤，大便干结，舌红苔黄而干燥，脉数等症。如《诊病奇侅》："腹热不见外候。有热证欲投寒剂。而疑惑难决者，可察水分脐中。其动亢者，热也。"《通俗伤寒论》："凡满腹痛……喜冷物按放者属热。按腹而其热灼手，愈按愈甚者伏热。"运用腹诊还可对寒热真假的鉴别提供重要依据。如《通俗伤寒论》："若按腹两旁虽热，于冲任脉久按之，无热而冷，症虽面红口渴，脉数舌赤，是为真寒而假热""按冲任脉动而热，热能灼手者，症虽寒战咬牙，肢厥下利，是为真热而假寒。"

虚实是邪正盛衰所致各种临床表现的病理概括。虚，主要指正气不足，以机体的气血津液和经络、脏腑等生理功能低下为主要临床表现;实,主要指邪气亢盛,多由于外邪侵入人体,或由于内脏功能失调,以致痰、食、水、血等病理产物滞留于体内而引起的病症。两者均可通过胸腹征象而表现于外。

属虚的胸腹征象,多见腹肌瘦薄、缺乏弹性或弛缓,甚至腹部凹陷、腹皮贴背,或腹满按之濡软、无抵抗、无痛或其痛绵绵,痛而喜按,按之痛减,募穴压痛轻缓,按之即有舒适感,脐旁多有动悸,脐腹按之柔软无腹力,虚里之动徽弱或其一动甚剧,甚至弹指应衣。如《素问·平人气象论》:"乳之下其动应衣,象气泄也。"《金匮·腹满寒疝宿食病篇》:"病者腹满,按之不痛为虚。"《望诊遵经》:"腹消减者,形气不足。"《伤寒指掌》:"动气者筑筑然动于脐旁上下左右,甚则连及虚里心胁而浑身振动也。此病由于妄汗妄下,血气大亏,以致肾气不纳,鼓动于下而作也。"日本汉方医家也多通过虚里动气及脐腹状态来判断脏腑,气血之亏虚。如多纪元坚《诊病奇侅》谓诊虚里动气:"浅按便得,深按却不得者,气虚之候;轻按洪大,重按虚细者,血虚之候""中脘有动气筑筑然,全腹都软者,可知是脾胃之怯弱""凡候元气之虚实,亦在于脐,以手按脐推之,濡而弱者,是元气之虚""脐下少腹之如脆弱状,如手可直探者,属肾虚""凡虚者,谓无腹力也。譬之犹水上浮纸,按之不应,重按则似可摸脊骨是也。"

属实的胸腹征象,一般多表现为胸腹胀满、心下痞硬、胁肋硬满,按之坚实而疼痛,痛而拒按,按之痛甚,相应募穴压痛明显而剧,或拒按压。如《素问·调经论》:"实者外坚充满,不可按之,按之则痛。"《金匮·腹满寒疝宿食病篇》:"按之心下满痛者,此为实也。"《医学心悟》:"按之愈痛,腹胀不减者,为实。"《通俗伤寒论》:"凡满腹痛……拒按者属实。"

3. 指导脏腑按摩施治

中医的特点是辨证论治,运用腹诊不仅能为辨证提供重要指征,更重要的是为脏腑按摩疗法确立治法,为确定治疗思路和选择采用技法提供重要依据。

(三)人体各部位按诊操作顺序

1. 胸腹部按诊顺序

患者仰卧,两腿伸直、两臂自然放在体侧,解衣宽带、暴露腹部,全身放松,呼吸自然。医者位于患者右侧,用手掌轻扶患者胸腹一遍,使患者对按摩产生适应,做好思想准备。然后医者用右手的食指、中指、无名指的指腹用一定的力度触摸胸部肌肤,肋间隙腋窝、腋下等部位,以察心肺。在腹部诊断时,从乙状结肠开始,依次为降结肠、右肋弓下、胃脘、心窝、横结肠、右肋弓下、升结肠、盲肠、上腹部左侧腹直肌上端向下至脐左侧到耻骨处、右腹部腹直肌的上端向下至脐右侧到耻骨处、胸骨剑突下沿腹中线向下至耻骨处。最后用揉法按揉两季肋和上腹部,结束腹部诊断操作。

2. 腰背部按诊顺序

背部诊断,一般是从颈椎开始,沿脊椎正中和两侧由上向下逐节触摸至尾椎,然后再由上向下沿足太阳膀胱经内侧线按压揉动,重点按压触摸脏腑俞穴部位。

3. 头部和四肢部按诊顺序

头部及四肢要根据患者的病情确定诊断部位,沿经络循行或在患病部位进行仔细触摸按压即可,若遇到肢体关节问题可运用肢体关节检查方法进行辅助诊断。

第二节　按诊临床运用

　　本部分内容介绍的是临床实践中取得的按诊经验,由于患者疾病和胸腹部症状的多样性、复杂性,诊断病症的细微之处很难全面准确描述,所以胸腹部按诊结果并不能完全作为诊断疾病的唯一依据,只能作为医者诊断疾病的参考和脏腑按摩治疗疾病的施治依据。

　　按诊时,为了便于对胸腹各部位置的具体描述,中医学将人体胸腹部划分成了以下区域:膈上为胸,膈下为腹。侧胸部腋下至十一、十二肋骨的区域为胁。左乳下心冲动处为虚里。腹部剑突下方位置称为心下。胃脘相当于上腹部。大腹为脐上部位,小腹在脐下,少腹即小腹之两侧。

　　胸腹部位划分如图6-1所示。

一、胸肋部按诊

　　1. 部位:整个前胸(图6-2)

　　按诊:胸部肌肉有明显触痛或压痛,皮肤干燥无泽。

　　症状:常见气喘、胸闷、呼多吸少、体质虚弱等症状。

　　病症:一般认为肺脏多患有慢性疾病,如哮喘、肺心病、肺结核、肺炎等。

　　2. 部位:乳下虚里(图6-3)

　　按诊:正常情况下,虚里按之应手,动而不紧,缓而不急。其动微而不显的,为不及,是宗气内虚;若动而应衣,是为太过,是宗气外泄之象。按之弹手,洪大而搏,属于危重的症候。

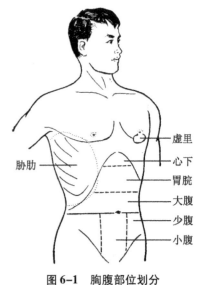

图6-1　胸腹部位划分

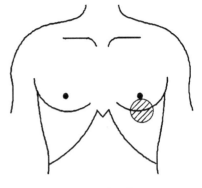

图6-2　整个胸部　　　　　　　图6-3　乳下虚里

　　症状:常见胸闷、呼吸急促、心律不齐、心动过缓、心动过速等症状。

　　病症:多为心脏功能的盛衰,脏腑疾病发展到一定程度后影响心脏功能而表现出的证候。

3. 部位:左胸肋部(图6-4)

按诊:有触痛或肌肉硬结板滞。

症状:心前、肩胛、腋窝、左胁部和上肢内侧按压时发生放射性疼痛。

病症:可疑为患有冠心病、心绞痛、心肌炎等心脏病变。

4. 部位:右胁肋处(图6-5)

按诊:肌肉板滞,按压有胀痛感。

症状:胁肋胀痛,按之患者有不适感或者有热感。

病症:多为肝气郁结或肝脏病,如慢性肝炎、肝硬化、肝痈、胆囊炎等。

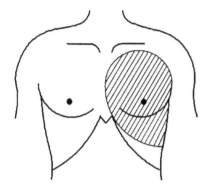

图6-4 左胸肋部

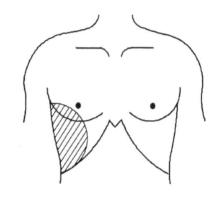

图6-5 右胁肋处

二、腹部按诊

1. 部位:整个腹部(图6-6)

(1)按诊:按之硬且满,按而不下,如充气的皮球,充实而有弹性,患者且有压痛或憋闷感。

症状:常见便秘、气喘、头晕心累、肢体疲乏无力等症状。

病症:多为心脑血管、腹胀、便秘、糖尿病初期、慢性肾病等。

(2)按诊:按之柔软虚弱,无弹性,腹部凹陷。

症状:一般患者体质虚弱,常见食少纳嗟、呃逆呕酸、头晕乏力、少气懒言等症状。

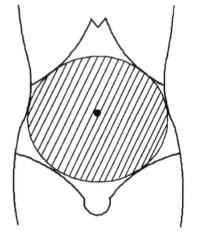

图6-6 整个腹部

病症:多见慢性胃炎、胃下垂、气喘、头痛眩晕、遗精、经血不足、腹部隐痛、大便无力、泻泄等。

(3)按诊:整体凹陷,虚空,软弱无力,喜按多为虚证;整体膨满,充实,按之有力或者有压痛,拒按多为实证。

症状:虚证多有少气懒言、身疲力乏、消化不良等症状。实证多为腹胀、腹痛等症状。

病症:一般上腹部多为肠胃病;下腹部多为妇科或男性病;脐部周围多为肾虚腰痛病。

(4)按诊:触有由细小条索构成的网状物布满整个腹部,且腹部皮肤粗糙无华。

症状:患者多见脾病之候、体质虚弱、身疲力乏、消化不良、腹胀、腹痛。

病症:多为腹胀、脾胃不和、消渴、痹证、痿证等。

(5)按诊:腹部高度膨大,形如鼓之状,称为鼓胀。以手分置腹之两侧,一手轻拍,另一手可触到波动感。同时,按之如囊裹水,且腹壁有凹痕者,为水臌;以手叩之如鼓,无波动感,按压腹壁无凹痕者,为气臌。

症状:水臌者,常见体弱、胸中堵闷、面部四肢有浮肿、小便不利等症状;气臌者,常有腹胀难卧、胸闷、嗳气、气喘、胃不受纳等症状。

病症:水臌多为肝硬化腹水、急慢性肾炎、血液回流不畅、癃闭等;气臌多为气滞、喘证、脾胃不和等。

(6)按诊:腹内肿块,有积和聚之别,按之有形而不移动的为积;痛无定出,按之无形,聚散不定的为聚。

积为脏腑所生,其病不离其位,为久病所成。心积位于脐上心下,肝积位于左胁下,肺积位于右胁下,脾积位于胃脘,肾积位于脐周围,胃积位于中脘穴处,大肠积位于左天枢穴下方,小肠积位于右天枢穴下方,三焦积位于石门穴处,膀胱积位于中极穴处。

症状:积,病属血分,为血瘀所致,不易去;聚,病属气分,为气滞所致,易去。患病的相应脏腑反映的一些疾病症状。

病症:常见于与脏腑的各类"积聚"疾病。

2. 部位:上腹胃脘(图6-7)

按诊:胃脘胀闷,按之则痛者为小结胸;胸脘腹硬满疼痛且拒按者,为大结胸。

症状:常见胸中气闷堵塞、胃脘胀满、饮食不下、腹部疼痛、大便不畅等症状。

病症:结胸证。

3. 部位:腹部左侧(图6-8)

按诊:肌肉发硬且板滞,或左季肋下有痞块。

症状:常见胸闷、心慌、心悸、左侧肢体麻木、胃疼、肋痛等症状。

病症:多为心绞痛、心律不齐、慢性胃炎、胃溃疡、半身不遂、偏头痛等。一般影响心、胃、左肾功能。

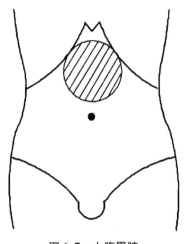

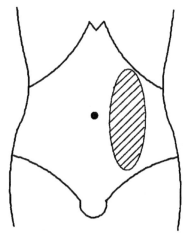

图6-7 上腹胃脘　　　　　　　　　　图6-8 腹部左侧

4. 部位:腹部右侧(图6-9)

按诊:肌肉发硬且板滞,或右季肋下有硬块或条索。

症状:常见胁肋胀痛、巅顶痛、口苦、消化不良、恢气等症状。

病症:多为卒中后遗症、十二指肠溃疡、头痛、眼疾、肾虚腰痛。一般影响肝胆和右肾功能。

5. 部位:心下部位(图6-10)

按诊:有硬块或条索,伴有压痛。

症状:常见胸闷、上腹部胀满、食入不化、恢气吐酸、咳喘、头晕等症状。

病症:多为心下痞硬、心或胃的功能减弱形成的心脏或胃功能失常性病症。

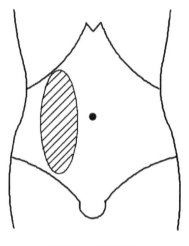
图 6-9　腹部右侧

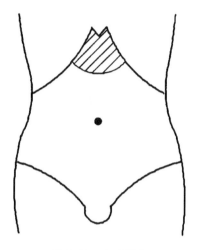
图 6-10　心下部位

6. 部位:左季肋下(图6-11)

按诊:胃部区域有横的条索或硬块,按压有疼痛或憋闷感。

症状:常见消化不良、恢气吐酸、胃痛等症状。

病症:多为胃脘痛、腹胀、脾胃虚弱、头痛、神经衰弱等。

7. 部位:右季肋下(图6-12)

按诊:沿右肋弓下缘有横条索,肌肉板滞,按压有憋胀感;若肝脏肿大,在肋弓下缘处可扪及或软或硬的肝体边缘。

症状:常见头痛、头晕、胁肋胀满疼痛、口苦、厌油腻食物等症状。

病症:多为肝气郁结、高血压、卒中后遗症、肋痛、肝炎肝硬化、肝大、肝癌等。一般影响肝胆的正常生理功能。

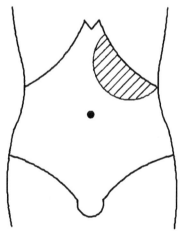
图 6-11　左季肋下

8. 部位:腹部中线(图6-13)

按诊:沿任脉有硬条索。

症状:脐上常见头晕、目眩、消化不良、喘气等症状;脐下常见经血不调、腰酸背痛、下肢乏力、遗精等症状。

病症：多见胃脘痛、十二指肠溃疡、梅核气、脾胃不和、心脏病；女子常见痛经、闭经、带下、经血不足；男子常见遗精、阳痿以及肾虚腰痛等。

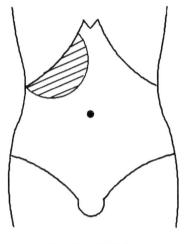 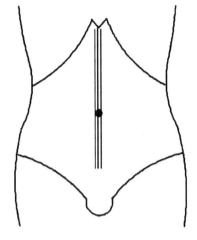

图 6-12　右季肋下　　　　　　　　图 6-13　腹部中线

9. 部位：腹部两侧（图 6-14）

按诊：季肋下直达耻骨上缘的腹部肌肉紧张，按压有痛感。

症状：常见耳鸣、耳聋、失眠、口苦等症状。

病症：多为肾虚耳鸣、不寐、健忘、神经衰弱等。

10. 部位：两侧腰肌（图 6-15）

按诊：一侧或两侧腰部肌肉触之硬结。

症状：常见小便频数、经血不调、腰酸痛等症状。

病症：多为腰痛、痛经、闭经、带下、尿频等。

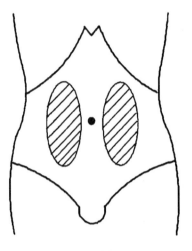 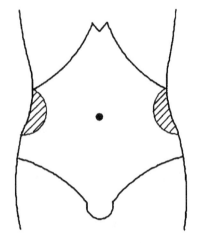

图 6-14　腹部两侧　　　　　　　　图 6-15　两侧腰肌

11. 部位:整个上腹(图 6-16)

按诊:揉之胃内发出"振振"的水响声。

症状:常见胃腹胀满、食少不化、失眠、多梦、少气懒言等症状。

病症:多为脾胃虚弱、水湿内停、胃下垂、神经衰弱等。

12. 部位:腹部中间(图 6-17)

按诊:按压有痛感,肠道内伴有"咕咕"的声响。

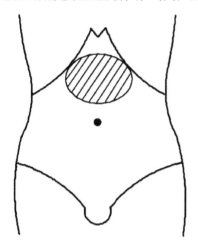
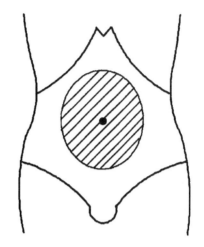

图 6-16　整个上腹　　　　　　　图 6-17　腹部中间

症状:常见胃脘疼痛、胀满、泄泻等症状。

病症:多为冷饮冷食或腹部感受风寒、寒凝气滞腹痛、肠炎、伤热等。

13. 部位:整个下腹(图 6-18)

按诊:按之硬满,轻按之即凹陷,有压痛感。

症状:常见气喘、少腹坠胀、头晕、腰痛等症状。

病症:多为癃闭、腹水、腰痛等。

14. 部位:小腹部位(图 6-19)

按诊:有痞块,按压时有疼痛或不适感。

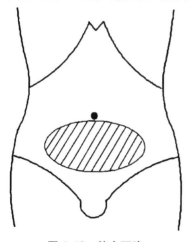
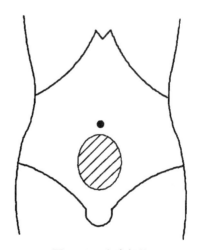

图 6-18　整个下腹　　　　　　　图 6-19　小腹部位

症状:常见少腹痛、腰酸、经血不调等症状。

病症:多为女子经痛、经闭、赤白带下、经血不调等;男子阳痿、遗精、性功能障碍等。

15. 部位:脐部两侧(图6-20)

按诊:肌肉板滞,有硬块,按压有疼痛感。

症状:常见腰酸肢软、吸少呼多、浑身乏力、月经不调等症状。

病症:多为腰痛、腹痛、糖尿病、性功能障碍等。一般为"久病及肾"所致,多为慢性疾病。

16. 部位:脐上部位(图6-21)

按诊:有结块或条索状物,见腹白线增宽和增粗。

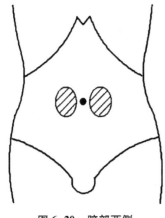
图6-20 脐部两侧

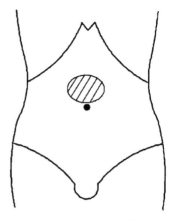
图6-21 脐上部位

症状:常见腹胀、腹痛、消化不良等症状。

病症:多为慢性腹泻、顽固性腹胀、脾胃不和等。

17. 部位:右侧少腹(图6-22)

按诊:肌肉板滞,按压有刺痛感。

症状:常见腰腿痛、腹刺痛、经血不调等症状。

病症:多为阑尾炎、疝气、闭经、痛经、赤白带下等。

18. 部位:左侧少腹(图6-23)

按诊:按压有疼痛感。

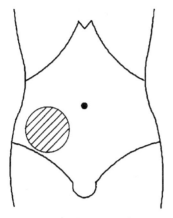
图6-22 右侧少腹

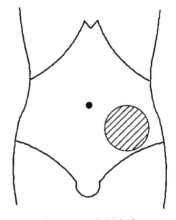
图6-23 左侧少腹

症状：常见大便秘结、大便不成形、左侧少腹痛等症状。

病症：多见结肠炎、泄泻、便秘等。

三、腰背部按诊

腰背部诊断以脊柱和背部足太阳膀胱经上脏腑精气所输注的俞穴为主。用手触摸按压背部这些区域或部位，患者即觉痛、酸麻、胀等感觉，或在皮下有结节状或条索状物，并常伴有压痛，有的脊椎棘突会发生凹陷、后突或偏歪现象。通过患者的反应和反应物所分布的部位和穴位，可以判断其所对应脏腑功能是否正常，如胃脘痛者常可在背部脾俞、胃俞穴附近发现结节或条索，并常伴有压痛。腰背诊断常和胸腹诊断相结合，以进行对疾病的确诊。

四、头颈和四肢部按诊

沿着十二正经和奇经八脉在人体的循行部位，通过手指按压来审察经络、穴位和经筋分布处是否有明显压痛、条索、结节、硬块、板滞、僵硬、挛缩的部位，以此判断该处经络是否畅通、穴位是否堵塞、气血是否瘀滞、经筋是否健康，以确定该部位对其所联系脏腑和其他组织器官的生理和病理的影响。

第七章　常见病的脏腑按摩防治

按摩疗法的适应证比较广泛,涉及内、妇、外、伤、儿等科领域,各科在病机和病理等方面都存在不同的差异,因此,按摩疗法在运用中的治疗原则、方法和手法也不尽相同,特别是在治疗脏腑功能失调引起的内科、妇科疾病与因损伤或劳损引起的骨伤疾病在实际治疗中差别更大。骨伤科疾病的发病部位多为四肢关节、脊柱等,在治疗时主要是通过手法的作用达到正骨理筋、舒筋活络、散瘀止痛、祛风散邪的目的。因此,骨伤科的按摩手法对经络、穴位、肌肉、神经、血管、骨骼的刺激一般不会较多地影响人体气机,特别是脏腑气机的强烈变化。但由于各种病因导致的脏腑功能失调或气血运行紊乱产生的内科、妇科等脏腑病症的征象错综复杂,千变万化,其病机也变化多端,如人体内正与邪的转归、阴阳的消长、气血的盛衰、气机的升降出入等变化是非常玄妙的,这些东西的改变直接影响着疾病是好转还是恶化。而脏腑按摩就是通过治疗手法直接或间接对人体这些东西的变化进行控制,达到调和脏腑、调畅气机、扶正祛邪、平衡阴阳的目的。因此,在临床运用时,医者必须要在掌握疾病病理病机的基础上,运用正确适当的治疗方法和手法,有效控制人体内气机的变化,才能有利于疾病的治疗、身体的康复。对于这一点,医者在运用脏腑按摩疗法治疗疾病时,要时刻掌握人体气机的变化,做到小心谨慎,心中有数。

"同病不同证,同证不同病"道出了疾病的复杂性,因此,运用脏腑按摩疗法治疗疾病时,很难制定出一套固定不变的治疗方法来治疗某种疾病。医者必须在准确诊断疾病的前提下,遵循"辨证论治"的原则,做到"机触于外,巧生于内,随心所欲,法从手出"来对付各种类型的疾病和疾病不同阶段的复杂变化。因此,在本章按摩操作的叙述中没有对各种手法操作的时间做出具体要求,在临床中,需要医者根据患者不同的病症和针对疾病不同的治疗阶段所采用的手法、操作时间自行灵活掌握。

段氏脏腑按摩疗法不仅限于治疗脏腑病,也适用于妇科、儿科,以及五官、四肢疾病的治疗。本章着重列举了一些常见疾病的治疗方法,这些治疗方法和步骤都是通过对前辈留下的大量临床资料和笔者的临床实践经验总结整理出来的,是基本的治疗操作过程,对治疗各类疾病具有重要的实用价值和临床指导意义。段氏脏腑按摩的治疗适应证相当广泛,不可能一一讲述,就是对某种疾病的整个施治过程,其复杂的变化,以及治疗中疾病产生的某种现象的具体施治方法也很难详尽阐述,因为这些情况都因病、因症、因人而异,千差万别,各不相同。但在临床运用中也有一定的操作规律,对于一些慢性疾病,一般大都是先给体内的有形和无形的病邪打开排出通道,同时调理脾胃、肝胆以生化气血培扶人体正气,再消散体内病邪,从而实现以正胜邪、以正祛邪的目的。当然这些操作过程并没有明显的界限,往往是同时进行的,只是根据病情不同有所侧重而已。因此,学者要通过学习这些疾病基本的治疗方法,去领悟它的精神实质,从而在临床中能够做到灵活运用。本书前后章节一气呵成,前后呼应,上下贯通,学者在学习这一按摩疗法时万万不可孤立于学习某一节或某一章,必须通读全书,深刻理解它的治疗原理和原则,掌握它的治疗方法和手法,方能在实践中感悟它的奥妙所在,做到熟能生巧,达到"法无定法"的至高境界,才能充分发挥这一按摩疗法在治疗脏腑疾病方面的独特优势,治病救人。

第一节　心肺疾病防治

一、慢性支气管炎

慢性支气管炎是支气管黏膜及其周围组织的慢性炎症,是一种常见病、多发病,以咳嗽的持续发作和反复发作为特点。老年人发病率较高。

【病因病理】

本病的发作与气候密切相关,常于气候变冷时发作。过敏可能是引起慢性支气管炎的重要原因,同时它也是重感冒或流行性感冒的并发症,多由急性支气管炎未及时治疗,经反复感染,长期刺激造成。带来这些刺激的致病原主要有吸烟、受凉、伤风、吸入粉尘、机体过敏、气候变化、大气污染等,刺激使支气管和细支气管一再受到感染,导致这些管道的衬膜变厚、扭曲变窄,并被过多的黏液及管壁过度收缩而阻塞支气管造成慢性支气管炎。中医学辨证重在肺、脾、肾三脏,由肺而脾而肾,表示病情渐次加重。肺为气之主,为储痰之器,肺失治节,在肺则以咳嗽为主;脾为生痰之源,在脾则以咳痰为主;肾为气之根,生痰之本,在肾则以气喘为主。

【临床表现】

慢性支气管炎的第一个症状就是晨咳并咳出痰液,有时干咳,有时咳白黏液痰或伴有喘息、短气、胸闷等症状。到末期则咳嗽、呼吸困难,喘鸣几乎终年不停。若慢性支气管炎的发病因素持续存在,治疗不彻底,迁延不愈,加之呼吸道反复感染,使病情不断发展可并发肺气肿,甚至肺心病而危及生命。慢性支气管炎病情严重时还可能会产生呼吸道衰竭和肺癌。

【临床按诊】

胸部多有压痛感,刮拭皮肤多见痧象。腹部肌肉松弛无弹性,颜色浅而少光泽,任脉循行部位按之满胀,或触之有结节、硬块并伴有压痛;或见胃经循行部位可触及条索状、块状物,按之滞涩或胀满不舒;脾胃虚弱者,胃脘部揉之有振振水音。脐部周围多松软或有硬块。背部肺俞穴周围有压痛,整个胸背部刮拭皮肤多见痧象。

【防治原则】

本病标在肺,制在脾,本在肾。肺不伤不咳,脾不伤不久咳,肾不伤不喘促,故本病在防治上应以清肺止咳、健脾除湿、补肾纳气为主。

【按摩防治】

（一）胸腹部

（1）打开肺门：以右手拇指和中指分点两或中穴，以食指勾点天突穴，以患者自觉气通为度；掌根按于膻中穴，随呼吸下压约3分钟。

（2）排浊清肺：用按压法，先用双手拇指点按或中穴，继以拇指分别推按一、二、三肋弓几遍，并拨两腋前面的筋几次，再用掌根重按中府和云门穴2分钟。

（3）打开魄门：用按法逐段按压乙状结肠；用拨法由轻渐重反复拨动乙状结肠。若乙状结肠有胀痛、压痛部位需重点施治。

（4）疏通结肠：用拨法依次拨揉降结肠、结肠左曲、横结肠、结肠右曲和升结肠。若遇到有积气、积水或压痛部位需重点施治。

（5）调和冲任：用拨法自上而下拨动腹部任脉循行部位；用大鱼际推法由天突穴至下腹耻骨直推胸腹部任脉5遍。若腹部任脉循行有硬块、条索或压痛部位需重点施治。

（6）健运三经：用拨法分别拨揉腹部两侧脾胃肾三经循行部位。若遇有肌肉板滞、腹内硬块或压痛部位需重点施治。

（7）健脾和胃：用掌按法由轻渐重按压胃脘部位。若脾胃虚弱或胃气不降需重点施治。

（8）固肾培元：用按法按压脐部周围或用拨法拨揉脐部两侧。若脐部周围有硬块或按压有刺痛、闷痛、放射痛等部位需重点施治。用掌揉法按顺时针和逆时针方向按揉脐部各36圈。

（9）定海神针：用点揉补法施治中脘、气海和关元穴各半分钟。

（10）宽胸理气：用拿法拿捏胸部两侧胸大肌；用手掌揉按两侧胸部和胁肋部；用抓拿法分别抓拿胸侧两胁肋部皮肉；用按法按压胸部两侧肋间隙。

（11）引气归元：用推法推擦整个胸腹部1遍；用合法将气收归肚脐，拿提腹部；双手掌重叠按于脐部，按顺时针和逆时针方向各按揉9圈，然后按压脐部半分钟，结束胸腹部操作。

（二）腰背部

（1）仙人推背：用平推法和分推法施治背部两肩胛及脊柱两侧膀胱经。

（2）摇橹渡海：用肘拨法施治脊柱两侧膀胱经循行部位。

（3）排浊清肺：用点拨法扣肩井穴拇指点按大椎；再分别点按两风门穴、两肺俞穴，最后用两拇指拨弄此处的筋几次。

（4）沙场点兵：用肘按法施治风门、肺俞、膏肓、脾俞、肾俞和命门穴。

（5）金牛犁地：用抓拿法和捏脊法分别施治胸背部肌肉和督脉。

（6）最后用"拿捏肩井"法和"气归命门"法结束腰背部操作。

胸腹部和腰背部重点按摩部位如图7-1所示。

（三）四肢部

（1）调理肺经：滚搓上肢内侧，拨揉上肢手太阴肺经循行部位，按揉太渊穴。

（2）调理脾经：滚搓下肢内侧，拨揉下肢足太阴脾经循行部位，按揉三阴交和太白穴。

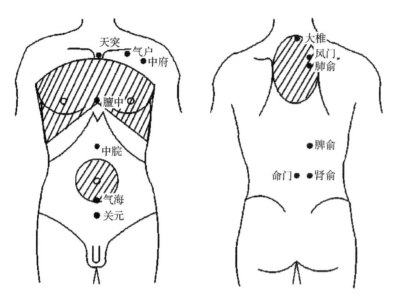

图 7-1　慢性支气管炎重点按摩部位

（3）调理肾经：拨揉下肢足少阴肾经循行部位，按揉太溪穴，搓擦涌泉穴。

【防治说明】

（1）慢性支气管炎患者大都病史较长、正气不足、体质虚弱，按摩时手法操作要以补为主。在按摩治疗过程中，可适当配以药物治疗。长期服药者，在按摩治疗见效后应逐渐减少用药量。

（2）在临床防治中，要对胸部和背部进行重点按摩，对有痧的部位可采用刮痧或揪痧的方法进行辅助治疗。

（3）因为该病多日久迁延不愈，肺部组织多有损伤或退化，所以需要患者配合长期坚持按摩，才能取得好的疗效。

（4）患者在按摩治疗过程中，膈上伏痰往往从呼吸道吐出，膈下痰饮或瘀滞以瘀积形式排出体外。

（5）按摩防治期间，患者应注意喉中痰液的排出，以防痰液堵塞呼吸道造成窒息。患者要适当进行体育锻炼，提高免疫功能；注意保暖；忌烟、酒。

二、支气管哮喘

支气管哮喘是一种发作性的以细支气管广泛性痉挛为特征，伴有呼气性呼吸困难和肺部哮鸣音的过敏性疾病，是一种常见的肺部过敏性疾病。

【病因病理】

支气管哮喘分为外源性支气管哮喘（有过敏源接触史的）和内源性支气管哮喘（有呼吸道感染、药物或粉尘接触史的）。外源性哮喘，常有过敏性体质，吸入过敏源，如花粉、灰尘、真菌孢子及动物毛屑等引起支气管平滑肌痉挛，黏膜充血水肿，黏液腺分泌增加，使细支气管管腔狭窄,肺的通气不畅而发生以呼气性为主的呼吸困难,哮喘发作。内源性哮喘常由于呼吸道感染,寒冷空气,刺激性气体、生物、物理、化学或精神刺激等因素所诱发。中医学认为,本病发病多与肺、脾和肾三脏有关,但其发作主要病变在肺。多由感染外邪或饮食不节导致宿痰内伏于肺,而又复外感风寒暑湿,饮食酸咸甘肥,生冷海腥,恼怒气逆,劳倦乏力,使气升降发生逆乱,触动肺中伏痰而发病。本病长期发作,导致肺气日益耗散,累及脾肾,使脾虚津液不化,肾虚气失摄纳,更易遇感而发,不易根除。中医学辨证将哮喘分为热哮和冷哮两大类。

【临床表现】

无论外源性和内源性支气管哮喘,临床表现基本相似,即由于支气管平滑肌痉挛,黏膜充血,水肿和分泌物增加而反复出现胸闷、呼吸困难、咳嗽、咳痰、痰白有气泡不易咳出,并以后半夜发作居多。发作前多有鼻痒、喷嚏、咳嗽、胸闷等先兆症状,随即引起发作。急性发作时胸闷窒息,喉中哮鸣,呼吸困难,张口抬肩,不能平卧。严重者面色苍白,唇指紫红,大汗淋漓,四肢冰冷,甚至出现危重症候。一般持续数分钟,几小时或更长,发作停止前开始咳嗽,咳出痰后,呼吸逐渐通畅,哮喘停止。本病可发于任何年龄,一年四季都能发病,以秋、冬季较多。长期反复发作,可并发慢性支气管炎、肺气肿及肺源性心脏病等。

本节重点讨论支气管哮喘缓解期的防治方法。

【临床按诊】

中老年支气管哮喘反复发作患者,腹部一般消瘦干瘪,皮肤干燥;胸部有明显触痛或压痛;脐部周围肌肉多板滞;由脐至小腹部,轻按即陷,重按则觉掌下紧硬如石,或有疼痛感牵及腰部;或小腹有网状或块状物满布;乙状结肠发硬并呈条索状;按揉上腹部胃脘内有振振水音。前胸部及胸背两肩胛内缘处有痧象或压痛。

【防治原则】

在哮喘发作阶段,宜温肺化痰或清肺化痰,以降逆平喘为主。在缓解阶段,应从调理肺、脾和肾三脏入手,分别施以补肺固表、健脾化痰、益肾固本等法,以减轻和控制发作,达到防治的目的。

【按摩防治】

(一)胸腹部

(1)打开肺门:以右手拇指和中指分点两或中穴,以食指勾点天突穴以患者自觉气通为度;掌根按于膻中穴,随呼吸下压约3分钟。

(2)排浊清肺:用按压法先用双手拇指点按或中穴,继以拇指分别推按一、二、三肋弓几遍,并拨两腋前面的筋几次,再用掌根重按中府和云门穴2分钟。

(3)宽胸理气:用推法平推胸部及侧胸部;用拿法拿捏胸部两侧胸大肌;用手掌揉按两侧胸部和胁肋部;用抓拿法分别抓拿胸侧两胁肋部皮肉;用按法按压胸部两侧肋间隙。

(4)压胸降逆:用点按法依次点按璇玑、华盖、紫宫、玉堂、膻中、中庭、鸠尾至巨阙穴止,自上而下反复操作;用两手拇指分别点按胸骨两侧肾经穴位,自上而下反复操作。

(5)打开魄门:用按法逐段按压乙状结肠;用拨法由轻渐重反复拨动乙状结肠。若乙状结

肠有胀痛、压痛部位需重点施治。

（6）疏通结肠：用拨法依次拨揉降结肠、结肠左曲、横结肠、结肠右曲和升结肠。若遇到有问题部位需重点施治。用推法自盲肠起沿结肠分布至乙状结肠止推3遍。

（7）调和冲任：用拨法自上而下拨动腹部任脉循行部位；用大鱼际推法由天突穴至下腹耻骨直推胸腹部任脉5遍。若腹部任脉循行有硬块或压痛部位需重点施治。

（8）健运三经：用拨法分别拨揉腹部两侧脾胃肾三经循行部位。若遇有肌肉板滞、腹内硬块或压痛部位需重点施治。

（9）健脾和胃：用掌按法由轻渐重按压胃脘部位。若脾胃虚弱或胃气不降需重点施治。

（10）定海神针：用点揉泻法施治巨阙、中脘和左梁门穴各半分钟，用补法施治气海和关元穴半分钟。

（11）固肾培元：用按法按压脐部周围或拨法拨揉脐部两侧。若脐部周围有硬块或按压有刺痛、闷痛、放射痛等部位需重点施治。用掌揉法按顺时针和逆时针方向按揉脐部各36圈。

（12）翻江倒海：用双手揉法按揉两季肋和上腹部。若有水或气声响需重点施治。若水气移至胃下脐上时，用"推波助澜"法推拨水和气向小腹部。若水和气移至小腹部时，用"海底捞月"法搂拨水和气返回上腹部。

（13）引气归元：用推法推擦整个胸腹部1遍；用合法将气收归肚脐，拿提腹部；双手掌重叠按于脐部，按顺时针和逆时针方向各按揉9圈，然后按压脐部半分钟，结束胸腹部操作。

（二）腰背部

（1）仙人推背：用平推法和分推法施治背部两肩胛及脊柱两侧膀胱经。

（2）排浊清肺：用点拨法扣肩井按大椎；再分别点按两风门穴、两肺俞穴，再用两拇指拨弄此处的筋几次。

（3）摇橹渡海：用肘拨法施治脊柱两侧膀胱经循行部位。

（4）沙场点兵：用肘按法施治定喘、肺俞、膏肓、脾俞、肾俞和命门穴。

（5）金牛犁地：用抓拿法和捏脊法分别施治胸背部肌肉和督脉。

（6）最后用"拿捏肩井"法和"气归命门"法结束腰背部操作。

胸腹部和腰背部重点按摩部位如图7-2所示。

（三）四肢部

（1）调理肺经：滚搓上肢内侧，拨揉上肢手太阴肺经循行部位，按揉太渊穴。

（2）调理大肠经：拨揉上肢手阳明大肠经循行部位，按揉曲池和合谷穴。

（3）调理胃经：拨揉下肢足阳明胃经循行部位，按揉足三里、丰隆和上巨虚穴。

（4）调理脾经：滚搓下肢内侧，拨揉下肢足太阴脾经循行部位，按揉三阴交和太白穴。

（5）调理肾经：拨揉下肢足少阴肾经循行部位，按揉太溪穴，搓擦涌泉穴。

【防治说明】

（1）按摩疗法对支气管哮喘有一定疗效，患者在病情缓解期接受按摩治疗，能增强脏腑功能，改善体制，提高抗病能力，有效防治疾病的发作。哮喘患者病情发作，出现危重症候时，应

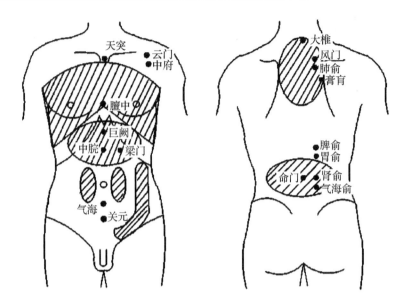

图 7-2　支气管哮喘重点按摩部位

及时到医院进行综合治疗,以免贻误。

(2)慢性哮喘患者大都病史较长,正气不足,体质虚弱,按摩时手法操作要以补为主,且需要较长时间的坚持治疗才能显效。在按摩治疗过程中,可适当配以药物治疗。长期服药者,在按摩治疗见效后应逐渐减少用药量。

(3)按摩防治的同时,可在患者胸部和背部采取刮痧疗法防治。因寒导致哮喘的患者还可结合艾灸疗法防治,效果会更好。

(4)患者平常要加强体育锻炼,增强抗病能力。忌食生冷、肥甘厚味等食品,戒烟、酒,节性欲,防止过度疲劳及情绪不稳。

三、肺心病

慢性肺源性心脏病又称肺心病,是指由肺部、胸廓或肺动脉的慢性病变引起的肺循环阻力增高而导致肺动脉高压和右心室肥大,最后发生右心衰竭的一类心脏病。

【病因病理】

引起慢性肺源性心脏病原因以慢支并发阻塞性肺气肿最为多见,占 80% ~ 90% ,其次为支气管哮喘、支气管扩张、重症肺结核、尘肺、慢性弥漫性肺间质纤维化、结节病、过敏性肺泡炎、嗜酸性肉芽肿等。另外,胸廓运动障碍性疾病和肺血管疾病也可以引起。我国绝大多数肺心病是在慢性支气管炎或肺气肿基础上发生的。慢性肺源性心脏病属于中医学"咳喘""痰饮""心悸""水肿""肺胀"等范畴。其病是因脏腑虚损及外感时邪,遂使脏气不和,营卫失常,不能随阴阳而出入,气迫于肺,不得宣畅,久之肺脾肾虚损,正气衰微,气阴两伤,阴损及阳所致。

本节只讨论该病缓解期的按摩防治方法。

【临床表现】

本病发展缓慢,临床上除原有肺、胸疾病的各种症状和体征外,主要是逐步出现肺、心功能衰竭及其他器官损害的征象。一般分为肺、心功能代偿期与失代偿期。代偿期(包括缓解期)主要表现为慢性咳嗽、咳痰、气急,活动后可感心悸、呼吸困难、下肢轻微浮肿,下午明显,次晨消失。失代偿期(包括急性加重期)主要表现以呼吸衰竭为主,有或无心力衰竭,或出现心律失常,病情发作时可出现明显发绀、气急、胸闷、烦躁、咳白黏痰或脓痰等症状。

【临床按诊】

大多数患者全腹虚软;脐部周围或小腹,轻按之即陷,重按则觉坚硬并有压痛影响达及腰部。亦有患者全腹满硬;全腹肌肉肥厚,紧张而胀硬,腹壁充实而有弹性,胀满或轻或重,伴有压痛。上腹部任脉循行部位能触及条索或硬块状物,按压时患者有不适或伴有压痛感。胸部和胸背部刮拭皮肤多有痧象。

【防治原则】

本病多以本虚为主,与肺、脾、肾三脏有关,治则宜扶正固本,活血化瘀。

【按摩防治】

(一)胸腹部

(1)排浊清肺:用按压法先用双手拇指点按彧中穴,继以拇指分别推按一、二、三肋弓几遍,并拨两腋前面的筋几次,再用掌根重按中府和云门穴2分钟。

(2)宽胸理气:用推法平推胸部及侧胸部;用拿法拿捏胸部两侧胸大肌;用手掌揉按两侧胸部和胁肋部;用抓拿法分别抓拿胸侧两胁肋部皮肉;用按法按压胸部两侧肋间隙。

(3)打开魄门:用按法逐段按压乙状结肠;用拨法由轻渐重反复拨动乙状结肠。若乙状结肠有胀满、压痛部位需重点施治。

(4)疏通结肠:用拨法依次拨揉降结肠、结肠左曲、横结肠、结肠右曲和升结肠。若遇到有问题部位需重点施治。用推法自盲肠起沿结肠分布至乙状结肠止推3遍。

(5)调和冲任:用拨法自上而下拨动腹部任脉循行部位;用大鱼际推法由天突穴至下腹耻骨直推胸腹部任脉5遍。若腹部任脉循行有硬块或压痛部位需重点施治。

(6)健运三经:用拨法分别拨揉腹部两侧脾胃肾三经循行部位。若遇有肌肉板滞、腹内硬块或压痛部位需重点施治。

(7)健脾和胃:用掌按法由轻渐重按压胃脘部位。若脾胃虚弱需重点施治。

(8)定海神针:用点揉泻法施治巨阙、中脘和左右天枢穴各半分钟,补法施治气海和关元穴各半分钟。

(9)固肾培元:用按法按压脐部周围或拨法拨揉脐部两侧。若脐部周围有硬块或按压有刺痛、闷痛、放射痛等部位需重点施治。用掌揉法按顺时针和逆时针方向按揉脐部各36圈。

(10)引气归元:用推法推擦整个胸腹部1遍;用合法将气收归肚脐,拿提腹部;双手掌重叠按于脐部,按顺时针和逆时针方向各按揉9圈,然后按压脐部半分钟,结束胸腹部操作。

(二)腰背部

(1)仙人推背:用平推法和分推法施治背部两肩胛及脊柱两侧膀胱经。

（2）遍地开花：用按揉法按揉整个脊背部。

（3）排浊清肺：用点拨法扣肩井按大椎；再分别点按两风门穴、两肺俞穴，再用两拇指拨弄此处的筋几次。

（4）摇橹渡海：用肘拨法施治脊柱两侧膀胱经循行部位。

（5）沙场点兵：用肘按法施治定喘、肺俞、心俞、膏肓、脾俞、肾俞和命门穴，并用肘部拨弄此处的筋几次。

（6）金牛犁地：用抓拿法和捏脊法分别施治胸背部肌肉和督脉。

（7）最后用"拿捏肩井"法和"气归命门"法结束腰背部操作。

胸腹部和腰背部重点按摩部位如图7-3所示。

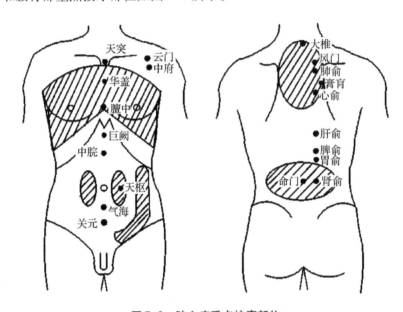

图7-3　肺心病重点按摩部位

（三）四肢部

（1）调理肺经：滚搓上肢内侧，拨揉上肢手太阴肺经循行部位，按揉太渊穴。

（2）调理心经：拨揉上肢手少阴心经循行部位，按揉通里穴。

（3）调理心包经：拨揉上肢手厥阴心包经循行部位，按揉内关穴。

（4）调理脾经：滚搓下肢内侧，拨揉下肢足太阴脾经循行部位，按揉三阴交和太白穴。

（5）调理肾经：拨揉下肢足少阴肾经循行部位，按揉太溪穴，搓擦涌泉穴。

【防治说明】

（1）患者应在代偿期加强按摩保健，提高全身抵抗力，减少感冒和各种呼吸道疾病的发生。保持呼吸道通畅，及时排出痰液。

（2）按摩防治的同时，可在患者胸部和背部采取刮痧疗法进行辅助治疗。

（3）因为该病多日久迁延不愈，肺部组织多有损伤或退化，所以需要患者配合长期坚持按摩,才能取得好的疗效。

(5)临床中,医者手法轻重要根据患者的身体状况而定。操作时要随时观察患者的反应,若出现危重证候时,应及时到医院进行综合治疗,以免贻误。

(6)患者有心力衰竭时应食低钠低盐食物,以减轻心脏负担,并及时入院就医。住所要保持空气新鲜,并保持一定的温度。

四、冠心病

冠心病是冠状动脉粥样硬化性心脏病的简称。本病多见于 45 岁以上的中老年人,且男性多于女性。

【病因病理】

冠心病主要是由于冠状动脉粥样硬化导致心肌缺血、缺氧所致,因此,冠状动脉粥样硬化是冠心病的主要病因,冠状动脉粥样硬化是指心脏的冠状动脉内膜下有过多的脂质沉着,尤其是胆固醇沉积,这些沉积的脂类物质常被分解成黄色粥样物质,使动脉管壁增厚、变硬、失去弹性,故称为冠状动脉粥样硬化。冠状动脉发生严重粥样硬化或痉挛,可使冠状动脉狭窄或阻塞,以及血栓形成造成管腔闭塞,导致心肌缺血缺氧或梗死,所以亦称缺血性心脏病。冠心病的形成与精神神经、内分泌、全身代谢、血液凝固等因素有关,同时也受生活环境、体力活动、膳食条件等因素的影响。中医学认为,本病的发生与年老体衰、肾气不足,膏粱厚味、损伤脾胃,七情内伤、气滞血瘀,思虑劳倦、伤及心脾,寒邪侵袭、胸阳痹阻等因素有关。

【临床表现】

冠心病根据临床表现,可分为隐性冠心病、心绞痛、心肌梗死、心肌硬化 4 种类型。

(1)隐性冠心病:患者一般无症状,亦无体征,有的患者有胸闷、心悸、心前区刺痛等非特异性症状。经心电图负荷试验,心电图有心肌缺血表现。本型患者临床虽无冠心病的症状表现,但冠状动脉的粥样硬化已经形成,其可能突然转变为心绞痛、心肌梗死,甚者出现心肌硬化或突然猝死。

(2)心绞痛冠心病:典型的心绞痛为突然发生疼痛,疼痛位于胸骨后上中段或心前区,可放射到左肩臂、左颈部。疼痛的性质多为绞痛,并带有压榨性、窒息性或闷胀性疼痛,疼痛持续时间一般为数秒钟至 5 秒钟,很少超过 15 分钟。含用硝酸甘油或休息后消失。发作时常伴有面色苍白,重者出冷汗、呼吸困难。诱发因素多为劳累、兴奋、饱食或受寒等。临床注意与心肌梗死相鉴别。

(3)心肌梗死型冠心病:一般发病急剧,疼痛类似心绞痛,但较为剧烈而持久,持续时间可达数小时甚至 1~2 天。甚者出现在休克,患者表现为面色苍白,烦躁不安,出冷汗血压下降,甚至昏厥。或左心衰竭,患者表现为呼吸困难或端坐呼吸,发绀,咳嗽,重者发生急性肺水肿,须及时中西医结合进行抢救。

(4)心肌硬化型冠心病:由于冠状动脉粥样硬化,使心肌长期缺血,导致心肌纤维化,临床可表现为心脏扩大,心力衰竭,严重心律失常及心功能不全。

本节重点介绍冠心病患者缓解期的按摩防治。

【临床按诊】

部分隐性、心绞痛型和心肌梗死型患者恢复期临床按诊时,患者心前区或左胸部、左胁肋部、左臂内侧、背胸部伴有压痛,严重者右侧相同部位也会有压痛,背部脊柱或两侧有明显压痛点。患者腹部心下区肌肉板滞硬结,伴有压痛,甚者右侧腹直肌发生板滞,伴有压痛。肾亏虚者,脐部两侧或一侧肌肉板滞,伴有压痛;肝气郁滞者,右胁肋肌肉有硬结,伴有压痛;脾胃虚弱者,胃脘部揉之有振振水音。前胸和胸背部有痧象。按压左上肢心经和心包经循行区域有刺痛感,刮拭皮肤多有痧象。

【防治原则】

心、脾、肾亏虚为病之本,气滞、血瘀、痰浊、阴寒为病之标,在临床上常常虚实互见,表现为本虚标实。因此,多采用活血化瘀、通阳宣痹、滋阴潜阳、益气养阴等防治方法,做到急者治标,缓者治本。

【按摩防治】

(一)胸腹部

(1)宽胸理气:用推法平推胸部及侧胸部;用拨法拨动左腋窝和腋下胁肋部肌肉;用拿法拿捏胸部两侧胸大肌;用手掌揉按两侧胸部和胁肋部;用抓拿法分别抓拿胸侧两胁肋部皮肉;用按法按压胸部两侧肋间隙。

(2)打开魄门:用按法逐段按压乙状结肠;用拨法由轻渐重反复拨动乙状结肠。若乙状结肠有胀痛、压痛部位需重点施治。

(3)调和冲任:用拨法自上而下拨动腹部任脉循行部位;用大鱼际推法由天突穴至下腹耻骨直推胸腹部任脉5遍。若腹部任脉循行有硬块或压痛部位需重点施治。

(4)健运三经:用拨法分别拨揉腹部两侧脾胃肾三经循行部位。若遇有肌肉板滞、腹内硬块或压痛部位需重点施治。

(5)健脾和胃:用掌按法由轻渐重按压胃脘部位。若脾胃虚弱或胃气上逆需重点施治。

(6)心下破积:用拨法由轻渐重着力拨揉剑突下心口窝部位;用点按法由轻渐重进行点按。若心口窝处有硬块或压痛部位需重点施治。

(7)推波助澜:用拨法反复向下推拨心口窝部位和上腹部。

(8)固肾培元:用按法按压脐部周围或拨法拨揉脐部两侧。若脐部周围有硬块或按压有刺痛、闷痛、放射痛等部位需重点施治。用掌揉法按顺时针和逆时针方向按揉脐部各36圈。

(9)定海神针:用点揉补法施治气海和关元穴各半分钟。

(10)引气归元:用推法推擦整个胸腹部1遍;用合法将气收归肚脐,拿提腹部;双手掌重叠按于脐部,按顺时针和逆时针方向各按揉9圈,然后按压脐部半分钟,结束胸腹部操作。

(二)腰背部

(1)仙人推背:用平推法和分推法施治背部两肩胛及脊柱两侧膀胱经。

(2)遍地开花:用按揉法按揉整个脊背部。

（3）金牛犁地：用抓拿法和捏脊法分别施治胸背部肌肉和督脉。

（4）摇橹渡海：用肘拨法施治脊柱两侧膀胱经循行部位。

（5）强心安神：用点法先按住大椎穴片刻，再依次点按两厥阴俞穴和两心俞穴，扣住两膏肓穴以指端拨筋往里合按，至患者胸部感觉舒松即止。

（6）沙场点兵：用肘按法施治心俞、膏肓、厥阴俞、膈俞、至阳和阿是穴，并用肘部拨弄此处的筋几次。

（7）最后用"拿捏肩井"法和"气归命门"法结束腰背部操作。

胸腹部和腰背部重点按摩部位如图7-4所示。

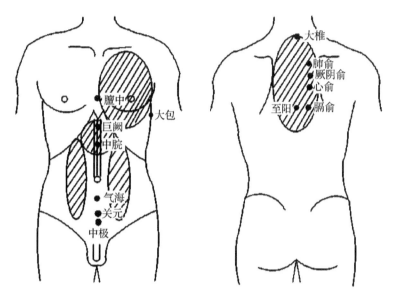

图7-4　冠心病重点按摩部位

（三）四肢部

（1）调理心经：滚搓上肢内侧，拨揉上肢手少阴心经循行部位，按揉左极泉穴和通里穴。以施治左上肢为主。

（2）调理心包经：拨揉上肢手厥阴心包经循行部位，按揉内关穴。

（3）调理脾经：滚搓下肢内侧，拨揉下肢足太阴脾经循行部位，按揉三阴交和太白穴。

（4）调理肾经：拨揉下肢足少阴肾经循行部位，按揉太溪穴，搓擦涌泉穴。

【防治说明】

（1）按摩对隐性冠心病、心绞痛和心肌梗死防治效果比较显著。通过按摩患者胸部、背部及腋下、臂内侧疼痛、胸闷心悸、头昏等临床症状可以得到缓解或消失，能够有效预防冠心病的发生。

（2）按摩治疗前，可对左胸部、左胸背部和左上肢内侧进行刮痧治疗，以调和心脏。

（3）在按摩治疗冠心病的初期，应以胸、背和左上肢内侧治疗为主，腹部治疗为辅，手法要轻揉缓和,治疗时间不宜太长,以消除心脏周围压痛、调和心脏功能为主。应避免过度刺激,以免造成患者情绪紧张,心脏功能失常而发生危险。心脏功能调和正常,不易发生危险后,再加大手法力度和治疗时间,此时要以腹部按摩为主,以调和六腑、健运脾胃、扶正培元、祛除病邪为目的,从而达到标本兼治的效果。

(4)冠心病患者平时要注意休息,不要劳累过度,保持心情开朗,情绪稳定,参加适当体育锻炼,提高身体素质,防止饱食或受寒诱发冠心病。若病情发作应及时采取急救措施或入院综合抢救。

(5)按摩治疗冠心病的时间宜选在每天下午 2～6 时,因为经医学临床统计冠心病患者在这个时段病情一般比较稳定,突然发作的概率较低,因此,选择这个时段给患者按摩治疗时不易发生危险。

五、高血压

高血压病又称原发性高血压,是以动脉血压增高,尤其是以舒张压持续升高为特点的全身性、慢性血管疾病。

【病因病理】

高血压的诊断标准是收缩压≥140 mmHg(18.7 kPa)和(或)舒张压≥90 mmHg(12.0 kPa)。高血压作为某些疾病的临床症状之一,这种高血压称为继发性高血压。高血压作为主要临床表现而病因不明者,为原发性高血压或高血压病。临床所见的高血压绝大多数属于原发性高血压。高血压的发生、发展与高级神经大脑皮层活动障碍密切相关,除过度的脑力劳动或精神紧张之外,种种的心理因素,如心理不平衡、过度紧迫感、情绪不稳定、容易激动等,均是大脑皮层功能紊乱而引起本病发生的主要原因。此外,遗传、肥胖、寒冷、摄取过多食盐、动物食品也是造成此病发生的不可忽视的因素。高血压属中医学眩晕、头痛的范畴。中医认为高血压发病与体质因素、情志因素和生活失调等有密切的关系,而以体质和情志关系更为重要。

【临床表现】

高血压患者一般在安静休息时,血压长期超过 18.7/12.7 kPa,并伴有头痛、头晕、耳鸣、健忘、失眠、乏力等症状。晚期可导致心、肾、脑等器官病变。患者在精神紧张、情绪激动或劳累后出现头晕、头痛、眼花、耳鸣、失眠、乏力、注意力不集中等症状。当心、肾、脑等脏器损伤时,出现相应的症状。

本节只讨论高血压病在早期的按摩防治方法。

【临床按诊】

高血压病患者,一般脐部两侧有肌肉发硬,并伴有明显压痛感,右肋弓下缘即肝脏边缘下方多有硬块或条索,可伴有压痛。有的患者腹部整体硬而满,按之有憋闷感。有的患者腹部动脉有剧烈跳动感。部分患者右季肋、后颈部和脊柱两侧有痧象。

【防治原则】

高血压病的临床症状以头晕、头痛最为多见,多为肝火偏亢、气血上冲、肝肾阳虚、下虚上盛、痰湿中阻、清阳不升所致。治则育阴潜阳,益气养血,平肝泻火,祛痰化湿。

【按摩防治】

（一）胸腹部

（1）打开魄门：用按法逐段按压乙状结肠；用拨法由轻渐重反复拨动乙状结肠。若乙状结肠有胀痛、压痛部位需重点施治。

（2）疏通结肠：用拨法依次拨揉降结肠、结肠左曲、横结肠、结肠右曲和升结肠。若遇到有积水、积气或压痛部位需重点施治。

（3）清理盲肠：用拨法反复拨揉盲肠。若盲肠内有气和水需重点施治，至水和气消失为止。

（4）调和冲任：用拨法自上而下拨动腹部任脉循行部位；用大鱼际推法由天突穴至下腹耻骨直推胸腹部任脉5遍。若腹部任脉循行有硬块或压痛部位需重点施治。

（5）健运三经：用拨法分别拨揉腹部两侧脾胃肾三经循行部位。若遇有肌肉板滞、腹内硬块或压痛部位需重点施治。

（6）健脾和胃：用掌按法由轻渐重按压胃脘部位。若脾胃虚弱或胃气上逆需重点施治。

（7）疏肝利胆：用按法分别按压右季肋及肋弓下缘部位；用拨法拨揉右肋弓下缘部位。若右肋弓下缘部位有硬块或条索需重点施治；若右季肋下有郁气需用肘压法按压右季肋期门穴部位。

（8）翻江倒海：用双手揉法按揉两季肋和上腹部。若有水或气声响需重点施治。

（9）固肾培元：用按法按压脐部周围或拨法拨揉脐部两侧。若脐部周围有硬块或按压有刺痛、闷痛、放射痛等部位需重点施治。用掌揉法按顺时针和逆时针方向按揉脐部各36圈。

（10）通调全腹：用推扳法推扳整个腹部，使腹内胃、小肠、大肠等组织器官随之而动。

（11）引气归元：用推法推擦整个胸腹部1遍；用合法将气收归肚脐，拿提腹部；双手掌重叠按于脐部，按顺时针和逆时针方向各按揉9圈，然后按压脐部半分钟，结束胸腹部操作。

（二）腰背部

（1）仙人推背：用平推法和分推法施治背部两肩胛及脊柱两侧膀胱经。

（2）遍地开花：用按揉法按揉整个脊背部。

（3）金牛犁地：用抓拿法和捏脊法分别施治胸背部肌肉和督脉。

（4）疏肝利胆：用点拨法先用两手拇指按住人椎穴片刻，再用两手拇指依次点按两肝俞和胆俞穴，点按后再拨两处的筋几次。

（5）摇橹渡海：用肘拨法施治脊柱两侧膀胱经循行部位。

（6）沙场点兵：用肘按法施治心俞、肝俞和胆俞穴，并用肘部拨弄此处的筋几次。

（7）最后用"拿捏肩井"法和"气归命门"法结束腰背部操作。

胸腹部和腰背部重点按摩部位如图7-5所示。

（三）四肢部

（1）调理心经：滚搓上肢内侧，拨揉上肢手少阴心经循行部位，按揉劳宫穴。

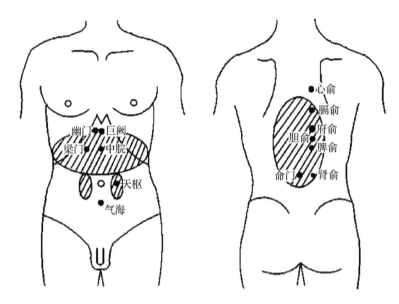

图 7-5　高血压重点按摩部位

（2）调理心包经：拨揉上肢手厥阴心包经循行部位，按揉内关穴。

（3）调理肝经：滚搓下肢内侧，拨揉下肢足厥阴肝经循行部位，按揉太冲穴。

（4）调理胆经：拨揉下肢做少阳胆经循行部位，按揉阳陵泉和丘墟穴。

（5）调理肾经：拨揉下肢足少阴肾经循行部位，按揉太溪穴，搓擦涌泉穴。

（四）头颈部

（1）点按睛明：点按两睛明穴。

（2）轮推印堂：轮推前额印堂部位。

（3）分抹前额：向两侧分抹前额部位。

（4）按揉太阳：按揉两太阳穴。

（5）横拨少阳：用两手四指指腹同时横向拨揉头部两侧少阳经循行部位。

（6）按压头顶：用拇指按压头顶部五线或整个头顶部。

（7）拨揉颈项：拨揉后颈项部两侧肌肉。

（8）直推桥弓：分别直推颈部两侧桥弓部位。

（9）点按穴位：点按太阳、百会、风池和风府穴。

【防治说明】

（1）按摩疗法适用于早、中期患者，有很好的降压和减轻症状效果，适宜长期治疗。当高血压发展为高血压危象时，不宜使用按摩疗法。

（2）患者血压升高，头痛头晕时，重点应以头颈部和腰背部治疗为主，以降低血压，缓解症状。症状缓解后，平时以腹部和背部按摩为主，以治病求本、调和脏腑、消除病邪。

（3）患者要保持足够的睡眠，参加适当的体育锻炼，增强体质，经常能够自我保健按摩，平时应注意避免精神刺激及过度疲劳,忌食甘肥、烟酒,体重超重者要进行减肥。有高血压家族史或年龄在 40 岁以上的人,应该定期进行健康检查,使高血压早期发现、早期治疗。

(4)可参照本病的按摩治疗方法,辨证治疗头痛、头晕、心悸、失眠等病症。

六、慢性心肌炎

慢性心肌炎是由病毒性心肌炎在急性期治疗不当或由于患者自身免疫机能低下,迁延日久转变而成。

【病因病理】

病毒性心肌炎往往是由感冒引起的。病毒性心肌炎急性阶段,如果治疗失当或治疗不及时,心肌细胞出现炎性浸润、水肿,伴随炎性水肿消失,并逐步坏死,心肌纤维细胞大量增生,心肌坏死组织逐步出现纤维化,病情就会逐步转入慢性阶段,发展成为病毒性慢性心肌炎,遗留下各种心律失常。中医学认为慢性心肌炎快速心律失常的"虚"主要表现为气虚和阴虚,邪热久稽于心,煎灼营血,使心阴耗损,内热炽盛,导致心律增快。热毒损气伤阴,气虚不固,阴伤内热,造成窦速、室上速等快速心律失常。

【临床表现】

主要表现为慢性心律失常,如窦缓、窦房阻滞、房室阻滞等;有时表现为快速心律失常,如窦速、室上速、快速房颤,以及在心率增快基础上出现各种期前收缩。经常伴有精神不振、心悸、气短、嗜睡和厌食等症状。日久会产生心脏扩大,肺充血,肝脾增大,胸腔和腹腔积液等病症。

【临床按诊】

心前区和心背区多有压痛,刮拭皮肤多有痧象。按压腹内小肠有重度或轻度压痛,腹部有胀满不舒感。按压左上肢心经和心包经循行区域有刺痛感,刮拭皮肤有痧象。

【防治原则】

本病以虚和热为主因,多与肝脾和小肠功能失调有关,治则宜清热解毒、祛痰化湿、活血化瘀、补虚泻实。

【按摩防治】

(一)胸腹部

(1)宽胸理气:用推法平推胸部及侧胸部;用拿法拿捏胸部两侧胸大肌;用手掌揉按两侧胸部和胁肋部;用抓拿法分别抓拿胸侧两胁肋部皮肉;用按法按压胸部两侧肋间隙。

(2)打开魄门:用按法逐段按压乙状结肠;用拨法由轻渐重反复拨动乙状结肠。若乙状结肠有胀痛、压痛部位需重点施治。

(3)疏通结肠:用拨法依次拨揉降结肠、结肠左曲、横结肠、结肠右曲和升结肠。若遇到有问题部位需重点施治。

(4)调和冲任:用拨法自上而下拨动腹部任脉循行部位;用大鱼际推法由天突穴至下腹耻

骨直推胸腹部任脉 5 遍。若腹部任脉循行有硬块或压痛部位需重点施治。

（5）健运三经：用拨法分别拨揉腹部两侧脾胃肾三经循行部位。若遇有肌肉板滞、腹内硬块或压痛部位需重点施治。

（6）翻江倒海：用双手揉法按揉两季肋和上腹部。若有水或气声响需重点施治。

（7）固肾培元：用按法按压脐部周围或拨法拨揉脐部两侧。若脐部周围有硬块或按压有刺痛、闷痛、放射痛等部位需重点施治。用掌揉法按顺时针和逆时针方向按揉脐部各 36 圈。

（8）三焦排邪：用按压法腹部上脘、中脘和下脘三穴，外陵穴，归来和气冲穴，冲门穴附近腹部动脉搏动处。

（9）通调全腹：用推扳法推扳整个腹部，使腹内胃、小肠、大肠等组织器官随之而动。

（10）引气归元：用推法推擦整个胸腹部 1 遍；用合法将气收归肚脐，拿提腹部；双手掌重叠按于脐部，按顺时针和逆时针方向各按揉 9 圈，然后按压脐部半分钟，结束胸腹部操作。

（二）腰背部

（1）仙人推背：用平推法和分推法施治背部两肩胛及脊柱两侧膀胱经。

（2）遍地开花：用按揉法按揉整个脊背部。

（3）金牛犁地：用抓拿法和捏脊法分别施治胸背部肌肉和督脉。

（4）摇橹渡海：用肘拨法施治脊柱两侧膀胱经循行部位。

（5）强心安神：用点拨法先按住大椎穴片刻，再依次点按两厥阴俞穴和两心俞穴，扣住两膏肓穴以指端拨筋往里合按，至患者胸部感觉舒松即止。

（6）沙场点兵：用肘按法施治心俞、膈俞、至阳和阿是穴，并用肘部拨弄此处的筋几次。

（7）最后用"拿捏肩井"法和"气归命门"法结束腰背部操作。

胸腹部和腰背部重点按摩部位如图 7-6 所示。

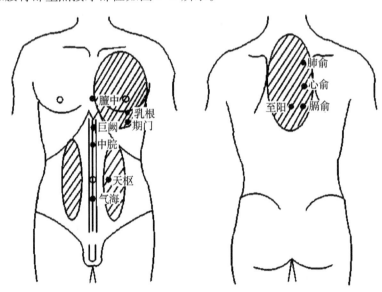

图 7-6　慢性心肌炎重点按摩部位

(三)四肢部

(1)调理心经:滚搓上肢内侧,拨揉上肢手少阴心经循行部位,按揉左极泉穴和通里穴。以施治左上肢为主。

(2)调理心包经:拨揉上肢手厥阴心包经循行部位,按揉内关穴。

(3)调理小肠经:拨揉上肢手太阳小肠经循行部位。

(4)调理胃经:拨揉下肢足阳明位经循行部位,按揉足三里穴和内庭穴。

【防治说明】

(1)按摩对慢性心肌炎的防治效果比较显著。治疗时要以腹部按摩为主,重点按摩小肠,消除小肠的压痛。以通腑调脏、祛除病邪为目的,从而达到标本兼治的效果。

(2)按摩治疗前,可对左胸部、左胸背部和左上肢内侧进行刮痧治疗,以调和心脏。

(3)患者平时要注意休息,预防呼吸道感染和肠道感染,防止病毒侵入。应避免情绪突然激动或体力活动过度而引起身体疲劳,使机体免疫抗病能力。忌暴饮暴食,忌食辛辣、熏烤、煎炸之品。戒烟、酒。若病情加重应及时采取急救措施或入院综合抢救。

七、心脏神经官能症

心脏神经官能症亦称神经循环衰弱症。本病多见于 20～30 岁的青年人,尤以女性较多。

【病因病理】

本病主要是中枢神经系统和自主神经平衡失调引起心血管功能紊乱的结果,心脏无器质性改变。本病属于中医"惊悸""不寐""虚劳"等范畴。多因久病气血亏耗,失血之后阴血耗伤,使心失所养、神不潜藏;或过劳多思,用心过度,伤及心脾,心阴暗耗,心神失养或素体阴虚,热病之后阴津更伤,肾阴不足,水不济火等所致。其发病多与肝、脾、肾三脏功能失调密切相关。

【临床表现】

临床以心脏症状和神经衰弱症状为主,主要表现为胸痛,疼痛部位常发生在左侧乳房下方,而不是在胸骨后;以刺痛为多见,持续时间往往又很长,可达数小时以至数天,缠绵不断;胸痛多在劳累或精神紧张后发生或加重;有时用手按压疼痛部位或做深叹息性呼吸,也会使疼痛减轻;平素多伴有气短、心悸、头晕、易出汗、失眠、疲倦、手脚发凉、喜做长出气、情绪易波动等症状。

【临床按诊】

患者心下区有硬块和压痛感,一般左腹直肌板滞、硬结。脐部周围硬结或有压痛感,脐上部腹内沿任脉循行部位有条索或硬块,且伴有压痛感明显。痰饮盛者,按揉上腹有振振水响声。肝气郁滞者,右肋弓下缘部为有硬块或条索,并伴有压痛,右腹直肌板滞。背部心俞穴周围有压痛感或有其他压痛点。有的患者颈部、胸部和胸背部有痧象。

【防治原则】

本病以虚证为多,往往虚中挟实,其发病多与肝、脾、肾三脏功能失调密切相关,治则宜疏肝利胆、理气降逆、健脾和胃、生化气血、养心安神,从而达到扶正祛邪、平衡阴阳、标本兼治的目的。

【按摩防治】

（一）胸腹部

(1)宽胸理气:用推法平推胸部及侧胸部;用拿法拿捏胸部两侧胸大肌;用手掌揉按两侧胸部和胁肋部;用抓拿法分别抓拿胸侧两胁肋部皮肉;用按法按压胸部两侧肋间隙。

(2)打开魄门:用按法逐段按压乙状结肠;用拨法由轻渐重反复拨动乙状结肠。若乙状结肠有胀痛、压痛部位需重点施治。

(3)疏通结肠:用拨法依次拨揉降结肠、结肠左曲、横结肠、结肠右曲和升结肠。若遇到积水、积气或压痛部位需重点施治。

(4)心下破积:用拨法由轻渐重着力拨揉剑突下心口窝部位。若心口窝处有硬块或条索需重点施治。

(5)调和冲任:用拨法自上而下拨动腹部任脉循行部位;用大鱼际推法由天突穴至下腹耻骨直推胸腹部任脉5遍。若腹部任脉循行有硬块或压痛部位需重点施治。

(6)健运三经:用拨法分别拨揉腹部两侧脾胃肾三经循行部位。若遇有肌肉板滞、腹内硬块或压痛部位需重点施治。

(7)健脾和胃:用掌按法由轻渐重按压胃脘部位。若脾胃虚弱或胃气上逆需重点施治。

(8)疏肝利胆:用按法分别按压右季肋及肋弓下缘部位;用拨法拨揉右肋弓下缘部位。若右肋弓下缘部位有硬块或条索需重点施治;若右季肋下有郁气需用肘压法按压右季肋期门穴部位。

(9)定海神针:用点揉泻法施治巨阙和中脘穴,补法施治气海和关元穴。

(10)固肾培元:用按法按压脐部周围或拨法拨揉脐部两侧。若脐部周围有硬块或按压有刺痛、闷痛、放射痛等部位需重点施治。用掌揉法按顺时针和逆时针方向按揉脐部各36圈。

(11)通调全腹:用推扳法推扳整个腹部,使腹内胃、小肠、大肠等组织器官随之而动。

(12)引气归元:用推法推擦整个胸腹部1遍;用合法将气收归肚脐,拿提腹部;双手掌重叠按于脐部,按顺时针和逆时针方向各按揉9圈,然后按压脐部半分钟,结束胸腹部操作。

（二）腰背部

(1)仙人推背:用平推法和分推法施治背部两肩胛及脊柱两侧膀胱经。

(2)遍地开花:用按揉法按揉整个脊背部。

(3)金牛犁地:用抓拿法和捏脊法分别施治胸背部肌肉和督脉。

(4)摇橹渡海:用肘拨法施治脊柱两侧膀胱经循行部位。

(5)强心安神:用点拨法先按住大椎穴片刻,再依次点按两厥阴俞穴和两心俞穴,扣住两膏肓穴以指端拨筋往里合按,至患者胸部感觉舒松即止。

(6)沙场点兵:用肘按法施治心俞、膈俞、肝俞、脾俞和肾俞穴,并用肘部拨弄此处的筋几次。

（7）最后用"拿捏肩井"法和"气归命门"法结束腰背部操作。

胸腹部和腰背部重点按摩部位如图 7-7 所示。

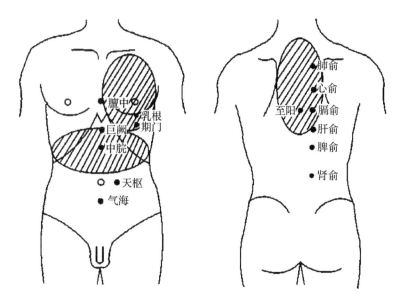

图 7-7　心脏神经官能症重点按摩部位

（三）四肢部

（1）调理心经：滚搓上肢内侧，拨揉上肢手少阴心经循行部位，按揉左极泉穴和通里穴。以施治左上肢为主。

（2）调理心包经：拨揉上肢手厥阴心包经循行部位，按揉内关穴。

（3）调理肝经：滚搓下肢内侧，拨揉下肢足厥阴肝经循行部位，按揉太冲穴。

（4）调理脾经：滚搓下肢内侧，拨揉下肢足太阴脾经循行部位，按揉三阴交和太白穴。

（5）调理肾经：拨揉下肢足少阴肾经循行部位，按揉太溪穴，搓擦涌泉穴。

【防治说明】

（1）按摩治疗心脏神经官能症，能够使各种症状明显得到改善，疗效较好。若患者病情较重，不宜按摩治疗。

（2）在按摩治疗初期，对患者腹部压痛部位治疗时手法要轻揉，不可重按，防止疼痛放射至心脏，导致患者胸痛、心跳加速或出现休克。

（3）患者平素要保持良好的心情，注意适当休息，睡眠要充足。注意饮食的调摄，增加营养，补益心血。参加适当的体育锻炼，增强体质。

（4）可参照本病的按摩治疗方法，辨证治疗房颤、心律失常、心悸、怔忡等心脏功能失常性病症。

第二节 肝胆疾病防治

一、肝气郁结

肝气郁结是指由于情绪抑郁或其他慢性消耗性疾病引起的情绪波动较大造成肝部不适的现象。肝有疏泄作用,喜舒畅而恶抑郁。若肝失疏泄或情绪抑郁不舒,均可引起肝气郁结。

【病因病理】

多因情志抑郁,或突然的精神刺激及其他病邪的侵扰而发病。肝失疏泄、气机郁结,则情志抑郁;久郁不解,失其柔顺舒畅之性,故急躁易怒。气郁生痰,痰随气升,搏结于咽则见梅核气;积聚于颈项则为瘿瘤,气病及血,气滞血瘀,冲任不调,故月经不调或经行腹痛。气聚血结,日久成症瘕积聚。

【临床表现】

临床表现多见情志抑郁,肝经所过部位发生胀闷疼痛、胸胁或少腹胀闷窜痛、胸闷、善太息、情志抑郁易怒,或咽部异物感,或颈部瘿瘤,或胁下肿块等症。

妇女可见以下症状。

(1)肝气郁结引起的压抑、忧虑往往导致女性头痛、烦躁、情绪波动易怒、胸胁胀痛、腹部胀满、内分泌紊乱。

(2)女子月经正常与否与肝的疏泄功能正常与否密切相关,肝气不疏可导致经期过短、月经量少、经间期出血、经行眩晕、经行不寐。

(3)肝经循行在两胁,肝经脉运行不畅还可能导致乳腺增生、乳腺结节甚至乳腺癌的发生。

(4)肝郁导致失眠,表现为难以入睡,即使入睡也多梦易惊。无法保证睡眠质量,使女子气血失荣、皮肤粗糙、脸色暗沉。其中肝郁化火型失眠多因恼怒伤肝。

(5)肝气郁结则气机不利,还会让人不思饮食,因为代谢缓慢,四肢乏力、懒惰少动,从而造成肥胖、便秘等问题。

本节只讨论非病毒性肝炎导致的肝气郁结按摩防治。

【临床按诊】

右肋弓下缘可触及积块,按之不移伴有压痛感或胀满之舒。右腹直肌板滞,脐部两侧有压痛。从肋弓下缘向胸廓内挤压,可感知被推压之部位肌肉紧张。双手揉时,右肋弓下会发出"咕咕"的气响声。胸及上腹有窒塞或满闷感觉,按上腹不痛不硬,或外形胀满,甚或拒按或不拒按。刮拭背部和右季肋部会出痧。

【防治原则】

治疗肝气郁结宜疏肝解郁,理气和胃。必要时配以理气化痰、活血软坚等法。

【按摩防治】

（一）胸腹部

（1）打开魄门：用按法逐段按压乙状结肠；用拨法由轻渐重反复拨动乙状结肠。若乙状结肠有胀痛、压痛部位需重点施治。乙状结肠区为重点施治部位。

（2）疏通结肠：用拨法依次拨揉降结肠、结肠左曲、横结肠、结肠右曲和升结肠。若遇到有问题部位需重点施治。

（3）调和冲任：用拨法自上而下拨动腹部任脉循行部位；用大鱼际推法由天突穴至下腹耻骨直推胸腹部任脉 5 遍。若腹部任脉循行有硬块或压痛部位需重点施治。

（4）健运三经：用拨法分别拨揉腹部两侧脾胃肾三经循行部位。若遇有肌肉板滞、腹内硬块或压痛部位需重点施治。

（5）健脾和胃：用掌按法由轻渐重按压胃脘部位。若脾胃虚弱或胃气上逆需重点施治。

（6）疏肝利胆：用按法分别按压右季肋及肋弓下缘部位；用拨法拨揉右肋弓下缘部位。若右肋弓下缘部位有硬块或条索需重点施治；若右季肋下有郁气需用肘压法按压右季肋期门穴部位。肝胆区为重点施治部位。

（7）压胸降逆：用前臂外侧按压患者右胁肋处的大包穴部位。

（8）定海神针：用点揉泻法施治右章门、右梁门和中脘穴，按揉两天枢穴。

（9）固肾培元：用按法按压脐部周围或拨法拨揉脐部两侧。若脐部周围有硬块或按压有刺痛、闷痛、放射痛等部位需重点施治。用掌揉法按顺时针和逆时针方向按揉脐部各 36 圈。

（10）三焦排邪：用按压法腹部上脘、中脘和下脘三穴，肓俞穴，归来和气冲穴，冲门穴附近腹部动脉搏动处。

（11）通调全腹：用推扳法推扳整个腹部，使腹内胃、小肠、大肠等组织器官随之而动。

（12）引气归元：用推法推擦整个胸腹部 1 遍；用合法将气收归肚脐，拿提腹部；双手掌重叠按于脐部，按顺时针和逆时针方向各按揉 9 圈，然后按压脐部半分钟，结束胸腹部操作。

（二）腰背部

（1）仙人推背：用平推法和分推法施治背部两肩胛及脊柱两侧膀胱经。

（2）遍地开花：用按揉法按揉整个脊背部。

（3）金牛犁地：用抓拿法和捏脊法分别施治胸背部肌肉和督脉。

（4）摇橹渡海：用肘拨法施治脊柱两侧膀胱经循行部位。

（5）沙场点兵：用肘按法施治肝俞、胆俞、脾俞、胃俞和肾俞穴，并用肘部拨弄此处的筋几次。

（6）最后用"拿捏肩井"法和"气归命门"法结束腰背部操作。

胸腹部和腰背部重点按摩部位如图 7-8 所示。

（三）四肢部

（1）调理心包经：滚搓上肢内侧，拨揉上肢手厥阴心包经循行部位，按揉内关穴。

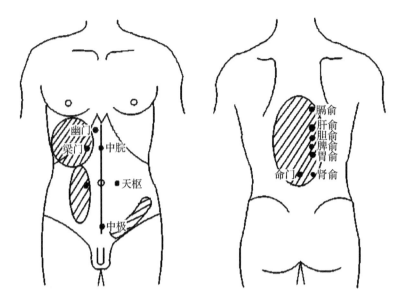

图7-8 肝气郁结重点按摩部位

（2）调理胆经：滚搓下肢外侧，拨揉下肢足少阳胆经循行部位，按揉阳陵泉和丘墟穴。

（3）调理肝经：滚搓下肢内侧，拨揉下肢足厥阴肝经循行部位，按揉太冲穴。

（4）调理脾经：拨揉下肢足太阴脾经循行部位，按揉三阴交和太白穴。

（5）调理肾经：拨揉下肢足少阴肾经循行部位，按揉太溪穴，搓擦涌泉穴。

【防治说明】

（1）按摩时应以乙状结肠部位、肝胆区和任脉为主，有利于肝内郁结气的消散和排出，有利于气机的下降。

（2）患者若肝气郁结比较严重，按摩初期只能施治腹部，不可按摩背部和点按肝俞和胆俞穴。只能带肝内郁结之气减少后才能施治背部。

（3）肝气郁结患者，应注意饮食疗养，心情开朗，情绪稳定。参加适量的体育锻炼，要注意劳逸结合，避免中、重度体力劳动。

（4）特别是女性患者，要关注自己的妇科疾患，应经常检查身体，预防病情恶化。

二、慢性肝炎

慢性肝炎是指病程在半年以上的肝脏慢性炎症性疾病。临床上将肝炎急性期过后，病程超过6个月而肝脏炎症仍持续存在者，称为慢性肝炎。

【病因病理】

慢性肝炎的发病机制至今尚未阐明，一般认为与肝炎病毒的持续存在、机体的免疫功能紊乱、病变肝脏微循环及代谢功能障碍有关。慢性肝炎多是从急性病毒性肝炎转变而来，机体自身免疫功能紊乱、长期应用损害肝脏药物及机体对药物过敏、酗酒及某种酶的缺乏、代谢紊乱等均可导致本病的发生。其中由乙型肝炎病毒引起的慢性乙型肝炎，在各种病因所致的慢性肝炎中占80%~90%,因此,乙肝病毒感染是慢性肝炎最常见的病因。中医学认为,慢性肝炎多虚实夹杂,主要是外邪留恋、肝脾不和、肝肾亏虚、脉络瘀阻所致,辨证分为肝胆湿热、肝气郁结或气滞血瘀类型。

【临床表现】

慢性肝炎根据临床表现和病理变化分为慢性活动性肝炎和慢性迁延性肝炎2种。慢性活动性肝炎患者,病程一般都比较长,往往超过一年,临床表现除全身乏力、肝区疼痛、头昏、失眠、黄疸、腹胀、食欲不振、体重减轻等症状外,还可见面色黝黑、下肢浮肿、有出血倾向及男子乳房发育、女子闭经、痤疮、多毛等表现。腹部可触及肝脾轻度或中度肿大,有压痛,两手掌樱红呈肝掌,面、颈、胸部有蜘蛛痣。慢性迁延性肝炎是指病程超过半年,仍然迁延不愈,症状、体征和肝功能异常较轻,无自身免疫系统及其他系统表现的肝炎。慢性迁延性肝炎患者,临床表现多为肝区不适、腹胀、隐痛、乏力、纳食差、下肢酸软等,部分患者有头晕、胸闷、心悸、失眠、思想集中能力减退等神经官能症表现。

本节只讨论非病毒导致的慢性肝炎的按摩防治。

【临床按诊】

患者右胁部肌肉触之有痛感,右肋弓下缘可触及积块并伴有压痛;右腹直肌板滞或腹部右侧内部有硬块;脐部右侧肌肉板滞并伴有压痛。有的患者双手揉时,右肋弓下会发出"咕咕"的气响声。背部的肝俞和胆俞穴附近有压痛或明显压痛点。背部和右季肋部有痧象。

【防治原则】

本病病位在肝,与肝、胆、脾、胃、肾等脏腑有关,因此,防治本病应以健脾益胃、清热利湿、疏肝理气、活血化瘀为主。

【按摩防治】

（一）胸腹部

（1）打开魄门:用按法逐段按压乙状结肠;用拨法由轻渐重反复拨动乙状结肠。乙状结肠若有胀痛、压痛部位需重点施治。

（2）疏通结肠:用拨法依次拨揉降结肠、结肠左曲、横结肠、结肠右曲和升结肠。若遇到有问题部位需重点施治。

（3）调和冲任:用拨法自上而下拨动腹部任脉循行部位。腹部任脉一线若有硬块或压痛部位需重点施治。

（4）健运三经:用拨法分别拨揉腹部两侧脾胃肾三经循行部位。若遇有肌肉板滞、腹内硬块或压痛部位需重点施治。

（5）健脾和胃:用掌按法由轻渐重按压胃脘部位。若胃气上逆需重点施治。

（6）疏肝利胆:用按法分别按压右季肋及肋弓下缘部位;用拨法拨揉右肋弓下缘部位。若触有硬块或条索需重点施治;若右季肋下有郁气需用肘压法按压右季肋期门穴部位。肝胆区是重点施治部位。

（7）压胸降逆:用前臂外侧按压患者右胁肋处的大包穴部位。

（8）翻江倒海：用双手揉法按揉两肋部位。若右肋下有气声需重点施治。

（9）定海神针：用点揉泻法施治右章门、右梁门和中脘穴，按揉两天枢穴。

（10）固肾培元：用按法按压脐部周围或拨法拨揉脐部两侧。若脐部周围有硬块或按压有刺痛、闷痛、放射痛等部位需重点施治。脐部右侧为重点施治部位。

（11）三焦排邪：用按压法腹部上脘、中脘和下脘三穴，肓俞穴，归来和气冲穴，冲门穴附近腹部动脉搏动处。

（12）引气归元：用推法推擦整个胸腹部 1 遍；用合法将气收归肚脐，拿提腹部；双手掌重叠按于脐部，按顺时针和逆时针方向各按揉 9 圈，然后按压脐部半分钟，结束胸腹部操作。

（二）腰背部

（1）仙人推背：用平推法和分推法施治背部两肩胛及脊柱两侧膀胱经。

（2）遍地开花：用按揉法按揉整个脊背部。

（3）金牛犁地：用抓拿法和捏脊法分别施治胸背部肌肉和督脉。

（4）摇橹渡海：用肘拨法施治脊柱两侧膀胱经循行部位。

（5）沙场点兵：用肘按法施治肝俞、胆俞、脾俞、胃俞和肾俞穴，并用肘部拨弄此处的筋几次。

（6）最后用"拿捏肩井"法和"气归命门"法结束腰背部操作。

胸腹部和腰背部重点按摩部位如图7-9所示。

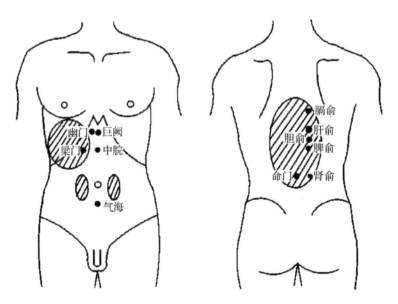

图7-9 慢性非病毒性肝炎重点按摩部位

（三）四肢部

（1）调理胆经：滚搓下肢外侧，拨揉下肢足少阳胆经循行部位，按揉阳陵泉和丘墟穴。

（2）调理肝经：滚搓下肢内侧，拨揉下肢足厥阴肝经循行部位，按揉太冲穴。

（3）调理脾经：拨揉下肢足太阴脾经循行部位，按揉三阴交和太白穴。

（4）调理肾经：拨揉下肢足少阴肾经循行部位，按揉太溪穴，搓擦涌泉穴。

【防治说明】

（1）按摩对非病毒导致的慢性肝炎有很好的防治效果，对于病情严重恶化患者，不宜采用按摩防治。

（2）按摩初期只能施治腹部，不可按摩背部和点按肝俞和胆俞穴。只能待肝内郁结之气减少后才能施治背部。

（3）患者在治疗过程中，一般病理反应为先下走瘀积，然后腹水才能消退，大量下走失气后，患者症状明显改善。

（4）患者饮食要以新鲜、清淡、容易消化食物为原则，适当进食富含蛋白质、维生素、矿物质的食物；不宜嗜烟酒，不宜多吃刺激性强的食物；切忌暴饮暴食；要保持心情舒畅，注意休息。

三、早期肝硬化

肝硬化是由一种或多种病因引起的肝脏弥漫性损害为主要表现的一种慢性、全身性疾病。

【病因病理】

肝硬化是由慢性肝炎、血吸虫病、慢性营养不良、慢性酒精中毒、慢性胆道疾病等各种原因造成肝脏组织炎症、细胞广泛坏死导致肝脏纤维化和残存肝细胞结节性再生而致。但多数肝硬化是由肝炎引起的。中医学认为本病由于肝、脾、肾受病，气滞、血瘀、水蓄而成。情志抑郁、饮食不节、嗜酒过度或感染病毒等因素损伤肝脾，肝失疏泄，致肝气郁结，横逆犯脾，使脾失健运，形成肝郁脾虚。肝郁气滞，则血行不畅，致肝之脉络为瘀血所郁结，浸渐而影响肾，三脏俱病，而成鼓胀。由此可见，肝硬化的早期，多属于肝脾气滞和血瘀；中期腹水形成，多属于气血凝滞，阻于肝脾之脉络，水湿停滞不化，而显"本虚标实"；至末期，多累及于肾，而形成脾肾阳虚和肝肾阴亏。

【临床表现】

肝硬化在临床上一般分为肝功能代偿期和肝功能代偿不全期。肝功能代偿期：大部分患者可无症状或症状较轻，常缺乏特异性。可有乏力、食欲减退、消化不良、恶心、呕吐、右上腹隐痛和腹泻等症状。其中以乏力和食欲不振出现较早，且较突出。上述症状多呈间歇性，因劳累或伴发病而出现，经休息后可缓解。全身状况一般无异常，体征不明显，肝脏不肿大或轻度肿大，部分患者伴脾肿大，并可出现蜘蛛痣和肝掌。肝功能检查多在正常范围内或有轻度异常。肝功能失代偿期：除有肝功能代偿期的一些症状外，还明显出现由肝功能损害所引起的血浆清蛋白降低、水肿、腹水、黄疸、肝性脑病等；门静脉梗阻及高压所产生的侧支循环形成，包括脾肿大、脾功能亢进及腹水等症状。

本节只讨论肝功能代偿期的防治。

【临床按诊】

患者一般两胁有压痛，右肋弓下缘可触及积块，按之不移伴有压痛感。右腹直肌板滞，脐部两侧有压痛。患病初期腹大按之不坚，中期患者腹大如鼓，按之如囊裹水。肝大者在右肋弓下缘可触及肿大的肝脏。有的伴有脾肿大,左肋弓边缘可触及。背部的至阳穴附近有压痛或明显压痛点。背部和右季肋部有瘀象。

【防治原则】

本病的早期多属肝郁脾虚及气滞血瘀,中期腹水形成,则为水湿内阻。临床多见本虚标实,虚实夹杂,治则应攻补兼施。早期患者,应以补肾健脾、疏肝理气、治血化瘀为主。中期患者,应在补肾健脾、活血化瘀的基础上,施以化湿行水,消除肿胀。

【按摩防治】

(一)胸腹部

(1)打开魄门:用按法逐段按压乙状结肠;用拨法由轻渐重反复拨动乙状结肠。乙状结肠若有胀痛、压痛部位需重点施治。乙状结肠区是重点施治部位。

(2)疏通结肠:用拨法依次拨揉降结肠、结肠左曲、横结肠、结肠右曲和升结肠。若遇到有问题部位需重点施治。

(3)清理盲肠:用双揉法按揉盲肠。

(4)调和冲任:用拨法自上而下拨动腹部任脉循行部位;用大鱼际推法由天突穴至下腹耻骨直推胸腹部任脉5遍。腹部任脉一线若有硬块或压痛部位需重点施治。

(5)健运三经:用拨法分别拨揉腹部两侧脾胃肾三经循行部位。若遇有肌肉板滞、腹内硬块或压痛部位需重点施治。

(6)健脾和胃:用掌按法由轻渐重按压胃脘部位。若脾胃虚弱或胃气上逆需重点施治。

(7)疏肝利胆:用按法分别按压右季肋及肋弓下缘部位;用拨法拨揉右肋弓下缘部位。若触有硬块或条索需重点施治;若右季肋下有郁气需用肘压法按压右季肋期门穴部位。肝胆区是重点施治部位。

(8)压胸降逆:用前臂外侧按压患者右胁肋处的大包穴部位。

(9)定海神针:用点揉泻法施治右章门、右梁门和中脘穴,按揉两天枢穴。

(10)固肾培元:用按法按压脐部周围或拨法拨揉脐部两侧。若脐部周围有硬块或按压有刺痛、闷痛、放射痛等部位需重点施治。用掌揉法按顺时针和逆时针方向按揉脐部各36圈。脐部周围是重点施治部位。

(11)通调全腹:用推扳法推扳整个腹部,使腹内胃、小肠、大肠等组织器官随之而动。

(12)引气归元:用推法推擦整个胸腹部1遍;用合法将气收归肚脐,拿提腹部;双手掌重叠按于脐部,按顺时针和逆时针方向各按揉9圈,然后按压脐部半分钟,结束胸腹部操作。

(二)腰背部

(1)仙人推背:用平推法和分推法施治背部两肩胛及脊柱两侧膀胱经。

(2)遍地开花:用按揉法按揉整个脊背部。

(3)金牛犁地:用抓拿法和捏脊法分别施治胸背部肌肉和督脉。

(4)摇橹渡海:用肘拨法施治脊柱两侧膀胱经循行部位。

（5）沙场点兵：用肘按法施治肝俞、胆俞、脾俞、胃俞和肾俞穴，并用肘部拨弄此处的筋几次。

（6）最后用"拿捏肩井"法和"气归命门"法结束腰背部操作。

胸腹部和腰背部重点按摩部位如图7-10所示。

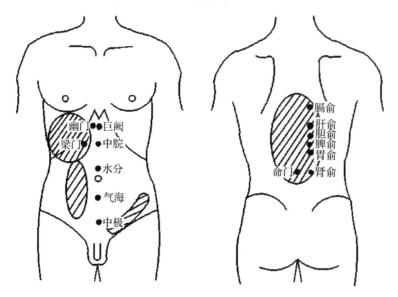

图7-10　早期肝硬化重点按摩部位

（三）四肢部

（1）调理胆经：滚搓下肢外侧，拨揉下肢足少阳胆经循行部位，按揉阳陵泉和丘墟穴。

（2）调理肝经：滚搓下肢内侧，拨揉下肢足厥阴肝经循行部位，按揉太冲穴。

（3）调理脾经：拨揉下肢足太阴脾经循行部位，按揉三阴交和太白穴。

（4）调理肾经：拨揉下肢足少阴肾经循行部位，按揉太溪穴，搓擦涌泉穴。

【防治说明】

（1）按摩只适用于肝硬化代偿期的防治，对于严重患者不宜采用按摩防治。

（2）对于由病毒性肝炎导致的肝硬化不适合按摩防治。

（3）按摩初期只能施治腹部，不可按摩背部和点按肝俞和胆俞穴。只能带肝内郁结之气减少后才能施治背部。

（4）患者在治疗过程中，一般病理反应为先下走瘀积，然后腹水才能消退，大量下走失气后，患者症状明显改善。

（5）确诊为代偿期肝硬化的患者，应注意饮食疗养，心情开朗，情绪稳定，增强与疾病斗争的信心。出现危重症或并发症时，要及时住院治疗，必要时采取手术疗法。

四、慢性胆囊炎

慢性胆囊炎是以各种原因导致胆囊部位反复发生慢性炎症为主的一种病症，是胆囊的一种最常见的疾病。

【病因病理】

慢性胆囊炎一般多由急性胆囊炎未彻底治愈引起。最常见的是感染性胆囊炎,胆囊病变较轻者,仅有胆囊壁增厚,重者可以显著肥厚、萎缩、囊腔缩小以致功能丧失。另外,有因胆囊管阻塞(结石等)造成胆汁潴留,胆色素被吸收,引起胆汁成分改变,刺激胆囊发生炎症,而形成梗阻性胆囊炎。还有由于胆固醇的代谢发生紊乱,而致胆固醇沉积于胆囊的内壁上引起的代谢性慢性胆囊炎症。中医学认为本病是由于饮食不节、进食油腻食品、寒温不调、情志不畅及虫积等因素,导致肝胆气滞、湿热壅阻、通降失常而成。

【临床表现】

慢性胆囊炎的临床表现,随病理变化的程度及有无并发症而表现有所不同,轻者可无症状,一般患者平时可能经常有轻重不同的腹胀、上腹部或右上腹不适感、持续性疼痛或右肩胛区疼痛,胃中有灼热感、嗳气、泛酸,特别是在饱后或食油煎及高脂肪食物后加剧。患者右上腹肋缘下有轻度压痛,或压之有不适感。

【临床诊断】

右肋弓下缘胆囊部位有轻度压痛。右肋下肝区内采用双手揉法会发出"咕咕"的气响声。按压腹部多有胀满不舒。背部右肩胛区有压痛或周围有明显压痛点。双腿胆经胆囊穴(阳陵泉直下 1~2 寸,压痛取穴)多有压痛。

【防治原则】

本病多由气滞或湿热所致,治则宜疏肝解郁、理气活血、健脾除湿、消炎止痛。

【按摩防治】

(一)胸腹部

(1)打开魄门:用按法逐段按压乙状结肠;用拨法由轻渐重反复拨动乙状结肠。乙状结肠若有胀痛、压痛部位需重点施治。

(2)疏通结肠:用拨法依次拨揉降结肠、结肠左曲、横结肠、结肠右曲和升结肠。若遇到有问题部位需重点施治。

(3)清理盲肠:用双揉法按揉盲肠。

(4)调和冲任:用拨法自上而下拨动腹部任脉循行部位。腹部任脉一线若有硬块或压痛部位需重点施治。

(5)健运三经:用拨法分别拨揉腹部两侧脾胃肾三经循行部位。若遇有肌肉板滞、腹内硬块或压痛部位需重点施治。

(6)疏肝利胆:用按法分别按压右季肋及肋弓下缘部位;用拨法拨揉右肋弓下缘部位。若触有硬块或条索需重点施治。若胆囊区有压痛可轻轻按压。

(7)定海神针:用点揉泻法施治右梁门和中脘穴,按揉两天枢穴。

(8)三焦排邪:用按压法腹部上脘、中脘和下脘三穴,肓俞穴,归来和气冲穴,冲门穴附近腹部动脉搏动处。

（9）引气归元：用推法推擦整个胸腹部1遍；用合法将气收归肚脐，拿提腹部；双手掌重叠按于脐部，按顺时针和逆时针方向各按揉9圈，然后按压脐部半分钟，结束胸腹部操作。

（二）腰背部

（1）仙人推背：用平推法和分推法施治背部两肩胛及脊柱两侧膀胱经。

（2）遍地开花：用按揉法按揉整个脊背部。

（3）金牛犁地：用抓拿法和捏脊法分别施治胸背部肌肉和督脉。

（4）摇橹渡海：用肘拨法施治脊柱两侧膀胱经循行部位。

（5）沙场点兵：用肘按法施治肝俞和胆俞穴，并用肘部拨弄此处的筋几次。

（6）最后用"拿捏肩井"法和"气归命门"法结束腰背部操作。

胸腹部和腰背部重点按摩部位如图7-11所示。

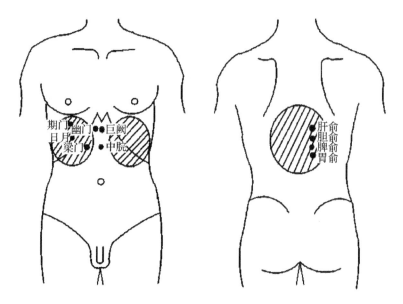

图7-11　慢性胆囊炎重点按摩部位

（三）四肢部

（1）调理胆经：滚搓下肢外侧，拨揉下肢足少阳胆经循行部位，按揉胆囊穴。

（2）调理肝经：滚搓下肢内侧，拨揉下肢足厥阴肝经循行部位，按揉太冲穴。

【防治说明】

（1）按摩防治胆囊炎应在病情缓解时进行，效果显著，有利于预防病情反复加重，甚至可以治愈。

（2）慢性胆囊炎患者平时无症状时，仍应注意饮食，不宜多食含有脂肪、胆固醇成分过多的食物，忌酒类及刺激性食物或浓烈的调味品，以防诱发。保持情志舒畅，避免精神刺激。

（3）如伴有胆石症,应积极消除结石。如有寄生虫史者,应采取积极措施祛除寄生虫,以消除隐患。

（4）慢性胆囊炎伴反复多次严重急性感染者,应考虑手术治疗,切勿延误。

第三节　脾胃疾病防治

一、慢性浅表性胃炎

慢性浅表性胃炎是常见的一种慢性胃炎。慢性浅表性胃炎是指慢性胃黏膜的浅表性炎症,约占慢性胃炎的80%。本病的发病高峰年龄为31~50岁,男性发病多于女性。

【病因病理】

慢性浅表性胃炎是由急性胃炎反复发作,胃黏膜病变经久不愈所致。与饮食不当有关,如长期饮用对胃有刺激的烈酒、浓茶、咖啡、过量的辣椒等调味品;摄食过咸、过酸与过于粗糙的食物,反复刺激胃黏膜。此外,营养素的缺乏也是一个重要的因素,蛋白质和B族维生素长期缺乏,使消化道黏膜变性。长期服用对胃有刺激的药物及胆汁反流、细菌感染等都是发病因素。病变多以胃窦部最明显,呈弥漫性。胃镜检查时可见胃黏膜表面有水肿、充血,呈花斑状红白相间的改变,有灰白或黄色分泌物附着,有时可见局限性糜烂和小的出血点。本病在中医学属"胃脘痛"范畴。认为本病的发生是由于饮食与情志所伤,两者又互为影响,而致胃痛。饮食所伤,脾胃受损,再遇情志所伤,肝气郁结,横逆犯胃克脾,而致肝胃不和;初病在气,久痛入络,脉络受损,气血失和而致瘀血做痛;病久不愈,脾胃虚弱,中气不足,或脾胃素虚,又过食生冷,克伐中阳,转为脾胃虚寒之证。

【临床表现】

浅表性胃炎因伴有高酸和胃蠕动频繁,故多数患者中上腹部有饱闷感或疼痛、食欲减退、恶心、呕吐、反酸、胃灼热、腹胀等症状。一般表现为饭后上腹部不适,有饱闷及压迫感,嗳气后自觉舒服,有时还有恶心、呕吐、泛酸及一时胃痛,无明显体征。浅表性胃炎的病程缓慢,大部分经过合理的治疗是可以痊愈的。如仍有部分反复不愈,就会演变为慢性萎缩性胃炎。

【临床按诊】

慢性胃炎患者,一般胃脘部有压痛感,拒按者多属实证和瘀血证,喜按者多属虚寒证,疾病迁延日久不愈,则腹部干瘪,肌肉板滞硬结,甚则肠道变细变硬。上腹部任脉一线有硬块或条索,并伴有压痛。双手揉上腹部多有哗哗的水声或气水混合声响。脐部右下侧有硬块,并伴有压痛。背部第7~第12胸椎附近两侧有压痛点或肌肉板滞。大部分患者背部和腹部皆有瘀象。

【防治原则】

本病虽病变在胃,但与肝脾两脏密切相关,治则宜健脾和胃、疏肝理气、活血化瘀、扶正祛邪。

【按摩防治】

（一）胸腹部

（1）打开魄门：用按法逐段按压乙状结肠；用拨法由轻渐重反复拨动乙状结肠。若乙状结肠有胀痛、压痛部位需重点施治。

（2）疏通结肠：用拨法依次拨揉降结肠、结肠左曲、横结肠、结肠右曲和升结肠。若遇到有问题部位需重点施治。用推法自盲肠起沿结肠分布至乙状结肠止推3遍。

（3）调和冲任：用拨法自上而下拨动腹部任脉循行部位；用大鱼际推法由天突穴至下腹耻骨直推胸腹部任脉5遍。若腹部任脉循行有硬块或压痛部位需重点施治。

（4）健运三经：用拨法分别拨揉腹部两侧脾胃肾三经循行部位。若遇有肌肉板滞、腹内硬块或压痛部位需重点施治。

（5）健脾和胃：用掌按法由轻渐重按压胃脘部位。若脾胃虚弱或胃脘区有压痛需重点施治。

（6）清胃降浊：用点按法依次点按中脘、两阴都、两梁门、中脘、建里、下脘、两商曲、两太乙穴。若胃脘中有水气，继续依次掐压左右腹哀穴、左右腹结穴、乙状结肠和压盲肠部位，然后点按冲门穴引邪气下行。

（7）翻江倒海：用双手揉法按揉两季肋和上腹部10遍。若有水或气声响需重点施治。若水气移至胃下脐上时，用"推波助澜"法推拨水气向小腹部。若水气移至脐下小腹部时，用"海底捞月"法搂拨水气返回上腹部。

（8）定海神针：用点揉泻法施治巨阙、中脘和下脘穴各半分钟，用补法施治气海和关元穴各半分钟。

（9）固肾培元：用按法按压脐部周围或拨法拨揉脐部两侧。若脐部周围有硬块或按压有刺痛、闷痛、放射痛等部位需重点施治。重点施治脐部右下方部位。

（10）引气归元：用推法推擦整个胸腹部1遍；用合法将气收归肚脐，拿提腹部；双手掌重叠按于脐部，按顺时针和逆时针方向各按揉9圈，然后按压脐部半分钟，结束胸腹部操作。

（二）腰背部

（1）仙人推背：用平推法和分推法施治背部两肩胛及脊柱两侧膀胱经。
（2）遍地开花：用按揉法按揉整个脊背部。
（3）金牛犁地：用抓拿法和捏脊法分别施治胸背部肌肉和督脉。
（4）摇橹渡海：用肘拨法施治脊柱两侧膀胱经循行部位。
（5）沙场点兵：用肘按法施治肝俞、胆俞、脾俞和胃俞穴，并用肘部拨弄此处的筋几次。
（6）最后用"拿捏肩井"法和"气归命门"法结束腰背部操作。
胸腹部和腰背部重点按摩部位如图7-12所示。

（三）四肢部

（1）调理心包经：滚搓上肢内侧，拨揉上肢手厥阴心包经循行部位，按揉内关穴。

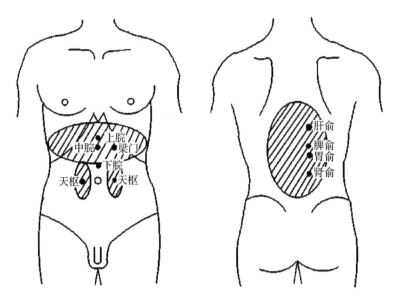

图7-12　慢性浅表性胃炎重点按摩部位

（2）调理肝经：滚搓下肢内侧，拨揉下肢足厥阴肝经循行部位，按揉太冲穴。

（3）调理胃经：拨揉下肢足阳明胃经循行部位，按揉足三里、丰隆和上巨虚穴。

（4）调理脾经：拨揉下肢足太阴脾经循行部位，按揉三阴交和太白穴。

【防治说明】

（1）对于慢性浅表性胃炎，通过按摩治疗，效果显著，可消除疼痛、消化不良等症状，恢复脾胃机能，但需要较长的治疗时间。对于年老，或体质过度虚弱者疗效更缓慢，治疗难度较大。胃炎并发出血者，不适宜按摩治疗。

（2）本病的前期治疗以增进腹部器官组织功能、调畅气机、疏经活血、扶正培元为主，对胃体的按摩手法要轻揉。待患者气血旺盛、症状减轻后，再对胃体使用重手法加强治疗，以消除胃体病变。

（3）在治疗过程中，患者一般会下走瘀积或矢气。排出瘀积和矢气后症状就会明显减轻。

（4）患者平时生活要有规律，应以吃易消化的软饭为主，防止过饥或过饱，避免过度疲惫和受寒及烟酒等刺激性物质刺激胃部，要保持良好的心态，避免精神过度紧张，积极配合治疗。

（5）可参照本病的按摩治疗方法，辨证治疗胃脘痛、痞满、腹痛、腹胀、便秘、泻泄和消化不良等消化系统病症。

二、慢性萎缩性胃炎

慢性萎缩性胃炎是一种以胃黏膜固有腺体萎缩为病变特征的临床常见疾病，是慢性胃炎的一种类型。

【病因病理】

依靠胃镜发现和胃黏膜活组织检查，临床常见疾病呈局限性或广泛性的胃黏膜固有腺萎缩(数量减少,功能减低),常伴有肠上皮化生及炎性反应。随着年龄的增长,本病的发生率也随之增高,病变程度也越重,故有人认为慢性萎缩性胃炎是中老年胃黏膜的退行性病变,是一种"半生理"现象。中医学认为慢性萎缩性胃炎的病变以正虚为本,本病还可能存在湿浊、宿食、瘀血、火热、水饮、气滞等邪气因素,使其病变呈现较为复杂的状况,属中医胃脘痛范畴。慢性萎缩性胃炎可由慢性浅表性胃炎发展而来。

【临床表现】

本病的临床表现大多数患者可有上腹部灼痛、胀痛、钝痛或胀满、痞闷(尤以食后为甚)、食欲不振、恶心、嗳气、便秘或腹泻等症状。严重者可有消瘦、贫血、脆甲、舌炎或舌乳头萎缩,少数胃黏膜糜烂者可伴有上消化道出血。本病无特异体征,上腹部可有轻度压痛。有些慢性萎缩性胃炎患者可无明显症状。

【临床按诊】

萎缩性胃炎患者胃体触之发硬或有条状硬块,伴有压痛或憋闷感,按揉胃脘部有振振水音,肠道内伴有"咕咕"的声响。脐部右下侧有硬块,并伴有压痛。背部第7~第12胸椎附近两侧有压痛点或肌肉板滞。大部分患者背部和腹部刮拭时皆有痧象。

【防治原则】

本病病机多为本虚标实、脾气虚弱、瘀血阻络,故应采用益气活血通络法防治。

【按摩防治】

(一)胸腹部

(1)打开魄门:用按法逐段按压乙状结肠;用拨法由轻渐重反复拨动乙状结肠。若乙状结肠有胀痛、压痛部位需重点施治。

(2)疏通结肠:用拨法依次拨揉降结肠、结肠左曲、横结肠、结肠右曲和升结肠。若遇到有问题部位需重点施治。用推法自盲肠起沿结肠分布至乙状结肠止推3遍。

(3)清理盲肠:用双手揉法反复按揉盲肠。若盲肠内有水或气等浊物应重点施治,以将浊物推送至升结肠为佳。

(4)调和冲任:用拨法自上而下拨动腹部任脉循行部位;用大鱼际推法由天突穴至下腹耻骨直推胸腹部任脉5遍。若腹部任脉循行有硬块或压痛部位需重点施治。

(5)健运三经:用拨法分别拨揉腹部两侧脾胃肾三经循行部位。若遇有肌肉板滞、腹内硬块或压痛部位需重点施治。

(6)健脾和胃:用掌按法由轻渐重按压胃脘部位;用拨法重点拨揉胃脘。若胃脘区有压痛需重点施治。

(7)清胃降浊:用拨法拨揉胃脘部位。用点按法依次点按中脘、两阴都、两梁门、中脘、建里、下脘、两商曲、两太乙穴。若胃脘中有水气,继续依次掐压左右腹哀穴、左右腹结穴、乙状结肠和压盲肠部位,然后点按冲门穴引邪气下行。

(8)翻江倒海:用双手揉法按揉两季肋和上腹部。若有水或气声响需重点施治。若水气移至胃下脐上时,用"推波助澜"法推拨水气向小腹部。若水气移至小腹部时,用"海底捞月"

法搂拨水气返回上腹部。

（9）定海神针：用点揉泻法施治巨阙、中脘、下脘、梁门、关门、太乙和滑肉门穴各半分钟，用补法施治气海和关元穴各半分钟。

（10）固肾培元：用按法按压脐部周围或拨法拨揉脐部两侧。若脐部右下方部位有硬块需重点施治。

（11）引气归元：用推法推擦整个胸腹部1遍；用合法将气收归肚脐，拿提腹部；双手掌重叠按于脐部，按顺时针和逆时针方向各按揉9圈，然后按压脐部半分钟，结束胸腹部操作。

（二）腰背部

（1）仙人推背：用平推法和分推法施治背部两肩胛及脊柱两侧膀胱经。
（2）遍地开花：用按揉法按揉整个脊背部。
（3）金牛犁地：用抓拿法和捏脊法分别施治胸背部肌肉和督脉。
（4）摇橹渡海：用肘拨法施治脊柱两侧膀胱经循行部位。
（5）沙场点兵：用肘按法施治脾俞和胃俞穴，并用肘部拨弄此处的筋几次。
（6）最后用"拿捏肩井"法和"气归命门"法结束腰背部操作。

胸腹部和腰背部重点按摩部位如图7-13所示。

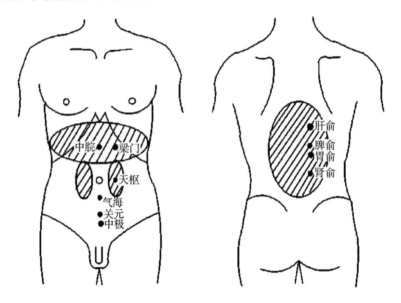

图7-13　慢性萎缩性胃炎重点按摩部位

（三）四肢部

（1）调理胃经：拨揉下肢足阳明胃经循行部位，按揉足三里、丰隆和冲阳穴。
（2）调理脾经：拨揉下肢足太阴脾经循行部位，按揉阴陵泉、三阴交和太白穴。

【防治说明】

（1）对于慢性萎缩性胃炎，按摩治疗需要较长的时间才能获得效果。对于年老，或体质过度虚弱者疗效更缓慢,治疗难度较大。

（2）本病的前期治疗以增进腹部器官组织功能、调畅气机、疏经活血、扶正培元为主,对胃体的按摩手法要轻揉。待患者气血旺盛、症状减轻后,再对胃体使用重手法加强治疗,以消除胃体病变。

（3）在治疗过程中,患者一般会下走瘀积或矢气。排出瘀积和矢气后症状就会明显减轻。

（4）患者平时生活要有规律,应以吃易消化的软饭为主,防止过饥或过饱,避免过度疲惫和受寒及烟酒等刺激性物质刺激胃部,要保持良好的心态,避免精神过度紧张,积极配合治疗。

（5）患者遇有症状加重、消瘦、厌食、黑粪等情况应及时到医院检查治疗。

三、胃与十二指肠溃疡

胃与十二指肠溃疡即消化性溃疡,是指胃或十二指肠的内层被胃酸和消化液所消化而形成的圆形或椭圆形溃烂病灶。本病可发生于任何年龄,但以青壮年为多,男性较女性多。并发症常见有呕血、便血、胃穿孔、胃癌等。

【病因病理】

本病的形成和发展与酸性胃液和胃蛋白酶的消化作用有关。持续和过度的精神紧张、情绪激动等精神神经因素,促进胃酸和胃蛋白分泌增多,导致胃肠壁供血不足、细胞营养不良、局部胃肠黏膜抵抗力降低,形成自身消化和对胃肠黏膜及肌层起到腐蚀作用,形成溃疡。另外,胆汁反流,暴饮暴食或长期进食不规则,粗硬食物或辛辣食物,酗酒等刺激原因也可导致溃疡。胃溃疡多发生在胃小弯和幽门部,以后壁为多。十二指肠溃疡多发生在十二指肠球部,以前壁为多。中医学认为多因情志郁怒、饮食不节,或因外邪侵扰、药物刺激等,使脾胃失健、胃络受损而出现溃疡。

【临床表现】

胃与十二指肠溃疡以上腹部疼痛和不适为主要症状。痛的性质表现不一,有隐痛、刺痛、灼痛和胀痛等。疼痛有节律性的特点,胃溃疡多在进食后 0.5~1.0 小时发生疼痛,持续 1~2 小时才逐渐缓解,下次进食后,又可重复出现,故有进食—疼痛—缓解—进食的规律。十二指肠溃疡多在食后 2~4 小时发生疼痛,进食后则疼痛缓解,故有疼痛—进食—缓解的规律。有的上腹部呈反复周期性发作,目前尚无圆满的解释。疼痛部位,胃溃疡多在上腹正中或稍偏左,十二指肠溃疡多在上腹偏右;前壁溃疡疼痛可放射至同侧胸骨旁,后壁溃疡可放射到脊椎旁相应部位。胃与十二指肠溃疡除上腹部疼痛症状外,还常兼有恶心、呕吐、流涎、嗳气、反酸、上腹部闷胀饱满,或便秘、腹泻,以及烦躁、失眠、多汗、消瘦、贫血等其他胃肠道和全身性表现。

【临床按诊】

溃疡病患者胃脘部一般有明显压痛。胃溃疡患者压痛部位在剑突下中部或偏左;十二指肠溃疡患者在上腹部偏右有明显压痛。慢性溃疡病患者,一般腹部肌肉板滞发硬,其肠道触之变细变硬,并伴有压痛感,尤其是脐部周围肌肉硬结,在脐右下方部位有压痛点。背部肝俞和脾俞穴附近有压痛点。背部肝俞、脾俞和胃俞穴附近或整个背部脊柱及两侧膀胱经循行部位和上腹部胃脘部位均有瘀象。

【防治原则】

胃与十二指肠溃疡与肝、脾、胃功能的异常有密切关联,若迁延日久不愈,则还会累及于肾。治则当以疏肝利胆、健脾和胃、扶正培元、活血化瘀、理气止痛为主。

【按摩防治】

(一)胸腹部

(1)打开魄门:用按法逐段按压乙状结肠;用拨法由轻渐重反复拨动乙状结肠。若乙状结肠有胀痛、压痛部位需重点施治。

(2)疏通结肠:用拨法依次拨揉降结肠、结肠左曲、横结肠、结肠右曲和升结肠。若遇到有问题部位需重点施治。用推法自盲肠起沿结肠分布至乙状结肠止推3遍。

(3)清理盲肠:用双手揉法反复按揉盲肠。若盲肠内有水气浊物应重点施治,以将浊物推送至升结肠为佳。

(4)调和冲任:用拨法自上而下拨动腹部任脉循行部位;用大鱼际推法由天突穴至下腹耻骨直推胸腹部任脉5遍。若腹部任脉循行有硬块或压痛部位需重点施治。

(5)健运三经:用拨法分别拨揉腹部两侧脾胃肾三经循行部位。若遇有肌肉板滞、腹内硬块或压痛部位需重点施治。

(6)健脾和胃:用掌按法由轻渐重按压胃脘或十二指肠的溃疡疼痛点部位。压痛部位需重点施治。

(7)疏肝利胆:用按法分别按压右季肋及肋弓下缘部位;用拨法拨揉右肋弓下缘部位。若右肋弓下缘部位有硬块或条索需重点施治。

(8)舒肝健胃:用按法同时按压左、右季肋区。力量要渗透到两肋下的肝脏和胃。

(9)翻江倒海:用双手揉法按揉两季肋和上腹部。若有水或气声响需重点施治。若水气移至胃下脐上时,用"推波助澜"法推拨水气向小腹部。若水气移至小腹部时,用"海底捞月"法搂拨水气返回上腹部。

(10)三焦排邪:用按压法腹部上脘、中脘和下脘三穴,肓俞穴,归来和气冲穴,冲门穴附近腹部动脉搏动处。

(11)定海神针:用点揉泻法施治巨阙、中脘和下脘穴各半分钟,用补法施治气海和关元穴各半分钟。

(12)引气归元:用推法推擦整个胸腹部1遍;用合法将气收归肚脐,拿提腹部;双手掌重叠按于脐部,按顺时针和逆时针方向各按揉9圈,然后按压脐部半分钟,结束胸腹部操作。

(二)腰背部

(1)仙人推背:用平推法和分推法施治背部两肩胛及脊柱两侧膀胱经。

(2)遍地开花:用按揉法按揉整个脊背部。

(3)金牛犁地:用抓拿法和捏脊法分别施治胸背部肌肉和督脉。

(4)摇橹渡海:用肘拨法施治脊柱两侧膀胱经循行部位。

（5）沙场点兵：用肘按法施治肝俞、脾俞和胃俞穴，并用肘部拨弄此处的筋几次。

（6）最后用"拿捏肩井"法和"气归命门"法结束腰背部操作。

胸腹部和腰背部重点按摩部位如图7-14所示。

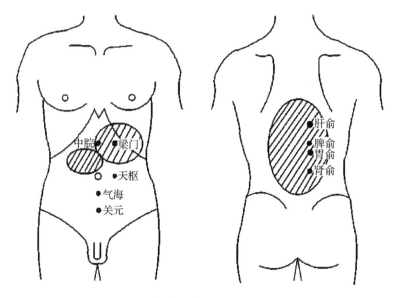

图7-14　胃与十二指肠溃疡重点按摩部位

（三）四肢部

（1）调理胃经：拨揉下肢足阳明胃经循行部位，按揉足三里和冲阳穴。

（2）调理肝经：滚搓下肢内侧，拨揉下肢足厥阴肝经循行部位，按揉太冲穴。

（3）调理脾经：拨揉下肢足太阴脾经循行部位，按揉三阴交和太白穴。

【防治说明】

（1）按摩治疗胃与十二指肠溃疡疗效显著，能够解除疼痛、增进食欲、改善体质、促进溃疡面愈合，但需要较长的治疗时间。对于已有出血、幽门梗阻、急性穿孔等并发症时，不适宜按摩治疗。

（2）施治胃与十二指肠溃疡部位时以按压法为主。一般不用拨法，以免对溃疡部位造成损伤。

（3）按摩治疗初期，以调理肝胃、生化气血、补益肾气、扶正培元为主。待患者饮食改善，气血旺盛后，再重点施治溃疡部位，以消除溃疡，最终达到根治的目的。

（4）在治疗一段时间后，患者有下走瘀积和矢气现象，这时患者各种症状会明显得到改善。

（5）在治疗期间，患者要保持精神舒畅，积极锻炼身体，增强体质，以提高抗病能力，应注意饮食定时，避免粗糙、生硬、过冷过热和刺激性饮食，戒除烟酒。若患者病情加重，应及时建议到医院检查就医。

四、胃下垂

胃下垂是指胃体的全部下降到不正常的位置,具体地说就是站立时,胃小弯的最低点降到髁嵴连线以下,胃的下缘到达盆腔内。多见于无张力型胃(鱼钩型胃),尤以瘦高女性多发。

【病因病理】

本病的发生多是由于膈肌悬吊力不足,肝胃、膈胃韧带功能减退而松弛,腹内压下降及腹肌松弛等因素,加上体形或体质等因素,使胃呈极度低张的鱼构状,即为胃下垂所见的无张力型胃。中医学将胃下垂归为"胃缓",认为长期饮食失节,或七情内伤,或劳倦过度,导致脾胃虚弱、中气下陷、升举无力造成的。

【临床表现】

患者感到腹胀(食后加重,平卧减轻)、恶心、嗳气、胃痛(无周期性及节律性,疼痛性质与程度变化很大),偶有便秘、腹泻,或交替性腹泻及便秘。患此病者,多为瘦长体型,可伴有眩晕、乏力、直立性低血压、昏厥、体乏无力、食后胀满、推腹有震水声、食欲差、嗳气、恶心、头晕、心悸等症状。

【临床诊断】

胃下垂主要是中气不足所致,腹部多见满腹虚软,肌肉软弱缺乏弹性,多喜按、喜暖,按之多无明显压痛,肋下绵软。按揉胃肠,常会发出水和气的混合声响。此病主要集中于上腹部,下腹部多无明显变化。

【防治原则】

本病与脾胃的功能密切相关,中气不足、升举无力是本病的关键,治则宜健脾和胃、生化气血、补益中气,以升阳举陷。

【按摩防治】

(一)胸腹部

(1)调和冲任:用拨法自上而下拨动腹部任脉循行部位;用大鱼际推法由天突穴至下腹耻骨直推胸腹部任脉5遍。若腹部任脉循行有硬块或压痛部位需重点施治。

(2)健运三经:用拨法分别拨揉腹部两侧脾胃肾三经循行部位。若遇有肌肉板滞、腹内硬块或压痛部位需重点施治。

(3)开通带脉:用按法点按两侧腰部带脉穴;用拿法拿捏腰部两侧肌群。

(4)健脾和胃:用掌按法由轻渐重按压胃脘部位。按压胃脘时可用手掌向上方托胃体。

(5)舒肝健胃:用按法同时按压左、右季肋区。力量要渗透到两肋下的肝脏和胃。

(6)翻江倒海:用双手揉法按揉两季肋和上腹部。若有水或气的声响需重点施治。若水气移至胃下脐上时,用"推波助澜"法推拨水气向小腹部。若水气移至小腹部时,用"海底捞月"法搂拨水气返回上腹部。

(7)定海神针:用点揉补法施治中脘、下脘、气海和关元穴各半分钟。

（8）固肾培元：用按法按压脐部周围或拨法拨揉脐部两侧。若脐部周围有硬块或按压有刺痛、闷痛、放射痛等部位需重点施治。用揉法顺时针按揉脐部 36 圈。

（9）引气归元：用推法推擦整个胸腹部 1 遍；用合法将气收归肚脐，拿提腹部；双手掌重叠按于脐部，按顺时针和逆时针方向各按揉 9 圈，然后按压脐部半分钟，结束胸腹部操作。

（二）腰背部

（1）仙人推背：用平推法和分推法施治背部两肩胛及脊柱两侧膀胱经。

（2）遍地开花：用按揉法按揉整个脊背部。

（3）金牛犁地：用抓拿法和捏脊法分别施治胸背部肌肉和督脉。

（4）摇橹渡海：用肘拨法施治脊柱两侧膀胱经循行部位。

（5）沙场点兵：用肘按法施治脾俞、胃俞、肾俞和命门穴，并用肘部拨弄此处的筋几次。

（6）最后用"拿捏肩井"法和"气归命门"法结束腰背部操作。

胸腹部和腰背部重点按摩部位如图 7-15 所示。

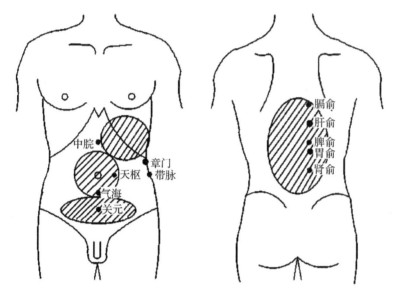

图 7-15　胃下垂重点按摩部位

（三）四肢部

（1）调理三焦经：拨揉上肢手少阳三焦经循行部位，按揉中渚和阳池穴。

（2）调理胃经：拨揉下肢足阳明胃经循行部位，按揉足三里、上巨虚和下巨虚穴。

（3）调理脾经：滚搓下肢内侧，拨揉下肢足太阴脾经循行部位，按揉血海、三阴交和太白穴。

（4）调理肾经：拨揉下肢足少阴肾经循行部位，按揉太溪穴，点按和搓擦涌泉穴。

【防治说明】

（1）胃下垂患者脾胃都很虚弱，因此，在按摩操作中，多按法少拨法，以调补为主。按摩结束后,可建议患者进食,以补胃气。

(2)患者胃肠内多有浊气浊水,治疗前期不要以排出这些浊气浊水为主,否则会伤正气,不利于正气的恢复。随着患者脾胃功能的提高,气血的恢复,这些浊气浊水就会慢慢消失。

(3)在按摩治疗的同时,可建议患者采用艾灸疗法辅助治疗,便于中气的快速提升和恢复。

(4)治疗期间,患者要积极参加体育锻炼,保持乐观情绪。要耐心坚持治疗、食物调理和康复锻炼。不宜久站和剧烈跳动。饭后宜半平卧半小时。避免暴饮暴食。戒烟酒,禁肥甘、辛辣刺激食物。宜少吃多餐。

五、胃肠神经官能症

胃肠神经官能症是由高级神经功能紊乱引起的消化系统功能性障碍,属无器质性病变的一类综合征。本病起病大多缓慢,病程可经年数月,有的呈持续性,也有的呈反复发作。本病的发病率较高,多见于青壮年,以女性居多。

【病因病理】

一般认为,本病的发病原因主要与长期不良的精神刺激和劳累过度有密切关系。由于上述因素干扰了高级神经的正常活动造成兴奋和抑制的过程紊乱,进而引起胃肠功能障碍。由于个体刺激的耐受限度和反应方式不同,因此,某些人表现出神经功能紊乱的症状。同时身体的内在刺激也可影响中枢神经系统,使高级神经活动发生障碍而发病。

中医学认为情志失调、心情抑郁或郁怒伤肝,导致气体紊乱,是发生本病的重要因素。郁怒伤肝,肝失条达,横逆犯胃,气机不畅通,而引发本病;忧思伤脾或肝气郁结,横逆犯脾,导致脾失健运、清浊不分而致;饮食不节,劳倦内伤或久病缠绵,使脾胃虚衰、胃失受纳、脾失运化,而致本病。

【临床表现】

胃神经官能症:以胃部症状为主,胃部常表现为反酸、嗳气、厌食、恶心、呕吐、心下灼热、食后腹胀、上腹不适或疼痛等症状,同时多伴有失眠、焦虑、精神涣散、神经衰弱、头痛和心悸等神经官能症状。

肠神经官能症:以肠部症状为主,患者常有腹痛或不适、腹胀、腹泻或便秘。在小腹功能障碍的主要表现为水样腹泻、伴脐周不适或阵发性疼痛和肠鸣亢进。在结肠功能障碍的主要表现为阵发性肠绞痛,主要位于左下腹,腹痛可扪及痉挛的肠曲,进食或冷饮后加重,在排便、排气后减轻,有时可便秘及腹泻交替出现。常伴有上腹不适、厌食、嗳气、心悸、胸闷或手足多汗等其他自主神经功能紊乱表现。病情常因情绪波动而诱发或加重。

【临床按诊】

患者整个腹部有压痛或不适感,按之柔软虚弱,无弹性,腹部整体凹陷、虚空,软弱无力,喜按多为虚症;整体膨满、充实,按之有力或者有压痛,拒按多为实证。沿任脉有硬结或条索。脐部周围有硬块或条索,并伴有压痛感,见腹白线增宽和增粗。按揉胃脘部有振振水音,按揉腹部肠道有明显的肠鸣音。乙状结肠部位有压痛感。背部脊柱两侧有索条硬结或明显压痛点,刮拭皮肤多有痧象。

【防治原则】

本病的发病主要在肝、脾、胃及肠道,常常虚实相兼。治则应疏肝扶脾,调和肠胃,滋补肾阳,理气行滞,平衡阴阳,恢复胃肠的正常受纳与排泄功能。

【按摩防治】

(一)胸腹部

(1)打开魄门:用按法逐段按压乙状结肠;用拨法由轻渐重反复拨动乙状结肠。若乙状结肠有胀痛、压痛部位需重点施治。

(2)疏通结肠:用拨法依次拨揉降结肠、结肠左曲、横结肠、结肠右曲和升结肠。若遇到有积水、积气或压痛部位需重点施治。

(3)清理盲肠:用双手揉法反复按揉盲肠。若盲肠内有水气浊物应重点施治,以将浊物推送至升结肠为佳。

(4)调和冲任:用拨法自上而下拨动腹部任脉循行部位。若腹部任脉循行有硬块或压痛部位需重点施治。

(5)健运三经:用拨法分别拨揉腹部两侧脾胃肾三经循行部位。若遇有肌肉板滞、腹内硬块或压痛部位需重点施治。

(6)健脾和胃:用掌按法由轻渐重按压胃脘。若有压痛部位需重点施治。

(7)疏肝利胆:用按法分别按压右季肋及肋弓下缘部位;用拨法拨揉右肋弓下缘部位。若右肋弓下缘部位有硬块或条索需重点施治。

(8)舒肝健胃:用按法同时按压左、右季肋区。力量要渗透到两肋下的肝脏和胃。

(9)翻江倒海:用双手揉法按揉两季肋和上腹部。若有水或气声响需重点施治。若水气移至胃下脐上时,用“推波助澜”法推拨水气向小腹部。若水气移至脐下小腹部时,用“海底捞月”法搂拨水气返回上腹部。

(10)固肾培元:用按法按压脐部周围或用拨法拨揉脐部两侧。若脐部周围有硬块或按压有刺痛、闷痛、放射痛等部位需重点施治。

(11)定海神针:用点揉泻法施治巨阙、中脘、下脘和天枢穴各半分钟,用补法施治气海和关元穴各半分钟。

(12)通调全腹:用推扳法推扳整个腹部,使腹内胃、小肠、大肠等组织器官随之而动。

(13)引气归元:用推法推擦整个胸腹部1遍;用合法将气收归肚脐,拿提腹部;双手掌重叠按于脐部,按顺时针和逆时针方向各按揉9圈,然后按压脐部半分钟,结束胸腹部操作。

(二)腰背部

(1)仙人推背:用平推法和分推法施治背部两肩胛及脊柱两侧膀胱经。

(2)遍地开花:用按揉法按揉整个脊背部。

(3)金牛犁地:用抓拿法和捏脊法分别施治胸背部肌肉和督脉。

（4）摇橹渡海：用肘拨法施治脊柱两侧膀胱经循行部位。

（5）沙场点兵：用肘按法施治心俞、肝俞、脾俞、胃俞、肾俞和大肠俞穴，并用肘部拨弄此处的筋几次。

（6）最后用"拿捏肩井"法和"气归命门"法结束腰背部操作。

胸腹部和腰背部重点按摩部位如图7-16所示。

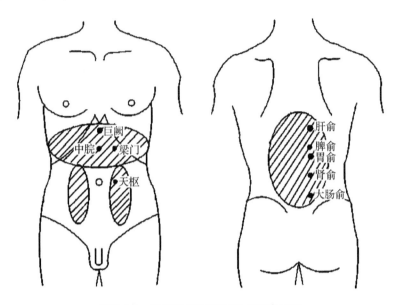

图7-16　胃肠神经官能症重点按摩部位

（三）四肢部

（1）调理心包经：滚搓上肢内侧，拨揉上肢手厥阴心包经循行部位，按揉内关穴。

（2）调理大肠经：拨揉上肢手阳明大肠经循行部位，按揉合谷穴。

（3）调理胃经：拨揉下肢足阳明胃经循行部位，按揉足三里、上巨虚和下巨虚穴。

（4）调理肝经：滚搓下肢内侧，拨揉下肢足厥阴肝经循行部位，按揉太冲穴。

（5）调理脾经：拨揉下肢足太阴脾经循行部位，按揉三阴交、公孙和太白穴。

【防治说明】

（1）按摩疗法对胃肠神经官能症的治疗效果显著，能很快减轻各种症状，治愈率高，复发率低，无不良反应。对于出现严重症状的患者应及时采用中西医相结合的方法进行治疗，病情稳定后，可进行按摩辅助治疗。

（2）患者在接受按摩治疗过程中，会出现下走瘀积和矢气现象，这时病情会明显减轻。

（3）对于身体虚弱的患者，因气血恢复需要一定的时间，所以需要较长时间按摩防治才能恢复。因此，患者对治疗要有信心和恒心。

（4）对于因情志不遂而致病的患者，在按摩治疗过程中，对其可采用适当的心理疗法，用语言进行开导，消除患者致病精神因素，对疾病的治疗有事半功倍的效果。

（5）患者要保持心胸豁达，精神愉快，控制情绪，少思少虑，注意调整膳食结构，忌暴饮暴食和吃生冷油腻食物,有助于疾病的康复。

六、心下痞满

痞满是指以自觉心下痞塞,胸膈胀满,触之无形,按之柔软,压之无痛,视之无胀大之形为主要临床特征的一种脾胃病症。本证按部位可分为胸痞、心下痞等。心下即胃脘部,故心下痞又可称为胃痞。本节主要讨论胃痞。

【病因病理】

中医学认为脾胃同居中焦,脾主升清,胃主降浊,共司水谷的纳运和吸收,清升浊降,纳运如常,则胃气调畅。若因表邪内陷入里,饮食不节,痰湿阻滞,情志失调,或脾胃虚弱等各种原因导致脾胃损伤、升降失司、胃气壅塞,即可发生痞满。胃痞的病位在胃,与肝脾有密切关系。本证不外虚实两端,属实者为实邪内阻,如外邪由表入里、食滞中阻、痰湿内郁、气机郁滞,影响中焦气机升降。属虚者为脾胃虚弱、气机不运、升降无力。虚实之间可相互转化,虚实夹杂则两者兼而有之。

【临床表现】

本病症以自觉胃脘痞塞、满闷不舒为主要临床表现,其痞按之柔软,压之不痛,视之无胀大之形。常伴有胸膈满闷、饮食减少、得食则胀、嗳气稍舒、大便不调、消瘦等症。发病和加重常与诸如暴饮暴食、恣食生冷粗硬,嗜饮浓茶烈酒,过食辛辣等饮食因素,以及情志、起居、冷暖失调等诱因有关。多为慢性起病,时轻时重,反复发作,缠绵难愈。

【临床按诊】

心下痞满患者,一般心口窝部位按压柔软而有弹性,有的伴有压痛或胀闷感。若疾病迁延日久不愈,则腹部干瘪、肌肉板滞硬结。双手揉上腹部多有哗哗的气和水声响。大部分患者背部和腹部皆有痧象。

【防治原则】

痞满的基本病机是脾胃功能失调,升降失司,胃气壅塞。因此,其治疗原则是调理脾胃,理气消痞。根据其虚、实分治,实者泻之,虚者补之,虚实夹杂者补消并用。

【按摩防治】

（一）胸腹部

（1）打开魄门:用按法逐段按压乙状结肠;用拨法由轻渐重反复拨动乙状结肠。若乙状结肠有胀痛、压痛部位需重点施治。

（2）疏通结肠:用拨法依次拨揉降结肠、结肠左曲、横结肠、结肠右曲和升结肠。若遇到有问题部位需重点施治。用推法自盲肠起沿结肠分布至乙状结肠止推3遍。

（3）调和冲任:用拨法自上而下拨动腹部任脉循行部位;用大鱼际推法由天突穴至下腹耻骨直推胸腹部任脉5遍。若腹部任脉循行有硬块或压痛部位需重点施治。

（4）健运三经:用拨法分别拨揉腹部两侧脾胃肾三经循行部位。若遇有肌肉板滞、腹内硬块或压痛部位需重点施治。

（5）心下破积：用按压法和拨法分别施治心口窝处胃痞。此处为重点施治部位。

（6）健脾和胃：用掌按法由轻渐重按压胃脘部位。若脾胃虚弱或胃脘区有压痛需重点施治。

（7）清胃降浊：用点按法依次点按中脘、两阴都、两梁门、中脘、建里、下脘、两商曲、两太乙穴。若胃脘中有水气，继续依次掐压左右腹哀穴、左右腹结穴、乙状结肠和压盲肠部位，然后点按冲门穴引邪气下行。

（8）翻江倒海：用双手揉法按揉两季肋和上腹部。若有水或气声响需重点施治。若水气移至胃下脐上时，用"推波助澜"法推拨水气向小腹部。若水气移至小腹部时，用"海底捞月"法搂拨水气返上腹部。

（9）三焦排邪：用按压法腹部上脘、中脘和下脘三穴，外陵穴，归来和气冲穴，冲门穴附近腹部动脉搏动处。

（10）定海神针：用点揉泻法施治巨阙、中脘、下脘、天枢和关元穴各半分钟。

（11）引气归元：用推法推擦整个胸腹部1遍；用合法将气收归肚脐，拿提腹部；双手掌重叠按于脐部，按顺时针和逆时针方向各按揉9圈，然后按压脐部半分钟，结束胸腹部操作。

（二）腰背部

（1）仙人推背：用平推法和分推法施治背部两肩胛及脊柱两侧膀胱经。

（2）遍地开花：用按揉法按揉整个脊背部。

（3）金牛犁地：用抓拿法和捏脊法分别施治胸背部肌肉和督脉。

（4）摇橹渡海：用肘拨法施治脊柱两侧膀胱经循行部位。

（5）沙场点兵：用肘按法施治脾俞、胃俞、肾俞和大肠穴，并用肘部拨弄此处的筋几次。

（6）最后用"拿捏肩井"法和"气归命门"法结束腰背部操作。

胸腹部和腰背部重点按摩部位如图7-17所示。

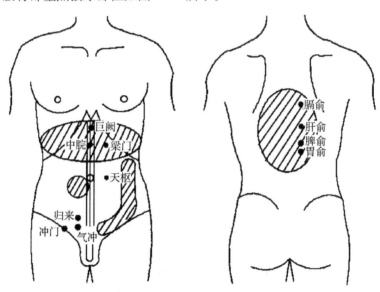

图7-17　心下痞满重点按摩部位

（三）四肢部

（1）调理心包经：滚搓上肢内侧，拨揉手厥阴心包经循行部位，按揉内关穴。

（2）调理大肠经：拨揉手阳明大肠经循行部位，按揉曲池和合谷穴。

（3）调理胃经：拨揉下肢足阳明胃经循行部位，按揉足三里、丰隆、上巨虚和内庭穴。

（4）调理脾经：滚搓下肢内侧，拨揉下肢足太阴脾经循行部位，按揉三阴交和公孙穴。

（5）调理肝经：拨揉足厥阴肝经循行部位，按揉太冲穴。

【防治说明】

（1）按摩能够有效地消除胃部的痞块，调畅气机，恢复脾胃机能。对于年老或体质过度虚弱者需要较长的治疗时间。

（2）在治疗过程中，患者一般会下走瘀积或矢气。排出瘀积和矢气后症状就会明显减轻。

（3）患者平时生活要有规律，节制饮食，勿暴饮暴食，同时饮食宜清淡，忌肥甘厚味、辛辣醇酒及生冷之品，以免损伤脾胃，滞气酿痰；调节情志，保持心情愉快，避免精神刺激，以免气机郁滞；注意腹部保暖，预防风寒、湿热之邪侵袭。适当参加体育锻炼，增强体质，调畅气机。

七、单纯性呃逆

呃逆是指气逆上冲、喉间呃呃连声、声短而频、令人不能自主为特征的病症。素称打呃，古称"哕"，又称"哕逆"。常人因饮食气候等原因偶发呃逆，不治自愈，不属于病态。如不能自持，才属于病症。

【病因病理】

本病有持续发作或偶然发作，有单纯性的呃逆，亦有在其他疾病中出现的呃逆。现代医学称为膈肌痉挛。它是由于某种刺激引起膈神经过度兴奋，膈肌痉挛所致。中医学认为本症常常因饮食不节、过食生冷或寒凉药物导致寒结胃中，以及恼怒抑郁、情志失和，以致肝气犯胃引起。其病因虽繁，但病机关键在于胃失和降、胃气上逆动膈所致。

【临床表现】

呃逆可以在多种疾病中出现，一般分为急性与慢性2类。呃声不断、多而短促、声音响亮的呃逆，很快会自行消失。但也有连续数小时、数星期或更长时间迁延难愈的。疾病发作时还常伴有胃脘不舒，或脘胁胀闷、食欲减少，或口臭烦渴等症状。另外，腹腔手术后或是某些严重疾病也会引起此种临床表现，不属于本节讨论内容。

【临床按诊】

患者多见胃脘胀满，两胁胀痛。因情志刺激、肝气郁结而呃逆者，肝区下方按之多伴有压痛或胀闷感；因燥热者，胃肠多胀满有痞块，按之多有肠鸣音；脾肾亏虚者，腹部虚软无弹性，腹中肠鸣音亢进。

【防治原则】

呃逆之本在"动膈"，而膈之动，多为气逆所致，治则应以和胃顺气、降逆平呃为主。若因于寒则温之、因于虚则补之、因于实则攻之。

【按摩防治】

（一）胸腹部

（1）压胸降逆：用按压法按压天突和膻中穴。用推揉法推揉膻中穴。

（2）打开魄门：用按法逐段按压乙状结肠；用拨法由轻渐重反复拨动乙状结肠。若患者大便不通需重点施治。

（3）调和冲任：用拨法自上而下拨动腹部任脉循行部位；用大鱼际推法由天突穴至下腹耻骨直推胸腹部任脉5遍。若腹部任脉循行有硬块或压痛部位需重点施治。

（4）健运三经：用拨法分别拨揉腹部两侧脾胃肾三经循行部位。若遇有肌肉板滞、腹内硬块或压痛部位需重点施治。

（5）健脾和胃：用掌按法由轻渐重按压胃脘部位。若脾胃虚弱或胃脘区有压痛需重点施治。

（6）清胃降浊：用点按法依次点按中脘、两阴都、两梁门、中脘、建里、下脘、两商曲、两太乙穴。若胃脘中有水气，继续依次掐压左右腹哀穴、左右腹结穴、乙状结肠和压盲肠部位，然后点按冲门穴引邪气下行。

（7）疏肝利胆：用按法分别按压右季肋及肋弓下缘部位；用拨法拨揉右肋弓下缘部位。若右肋弓下缘部位有硬块或条索需重点施治。

（8）舒肝健胃：用按法同时按压左、右季肋区。力量要渗透到两肋下的肝脏和胃。

（9）翻江倒海：用双手揉法按揉两季肋和上腹部。若有水或气声响需重点施治。若水和气移至胃下脐上时，用"推波助澜"法推拨水和气向小腹部。

（10）定海神针：用点揉泻法施治巨阙、中脘、下脘、天枢和关元穴各半分钟。

（11）通调全腹：用推扳法推扳整个腹部，使腹内胃、小肠、大肠等组织器官随之而动。

（12）引气归元：用推法推擦整个胸腹部1遍；用合法将气收归肚脐，拿提腹部；双手掌重叠按于脐部，按顺时针和逆时针方向各按揉9圈，然后按压脐部半分钟，结束胸腹部操作。

（二）腰背部

（1）仙人推背：用平推法和分推法施治背部两肩胛及脊柱两侧膀胱经。

（2）遍地开花：用按揉法按揉整个脊背部。

（3）金牛犁地：用抓拿法和捏脊法分别施治胸背部肌肉和督脉。

（4）摇橹渡海：用肘拨法施治脊柱两侧膀胱经循行部位。

（5）沙场点兵：用肘按法施治肝俞、膈俞、脾俞和胃俞穴，并用肘部拨弄此处的筋几次。若患者呃逆不止，可在背部膈俞穴附近找到合适的部位进行重点按压，有速止呃逆功效。

（6）最后用"拿捏肩井"法和"气归命门"法结束腰背部操作。

胸腹部和腰背部重点按摩部位如图7-18所示。

（三）四肢部

（1）调理心包经：滚搓上肢内侧，拨揉上肢手厥阴心包经循行部位，按揉内关穴。

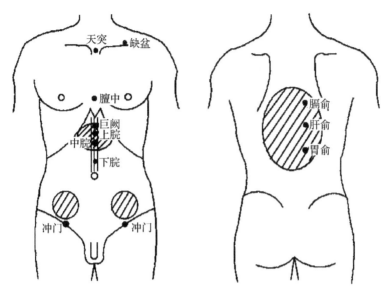

图7-18　单纯性呃逆重点按摩部位

（2）调理肝经：滚搓下肢内侧，拨揉下肢足厥阴肝经循行部位，按揉太冲穴。

（3）调理胃经：拨揉下肢足阳明胃经循行部位，按揉足三里、丰隆和内庭穴。

（4）调理肾经：拨揉下肢足少阴肾经循行部位，按揉太溪和涌泉穴。

【防治说明】

（1）按摩治疗时，应找出引起呃逆的原因，在整体调理的同时还要有针对性治疗，效果才会更好。

（2）因情绪不好会引发呃逆，呃逆经久不愈使患者焦躁烦恼，这又会加重膈肌痉挛。因此，患者要保持心情舒畅。

（3）患者饮食以无饱胀感为好，餐次可增加。忌食生冷食品。保持大便通畅。

第四节　肠道疾病防治

一、单纯性泄泻

泄泻是一种常见症状，俗称"拉肚子"，是指排便次数明显超过平日习惯的频率，粪质稀薄，水分增加，甚至泻出如水样为临床特征的一种脾胃肠病症。很多泄泻是由肠道炎症引起的，但也有肠道并没有炎症（或极轻度的炎症）而腹泻者，这种腹泻称为单纯性泄泻或功能性泄泻。

【病因病理】

单纯性腹泻主要是指由于肠道的蠕动功能紊乱所导致的功能性腹泻。与功能性腹泻相对应的是器质性腹泻,肠炎、痢疾、食物中毒等疾病的腹泻就是器质性的腹泻,因为肠道内有了炎症性器质性的病变存在。

中医学认为,主要是饮食不节,损伤肠胃,致运化失职、升降失调、清浊不分,而发生泄泻;或情志失调,引起脾失健运、升降失调、清浊不分,而成泄泻;或人至老年,肾阳虚衰,命门之火不能温煦脾土,不能帮助脾胃腐熟水谷,消化吸收,运化失常就会出现泄泻。本病的基本病机是脾虚湿盛致使脾失健运,大小肠传化失常,升降失调,清浊不分。脾虚湿盛是导致本病发生的关键因素。

【临床表现】

泄泻以大便清稀为临床特征,或大便次数增多,粪质清稀;或便次不多,但粪质清稀,甚至如水状;或大便清薄,完谷不化,便中无脓血。泄泻之量或多或少,泄泻之势或缓或急。常兼有脘腹不适、腹胀腹痛肠鸣、食少纳呆、小便不利等症状。起病或缓或急,常有反复发作史。常由外感寒热湿邪,内伤饮食情志、劳倦、脏腑功能失调等诱发或加重。

【临床按诊】

患者腹部多满而虚软,缺乏弹性,按压时压痛或有或无,脘腹多胀闷不舒。揉动腹部时,肠道内会发出咕咕的水和气混合声响。肾阳虚衰的患者脐部周围多有硬块并伴有压痛。

【防治原则】

本证多以脾虚湿盛、脾失健运为病机特点,治疗应以运脾祛湿为原则。对于以肾阳虚衰或脾阳虚损为主的,当予温补肾阳、运脾补虚,辅以祛湿,做到标本兼治。

【按摩防治】

(一)胸腹部

(1)打开魄门:用按法逐段按压乙状结肠;用拨法由轻渐重反复拨动乙状结肠。若乙状结肠有胀痛、压痛部位需重点施治。

(2)疏通结肠:用拨法依次拨揉降结肠、结肠左曲、横结肠、结肠右曲和升结肠。若遇到有压痛、积气或积水部位需重点施治。

(3)清理盲肠:用双揉法按揉盲肠。若盲肠内有浊物需重点施治。

(4)调和冲任:用拨法自上而下拨动腹部任脉循行部位。若腹部任脉循行有硬块或压痛部位需重点施治。

(5)健运三经:用拨法分别拨揉腹部两侧脾胃肾三经循行部位。若遇有肌肉板滞、腹内硬块或压痛部位需重点施治。

(6)健脾和胃:用掌按法由轻渐重按压胃脘部位。若胃气虚弱或胃内有浊物需重点施治。

(7)翻江倒海:用双手揉法按揉两季肋和上腹部。若有水或气声响需重点施治。若水气移至胃下脐上时,用"推波助澜"法推拨水气向小腹部。若水气移至小腹部时,用"海底捞月"法搂拨水气返回上腹部。

(8)利湿止泻:用点按法依次点按腹部的水分、止泻和利湿穴。用推按法依次推按长强穴两侧旁开二指部位和腰俞穴。

（9）定海神针：用点揉法施治水分、气海、关元和水道穴。

（10）固肾培元：用按法按压脐部周围或拨法拨揉脐部两侧。若脐部周围有硬块或按压有刺痛、闷痛、放射痛等部位需重点施治。

（11）引气归元：用推法推擦整个胸腹部 1 遍；用合法将气收归肚脐，拿提腹部；双手掌重叠按于脐部，按顺时针和逆时针方向各按揉 9 圈，然后按压脐部半分钟，结束胸腹部操作。

（二）腰背部

（1）仙人推背：用平推法和分推法施治背部两肩胛及脊柱两侧膀胱经。

（2）遍地开花：用按揉法按揉整个脊背部。

（3）金牛犁地：用抓拿法和捏脊法分别施治胸背部肌肉和督脉。

（4）摇橹渡海：用肘按法施治脊柱两侧膀胱经循行部位。

（5）沙场点兵：用肘按法施治肝俞、胆俞、脾俞、胃俞、肾俞、大肠俞和小肠俞穴，并用肘部拨弄此处的筋几次。

（6）最后用"拿捏肩井"法和"气归命门"法结束腰背部操作。

胸腹部和腰背部重点按摩部位如图 7-19 所示。

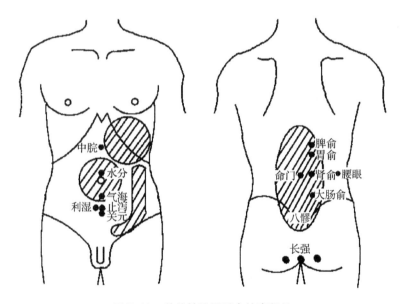

图 7-19　单纯性泄泻重点按摩部位

（三）四肢部

（1）调理三焦经：拨揉上肢手少阳三焦经循行部位，按揉中渚和阳池穴。

（2）调理胃经：拨揉下肢足阳明胃经循行部位，按揉足三里、上巨虚和下巨虚穴。

（3）调理脾经：滚搓下肢内侧，拨揉下肢足太阴脾经循行部位，按揉三阴交和太白穴。

（4）调理肾经：拨揉下肢足少阴肾经循行部位，按揉太溪穴，搓擦涌泉穴。

【防治说明】

(1)脏腑按摩对单纯性泄泻有很好的防治效果,对于病情严重恶化患者不宜采用按摩防治,应建议其住院就医治疗。

(2)患者在治疗过程中,一般病理反应为先下走瘀积,然后腹水才能消退,大量下走失气后,患者症状明显改善。

(3)患者要以饮食清淡、易消化、少油腻为基本原则;一日三餐定时定量,不过饥过饱、不暴饮暴食;要保持良好的心理状态,心胸宽广,情绪乐观,性格开朗,遇事豁达。平常要注意加强锻炼,以强腰壮肾,增强体质。

二、单纯性便秘

便秘是指由于粪便在肠内停留过久,以致大便次数减少、大便干结、排出困难或不尽。一般2天以上无排便,可提示便秘存在。平常因饮食、运动等因素,偶有大便燥结与便次减少,不属病态,如长期便次减少而成习惯,称为"习惯性便秘"。

【病因病理】

现代医学认为便秘的原因颇多,主要分为结肠便秘和直肠便秘2类。前者系指食物残渣在结肠中运行过于迟缓而引起的便秘,后者指食物残渣在结肠内运行正常并及时到达直肠,但在直肠滞留过久,所以又称为排便困难。中医学认为便秘的基本病变,虽属大肠传导失常,但与脾胃肝肾等脏腑的功能失调有关。多胃肠有病,因燥热内结,或气滞不行,或气虚传送无力,或血虚肠道干涩,以及阴寒凝结等,导致各种不同性质的便秘。

【临床表现】

便秘临床表现分为急性便秘和慢性便秘。急性便秘多由肠梗阻、肠麻痹、急性腹膜炎、脑血管意外、急性心肌梗死、肛周疼痛性疾病等急性疾病引起,主要表现为原发病的临床表现。慢性便秘多无明显症状,但神经过敏者,可主诉食欲减退、口苦、腹胀、嗳气、发作性下腹痛、排气多等胃肠症状,还可伴有头昏、头痛、易疲劳等神经官能症症状。由于粪便干硬,或呈羊粪状,患者可有下腹部痉挛性疼痛、下坠感等不适感觉。有时左下腹可触及痉挛的乙状结肠。

本节只讨论单纯性便秘的防治方法。

【临床按诊】

实秘患者,小腹左侧乙状结肠部位触之有长条状或块状硬物。按压时可有不适感或有压痛感。虚秘患者,上腹部触之腹壁肌肉较硬而满,但下腹部反软而无力者,多见于老年人。

【防治原则】

慢性习惯性便秘多以肠胃不和、腹气不通为主,治则宜调和胃肠、降气通便。

【按摩防治】

(一)胸腹部

(1)打开魄门:用按法逐段按压乙状结肠;用拨法由轻渐重反复拨动乙状结肠。若乙状结

肠内有宿便需重点施治。

（2）疏通结肠：用拨法依次拨揉降结肠、结肠左曲、横结肠、结肠右曲和升结肠。若遇到有问题部位需重点施治。用推法自盲肠起沿结肠分布至乙状结肠止推3遍。

（3）调和冲任：用拨法自上而下拨动腹部任脉循行部位；用大鱼际推法由天突穴至下腹耻骨直推胸腹部任脉5遍。若腹部任脉循行有硬块或压痛部位需重点施治。

（4）健运三经：用拨法分别拨揉腹部两侧脾胃肾三经循行部位。若遇有肌肉板滞、腹内硬块或压痛部位需重点施治。

（5）开通带脉：用点法点按腹部两侧的带脉穴；用抓拿法拿捏两侧腰肌。

（6）定海神针：用点法点按两滑肉门和天枢穴。

（7）开闭通便：用点按法依次点按腹部的通便穴和宽阔穴。用推按法依次推按腰部的大肠俞及长强穴两侧旁开二指部位和腰俞穴。

（8）固肾培元：用按法按压脐部周围或拨法拨揉脐部两侧。若脐部周围有硬块或按压有刺痛、闷痛、放射痛等部位需重点施治。重点施治脐部左下方部位。

（9）通调全腹：用推扳法推扳整个腹部，使腹内胃、小肠、大肠等组织器官随之而动。

（10）引气归元：用推法推擦整个胸腹部1遍；用合法将气收归肚脐，拿提腹部；双手掌重叠按于脐部，按顺时针和逆时针方向各按揉9圈，然后按压脐部半分钟，结束胸腹部操作。

（二）腰背部

（1）仙人推背：用平推法和分推法施治背部两肩胛及脊柱两侧膀胱经。

（2）遍地开花：用按揉法按揉整个脊背部。

（3）金牛犁地：用抓拿法和捏脊法分别施治胸背部肌肉和督脉。

（4）摇橹渡海：用肘拨法施治脊柱两侧膀胱经循行部位。

（5）沙场点兵：用肘按法施治大肠俞穴，并用肘部拨弄此处的筋几次。搓擦命门和八髎穴部位。

（6）最后用"拿捏肩井"法和"气归命门"法结束腰背部操作。

胸腹部和腰背部重点按摩部位如图7-20所示。

（三）四肢部

（1）调理三焦经：拨揉上肢手少阳三焦经循行部位，按揉支沟穴。

（2）调理胃经：拨揉下肢足阳明胃经循行部位，按揉足三里和上巨虚穴。

（3）调理脾经：拨揉下肢足太阴脾经循行部位，按揉三阴交和公孙穴。

（4）调理肾经：拨揉下肢足少阴肾经循行部位，按揉太溪穴。用于虚秘患者。

【防治说明】

（1）按摩治疗单纯性便秘效果显著。但对于老人或体质虚弱导致的虚秘需要较长时间调理才能巩固疗效。

（2）对于实秘患者，按摩时多采用拨法，手法较重，以泻为主。对于虚秘患者，按摩时多采用按摩，手法柔和，以补为主。

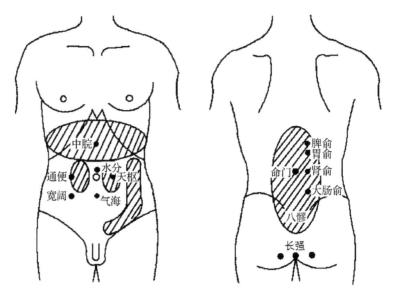

图7-20 单纯性便秘重点按摩部位

（3）单纯性便秘患者应多进食，且食物不宜过细少渣，宜多吃蔬菜水果、多饮水。建立每天按时排便的习惯，以建立起良好的排便条件反射。

（4）对腹肌功能衰弱者，应多从事体力劳动或体育锻炼，以增强腹肌、膈肌、提肛肌等肌力。

三、慢性结肠炎

慢性结肠炎又称慢性非特异性溃疡性结肠炎，是一种原因不明的直肠和结肠慢性炎性疾病。本病可发生于任何年龄，以20～25岁为多见。

【病因病理】

导致慢性结肠炎的因素有很多，归纳起来主要有2种：一是指肠道感染了细菌、霉菌等病毒，使肠道长期处于炎症状态；二是指由于人的身体过度疲劳、长期处于营养不良状态，以及情绪容易激动等，这些因素都可以诱发慢性结肠炎的发生。中医认为慢性结肠炎的病因关键在于脾脏虚寒，归纳它的原因一是外感寒邪直中而来的；二是由于过用苦寒攻下，导致了脾胃的虚寒；三是过食生冷，虚寒留于脾胃。慢性结肠炎是虚寒性下利的一种表现，它与脾胃、肝、肾功能的失调有着密切关系。

【临床表现】

临床主要表现为腹泻，轻者每日排便3～4次，或腹泻与便秘交替出现。重者排便次数频繁，每1～2小时即排便1次。粪便多呈糊状，混有黏液、脓血，亦可只排黏液、脓血而无粪便。一般有轻度至中度腹痛，常为绞痛性质，多限于左下腹及下腹，亦可遍及全腹，有疼痛—便意—便后缓解的规律，伴有腹胀。粪便检查无特异病原体发现。

【临床按诊】

大部分患者的乙状结肠有压痛，压痛严重者会拒按。肠道内有水和气滞留。

【防治原则】

本病多与脾胃虚寒、气血虚弱有关,治则宜健脾益气、通调脏腑、祛湿止泻。

【按摩防治】

（一）胸腹部

(1)打开魄门:用按法逐段按压乙状结肠;用拨法由轻渐重反复拨动乙状结肠。若乙状结肠有胀痛、压痛部位需重点施治。

(2)疏通结肠:用拨法依次拨揉降结肠、结肠左曲、横结肠、结肠右曲和升结肠。若遇到有问题部位需重点施治。用推法自盲肠起沿结肠分布至乙状结肠止推3遍。

(3)调和冲任:用拨法自上而下拨动腹部任脉循行部位;用大鱼际推法由天突穴至下腹耻骨直推胸腹部任脉5遍。若腹部任脉循行有硬块或压痛部位需重点施治。

(4)健运三经:用拨法分别拨揉腹部两侧脾胃肾三经循行部位。若遇有肌肉板滞、腹内硬块或压痛部位需重点施治。

(5)定海神针:用点揉泻法施治中脘、下脘和滑肉门穴各半分钟,用补法施治天枢、气海和关元穴各半分钟。

(6)打开魄门:用按法逐段按压乙状结肠;用拨法由轻渐重反复拨动乙状结肠。乙状结肠若有胀痛、压痛部位需重点施治。

(7)疏通结肠:用拨法依次拨揉降结肠、结肠左曲、横结肠、结肠右曲和升结肠。若遇到有问题部位需重点施治。

(8)固肾培元:用按法按压脐部周围或拨法拨揉脐部两侧。若脐部周围有硬块或按压有刺痛、闷痛、放射痛等部位需重点施治。重点施治脐部右下方部位。

(9)通调全腹:用推扳法推扳整个腹部,使腹内胃、小肠、大肠等组织器官随之而动。

(10)引气归元:用推法推擦整个胸腹部1遍;用合法将气收归肚脐,拿提腹部;双手掌重叠按于脐部,按顺时针和逆时针方向各按揉9圈,然后按压脐部半分钟,结束胸腹部操作。

（二）腰背部

(1)仙人推背:用平推法和分推法施治背部两肩胛及脊柱两侧膀胱经。

(2)遍地开花:用按揉法按揉整个脊背部。

(3)金牛犁地:用抓拿法和捏脊法分别施治胸背部肌肉和督脉。

(4)摇橹渡海:用肘拨法施治脊柱两侧膀胱经循行部位。

(5)沙场点兵:用肘按法施治脾俞、胃俞、肾俞和大肠俞穴,并用肘部拨弄此处的筋几次。搓擦命门和八髎穴部位。

(6)最后用"拿捏肩井"法和"气归命门"法结束腰背部操作。

胸腹部和腰背部重点按摩部位如图7-21所示。

（三）四肢部

(1)调理大肠经:拨揉上肢手阳明大肠经循行部位,按揉合谷穴。

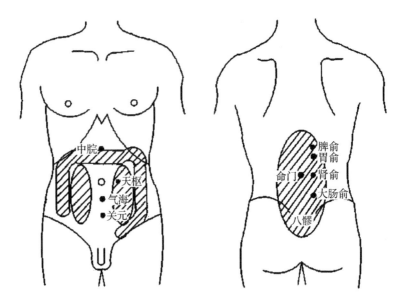

图 7-21　慢性结肠炎重点按摩部位

（2）调理胃经：拨揉下肢足阳明胃经循行部位，按揉足三里和上巨虚穴。

（3）调理脾经：拨揉下肢足太阴脾经循行部位，按揉三阴交和公孙穴。

【防治说明】

（1）按摩结肠时，若遇到有压痛的部位开始应以按法为主，手法要轻揉，等病情减轻后再使用拨法治疗，以防止损伤结肠炎症部位。

（2）对于慢性结肠炎，通过按摩治疗，效果显著，可消除疼痛，修复受损部位，但需要较长的治疗时间。对于年老或体质过度虚弱者疗效更缓慢，治疗难度较大。结肠炎并发出血者，不适宜按摩治疗。

（3）在治疗期间，患者要注意腹部保暖，避免受凉，控制情绪，保持良好的心态，避免精神过度紧张，积极配合治疗；注意饮食，不吃生冷、坚硬及变质的食物，禁酒及辛辣刺激性强的调味品；平常应加强锻炼，如打太极拳，以强腰壮肾，增强体质。

四、结肠激惹综合征

本证为功能性腹泻，其临床表现是以肠道功能性失调为主的全身性疾病，又称结肠过敏、痉挛性结肠、黏液性结肠炎、结肠神经官能症等，是一种胃肠道最常见的慢性功能性疾病。

【病因病理】

本病的病因与精神因素、环境刺激、遗传因素、食物、药物、神经内分泌的改变、感染等有关。描记结肠内压力时发现情绪等改变能影响自主神经功能，使结肠运动和分泌失调，而检查肠道并无器质性病变。中医学认为本病多由于饮食不节、外感时邪、情志失调、素体阴虚或阳虚，致使脏腑气血失调，而出现气滞、血瘀、寒、湿、热等内生所致的一系列病理过程。但肝旺、脾虚、胃实是其关键。

【临床表现】

本病以肠道症状为主,患者常有腹痛、腹胀、肠鸣、腹泻和便秘等症状。根据临床表现不同,肠道激惹综合征可分为以下 3 种类型:①以结肠运动障碍为主的较多见,多在中腹或下腹疼痛。一般因进食或冷饮而加重,在排便、排气及灌肠通便后减轻。腹痛常伴排便次数增加、排便不畅感和腹胀,粪便可稀可干,结肠持续痉挛时,推进性蠕动减弱,则引起痛性便秘。这一情况可称为痉挛性结肠。②以结肠分泌功能障碍为主少见。患者腹痛不明显,但有经常或间歇性腹泻,粪便呈糊状,含大量黏液,有时粪质很少,粪便镜检大致正常,这种类型也称黏液性腹泻。③也可有上述 2 种类型的混合型,即便秘与腹泻间歇交替出现。以小肠功能障碍为主的表现为水样腹泻,伴有脐周不适或阵发性疼痛和肠鸣亢进,常可因情绪波动而激发。

【临床按诊】

患者腹部有压痛或不适感,按之柔软虚弱,无弹性,腹部凹陷、虚空,软弱无力,喜按多为虚症;按揉胃脘部有哗哗水声,按揉腹部肠道有明显的肠鸣音。左下腹的乙状结肠部位有压痛感,腹痛时可扪及痉挛的肠曲。

【防治原则】

本病多由情志不舒、气滞邪郁所致,治则宜以疏肝健脾、滋阴活血、理气温肾为主。

【按摩防治】

(一)胸腹部

(1)打开魄门:用按法逐段按压乙状结肠;用拨法由轻渐重反复拨动乙状结肠。若乙状结肠有胀痛、压痛部位需重点施治。

(2)疏通结肠:用拨法依次拨揉降结肠、结肠左曲、横结肠、结肠右曲和升结肠。若遇到有积水、积气或压痛部位需重点施治。用推法自盲肠起沿结肠分布至乙状结肠止推 3 遍。

(3)调和冲任:用拨法自上而下拨动腹部任脉循行部位;用大鱼际推法由天突穴至下腹耻骨直推胸腹部任脉 5 遍。若腹部任脉循行有硬块或压痛部位需重点施治。

(4)健运三经:用拨法分别拨揉腹部两侧脾胃肾三经循行部位。若遇有肌肉板滞、腹内硬块或压痛部位需重点施治。

(5)健脾和胃:用掌按法由轻渐重按压胃脘部位。若脾胃虚弱或胃脘区有压痛需重点施治。

(6)疏肝利胆:用按法分别按压右季肋及肋弓下缘部位;用拨法拨揉右肋弓下缘部位。若有硬块或条索需重点施治。

(7)翻江倒海:用双手揉法按揉两季肋和上腹部。若有水或气声响需重点施治。若水气移至胃下脐上时,用"推波助澜"法推拨水气向小腹部。若水气移至小腹部时,用"海底捞月"法搂拨水气返回上腹部。

(8)利湿止泻:用点按法依次点按腹部的水分、止泻和利湿穴。用推按法依次推按长强穴两侧旁开二指部位和腰俞穴。当患者出现泄泻症状时使用。

(9)开闭通便:用点按法依次点按腹部的天枢、通便和宽阔穴。用推按法依次推按腰部的大肠俞及长强穴两侧旁开二指部位和腰俞穴。当患者出现便秘症状时使用。

（10）打开魄门：用按法逐段按压乙状结肠；用拨法由轻渐重反复拨动乙状结肠。若乙状结肠有胀痛、压痛部位需重点施治。

（11）疏通结肠：用拨法依次拨揉降结肠、结肠左曲、横结肠、结肠右曲和升结肠。若遇到有问题部位需重点施治。

（12）固肾培元：用按法按压脐部周围或拨法拨揉脐部两侧。若脐部周围有硬块或按压有刺痛、闷痛、放射痛等部位需重点施治。

（13）引气归元：用推法推擦整个胸腹部1遍；用合法将气收归肚脐，拿提腹部；双手掌重叠按于脐部，按顺时针和逆时针方向各按揉9圈，然后按压脐部半分钟，结束胸腹部操作。

（二）腰背部

（1）仙人推背：用平推法和分推法施治背部两肩胛及脊柱两侧膀胱经。
（2）遍地开花：用按揉法按揉整个脊背部。
（3）金牛犁地：用抓拿法和捏脊法分别施治胸背部肌肉和督脉。
（4）摇橹渡海：用肘拨法施治脊柱两侧膀胱经循行部位。
（5）沙场点兵：用肘按法施治肝俞、胆俞、脾俞、胃俞和大肠俞穴，并用肘部拨弄此处的筋几次。搓擦命门和八髎穴部位。
（6）最后用"拿捏肩井"法和"气归命门"法结束腰背部操作。

胸腹部和腰背部重点按摩部位如图7-22所示。

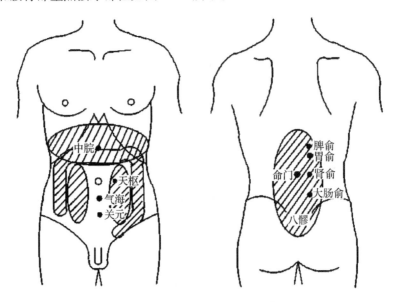

图7-22　结肠激惹综合征重点按摩部位

（三）四肢部

（1）调理大肠经：拨揉上肢手阳明大肠经循行部位，按揉合谷穴。

（2）调理胃经：拨揉下肢足阳明胃经循行部位，按揉足三里和上巨虚穴。

（3）调理肝经：滚搓下肢内侧，拨揉下肢足厥阴肝经循行部位，按揉太冲穴。

（4）调理脾经：拨揉下肢足太阴脾经循行部位，按揉三阴交和公孙穴。

【防治说明】

（1）按摩治疗结肠激惹综合征效果显著。但因患者多年老或体质过度虚弱，所以需要较长的治疗时间方能见效，患者应该建立治疗的信心和恒心。

（2）此病多因情志不遂所致，患者应消除思想负担、情绪紧张、焦急、愤怒、抑郁等发病因素，保持乐观态度。

（3）在治疗过程中，患者一般会下走瘀积或矢气。排出瘀积和矢气后症状就会明显减轻。

（4）患者要饮食定量，不过饥过饱，积极锻炼身体，养成良好的生活习惯；禁忌辛辣、冰冻、油腻生冷食物及烟酒；注意保暖。

第五节　腰肾疾病防治

一、慢性肾炎

慢性肾炎是慢性肾小球肾炎的简称，是由多种原因、多种病理类型组成的原发于肾小球的一组肾小球疾病，而以免疫炎症为主，可原发或继发于其他疾病。本病可发生在不同年龄，以中青年为多。

【病因病理】

慢性肾炎大部分是免疫复合物疾病，可由循环内可溶性免疫复合物沉积于肾小球，或由肾小球原位的抗原（内源或外源）与抗体形成而激活补体，引起组织损伤。也可不通过免疫复合物，而由沉积于小球局部的细菌毒素、代谢产物等通过"旁路系统"激活补体，从而引起一系列的炎症反应而导致肾炎。中医学认为本病与肺、脾、肾三脏及三焦对水液代谢功能的失调有关。由于外邪侵袭、劳倦内伤或房事不节导致脾肾亏损，使体内水精散布及气化功能发生障碍，产生水肿；肾水上泛，传入肺经，使肺气不降，失去通调水道的功能，又可影响到脾肾两脏，成一恶性循环，久之阳损及阴、肾病及肝，导致阴阳亏虚和肝肾阳虚，从而使机体的整个气化功能逐渐衰惫，使本证更加严重。

【临床表现】

慢性肾炎由于起病方式不同，故临床表现也不一，常见的症状有水肿、血尿、高血压，以及全身乏力、食欲不振、头晕头痛、腰酸腰痛、面色苍白等症状，严重时可出现恶心、呕吐、腹泻，甚至消化道出血等。病情大多进展缓慢，逐渐出现肾功能减退；部分患者在疾病过程中因某种因素影响，病情可在短期内迅速恶化而进入尿毒症。

本节只讨论该病的辅助按摩防治方法。

【临床按诊】

患者水肿部位,按之凹陷不易起。脐部周围有压痛,腹腔内触之如丝瓜络,按之硬且满,按而不下,充实而有弹性。腰背部两肾区有明显压痛,并有瘀象。

【防治原则】

慢性肾炎病变,以肾为本,以肺为标,以脾为制水之脏。以脾肾阳虚为主,治则应采用温补之法。《景岳全书·肿胀》在治疗水肿时指出:"温补即所以气化,气化而痊愈者,愈出自然。"因本病是以脾肾两虚为主,兼水肿,所以治疗时应标本同治,以健脾益气、温肾降浊为主。肝阳上亢者,兼以平肝潜阳,水肿退后,以健脾益肾、补益气血为主。

【按摩防治】

（一）胸腹部

（1）打开魄门:用按法逐段按压乙状结肠;用拨法由轻渐重反复拨动乙状结肠。若乙状结肠有胀痛、压痛部位需重点施治。

（2）疏通结肠:用拨法依次拨揉降结肠、结肠左曲、横结肠、结肠右曲和升结肠。若遇到有问题部位需重点施治。用推法自盲肠起沿结肠分布至乙状结肠止推3遍。

（3）调和冲任:用拨法自上而下拨动腹部任脉循行部位;用大鱼际推法由天突穴至下腹耻骨直推胸腹部任脉5遍。若腹部任脉循行有硬块或压痛部位需重点施治。

（4）健运三经:用拨法分别拨揉腹部两侧脾胃肾三经循行部位。若遇有肌肉板滞、腹内硬块或压痛部位需重点施治。

（5）健脾和胃:用掌按法由轻渐重按压胃脘部位。若脾胃虚弱或胃脘区有压痛需重点施治。

（6）疏肝利胆:用按法分别按压右季肋及肋弓下缘部位;用拨法拨揉右肋弓下缘部位。若右肋弓下缘部位有硬块或条索需重点施治。

（7）翻江倒海:用双手揉法按揉两季肋和上腹部。若有水或气声响需重点施治。若水气移至胃下脐上时,用"推波助澜"法推拨水和气向小腹部。

（8）定海神针:用点揉泻法施治水分、水道和中极穴各半分钟,补法施治气海和关元穴各半分钟。

（9）宽胸理气:用推法平推胸部及侧胸部;用拿法拿捏胸部两侧胸大肌;用手掌揉按两侧胸部和胁肋部;用抓拿法分别抓拿胸侧两胁肋部皮肉;用按法按压胸部两侧肋间隙。

（10）固肾培元:用按法按压脐部周围或拨法拨揉脐部两侧。若脐部周围有硬块或按压有刺痛、闷痛、放射痛等部位需重点施治。重点施治脐部右下方部位。

（11）通调全腹:用推扳法推扳整个腹部,使腹内胃、小肠、大肠等组织器官随之而动。

（12）引气归元:用推法推擦整个胸腹部1遍;用合法将气收归肚脐,拿提腹部;双手掌重叠按于脐部,按顺时针和逆时针方向各按揉9圈,然后按压脐部半分钟,结束胸腹部操作。

（二）腰背部

（1）仙人推背:用平推法和分推法施治背部两肩胛及脊柱两侧膀胱经。

（2）遍地开花：用按揉法按揉整个脊背部。

（3）金牛犁地：用抓拿法和捏脊法分别施治胸背部肌肉和督脉。

（4）摇橹渡海：用肘拨法施治脊柱两侧膀胱经循行部位。

（5）沙场点兵：用肘按法施治肝俞、胆俞、脾俞、胃俞、肾俞和志室穴，并用肘部拨弄此处的筋几次。要着重点按肾俞和志室穴。

（6）最后用"拿捏肩井"法和"气归命门"法结束腰背部操作。

胸腹部和腰背部重点按摩部位如图7-23所示。

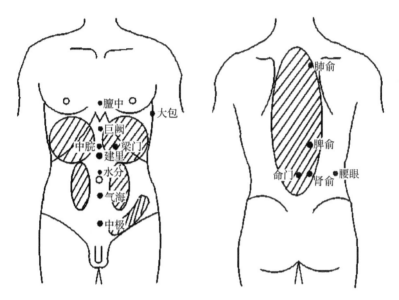

图7-23　慢性肾炎重点按摩部位

（三）四肢部

（1）调理肝经：滚搓下肢内侧，拨揉下肢足厥阴肝经循行部位，按揉太冲穴。

（2）调理胃经：拨揉下肢足阳明胃经循行部位，按揉足三里、丰隆和上巨虚穴。

（3）调理脾经：拨揉下肢足太阴脾经循行部位，按揉三阴交和太白穴。

（4）调理肾经：拨揉下肢足少阴肾经循行部位，按揉太溪和复溜穴。

【防治说明】

（1）按摩疗法一般作为慢性肾炎的辅助治疗方法，治疗时间较长，能够明显改善症状，如可以降低血压、消除水肿、强健腰肾等。

（2）在按摩疗过程中，患者下走瘀积后，水肿就容易消退，症状会出现明显好转。

（3）患者平常要避免受冷、受湿、过度疲劳及使用对肾脏损害的药物。注意饮食调养，加强体育锻炼，保持情绪稳定。

（4）可参照本病的按摩治疗方法，辨证治疗水肿、癃闭等泌尿系统疾病。

二、小便余沥

小便余沥是指小便后余沥不尽、点滴而出的一种疾病,若小便完全失控,不自觉溢出为尿失禁。常见于老年人、产妇和大病后之人。

【病因病理】

现代医学认为本病是由膀胱括约肌松弛或内脏神经功能失调等原因所致。中医学认为肾气的虚衰是导致本病的主要原因,年老肾气亏虚,或房劳过度,或久咳久喘,大病之后,耗伤肾气,膀胱气化不利,关门不固,而见解小便后余沥不禁,或小便失禁。妇人产后肾气亏虚,多因生产时胎儿挤伤产道、瘀血内留,经伤血瘀则气机不利,亦可致膀胱气化失调,而见尿后淋漓点滴,或小便自出。另外,外伤之后,瘀血阻遏下焦经脉,气机运行不畅,也可导致膀胱气化不利、关门不固,而见小便余沥或失禁。

【临床表现】

尿后小便淋漓不尽或小便自出,伴见精神疲惫、腰膝酸软、舌质淡体胖嫩,或有齿痕、苔白、脉沉弱。常在咳嗽剧烈、喷嚏、直立过久、心急、高声、惊吓时小便不禁。

【临床按诊】

患者小腹部触之有网状物或条索状、块状物满布,按压有胀满感,甚者有尿意;脐部两侧满硬,或有索条状结节分布,并伴有压痛感;脾胃虚弱者腹部松弛柔软,双手揉上腹部时会发出振振水气声响。

【防治原则】

本病多因肾气不足、膀胱气化不利、水道关闭不严所致,所以治则应以健脾和胃、生化气血、补肾益气为主。

【按摩防治】

(一)胸腹部

(1)调和冲任:用拨法自上而下拨动腹部任脉循行部位;用大鱼际推法由天突穴至下腹耻骨直推胸腹部任脉5遍。若腹部任脉循行有硬块或压痛部位需重点施治。

(2)健运三经:用拨法分别拨揉腹部两侧脾胃肾三经循行部位。若遇有肌肉板滞、腹内硬块或压痛部位需重点施治。

(3)健脾和胃:用掌按法由轻渐重按压胃脘部位。若脾胃虚弱或胃脘区有压痛需重点施治。

(4)翻江倒海:用双手揉法按揉两季肋和上腹部。若有水或气声响需重点施治。若水和气移至胃下脐上时,用"推波助澜"法推按水和气向小腹部。

(5)海底捞月:用拨法拨揉小腹部;用掌揉法按顺时针按揉小腹部。若有硬块或条索需重点施治。

(6)定海神针:用点揉补法施治气海、关元和中极穴各半分钟。

(7)固肾培元:用按法按压脐部周围或拨法拨揉脐部两侧。若脐部周围有硬块或按压有刺痛、闷痛、放射痛等部位需重点施治。

（8）引气归元：用推法推擦整个胸腹部 1 遍；用合法将气收归肚脐，拿提腹部；双手掌重叠按于脐部，按顺时针和逆时针方向各按揉 9 圈，然后按压脐部半分钟，结束胸腹部操作。

（二）腰背部

（1）仙人推背：用平推法和分推法施治背部两肩胛及脊柱两侧膀胱经。

（2）遍地开花：用按揉法按揉整个脊背部。

（3）金牛犁地：用抓拿法和捏脊法分别施治胸背部肌肉和督脉。

（4）摇橹渡海：用肘拨法施治脊柱两侧膀胱经循行部位。

（5）沙场点兵：用肘按法施治肾俞、腰阳关和命门穴，并用肘部拨弄此处的筋几次。搓擦腰骶部和八髎穴，以透热为度。

（6）最后用"拿捏肩井"法和"气归命门"法结束腰背部操作。

胸腹部和腰背部重点按摩部位如图 7-24 所示。

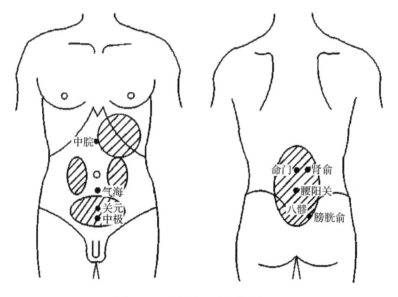

图 7-24　小便余沥重点按摩部位

（三）四肢部

（1）调理三焦经：拨揉上肢手少阳三焦经循行部位，按揉中渚和阳池穴。

（2）调理膀胱经：滚搓下肢后侧，按揉委中、承山、金门和京骨穴。

（3）调理脾经：滚搓下肢内侧，拨揉下肢足太阴脾经循行部位，按揉三阴交和太白穴。

（4）调理肾经：拨揉下肢足少阴肾经循行部位，按揉太溪和复溜穴。搓擦涌泉穴。

【防治说明】

（1）按摩时，对于实证患者要用泻法，手法要重。对于老人或体虚患者手法以按法为主，多用补法，以防损伤正气。

（2）按摩疗法对因脏腑功能失调导致的小便余沥患者有很好的治疗功效。对于因器质性病变导致的患者应及时就医，采用其他有效方法治疗。

（3）患者加强营养，节制房事；注意外阴部的清洁卫生。

三、小便困难

小便困难中医学称为"癃闭"，是由于肾和膀胱气化失司导致的以排尿困难，全日总尿量明显减少，小便点滴而出，甚则闭塞不通为临床特征的一种病症。其中以小便不利、点滴而短少、病势较缓者称为"癃"；以小便闭塞、点滴全无、病热较急者称为"闭"。癃和闭虽有区别，但都是指排尿困难，只是轻重程度上的不同，因此，多合称为癃闭。

【病因病理】

中医学认为癃闭的病位在膀胱，但和肾、脾、肺、三焦均有密切的关系。其主要病机为上焦肺之气不化，肺失通调水道，不能下输膀胱；中焦脾之气不化，脾虚不能升清降浊；下焦肾之气不化，肾阳亏虚，气不化水，或肾阴不足、水府枯竭；肝郁气滞，使三焦气化不利、尿路阻塞、小便不通。

【临床表现】

本病以排尿困难，全日总尿量明显减少，甚至小便闭塞不通，点滴全无为主要临床表现。起病或突然发生，或逐渐形成。一般在癃的阶段表现为小便不利、排尿滴沥不尽，或排尿无力，或尿流变细，或尿流突然中断，全日总尿量明显减少；在闭的阶段表现为小便不通，全日总尿量极少，甚至点滴全无，或小便欲解不出，小腹满胀，状如覆碗。尿闭可突然发生，亦可由癃逐渐发展而来。病情严重时，还可出现头晕、胸闷气促、恶心呕吐、口气秽浊、水肿，甚至烦躁、神昏等症。尿道无疼痛感觉。

因尿路结石、尿路肿瘤、尿路损伤、尿道狭窄、老年人前列腺增生症、脊髓炎等病所出现的尿潴留及肾功能不全引起的少尿、无尿症不属于本节讨论内容。

【临床按诊】

患者腹部左侧较右侧板滞，有的脐部周围触之有硬块；有的小腹部肌肉柔软，弹性较差，触之有板滞感或压痛感；有的小腹部按压有弹性，其内坚硬并伴有压痛；有的小腹部任脉循行部位有条索或硬块。

【防治原则】

以"六腑以通为用"的原则，着眼于通，即通利小便。实证治宜清湿热，散瘀结，利气机而通利水道；虚证治宜补脾肾，助气化，使气化得行，小便自通。同时，还要根据病因病机、病变在肺在脾在肾的不同，进行辨证论治。

【按摩防治】

（一）胸腹部

（1）打开肺门：以右手拇指和中指分点两彧中穴，以食指勾点天突穴以患者自觉气通为度；掌根按于膻中穴，随呼吸下压约 3 分钟。

（2）宽胸理气：用推法平推胸部及侧胸部；用拿法拿捏胸部两侧胸大肌；用手掌揉按两侧胸部和胁肋部；用抓拿法分别抓拿胸侧两胁肋部皮肉；用按法按压胸部两侧胸肋间隙。

（3）调和冲任：用拨法自上而下拨动腹部任脉循行部位；用大鱼际推法由天突穴至下腹耻骨直推胸腹部任脉 5 遍。若腹部任脉循行有硬块或压痛部位需重点施治。

（4）健运三经：用拨法分别拨揉腹部两侧脾胃肾三经循行部位。若遇有肌肉板滞、腹内硬块或压痛部位需重点施治。

（5）海底捞月：用拨法拨揉小腹部；用掌揉法按顺时针按揉小腹部。若小腹部有硬块或条索需重点施治。

（6）定海神针：用点揉泻法施治气海、关元、水道和中极穴各半分钟。

（7）固肾培元：用按法按压脐部周围或拨法拨揉脐部两侧。若脐部周围有硬块或按压有刺痛、闷痛、放射痛等部位需重点施治。

（8）引气归元：用推法推擦整个胸腹部 1 遍；用合法将气收归肚脐，拿提腹部；双手掌重叠按于脐部，按顺时针和逆时针方向各按揉 9 圈，然后按压脐部半分钟，结束胸腹部操作。

（二）腰背部

（1）仙人推背：用平推法和分推法施治背部两肩胛及脊柱两侧膀胱经。

（2）遍地开花：用按揉法按揉整个脊背部。

（3）金牛犁地：用抓拿法和捏脊法分别施治胸背部肌肉和督脉。

（4）摇橹渡海：用肘拨法施治脊柱两侧膀胱经循行部位。

（5）沙场点兵：用肘按法施治肺腧、肾俞、腰阳关和命门穴，并用肘部拨弄此处的筋几次。搓擦腰骶部和八髎穴，以透热为度。

（6）最后用"拿捏肩井"法和"气归命门"法结束腰背部操作。

胸腹部和腰背部重点按摩部位如图 7-25 所示。

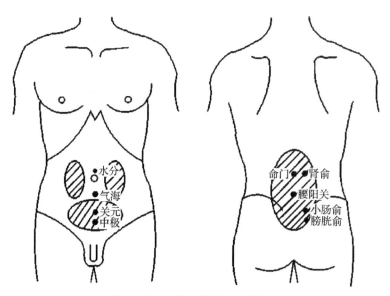

图 7-25　小便困难重点按摩部位

（三）四肢部

（1）调理肺经：滚搓上肢内侧，拨揉手太阴肺经循行部位，按揉中府、云门、尺泽和太渊穴。

（2）调理膀胱经：滚搓下肢后侧，按揉委中、承山、金门和京骨穴。

（3）调理肾经：拨揉下肢足少阴肾经循行部位，按揉太溪和复溜穴。搓擦涌泉穴。

【防治说明】

（1）本证治疗只适用于症状较轻者，若病情严重，应采用导尿法。若出现癃闭症状，要及时到医院检查确诊病因。

（2）患者应消除诸如忍尿、压迫会阴部、外阴不洁、过食肥甘辛辣、过量饮酒、贪凉、纵欲过劳等外邪入侵和湿热内生的有关因素，以减少本证的发生。

（3）患者应积极治疗泌尿系感染，减少盆腔充血，对本证的发生有一定的预防作用；锻炼身体，增强抵抗力，保持心情舒畅，切忌忧思恼怒。

四、肾虚腰痛

肾虚腰痛是指因素体肾气不足，或年老体衰，或久病体虚，或房劳过度等，致使肾脏精血亏损，无以濡养经脉而发生的腰痛。

【病因病理】

本病大多由于素体禀赋不足，加之房事不节，或疲劳过度，或久病体虚，或年老体衰，以致肾精伤损，无以濡养筋脉而发生腰痛。腰为肾之府，肾阴不足，命门火衰，则腰脊不举。《内经》说："腰者肾之府，动摇不能，肾将惫矣。"肾气的衰败，是造成腰痛的一个重要内在因素。中医学将肾虚腰痛分为肾阳虚和肾阴虚2种类型。偏肾阳虚者，则伴有面色发白、手足不湿、舌质淡、脉沉细；肾阴偏虚者，则伴有心烦失眠、口燥咽干、面色潮红、手足心热、舌质红、脉细数。

【临床表现】

腰痛绵绵、酸软不止，喜按喜揉，腰椎两侧有明显压痛，痛引少腹，腰腿遇劳更甚，卧则减轻，常伴有遗精、头晕、失眠、尿频、面色无华、精神萎靡等症状。阴雨天气或感受风寒潮湿后病势常有加重的倾向。腰部肌肉不强硬拘谨，俯仰正常。常见慢性反复发作。

【临床按诊】

脐部周围触之多有条索或硬块，按压时有酸胀感或闷痛感。腰椎两侧有明显压痛。

【防治原则】

本证以肾虚为本，治则宜健脾和胃、生化气血、补肾益气、标本兼治。

【按摩防治】

（一）胸腹部

（1）调和冲任：用拨法自上而下拨动腹部任脉循行部位。腹部任脉若有硬块或压痛部位需重点施治。

（2）健运三经：用拨法分别拨揉腹部两侧脾胃肾三经循行部位。若遇有肌肉板滞、腹内硬块或压痛部位需重点施治。

（3）固肾培元：用按法按压脐部周围或拨法拨揉脐部两侧。若脐部周围有硬块或按压有刺痛、闷痛、放射痛等部位需重点施治。脐部周围为重点施治部位。

（4）定海神针：用点揉补法施治气海和关元穴。

（5）引气归元：用推法推擦整个胸腹部1遍；用合法将气收归肚脐，拿提腹部；双手掌重叠按于脐部，按顺时针和逆时针方向各按揉9圈，然后按压脐部半分钟，结束胸腹部操作。

（二）腰背部

（1）仙人推背：用平推法和分推法施治背部两肩胛及脊柱两侧膀胱经。

（2）遍地开花：用按揉法按揉整个脊背部。

（3）金牛犁地：用抓拿法和捏脊法分别施治胸背部肌肉和督脉。

（4）摇橹渡海：用肘拨法施治脊柱两侧膀胱经循行部位。

（5）强腰健肾：用拿捏法拿捏腰部两侧肌群；用肘按法按压肾俞、志室和腰眼等腰部穴位。

（6）最后用"拿捏肩井"法和"气归命门"法结束腰背部操作。

胸腹部和腰背部重点按摩部位如图7-26所示。

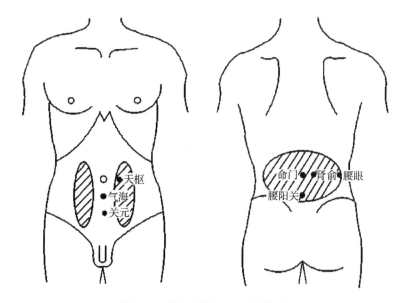

图7-26　肾虚腰痛重点按摩部位

（三）四肢部

（1）调理三焦经：拨揉上肢手少阳三焦经循行部位，按揉中渚和阳池穴。

（2）调理膀胱经：滚搓下肢后侧，按揉承扶、殷门、委中和承山穴。

（3）调理肾经：拨揉下肢足少阴肾经循行部位，按揉太溪和涌泉穴。

【防治说明】

（1）按摩治疗要做到标本兼治。既要施治脏腑、提高脏腑功能补益肾气，又要加强腰部的施治、改善局部的气血运行。

（2）患者要预防腰痛应避免坐卧湿地，或涉水、淋雨；切勿勉力举重，不做没有准备动作的暴力运动，但要加强体育锻炼，增强体质。

（3）本证本在肾虚，故患者应避免房事及劳役过度。

五、外伤腰痛

外伤腰痛是指以腰部疼痛的主要症状的一种病症，可分为急性腰扭伤、慢性腰肌劳损等类型。

【病因病理】

急性腰扭伤：是指腰部的肌肉、筋膜、韧带或小关节因过度扭曲或牵拉所致的损伤。人体的腰骶关节在脊柱结构中点枢纽地位，为躯干重量集中之处，且活动多、活动范围大。由于腰部急剧扭转，或弯腰劳动时用力过猛，或负重时姿势不良，导致关节扭转，超过了生理活动的范围而引起腰部损伤。腰部扭伤大多发生在腰骶部或骶髂关节处。根据腰部损伤的部位及症状不同，临床可分为肌肉损伤和关节损伤2种类型。

慢性腰肌劳损：是指腰骶部肌肉、筋膜、韧带等软组织的慢性损伤。由于习惯性姿势不良或过去中长期维持某种不平衡的体位，致使腰部软组织受力不均或受力过度，长此以往，日久积累，超出人的代偿功能，出现明显的肌肉变性、腰部疼痛不适。或由于腰部软组织急性损伤后，未及时治疗；或治疗不彻底，反复损伤，局部出血、渗液，产生纤维性变或斑痕组织，压迫或刺激神经出现腰痛；或汗出当风，冲寒冒雨，久居湿地，使腰部受到风寒湿邪的侵袭，至血管收缩、肌肉痉挛、筋脉不和、气血失调，日久则产生腰痛。腰部先天性异常，也是引起腰部劳损的常见因素之一。

【临床表现】

急性腰扭伤：肌肉损伤型，以脊柱两侧肌肉损伤为主。扭伤后，表现为单侧或双侧腰部剧痛，腰部前俯后仰，侧弯扭转，翻身时疼痛加剧，有的甚至呼吸、咳嗽均使疼痛加剧。受伤部位出现肌肉痉挛、肿胀，局部压痛明显，拒按，压痛点多在一侧腰肌，尤其腰第3～第4椎两侧明显，疼痛有时可扩散到臀部或下肢。脊柱正中常无明显压痛。关节损伤型，以腰痛和脊柱活动受限为主。脊柱僵硬不动，动则痛如锥刺，或腰挺直不能弯曲，或躬身不能直立，腰部肌肉痛不明显，有时可出现腰椎突偏歪，在偏歪的突旁有剧烈压痛。受伤时患者常感腰部有"咔嚓"样挫声。此类扭伤，一般认为是小关节交锁或滑膜嵌入所致。

慢性腰肌劳损：表现为长期反复发作的腰背痛，时轻时重，腰部疼痛常在长时间弯腰或站立、劳累后出现，休息后可减轻。腰部无力或僵硬，多为下腰部钝痛。疼痛大多与天气变化有关。腰部功能活动一般正常或接近正常，但腰部可有压痛点或广泛压痛，有的患者压痛不明显。X线检查多无异常（除腰骶部先天异常）。本节只讨论肌肉损伤型腰扭伤和慢性腰肌劳损的按摩防治。

【临床按诊】

腰痛患者除表现出不同的症状外,急性腰肌扭伤患者,一般腰椎两侧或骶髂关节间肌肉有明显压痛点或广泛压痛;关节型扭伤患者有的明显突偏歪,在偏歪的突旁有明显的压痛点。慢性腰肌劳损患者,大部分腰部有不同程度的压痛,在腰椎两侧常可触到硬结或条索。肾虚腰痛患者,腰椎两侧有明显压痛,且痛引少腹,脐部周围肌肉硬结板滞,并有压痛。部分腰痛患者腰部常有痧,以感受风寒和腰肌劳损患者为重。

【防治原则】

腹部脐部附近多有压痛点。腰部急性扭伤,以通经活血、消肿止痛、修复关节为主。慢性腰肌损伤,以活筋通络、软坚散结、畅通气血为主,兼以补肾壮腰。对感受风寒湿邪者兼以祛寒行湿,标本兼治,扶正祛邪。

【按摩防治】

（一）胸腹部

（1）固肾培元:用按法按压脐部周围或拨法拨揉脐部两侧。若脐部周围有硬块或按压有刺痛、闷痛、放射痛等部位需重点施治。脐部周围为重点施治部位。

（2）定海神针:用点揉补法施治气海和关元穴。

（3）引气归元:用推法推擦整个胸腹部1遍;用合法将气收归肚脐,拿提腹部;双手掌重叠按于脐部,按顺时针和逆时针方向各按揉9圈,然后按压脐部半分钟,结束胸腹部操作。

（二）腰背部

（1）摇橹渡海:用肘拨法施治脊柱两侧膀胱经循行部位。

（2）强腰健肾:用拿捏法拿捏腰部两侧肌群;用肘按法按压肾俞、志室、腰眼和阿是穴等腰部穴位。

（3）最后用“拿捏肩井”法和“气归命门”法结束腰背部操作。

胸腹部和腰背部重点按摩部位如图7-27所示。

（三）四肢部

（1）调理膀胱经:滚搓下肢后侧,按揉承扶、殷门、委中和承山穴。

（2）调理肾经:拨揉下肢足少阴肾经循行部位,按揉太溪和涌泉穴。

【防治说明】

（1）按摩疗法,对腰痛的治疗效果明显,特别是对急性腰肌扭伤,如果治疗得当,往往会起到非凡的效果。对腰肌劳损,一般疗程较长。

（2）对急性腰扭伤按摩时,开始治疗手法应轻柔,待患者疼痛感能承受后,方能加重手法治疗。

（3）按摩治疗的同时,根据患者腰部情况,可采用刮痧或拔罐疗法辅助治疗。

（4）患者平常应注意纠正不良姿势,加强腰背肌肉的锻炼,节制房事,加强腰部保暖。

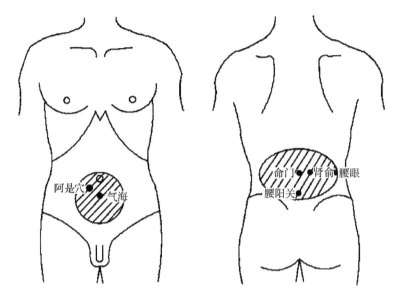

图7-27　外伤腰痛重点按摩部位

六、腰椎间盘突出症

腰椎间盘突出症,又称腰椎间盘纤维环破裂症,主因是由于外伤或腰椎间盘退行性病变,致使纤维环部分或完全破裂,髓核组织发生膨出或脱出,压迫或刺激神经根或马尾神经而引起的一系列放射性神经痛和神经功能障碍的疾患。

本病是临床上常见病之一,易发于20～40岁的人,男性多于女性。本病的综合症状属于中医学的"痹症""腰痛"范畴,符合足太阳膀胱经的症候群。

【病因病理】

内因:椎间盘缺少血液供应,修复能力较弱,其营养来源于20岁以前,20岁以后,椎间盘即开始发生退行性改变。其纤维环的韧性及弹性均逐渐减退,此外,腰椎负担人体中的重量,活动幅度较大,特别是腰4～5,腰5～骶1之间负重最多,活动度最大,处于这些变性、弹力减退的纤维环上,容易造成纤维环的破裂、髓核突出,形成本病。

外因:腰椎间盘突出症,大多是由于弯腰推举重物,或跌倒撞击、剧烈运动等外伤所致。当腰椎间盘退变、纤维环变性力量减弱时,若受到急性扭伤,如负荷过大的弯腰活动,造成椎间盘内压过高,髓核就可能冲破纤维环,向侧后方突出或膨出,压迫神经根或马尾神经而发病。此外,亦可因慢性劳损和受寒着凉而诱发。慢性劳损,日久积累,髓核长时期不能正常充盈,影响纤维环的营养供应,最终致纤维破裂。受寒着凉使腰背肌肉痉挛,影响局部血循环,进而影响椎间盘的营养;同时,肌肉的紧张、痉挛,导致椎间盘内压升高,使髓核突出。中医学认为本病的发病主要是由于跌倒闪挫损伤经络或感受风寒湿邪,致气血凝滞、筋脉不利、久而成痹,并与肝肾不足、气血虚弱、素质不强有密切相关。

【临床表现】

多数患者腰部有急性扭伤或慢性劳损的腰伤史。临床表现主要是腰痛和典型的坐骨神经痛。腰痛轻重不一,重者疼痛剧烈,可影响翻身占立,休息后减轻,劳累后加剧。坐骨神经痛,由腰臀部开始,放射痛沿坐骨神经路线,可放射到腘窝、小腿外侧、足背外缘、足根、足掌。多数患者是单侧坐骨神经痛,若椎间盘中线突出者(及少数),可能有双侧坐骨神经痛。患者每当抬腿、弯腰、咳嗽、喷嚏、大便用力时,可使疼痛加剧。大多数患者腰部功能明显受限,出现不同程度的脊柱侧弯。病程较长者,可出现患侧肢体麻木、温觉异常、肌力减弱、肌肉萎缩。

【临床按诊】

脐部附近多有明显压痛点,并且在按压时腰部有反应。一般在腰部椎间盘突出一侧的椎间隙,离脊柱中线一横指左右有固定压痛点。这种压痛,常伴有侧臀部和下肢放射痛,使原有的坐骨神经痛加剧。有时,沿坐骨神经走行部位可出现明显的压痛点。少数患者病侧没有明显固定的椎压痛点,只有一个敏感区域,用拳捶击,同侧下肢同样有放射痛。压痛点对确定突出的部位有极其重要的意义。对于感受风寒湿邪或气血瘀滞较重的患者,在压痛点周围或腰部有痧象。

【防治原则】

治疗应以滋补肝肾,行气活血,软坚散结,通经活络,消瘀止痛,祛风散寒,扶正祛邪为治疗原则。

【按摩防治】

(一)胸腹部

(1)固肾培元:用按法按压脐部周围或拨法拨揉脐部两侧。若脐部周围有硬块或按压有刺痛、闷痛、放射痛等部位需重点施治,施治时患者腿部和臀部常伴有酸疼、麻木感。脐部周围为重点施治部位。

(2)定海神针:用点揉补法施治气海和关元穴。

(3)引气归元:用推法推擦整个胸腹部1遍;用合法将气收归肚脐,拿提腹部;双手掌重叠按于脐部,按顺时针和逆时针方向各按揉9圈,然后按压脐部半分钟,结束胸腹部操作。

(二)腰背部

(1)摇橹渡海:用肘拨法施治脊柱两侧膀胱经循行部位。

(2)强腰健肾:用拿捏法拿捏腰部两侧肌群;用肘按法按压肾俞、志室、腰眼和阿是穴等腰部穴位。

(3)最后用"拿捏肩井"法和"气归命门"法结束腰背部操作。

胸腹部和腰背部重点按摩部位如图7-28所示。

(三)四肢部

(1)调理膀胱经:滚搓下肢后侧,用肘部或拇指依次点按居髎和环跳穴,使患者有酸疼、胀麻并向下肢放射感,接着点按承扶、风市、阳陵泉和承山穴;最后沿坐骨神经分布区进行滚搓。

(2)调理肾经:拨揉下肢足少阴肾经循行部位,按揉太溪和涌泉穴。

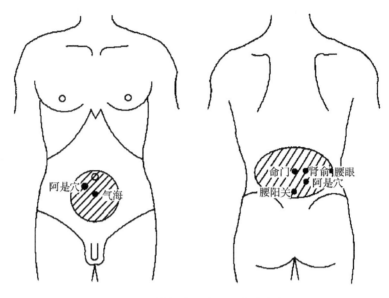

图7-28　腰椎间盘突出症重点按摩部位

【防治说明】

（1）在按摩治疗前，患者必须通过 CT、核磁等现代诊断技术进行确诊。如果患者病情严重应及时采取其他医疗技术治疗。

（2）按摩治疗腰椎间盘突出症是一种比较理想的首选保守治疗方法。运用此法治疗，若症状得不到明显改善，应考虑改用其他疗法。

（3）按摩法适用于腰椎间盘侧突出，对于中央型腰椎间盘髓核突出症一般不采用按摩疗法。

（4）按摩治疗的同时，根据患者腰部情况，可采用刮痧或拔罐疗法辅助治疗。

（5）患者治疗期间，应卧硬板床休息。症状改善或消失后，要加强腰部的肌功能锻炼，避免腰部剧烈运动及承受重物和感受风寒湿邪的入侵。

第六节　男科疾病防治

一、阳痿

阳痿是指表现为男性在有性欲的情况下，阴茎不能勃起或能勃起但不坚硬，不能进行性交活动而发生性交困难，是临床上最常见的男性性功能障碍之一。

【病因病理】

阳痿的发病原因众多，概括起来可分为精神性（心理性）因素与器质性因素两大类。精神性因素，由于各种精神、心理因素，使大脑皮质对性兴奋的抑制作用加强和使脊髓勃起中枢兴奋性减弱,因而发生阳痿非器质病变。即大脑皮质对性兴奋的抑制作用加强和脊髓勃起中枢兴奋性减退。50 岁以上的男子出现阳痿,多数是生理性的退行性变化。器质性因素,由生殖器损伤或其他器质病变引起。中医学认为本病或因房事太过(或少年误犯手淫);或年老体衰,精气虚寒,命门火衰,以致举阳不能而阳痿;或因思虑过度,劳伤心脾,久之致气血两虚,血不荣筋,导致阳痿;或因胆小多虑,伤于恐惧,使肾气不振,以致举阳不能;或因湿热不注,宗筋弛纵而致阳痿。

【临床表现】

本病多证见性欲减退,阴茎痿而不举,或举而不坚,腰背酸痛。中医学辨证把本症分为以下几种类型。

命门火衰:面色㿠白,头晕目眩,精神萎靡,舌淡苔白,脉多沉细。

心脾两虚:面色不华,食欲不振,夜寐不安,肢体酸软,神疲乏力,舌淡苔薄,脉细。

惊恐伤肾:精神苦闷,胆小多虚,心悸失眠,精神紧张,苔薄,台质淡青,脉细。

湿热下注:小便短赤,下肢酸困,苔黄,脉滑或濡滑而数。

【临床按诊】

患者脐部两侧及小腹部常有压痛感,病程久者脐部左下方或右下方肌肉板滞,阴部周围有条索或压痛感。任脉循行部位按之板滞或坚硬如著,脐下为甚。腰部的腰眼、肾俞及八髎穴部位压按时有酸痛感。有的患者腰骶部和阴部周围有瘀象。

【防治原则】

本病发病多与肝、肾、脾、心有关,治则宜疏肝健脾、生化气血、活血化瘀、温肾壮阳、养心安神。

【按摩防治】

（一）胸腹部

（1）调和冲任:用拨法自上而下拨动腹部任脉循行部位。若腹部任脉循行有硬块或压痛部位需重点施治。小腹部任冲二脉为重点施治部位。

（2）健运三经:用拨法分别拨揉腹部两侧脾胃肾三经循行部位。若遇有肌肉板滞、腹内硬块或压痛部位需重点施治。小腹部三经为重点施治部位。

（3）开通带脉:用按法同时点按两带脉穴;用拿法同时拿捏两侧腰部带脉处腰肌。

（4）健脾和胃:用掌按法由轻渐重按压胃脘部位;用拨法拨揉胃脘部位。

（5）疏肝利胆:用按法分别按压右季肋及肋弓下缘部位;用拨法拨揉右肋弓下缘部位。若触有硬块或条索需重点施治。

（6）定海神针:用按揉法按揉气海、关元、中极和曲骨穴。

（7）固肾培元:用按法按压脐部周围或拨法拨揉脐部两侧。若脐部周围有硬块或按压有刺痛、闷痛、放射痛等部位需重点施治。用掌揉法按顺时针和逆时针方向按揉脐部各 36 圈。

（8）海底捞月:用双手四指指腹拨揉小腹部。若小腹部有硬块或压痛部位需重点施治。

（9）引气归元:用推法推擦整个胸腹部 1 遍;用合法将气收归肚脐,拿提腹部;双手掌重叠按于脐部,按顺时针和逆时针方向各按揉9圈,然后按压脐部半分钟,结束胸腹部操作。

（二）腰背部

（1）仙人推背:用平推法和分推法施治背部两肩胛及脊柱两侧膀胱经。

（2）遍地开花:用按揉法按揉整个脊背部。

（3）金牛犁地:用抓拿法和捏脊法分别施治胸背部肌肉和督脉。

（4）摇橹渡海:用肘拨法施治脊柱两侧膀胱经循行部位。

（5）沙场点兵:用肘按法施治脾俞、胃俞、肾俞、志室和命门穴,并用肘部拨弄此处的筋几次。按揉八髎穴部位。

（6）最后用"拿捏肩井"法和"气归命门"法结束腰背部操作。

胸腹部和腰背部重点按摩部位如图7-29所示。

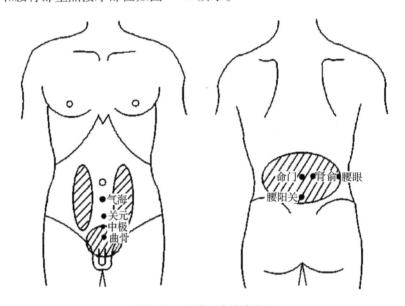

图7-29　阳痿重点按摩部位

（三）四肢部

（1）调理三焦经:拨揉上肢手少阳三焦经循行部位,按揉中渚和阳池穴。

（2）调理肝经:滚搓下肢内侧,拨揉下肢足厥阴肝经循行部位,按揉太冲穴。若大腿内侧触之疼痛需重点施治。

（3）调理脾经:拨揉下肢足太阴脾经循行部位,按揉血海、地机和三阴交穴。若大腿内侧触之疼痛需重点施治。

（4）调理肾经:拨揉下肢足少阴肾经循行部位,按揉复溜和太溪穴。点按涌泉穴。若大腿内侧触之疼痛需重点施治。

【防治说明】

（1）按摩疗法对功能性阳痿疗效比较理想,对器质性病变导致的阳痿无效。

（2）按摩治疗时，应对睾丸周围有条索或压痛的部位进行重点施治。

（3）在按摩治疗的同时，要对患者进行多加解释与安慰，消除其紧张心理，特别对因性生活恐惧形成阳痿的患者更为重要。

（4）患者要加强营养，劳逸结合，进行适当的体育锻炼，保持气血充盈，同时节制性生活，有益于阳痿的治疗。

二、遗精

遗精是指男性在没有性交的情况下精液自行泄出的现象。根据临床可分为生理性遗精和病理性遗精。

【病因病理】

有梦而遗者名为"梦遗"，是由于潜意识对性的渴求所致；无梦而遗，甚至清醒时精液自行滑出者为"滑精"，多由肾虚精关不固，或心肾不交，或湿热下注所致，可见于包茎、包皮、过长、尿道炎、前列腺疾患等；精满而遗者称为"溢精"，是由于性功能旺盛所致。病理性遗精多见于中老年或身体先天不足者，常有手淫、房事过度、色欲不遂等经历。中医学认为，本病发病因素主要有房事不节，或先天不足，或用心过度，导致肾气亏虚、固涩无权、精关不秘发为遗精；或思欲不遂，或饮食不节，或湿热侵袭等，导致体内火热内盛、迫精外出。遗精的病位主要在肾和心，并与脾、肝密切相关。

生理性遗精是指男性一般到了十五六岁以后便会有遗精现象，这是男子性成熟的一个标志，大多数是属于生理现象，即所谓"精满自溢"。遗精都是发生在睡眠中，是一种无性活动的射精。

生理性遗精与病理性遗精之不同在于：①年龄不同。生理性遗精多见于青壮年，未婚或婚后分居；病理性遗精多见于中老年或身体先天不足者。②身体状况。生理性遗精者，身体健康，精力充沛，或遇事易激动，或劳累紧张的健康人；病理性遗精者，多见于面色无华，身体疲倦，大量吸烟，饮酒无度，过食肥甘，体形虚胖或疲弱之躯，常有手淫、房事过度、色欲不遂等经历。③遗精时的状态。生理性遗精，一般2周1次或更长时间，遗精量多而精液黏稠，遗精时阴茎勃起功能正常；病理性遗精频频而作，有的入夜即遗，或清醒时精液自出，遗精量少而清稀，遗精时阴茎勃起不坚，或根本不能勃起，遗精后出现精神疲惫，腰膝酸软，耳鸣头晕，身体乏力等症，由此可以鉴别。

【临床表现】

病理性遗精多频频而作，有的入夜即遗，或清醒时精液自出；遗精量少而清稀，遗精时阴茎勃起不坚，或根本不能勃起；遗精后出现精神疲惫、腰膝酸软、耳鸣头晕、身体乏力等症。

【临床按诊】

有的患者小腹部按之柔软，或脐下、心下处皆有动气应手，或皆有气血上冲，任脉循行部位按之柔软。有的患者小腹部有轻微的压痛或胀满感；脐部两侧肌肉发硬并伴有压痛。压按腰骶部多有酸痛感，有的患者腰部有瘀象。

【防治原则】

本病分为虚证和实证,初起以实证为多,日久以虚证为多。实证以君相火旺,湿热痰火下注,扰动精室者为主,治则宜清热泻火、宁心安神。虚证以肾虚不固、劳伤心脾者为主,治则宜补肾固精、固本止遗。

【按摩防治】

(一)胸腹部

(1)调和冲任:用拨法自上而下拨动腹部任脉循行部位。若腹部任脉循行有硬块或压痛部位需重点施治。小腹部冲任二经为重点施治部位。

(2)健运三经:用拨法分别拨揉腹部两侧脾胃肾三经循行部位。若遇有肌肉板滞、腹内硬块或压痛部位需重点施治。小腹部三经为重点施治部位。

(3)开通带脉:用按法同时点按两带脉穴;用拿法同时拿捏两侧腰部带脉处腰肌。

(4)定海神针:用按揉法按揉气海、关元、中极和曲骨穴。

(5)固肾培元:用按法按压脐部周围或拨法拨揉脐部两侧。若脐部周围有硬块或按压有刺痛、闷痛、放射痛等部位需重点施治。用掌揉法按顺时针和逆时针方向按揉脐部各 36 圈。

(6)海底捞月:用双手四指指腹拨揉小腹部。若小腹部有硬块或压痛部位需重点施治。

(7)引气归元:用推法推擦整个胸腹部 1 遍;用合法将气收归肚脐,拿提腹部;双手掌重叠按于脐部,按顺时针和逆时针方向各按揉 9 圈,然后按压脐部半分钟,结束胸腹部操作。

(二)腰背部

(1)仙人推背:用平推法和分推法施治背部两肩胛及脊柱两侧膀胱经。

(2)遍地开花:用按揉法按揉整个脊背部。

(3)金牛犁地:用抓拿法和捏脊法分别施治胸背部肌肉和督脉。

(4)摇橹渡海:用肘拨法施治脊柱两侧膀胱经循行部位。

(5)沙场点兵:用肘按法施治脾俞、胃俞、肾俞、志室和命门穴,并用肘部拨弄此处的筋几次。按揉八髎穴部位。

(6)最后用"拿捏肩井"法和"气归命门"法结束腰背部操作。

胸腹部和腰背部重点按摩部位如图 7-30 所示。

(三)四肢部

(1)调理肝经:滚搓下肢内侧,拨揉下肢足厥阴肝经循行部位,按揉太冲穴。

(2)调理脾经:拨揉下肢足太阴脾经循行部位,按揉血海、地机和三阴交穴。

(3)调理肾经:拨揉下肢足少阴肾经循行部位,按揉复溜和太溪穴。点按涌泉穴。

【防治说明】

(1)脏腑按摩治疗遗精效果较理想。治疗时手法宜轻柔,应以补为主。

(2)在未婚青年男性中 80%~90% 的人有遗精现象,一般一周不超过一次,大都属正常生

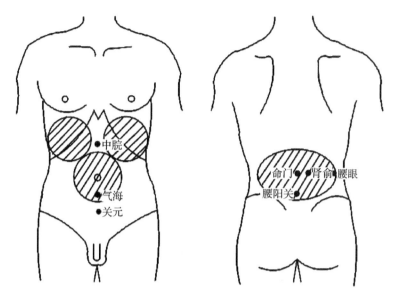

图 7-30 遗精重点按摩部位

理现象,通常不出现临床不适症状。如果一周数次或一日数次则属病理性遗精。治疗时要注意鉴别。

(3)患者要注意精神调养,摒弃杂念;清心寡欲,恬淡虚无,惜精养身;平时要加强体育锻炼;睡眠时要采取侧卧方式,内衣宽松,被子不宜直接压迫摩擦阴茎;节制性生活。

(4)患者如有包皮过长,应做包皮环切术。龟头炎、前列腺炎、精囊炎等应及时治疗。

三、早泄

早泄是指阴茎在接触女性生殖器而未插入阴道前就发生射精,阴茎虽能勃起,但射精过早、过快,阴茎随即变软而不能继续性交的一种病症,是一种最常见的男性性功能障碍。偶然一次早泄不能称早泄,只有经常早泄而不能进行性交者,方可确认为是早泄。

【病因病理】

引起早泄的原因大多为精神心理因素,包括伴侣、环境、手淫、精神、行为等有关因素引起的焦虑、紧张、恐惧、自卑、胆怯等,这些精神因素往往可影响高级性神经中枢兴奋与抑制,造成不能随意控制射精功能,射精过快而使性交失败。中医学认为房劳过度、频犯手淫,而致肾精亏耗、阴虚火旺;或禀赋素亏、遗精日久,导致肾阴肾阳俱虚、精关不固,引起早泄。

【临床表现】

性交时间极短即行排精,甚至性交前即泄精。阴虚火旺者兼有梦遗滑精、腰酸膝软、五心烦热、头晕目眩、心悸耳鸣、口燥咽干等症状。阴阳两虚者兼有畏寒肢冷、气短乏力、腰酸膝软、阳痿精薄、小便清长、夜尿多等症状。

【临床按诊】

腹部任脉上按之板滞或坚硬如著,脐下为甚;脐部两侧及小腹部常有压痛感。有的患者小腹柔软无弹性。腰部的腰眼、肾俞及八髎穴部位压按有酸痛感。

【防治原则】

本证以肾阳肾阴亏虚为主,治则宜补肾益精、滋阴降火、温补肾阳。

【按摩防治】

（一）胸腹部

（1）调和冲任:用拨法自上而下拨动腹部任脉循行部位。腹部任脉一线若有硬块或压痛部位需重点施治。小腹部冲任二经为重点施治部位。

（2）健运三经:用拨法分别拨揉腹部两侧脾胃肾三经循行部位。若遇有肌肉板滞、腹内硬块或压痛部位需重点施治。

（3）固肾培元:用按法按压脐部周围或拨法拨揉脐部两侧。若脐部周围有硬块或按压有刺痛、闷痛、放射痛等部位需重点施治。用掌揉法按顺时针和逆时针方向按揉脐部各 36 圈。

（4）海底捞月:用双手四指指腹拨揉小腹部。若小腹部有硬块或压痛部位需重点施治。

（5）三焦排邪:用按压法腹部上脘、中脘和下脘三穴,肓俞穴,归来和气冲穴,冲门穴附近腹部动脉搏动处。本法主要用来清腹部热邪。

（6）定海神针:用按揉补法施治气海、关元和中极穴。

（7）通调全腹:用推扳法推扳整个腹部,使腹内胃、小肠、大肠等组织器官随之而动。

（8）引气归元:用推法推擦整个胸腹部 1 遍;用合法将气收归肚脐,拿提腹部;双手掌重叠按于脐部,按顺时针和逆时针方向各按揉 9 圈,然后按压脐部半分钟,结束胸腹部操作。

（二）腰背部

（1）仙人推背:用平推法和分推法施治背部两肩胛及脊柱两侧膀胱经。

（2）遍地开花:用按揉法按揉整个脊背部。

（3）金牛犁地:用抓拿法和捏脊法分别施治胸背部肌肉和督脉。

（4）摇橹渡海:用肘拨法施治脊柱两侧膀胱经循行部位。

（5）沙场点兵:用肘按法施治脾俞、胃俞、肾俞、命门和志室穴,并用肘部拨弄此处的筋几次。搓擦腰骶部。

（6）最后用"拿捏肩井"法和"气归命门"法结束腰背部操作。

胸腹部和腰背部重点按摩部位如图 7-31 所示。

（三）四肢部

（1）调理肝经:滚搓下肢内侧,拨揉下肢足厥阴肝经循行部位,按揉太冲穴。

（2）调理脾经:拨揉下肢足太阴脾经循行部位,按揉血海、地机和三阴交穴。

（3）调理胃经:拨揉下肢足阳明胃经循行部位,按揉足三里和内庭穴。

（4）调理肾经:拨揉下肢足少阴肾经循行部位,按揉复溜和太溪穴。点按涌泉穴。

【防治说明】

（1）患者要清心寡欲,禁止手淫,节制房事,避免剧烈的性欲冲动。

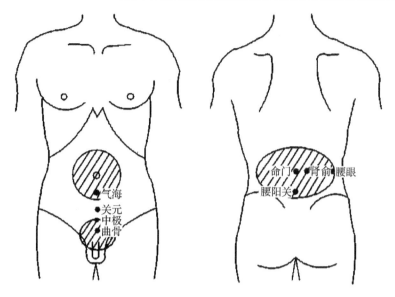

图 7-31 早泄重点按摩部位

（2）性交前的情绪对射精的快慢有很大的影响，患者应该解除紧张情绪，要树立信心，积极配合治疗。

（3）射精时间的长短没有统一的标准，一般认为 2～6 分钟，但更短的时间内射精亦属正常范围，只要双方感到满足就是成功，不能以时间长短来作为衡量的标准。

四、慢性前列腺炎

前列腺炎是指前列腺特异性和非特异感染所致的急慢性炎症，是成年男性的常见疾病，其中以慢性前列腺炎最为多见，多发于 20～40 岁的男子。

【病因病理】

前列腺炎分为细菌性和非细菌性 2 种。细菌性的前列腺炎常常由尿道炎、精囊炎、附睾炎引起，也可由其他部位的感染灶经血行至前列腺引起；非细菌性前列腺炎常常由于饮酒、性交过度、长期骑车、手淫等引起前列腺的充血所致。慢性前列腺炎常由急性前列腺炎病变严重或未予彻底治疗转化而成。中医学认为多由湿热之邪下注或湿热循经上行，或性交过频或手淫过度，或过度饮酒或过食辛辣，久病入络，而致湿热、瘀血、败精瘀浊内蕴，肾气不足，形成本虚标实发为本证。

【临床表现】

患者常见小便滴沥不尽，排尿不适，尿频、尿急，排尿时有灼热和发痒感，或见小便分岔，或有异物感，或偶尔不畅。疼痛往往是胀痛和抽痛，向阴茎头及会阴部放射，并有耻骨上及腰骶部不适。常有前列腺溢液，多发生于排尿终端或大便用力时，尿道口流出白色分泌物。全身伴有疲乏无力、精神萎靡、失眠、健忘、抑郁等多种神经衰弱的表现。

【临床按诊】

患者脐部周围有硬块，小腹部压痛感，耻骨上方有条索或压痛。有的患者腰骶部按压有酸痛感。

【防治原则】

本证以肾气亏虚为本，以湿热、瘀血为标，治则宜活血化瘀、清热泻火、补肾消炎。

【按摩防治】

（一）胸腹部

（1）打开魄门：用按法逐段按压乙状结肠；用拨法由轻渐重反复拨动乙状结肠。若乙状结肠有胀痛、压痛部位需重点施治。

（2）调和冲任：用拨法自上而下拨动腹部任脉循行部位。若腹部任脉循行有硬块或压痛部位需重点施治。小腹部任脉为重点施治部位。

（3）健运三经：用拨法分别拨揉腹部两侧脾胃肾三经循行部位。若遇有肌肉板滞、腹内硬块或压痛部位需重点施治。小腹部三经为重点施治部位。

（4）开通带脉：用按法同时点按两带脉穴；用拿法同时拿捏两侧腰部带脉处腰肌。

（5）健脾和胃：用掌按法由轻渐重按压胃脘部位；用拨法拨揉胃脘部位。

（6）疏肝利胆：用按法分别按压右季肋及肋弓下缘部位；用拨法拨揉右肋弓下缘部位。若右肋弓下缘部位有硬块或条索需重点施治。

（7）定海神针：用按揉法按揉气海、关元、中极和曲骨穴。

（8）固肾培元：用按法按压脐部周围或拨法拨揉脐部两侧。若脐部周围有硬块或按压有刺痛、闷痛、放射痛等部位需重点施治。用掌揉法按顺时针和逆时针方向按揉脐部各36圈。

（9）海底捞月：用双手四指指腹拨揉小腹部。若触有硬块或压痛部位需重点施治。

（10）引气归元：用推法推擦整个胸腹部1遍；用合法将气收归肚脐，拿提腹部；双手掌重叠按于脐部，按顺时针和逆时针方向各按揉9圈，然后按压脐部半分钟，结束胸腹部操作。

（二）腰背部

（1）仙人推背：用平推法和分推法施治背部两肩胛及脊柱两侧膀胱经。

（2）遍地开花：用按揉法按揉整个脊背部。

（3）金牛犁地：用抓拿法和捏脊法分别施治胸背部肌肉和督脉。

（4）摇橹渡海：用肘拨法施治脊柱两侧膀胱经循行部位。

（5）沙场点兵：用肘按法施治肝俞、胆俞、脾俞、胃俞和肾俞穴，并用肘部拨弄此处的筋几次。搓擦八髎穴部位。

（6）最后用"拿捏肩井"法和"气归命门"法结束腰背部操作。

胸腹部和腰背部重点按摩部位如图7-32所示。

（三）四肢部

（1）调理膀胱经：滚搓下肢后侧，拨揉足太阳膀胱经，按揉承扶、殷门、委中、承山和昆仑穴。

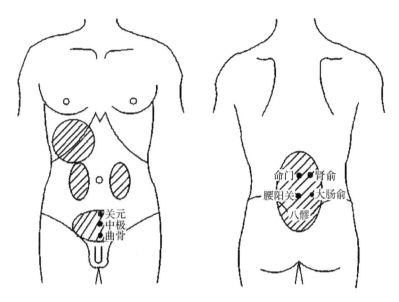

图7-32　慢性前列腺炎重点按摩部位

（2）调理肝经:滚搓下肢内侧,拨揉下肢足厥阴肝经循行部位,按揉太冲穴。

（3）调理脾经:拨揉下肢足太阴脾经循行部位,按揉血海、地机和三阴交穴。

（4）调理肾经:拨揉下肢足少阴肾经循行部位,按揉复溜和太溪穴。点按涌泉穴。

【防治说明】

（1）患者应注意饮食,不要吃太多油腻、煎炸的食物,避免辛辣、咖啡因、烟酒。

（2）患者生活要规律,劳逸结合。骑车、坐的时间不宜太长,以免影响会阴部的血液循环;性生活要有规律,不要过于频繁;性交时不要中断或强忍不射精。

（3）患者要积极治疗身体的其他疾病,如慢性咽炎、慢性扁桃体炎等感染灶。

第七节　妇科疾病防治

一、痛经

妇女经期前后或行经期间,出现下腹部痉挛性疼痛,甚至剧痛难忍,并随着月经周期持续发作,称为痛经。痛经以青年女性发病率最高,也可见于部分中年妇女患者。

【病因病理】

痛经可分为原发性和继发性2种。无生殖系统明显病变的,称为原发性痛经。原发性痛经一般在初潮开始就会发生,多为子宫收缩和局部缺血导致神经精神性疼痛,或因子宫发育不良、子宫颈口狭窄、子宫位置不正、内分泌失调所致。由明确的疾病引起的痛经,称为继发性痛经。继发性痛经的原因,多数是疾病造成的,如子宫内膜异位、盆腔炎、子宫肌瘤等。中医学认为,本病多由情志所伤、起居不慎,或六淫为害,或先天禀赋不足等因素,致使冲任、胞宫气血运行不畅,因不通而痛;或致冲任、胞宫失于濡养,因不荣而痛。

【临床表现】

每次月经前后或行经时腹部有剧烈疼痛,甚则绕脐疼痛,或少腹两侧酸而胀痛,或少腹似有物下坠作痛,有的甚至连带腰骶部酸痛,或同时出现面色苍白、呕吐、腹泻、腰酸、乳胀、情绪烦躁、全身乏力等症状。一般多出现在经期前 1~2 天,延至经期之后逐渐消失;也有在经期出现疼痛,经期后 1~2 天疼痛加重,随后逐渐消失者。

器质性病变导致的痛经不属于本节讨论内容。

【临床按诊】

气滞血瘀型患者小腹部常拒按,其他类型患者小腹部多喜按。有的患者小腹部有硬结或硬块。腰骶部按压时有酸痛感。有的患者刮拭小腹部和腰骶部有痧象。

【防治原则】

痛经主要由于气血运行不畅所致,不通则痛。一般经前或经期疼痛者为实;经后而痛者为虚;按之痛甚者为实,按之痛减者为虚。得热则痛减为寒,痛甚于胀为血瘀,胀甚于痛为气滞。治则以活血化瘀、补虚泻实、调利冲任、通调气血为主。

【按摩防治】

(一)胸腹部

(1)调和冲任:用拨法自上而下拨动腹部任脉循行部位。若腹部任脉循行有硬块或压痛部位需重点施治。腹部冲任二经为重点施治部位。

(2)健运三经:用拨法分别拨揉腹部两侧脾胃肾三经循行部位。若遇有肌肉板滞、腹内硬块或压痛部位需重点施治。小腹部三经为重点施治部位。

(3)开通带脉:用按法同时点按两带脉穴;用拿法同时拿捏两侧腰部带脉处腰肌。

(4)健脾和胃:用掌按法由轻渐重按压胃脘部位;用拨法拨揉胃脘部位。

(5)疏肝利胆:用按法分别按压右季肋及肋弓下缘部位;用拨法拨揉右肋弓下缘部位。若右肋弓下缘部位有硬块或条索需重点施治。

(6)定海神针:用按揉法按揉上脘、中脘、气海、关元和归来穴。

(7)固肾培元:用按法按压脐部周围或拨法拨揉脐部两侧。若脐部周围有硬块或按压有刺痛、闷痛、放射痛等部位需重点施治。用掌揉法按顺时针和逆时针方向按揉脐部各 36 圈。

(8)通调全腹:用推扳法推扳整个腹部,使腹内胃、小肠、大肠等组织器官随之而动。

(9)引气归元:用推法推擦整个胸腹部 1 遍;用合法将气收归肚脐,拿提腹部;双手掌重叠按于脐部,按顺时针和逆时针方向各按揉 9 圈,然后按压脐部半分钟,结束胸腹部操作。

(二)腰背部

(1)仙人推背:用平推法和分推法施治背部两肩胛及脊柱两侧膀胱经。

(2)遍地开花:用按揉法按揉整个脊背部。

（3）金牛犁地：用抓拿法和捏脊法分别施治胸背部肌肉和督脉。

（4）摇橹渡海：用肘拨法施治脊柱两侧膀胱经循行部位。

（5）沙场点兵：用肘按法施治肝俞、胆俞、脾俞、胃俞和肾俞穴，并用肘部拨弄此处的筋几次。搓擦命门和八髎穴部位。

（6）最后用"拿捏肩井"法和"气归命门"法结束腰背部操作。

胸腹部和腰背部重点按摩部位如图 7-33 所示。

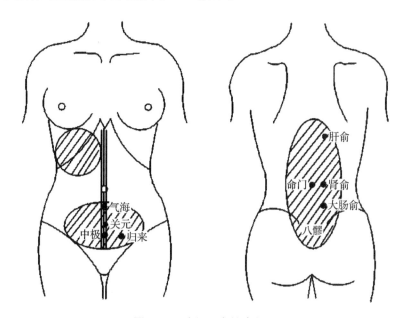

图 7-33　痛经重点按摩部位

（三）四肢部

（1）调理心包经：滚搓上肢内侧，拨揉上肢手厥阴心包经循行部位，按揉内关穴。

（2）调理手阳明经：拨揉上肢手阳明大肠经循行部位，按揉曲池和合谷穴。

（3）调理肝经：滚搓下肢内侧，拨揉下肢足厥阴肝经循行部位，按揉太冲穴。

（4）调理脾经：拨揉下肢足太阴脾经循行部位，按揉血海、地机、三阴交和公孙穴。

（5）调理肾经：拨揉下肢足少阴肾经循行部位，按揉太溪穴，搓擦涌泉穴。

【防治说明】

（1）按摩治疗痛经，宜在经前 5～10 天开始，每天一次，月经来潮停止。

（2）治疗前患者最好进行妇科检查，以确定子宫有无器质性病变，是否适合按摩疗法。

（3）患者经期应注意卫生保健，避免受寒着凉，忌吃生冷食物，避免劳累及精神刺激，注意适当休息，保持心情舒畅，禁止性生活。

二、闭经

闭经是指 18 岁以上的女性还从未来过月经，或者连续 3 个月以上不来月经的生理现象，前者叫作原发性闭经,后者称为继发性闭经。妊娠期、哺乳期或更年期的月经停闭属生理现象,不做闭经论,有的少女初潮 2 年内偶尔出现月经停闭现象,可不予治疗。

【病因病理】

闭经为妇科病常见的病症之一,可由不同的原因引起。通常有原发、继发,真性、假性及病理性、生理性之分。闭经是女性常见的一种症状,少女在 12 岁左右会来月经,年满 18 岁尚无月经来潮者称为原发性闭经,多由先天性异常,包括卵巢或苗勒氏组织的发育异常所引起;月经周期建立后,又连续 6 个月以上无月经者,称为继发性闭经,多由继发性疾病引起。真性闭经,是指因某种原因所造成的无月经状态,如精神因素、营养不良、贫血、结核、刮宫过度、内分泌功能紊乱等;假性(或隐性)闭经,是指由于先天发育不良或后天损伤引起下生殖道粘连闭锁致月经不能排出者。以上均为病理性闭经。生理性闭经,是指在青春期前、妊娠期、哺乳期及绝经后的闭经。中医学认为其病因病机可分虚实两端,虚者多因先天肾气不足,或后天损伤肾气,冲任气血而致精血不足,血海空虚,无余可下;实者常由气滞血瘀、痰湿阻滞而致邪气阻隔,脉道不通,经血不得下行。

【临床表现】

患者多伴有周期性腰腹痛,身体软弱无力,有的可出现头晕、毛发脱落、小腹逐渐出现硬块等。因肝肾不足、冲任失养引起者,见月经初潮较迟,行后又出现经闭经、腰膝酸软、头晕耳鸣、面色晦暗、舌质暗淡、脉细弱或沉涩;或气血虚弱、冲任血少者,见月经由量少色淡而渐止经闭,面色苍白或萎黄,神疲力乏,头晕心悸气短,唇舌色淡,脉细弱无力;或肝气郁结或感寒伤冷致气滞血瘀、冲任受损者,见月经数月不行、小腹胀疼、精神抑郁、胸胁胀疼、舌质紫黯,或边有瘀点,脉沉涩或沉弦;或痰湿内生、阻于胞脉者,见月经停闭、形体肥胖、胸闷欲呕、神疲倦怠、带下量多、苔白腻、脉滑。

本节所述为脏腑功能失调所致的闭经。先天生殖器官发育异常或后天器质性损伤而无月经者不属本节讨论内容。

【临床按诊】

肝肾不足者,右季肋下缘和脐部周围肌肉板滞,并伴有压痛。气血虚弱者,腹部软弱,喜按。气滞血瘀者,小腹部常拒按,有的患者小腹部有条索或硬块,刮拭皮肤时还有痧象。大部分患者在按压腰骶部时有酸痛感,刮拭皮肤时有痧象。

【防治原则】

因肾阴是月经的主要化源,血是月经的物质基础,故滋肾、益阴、养血乃调治闭经之首要。治疗本病因以补而通之为主,虚证者治以补肾滋肾,或补脾益气,或补血益阴,以滋养经血之源;实证者治以行气活血,或温经通脉,或祛邪行滞,以疏通冲任经脉。

【按摩防治】

(一)胸腹部

(1)打开魄门:用按法逐段按压乙状结肠;用拨法由轻渐重反复拨动乙状结肠。若乙状结

肠有胀痛、压痛部位需重点施治。

（2）疏通结肠：用拨法依次拨揉降结肠、结肠左曲、横结肠、结肠右曲和升结肠。若遇到有问题部位需重点施治。

（3）调和冲任：用拨法自上而下拨动腹部任脉循行部位。若腹部任脉循行有硬块或压痛部位需重点施治。腹部冲任二经为重点施治部位。

（4）健运三经：用拨法分别拨揉腹部两侧脾胃肾三经循行部位。若遇有肌肉板滞、腹内硬块或压痛部位需重点施治。小腹部三经为重点施治部位。

（5）开通带脉：用按法同时点按两带脉穴；用拿法同时拿捏两侧腰部带脉处腰肌。

（6）健脾和胃：用掌按法由轻渐重按压胃脘部位；用拨法拨揉胃脘部位。

（7）疏肝利胆：用按法分别按压右季肋及肋弓下缘部位；用拨法拨揉右肋弓下缘部位。若右肋弓下缘部位有硬块或条索需重点施治。

（8）定海神针：用按揉法按揉上脘、中脘、气海、关元和归来穴。

（9）固肾培元：用按法按压脐部周围或拨法拨揉脐部两侧。若脐部周围有硬块或按压有刺痛、闷痛、放射痛等部位需重点施治。用掌揉法按顺时针和逆时针方向按揉脐部各 36 圈。

（10）引气归元：用推法推擦整个胸腹部 1 遍；用合法将气收归肚脐，拿提腹部；双手掌重叠按于脐部，按顺时针和逆时针方向各按揉 9 圈，然后按压脐部半分钟，结束胸腹部操作。

（二）腰背部

（1）仙人推背：用平推法和分推法施治背部两肩胛及脊柱两侧膀胱经。

（2）遍地开花：用按揉法按揉整个脊背部。

（3）金牛犁地：用抓拿法和捏脊法分别施治胸背部肌肉和督脉。

（4）摇橹渡海：用肘拨法施治脊柱两侧膀胱经循行部位。

（5）沙场点兵：用肘按法施治脾俞、胃俞和肾俞穴，并用肘部拨弄此处的筋几次。搓擦命门和八髎穴部位。

（6）最后用"拿捏肩井"法和"气归命门"法结束腰背部操作。

胸腹部和腰背部重点按摩部位如图 7-34 所示。

（三）四肢部

（1）调理心包经：滚搓上肢内侧，拨揉上肢手厥阴心包经循行部位，按揉内关穴。

（2）调理手阳明经：拨揉上肢手阳明大肠经循行部位，按揉曲池和合谷穴。

（3）调理肝经：滚搓下肢内侧，拨揉下肢足厥阴肝经循行部位，按揉太冲穴。

（4）调理脾经：拨揉下肢足太阴脾经循行部位，按揉血海、地机和三阴交穴。

（5）调理肾经：拨揉下肢足少阴肾经循行部位，按揉太溪穴，搓擦涌泉穴。

【防治说明】

（1）按摩治疗闭经，效果良好。

（2）治疗时要考虑患者身体素质的强弱和病的虚实，来确定操作手法的轻重缓急。

（3）治疗前最好建议患者进行妇科检查，以确定子宫有无器质性病变，是否适合按摩

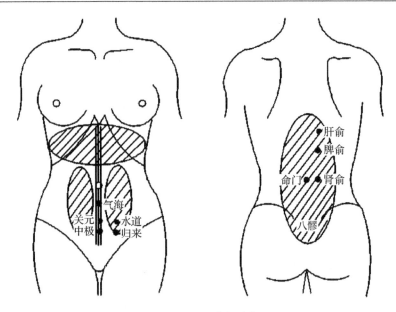

图7-34 闭经重点按摩部位

疗法。

（4）闭经与七情内伤关系密切，宜调节情志。患者应劳逸结合，身心放松，避免劳累及精神刺激，调节饮食、起居，调整心理，保持心情舒畅。

三、月经不调

月经不调是指与月经有关的多种疾病，包括月经的周期、经量、经色、经质的改变或伴随月经周期前后出现的以某些症状为特征的多种疾病的总称。临床上包括月经先期、月经后期、月经先后不定期、经期延长、月经过多、月经过少等。

【病因病理】

月经不调分为两大类：一类是由神经内分泌失调引起的，另一类主要是由生殖器官一些器质变化引起的。中医学认为月经不调的发病原因是机体正气不足、抗病能力低下、肾气亏损、六淫侵袭、七情太过、饮食不节、营养不良、房劳多产、太胖太瘦、跌扑损伤、机械刺激及全身性疾病等诸多因素使卵巢、体内激素调解功能紊乱，导致冲任空虚，血海不能按期满溢，行经规律失常而致病。

【临床表现】

月经过多，出血有周期性，常伴有经期延长；月经周期缩短，月经量多；月经先后不定期；不规则出血，月经失去正常周期性，经量时多时少，淋漓不尽，持续时间长。长期月经过多或不规则出血，导致失血性贫血，出现头晕、乏力、心慌、气急等现象。

各种器质性病变导致的月经不调不属本节讨论内容。

【临床按诊】

腹部任脉一线，深按时能触到条索状物或硬块，并伴有压痛感；脐部周围有明显条状或硬块,以左侧腹部居多,并伴有压痛;按压脐周时有满胀感或向全腹有放射痛感。有的患者小腹部两侧能触到条索状物或坚硬块状物。有的患者腹部柔软,无弹性。有的全腹肌肉满胀,拒按。

【防治原则】

一般月经周期的变异与脏腑功能的紊乱有关,经量的多少与气血的虚实有关,治则宜补肾扶脾、理气活血、调和冲任。

【按摩防治】

(一)胸腹部

(1)调和冲任:用拨法自上而下拨动腹部任脉循行部位。若腹部任脉循行有硬块或压痛部位需重点施治。腹部冲任二经为重点施治部位。

(2)健运三经:用拨法分别拨揉腹部两侧脾胃肾三经循行部位。若遇有肌肉板滞、腹内硬块或压痛部位需重点施治。小腹部三经为重点施治部位。

(3)开通带脉:用按法同时点按两带脉穴;用拿法同时拿捏两侧腰部带脉处腰肌。

(4)健脾和胃:用掌按法由轻渐重按压胃脘部位;用拨法拨揉胃脘部位。若脾胃虚弱需重点施治。

(5)疏肝利胆:用按法分别按压右季肋及肋弓下缘部位;用拨法拨揉右肋弓下缘部位。若右肋弓下缘部位有硬块或条索需重点施治。

(6)定海神针:用按揉法按揉上脘、中脘、气海、子宫、归来和关元穴。

(7)固肾培元:用按法按压脐部周围或拨法拨揉脐部两侧。若脐部周围有硬块或按压有刺痛、闷痛、放射痛等部位需重点施治。用掌揉法按顺时针和逆时针方向按揉脐部各36圈。

(8)海底捞月:用拨揉法拨揉下腹部。若有硬块或板滞部位应重点施治。

(9)引气归元:用推法推擦整个胸腹部1遍;用合法将气收归肚脐,拿提腹部;双手掌重叠按于脐部,按顺时针和逆时针方向各按揉9圈,然后按压脐部半分钟,结束胸腹部操作。

(二)腰背部

(1)仙人推背:用平推法和分推法施治背部两肩胛及脊柱两侧膀胱经。

(2)遍地开花:用按揉法按揉整个脊背部。

(3)金牛犁地:用抓拿法和捏脊法分别施治胸背部肌肉和督脉。

(4)摇橹渡海:用肘拨法施治脊柱两侧膀胱经循行部位。

(5)沙场点兵:用肘按法施肝俞、脾俞、胃俞和肾俞穴,并用肘部拨弄此处的筋几次。搓擦命门和八髎穴。

(6)最后用"拿捏肩井"法和"气归命门"法结束腰背部操作。

胸腹部和腰背部重点按摩部位如图7-35所示。

(三)四肢部

(1)调理肝经:滚搓下肢内侧,拨揉下肢足厥阴肝经循行部位,按揉太冲穴。

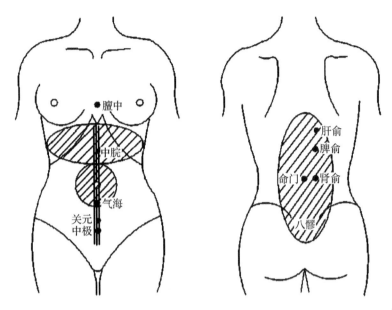

图 7-35　月经不调重点按摩部位

（2）调理脾经：拨揉下肢足太阴脾经循行部位，按揉血海和三阴交穴。

（3）调理肾经：拨揉下肢足少阴肾经循行部位，按揉太溪穴；搓擦腰骶部和八髎穴。

【防治说明】

（1）患者月经期间不可进行脏腑按摩，以防发生事故。

（2）患者在按摩治疗前应到医院检查，排除器质性病变导致的月经不调证。

（3）患者要保持情绪平和，避免紧张焦虑导致卵巢功能紊乱；作息要有规律，以免影响生理节律及内分泌协调性；月经期间应避免接触冷水，注意保暖。

四、经前期紧张综合征

在月经期前有不少健康妇女都有某种不舒服感觉和情绪改变，主要为盆腔沉重感、钝性腰背痛、头痛、乳房胀痛、全身乏力、疲劳、抑郁、神经过敏等，本病多表现为神经精神症状，故称为"经前期紧张综合征"。

【病因病理】

本病发病的确切原因尚不清楚，可能与下列因素有关：雌激素/孕激素比值升高；与β内啡呔有关；催乳素浓度增高；前列腺素过多；心理因素。中医学认为，本病的形成与经前血注冲任血海、全身阴血相对不足、阴阳失调、脏腑功能紊乱有关。辨证分为肝郁气滞、脾肾阳虚、阴虚肝旺、心脾两虚几种类型。

【临床表现】

经前出现不同程度的乏力、烦躁、忧郁、嗜睡、不愿做家务，甚至无原因的哭泣或大怒。严重者不愿理睬家属与朋友，孤僻地卧床不起。常有乳房胀痛、小腹胀感、发热、头痛、眩晕、口舌生疮、皮肤瘙痒、起疹块、便秘等症状。有的人在经前2～3天体重增加并有浮肿,有些人在经前注意力不能集中、健忘、判断有困难、行动不协调,因而为影响工作而感到烦恼。有的人在月经来潮后以上症状很快消退,也有人须延续到月经净时才消失。

【临床按诊】

肝气郁滞患者,按压小腹部及两胁时有痛胀感,背部肝俞附近有明显的压痛点。脾肾虚患者,腹部喜按,按压腰椎时有酸痛感,部分患者腰椎部有痧象。

【防治原则】

本病多与肝、肾、脾三脏有关,治则宜疏肝解郁、湿肾健脾、养心安神、理气化痰、补肾壮阳。

【按摩防治】

（一）胸腹部

（1）调和冲任:用拨法自上而下拨动腹部任脉循行部位。若腹部任脉循行有硬块或压痛部位需重点施治。腹部冲任二经为重点施治部位。

（2）健运三经:用拨法分别拨揉腹部两侧脾胃肾三经循行部位。若遇有肌肉板滞、腹内硬块或压痛部位需重点施治。小腹部三经为重点施治部位。

（3）开通带脉:用按法同时点按两带脉穴;用拿法同时拿捏两侧腰部带脉处腰肌。

（4）健脾和胃:用掌按法由轻渐重按压胃脘部位;用拨法拨揉胃脘部位。

（5）疏肝利胆:用按法分别按压右季肋及肋弓下缘部位;用拨法拨揉右肋弓下缘部位。若右肋弓下缘部位有硬块或条索需重点施治。

（6）定海神针:用按揉法按揉上脘、中脘、气海和关元穴。

（7）固肾培元:用按法按压脐部周围或拨法拨揉脐部两侧。若脐部周围有硬块或按压有刺痛、闷痛、放射痛等部位需重点施治。用掌揉法按顺时针和逆时针方向按揉脐部各36圈。

（8）通调全腹:用推扳法推扳整个腹部,使腹内胃、小肠、大肠等组织器官随之而动。

（9）引气归元:用推法推擦整个胸腹部1遍;用合法将气收归肚脐,拿提腹部;双手掌重叠按于脐部,按顺时针和逆时针方向各按揉9圈,然后按压脐部半分钟,结束胸腹部操作。

（二）腰背部

（1）仙人推背:用平推法和分推法施治背部两肩胛及脊柱两侧膀胱经。

（2）遍地开花:用按揉法按揉整个脊背部。

（3）金牛犁地:用抓拿法和捏脊法分别施治胸背部肌肉和督脉。

（4）摇橹渡海:用肘拨法施治脊柱两侧膀胱经循行部位。

（5）沙场点兵:用肘按法施治心俞、肝俞、脾俞、胃俞和肾俞穴,并用肘部拨弄此处的筋几次。

（6）最后用"拿捏肩井"法和"气归命门"法结束腰背部操作。

胸腹部和腰背部重点按摩部位如图7-36所示。

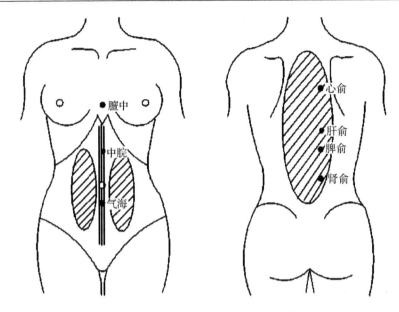

图 7-36　经前期紧张综合征重点按摩部位

（三）四肢部

（1）调理心包经：滚搓上肢内侧，拨揉上肢手厥阴心包经循行部位，按揉内关穴。

（2）调理肝经：滚搓下肢内侧，拨揉下肢足厥阴肝经循行部位，按揉太冲穴。

（3）调理脾经：拨揉下肢足太阴脾经循行部位，按揉血海和三阴交穴。

（4）调理肾经：拨揉下肢足少阴肾经循行部位，按揉太溪穴，搓擦涌泉穴。

（四）头颈部

（1）轮推印堂：用推法轮推前额印堂部位。

（2）分抹前额：用抹法向两侧分抹前额部位。

（3）按揉太阳：用按揉法按揉两太阳穴。

（4）按压头顶：用拇指沿头部五线按压。

（5）拿捏颈项：用拿捏法拿捏后颈项部两侧肌肉。

（6）点按穴位：点按太阳、百会、风池和风府穴。

【防治说明】

（1）按摩治疗经前期紧张综合征效果显著，但在采用按摩治疗前，患者要进行妇科检查排除其他致病因素。

（2）患者要解除思想顾虑，保持良好的精神状态，增加饮食营养，参加适当的体育锻炼，节制性生活。必要时接受正规的心理治疗。

五、经行乳房胀痛

经行乳房胀痛是指每月行经前后，或正值经期，出现乳房胀痛，或乳头胀疼痛，甚至不能触衣者。本病属西医学经前期紧张综合征范畴,多见于青壮年妇女,是常见病。

【病因病理】

经行乳房胀痛的发生,根据其发病部位、发病时间等应与肝、肾、胃关系密切。因肝经循胁肋,过乳头,乳头乃足厥阴肝经支络所属,乳房为足阳明胃经经络循行之所,足少阴肾经入乳内。故有乳头属肝、乳房属胃亦属肾所主之说。肝藏血,主疏泄,本病发生多在经前或经期,而此时气血下注冲任血海,易使肝血不足,气偏有余。本病主要由肝失条达或肝肾失养所致。

【临床表现】

其主要表现有烦躁易怒、失眠、紧张、压抑及头痛、乳房胀痛、颜面浮肿等一系列的症状,严重者可影响妇女的正常生活。本病从脏腑、虚实来辨证。肝气郁结实证为经前或经行乳房胀痛,或乳头痒痛,甚则痛不可触衣,经行不畅,血色黯红,小腹胀痛,胸闷胁胀,精神抑郁,时叹息,苔薄白,脉弦。肝肾亏虚证为经行或经后两乳作胀作痛,乳房按之柔软无块,月经量少,色淡,两目干涩,咽干口燥,五心烦热,舌淡或舌红少苔,脉细数。

【临床按诊】

患者月经期间乳房胀满,按压时伴有压痛感;腹部正中任脉循行部位有条索或硬块;右季肋下有硬块或肌肉板滞,伴有压痛;有的患者脐部两侧有硬块,伴有压痛。胸背部多有瘀象;腰骶部按压时有酸痛感。

【防治原则】

本证多因七情内伤,肝气郁结,气血运行不畅,脉络欠通,不通则痛;或肝肾亏虚,乳络失于濡养而痛。治以疏肝理气,和胃通络,疏通乳络为主,注意虚实之治。

【按摩防治】

（一）胸腹部

（1）宽胸理气:用拿法由轻渐重拿捏胸大肌;用拿法抓拿胁肋部肌肤;用捋法轻轻向乳头方向反复捋乳房;用点按法按揉膻中、乳根和期门穴。

（2）调和冲任:用拨法自上而下拨动腹部任脉循行部位。若腹部任脉循行有硬块或压痛部位需重点施治。腹部冲任二经为重点施治部位。

（3）健运三经:用拨法分别拨揉腹部两侧脾胃肾三经循行部位。若遇有肌肉板滞、腹内硬块或压痛部位需重点施治。小腹部三经为重点施治部位。

（4）开通带脉:用按法同时点按两带脉穴;用拿法同时拿捏两侧腰部带脉处腰肌。

（5）健脾和胃:用掌按法由轻渐重按压胃脘部位。若胃内有浊水和气需重点施治。

（6）疏肝利胆:用按法分别按压右季肋及肋弓下缘部位;用拨法拨揉右肋弓下缘部位。若右肋弓下缘部位有硬块或条索需重点施治;若右季肋下有郁气需用肘压法按压右季肋期门穴部位。

（7）定海神针:用按揉法泻法施治上脘、中脘、天枢、气海和关元穴。

（8）固肾培元:用按法按压脐部周围或拨法拨揉脐部两侧。若脐部周围有硬块或按压有刺痛、闷痛、放射痛等部位需重点施治。用掌揉法按顺时针和逆时针方向按揉脐部各 36 圈。

(9)引气归元:用推法推擦整个胸腹部 1 遍;用合法将气收归肚脐,拿提腹部;双手掌重叠按于脐部,按顺时针和逆时针方向各按揉 9 圈,然后按压脐部半分钟,结束胸腹部操作。

(二)腰背部

(1)仙人推背:用平推法和分推法施治背部两肩胛及脊柱两侧膀胱经。

(2)遍地开花:用按揉法按揉整个脊背部。重点施治肩胛区域。

(3)金牛犁地:用抓拿法和捏脊法分别施治胸背部肌肉和督脉。

(4)摇橹渡海:用肘拨法施治脊柱两侧膀胱经循行部位。

(5)沙场点兵:用肘按法施治天宗、心俞、肝俞、胆俞穴,并用肘部拨弄此处的筋几次。

(6)最后用"拿捏肩井"法和"气归命门"法结束腰背部操作。

胸腹部和腰背部重点按摩部位如图 7-37 所示。

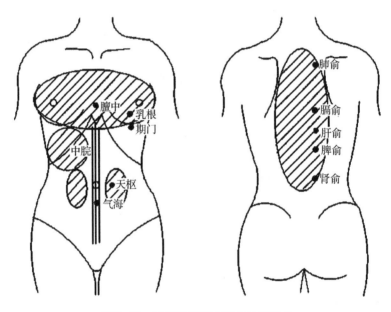

图 7-37　经行乳房胀痛重点按摩部位

(三)四肢部

(1)调理心包经:滚搓上肢内侧,拨揉上肢手厥阴心包经循行部位,按揉内关穴。

(2)调理肝经:滚搓下肢内侧,拨揉下肢足厥阴肝经循行部位,按揉太冲穴。

(3)调理胆经:拨揉下肢足少阳胆经循行部位,按揉阳陵泉和足临泣穴。

(4)调理胃经:拨揉下肢足阳明胃经循行部位,按揉足三里和公孙穴。

【防治说明】

(1)按摩治疗的同时可结合在背部乳房对应位置采用刺血拔罐疗法,有很好的辅助功效。

(2)在按摩治疗过程中,患者要积极配合医者进行自我按摩治疗,以加强疗效。

（3）患者在经前及经期要注意保暖,经期身体卫生能力差,应尽量避免受寒、淋雨、接触凉水等,以防血为寒湿所凝,导致月经病的发生。

（4）患者经期情绪要保持稳定,心境安;经期不宜过食寒凉冰冷之物,以免经脉壅涩,血行受阻。若久治不愈,并可触及肿块者,或乳头有溢液或溢血者,需排除器质性病变,应定期检查,并及早防治。

六、带下病

带下指阴道壁及宫颈等组织分泌的一种黏稠液体。在发育成熟期或经期前后、妊娠期带下均可增多,带下色白无臭味,这是生理现象。当阴道、宫颈或内生殖器发生病变时,带下量明显增多,并且色、质和气味异常,伴全身或局部症状者,称为"带下病"。

【病因病理】

中医学认为本病主要由于湿邪影响任、带二脉,以致带脉失约、任脉不固所形成。因摄食不洁,或久居阴湿之地,或因手术损伤,以致湿热、病菌入侵带脉,发为带下;亦有肝经湿热下注,或因热毒蕴腐,损伤血络,导致带下赤白;饮食不节,劳倦过度,脾运失健,湿浊下注,伤及任、带二脉而为带下病。素体肾气不足或房劳多产,封藏失职;亦有肾阴偏虚,相火偏旺,灼伤血络,任带失固而带下赤白者。带下病常见于各种阴道和宫颈炎症。

【临床表现】

根据带下的不同颜色和症状分为白带、黄带、赤带、青带、黑带及五色带。临床以白带、黄带及赤带多见,青带可能为脓性分泌物,黑带可能为少量陈旧性分泌物或生殖道恶性病灶的分泌物,五色带多为生殖器恶性病灶的分泌物。患者除带下外,还常伴有小腹痛、腰骶痛、发热、局部瘙痒或坠痛或局部肿胀等症。

生殖器官恶性病变导致的带下病不属本节讨论内容。

【临床按诊】

有的患者腹部胀满坚实拒按。有的患者腹部柔软无弹性喜按。双手揉患者上腹部时会发出咕咕水气声响;在腹部任脉一线触之多有条索和压痛;脐部周围有条索或硬块,按之有压痛感;小腹部多胀满或肌肉板滞,或有硬块。

【防治原则】

本病多因湿邪所致,治则因以治本除湿、健固任带为主。脾虚者,应健脾益气、升阳除湿;肾虚者,应温肾培元、固涩止带;湿热者,应清热解毒、除湿止带。

【按摩防治】

（一）胸腹部

（1）调和冲任:用拨法自上而下拨动腹部任脉循行部位。若腹部任脉循行有硬块或压痛部位需重点施治。腹部冲任二经为重点施治部位。

（2）健运三经:用拨法分别拨揉腹部两侧脾胃肾三经循行部位。若遇有肌肉板滞、腹内硬块或压痛部位需重点施治。小腹部三经为重点施治部位。

（3）开通带脉：用按法同时点按两带脉穴；用拿法同时拿捏两侧腰部带脉处腰肌。

（4）健脾和胃：用掌按法由轻渐重按压胃脘部位；用拨法拨揉胃脘部位。若脾胃虚弱需重点施治。

（5）疏肝利胆：用按法分别按压右季肋及肋弓下缘部位；用拨法拨揉右肋弓下缘部位。若右肋弓下缘部位有硬块或条索需重点施治。

（6）舒肝健胃：用按法同时按压左、右季肋区。力量要渗透到两肋下的肝脏和胃。

（7）翻江倒海：用双手揉法按揉两季肋和上腹部。若有水或气声响需重点施治。若水和气移至胃下脐上时，用"推波助澜"法推拨水和气向小腹部。

（8）定海神针：用点按法按揉气海、关元、中极、子宫、归来和曲骨穴穴。

（9）固肾培元：用按法按压脐部周围或拨法拨揉脐部两侧。若脐部周围有硬块或按压有刺痛、闷痛、放射痛等部位需重点施治。用掌揉法按顺时针和逆时针方向按揉脐部各 36 圈。

（10）海底捞月：用拨揉法拨揉下腹部。若有硬块或板滞部位应重点施治。

（11）引气归元：用推法推擦整个胸腹部 1 遍；用合法将气收归肚脐，拿提腹部；双手掌重叠按于脐部，按顺时针和逆时针方向各按揉 9 圈，然后按压脐部半分钟，结束胸腹部操作。

（二）腰背部

（1）仙人推背：用平推法和分推法施治背部两肩胛及脊柱两侧膀胱经。

（2）遍地开花：用按揉法按揉整个脊背部。

（3）金牛犁地：用抓拿法和捏脊法分别施治胸背部肌肉和督脉。

（4）摇橹渡海：用肘拨法施治脊柱两侧膀胱经循行部位。

（5）沙场点兵：用肘按法施肝俞、脾俞、胃俞、肾俞和大肠俞穴，并用肘部拨弄此处的筋几次。搓擦命门和八髎穴。

（6）最后用"拿捏肩井"法和"气归命门"法结束腰背部操作。

胸腹部和腰背部重点按摩部位如图 7-38 所示。

（三）四肢部

（1）调理肝经：滚搓下肢内侧，拨揉下肢足厥阴肝经循行部位，按揉太冲穴。

（2）调理胃经：拨揉下肢足阳明胃经循行部位，按揉足三里、上巨虚和下巨虚穴。

（3）调理胆经：拨揉下肢足少阳胆经循行部位，按揉风府和阳陵泉穴。

（4）调理脾经：拨揉下肢足太阴脾经循行部位，按揉、阴陵泉和三阴交穴。

（5）调理肾经：拨揉下肢足少阴肾经循行部位，按揉太溪穴；搓擦腰骶部和八髎穴。

【防治说明】

（1）医者应建议患者在按摩治疗前做必要的阴道分泌物涂片、细菌培养、B 超、CT 检查等，以助明确诊断。

（2）按摩期间，有的患者阴部分泌物会增多或排出大量分泌物，有的阴部部还会排出气体，这些一般都属正常反应。

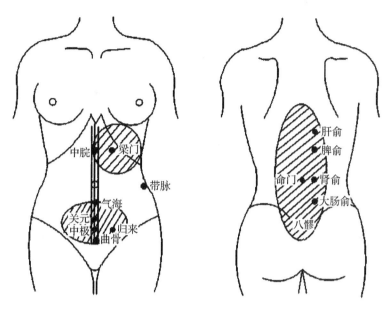

图7-38　带下病重点按摩部位

（3）患者平时应积极参加体育锻炼,增强体质;下腹部要保暖,防止风冷之邪入侵;饮食要有节制,免伤脾胃。

七、不孕症

不孕症是指以育龄期女子婚后或末次妊娠后,夫妇同居2年以上,男方生殖功能正常,未避孕而不受孕为主要表现的疾病。婚后2年从未受孕者称为原性不孕。曾有过生育或流产,又连续2年以上不孕者,称为继发性不孕。不孕症的发生率占生育年龄妇女的8%~17%,平均为10%左右。不孕症发病率的递增趋势可能与晚婚晚育、人工流产、性传播疾病等相关。

【病因病理】

西医学认为女性原因引起的不孕症,主要与排卵功能障碍、盆腔炎症、盆腔肿瘤和生殖器官畸形等疾病有关。

中医学认为男女双方在肾气盛、天癸至、任通冲盛的条件下,女子月事以时下,男子精气溢泻,两性相合,便可媾成胎孕,可见不孕主要与肾气不足、冲任气血失调有关。临床常见有肾虚、肝郁、痰湿、血瘀等类型。肾气不足,冲任虚衰,不能摄精成孕,而致不孕;冲任失调,血海失司,故月经不调,量时多时少,而致不孕;情志不舒,则肝失条达,气血失调,冲任不能相资,故多年不孕;肥胖之人,痰湿内盛,气机不畅,则冲任阻滞,脂膜壅塞于胞而致不孕;瘀血内停,冲任受阻,胞脉不通,则致多年不孕。

【临床表现】

肾虚证:婚久不孕,月经不调,经量或多或少,头晕耳鸣,腰酸腿软,精神疲倦,小便清长,舌淡,苔薄,脉沉细。

肝郁型:多年不孕,月经愆期,量多少不定,经前乳房胀痛,胸胁不舒,小腹胀痛,精神抑郁或烦躁易怒,舌红,苔薄,脉弦。

痰湿型:婚久不孕,形体肥胖,经行延后,甚或闭经,带下量多,色白质黏无臭,头晕心悸,胸闷泛恶,面色㿠白,苔白腻,脉滑。

血瘀型:多年不孕,月经后期,量少或多,色紫黑,有血块,经行不畅,甚或漏下不止,少腹疼痛拒按,经前痛剧,舌紫黯,或舌边有瘀点,脉弦涩。

本节只讨论脏腑功能失调导致的不孕症的防治。有先天性或后天性的严重解剖学上的异常或生理性缺陷导致的绝对性不孕不在按摩防治范畴。

【临床按诊】

患者腹部任脉循行部位触之多有条索或硬块,并伴有压痛;小腹部按压触之有条索或硬物;腹部左侧比右侧肌肉板滞;脐部两侧有硬块,并伴有压痛。有的患者脐旁有气动数或上冲。有的患者上腹部满胀而下腹部柔软如棉;有的可见心下胃部处按之坚硬而不柔软。

【防治原则】

不孕症与肾气不足、冲任气血失调有关。治疗重点是温养肾气,活血化瘀,调理气血,温经通络,调补冲任,使经调病除,则胎孕可成。

【按摩防治】

(一)胸腹部

(1)打开魄门:用按法逐段按压乙状结肠;用拨法由轻渐重反复拨动乙状结肠。若乙状结肠有胀痛、压痛部位需重点施治。

(2)疏通结肠:用拨法依次拨揉降结肠、结肠左曲、横结肠、结肠右曲和升结肠。若遇到有问题部位需重点施治。

(3)调和冲任:用拨法自上而下拨动腹部任脉循行部位。若腹部任脉循行有硬块或压痛部位需重点施治。腹部冲任二经为重点施治部位。

(4)健运三经:用拨法分别拨揉腹部两侧脾胃肾三经循行部位。若遇有肌肉板滞、腹内硬块或压痛部位需重点施治。小腹部三经为重点施治部位。

(5)开通带脉:用按法同时点按两带脉穴;用拿法同时拿捏两侧腰部带脉处腰肌。

(6)健脾和胃:用掌按法由轻渐重按压胃脘部位;用拨法拨揉胃脘部位。

(7)疏肝利胆:用按法分别按压右季肋及肋弓下缘部位;用拨法拨揉右肋弓下缘部位。若右肋弓下缘部位有硬块或条索需重点施治。

(8)定海神针:用按揉法按揉上脘、中脘、气海、关元、子宫和归来穴。

(9)固肾培元:用按法按压脐部周围或拨法拨揉脐部两侧。若脐部周围有硬块或按压有刺痛、闷痛、放射痛等部位需重点施治。用掌揉法按顺时针和逆时针方向按揉脐部各 36 圈。

(10)海底捞月:用拨揉法拨揉下腹部。若有硬块或板滞部位应重点施治。

(11)通调全腹:用推扳法推扳整个腹部,使腹内胃、小肠、大肠等组织器官随之而动。

(12)引气归元:用推法推擦整个胸腹部 1 遍;用合法将气收归肚脐,拿提腹部;双手掌重叠按于脐部,按顺时针和逆时针方向各按揉 9 圈,然后按压脐部半分钟,结束胸腹部操作。

（二）腰背部

（1）仙人推背:用平推法和分推法施治背部两肩胛及脊柱两侧膀胱经。

（2）遍地开花:用按揉法按揉整个脊背部。

（3）金牛犁地:用抓拿法和捏脊法分别施治胸背部肌肉和督脉。

（4）摇橹渡海:用肘拨法施治脊柱两侧膀胱经循行部位。

（5）沙场点兵:用肘按法施治肝俞、脾俞、胃俞和肾俞穴,并用肘部拨弄此处的筋几次。搓擦命门和八髎穴部位。

（6）最后用"拿捏肩井"法和"气归命门"法结束腰背部操作。

胸腹部和腰背部重点按摩部位如图 7-39 所示。

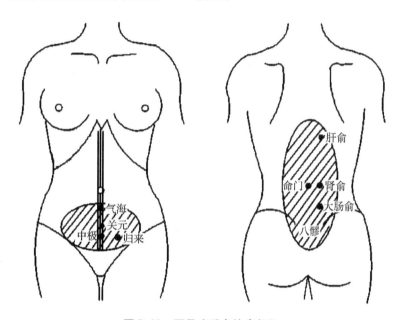

图 7-39　不孕症重点按摩部位

（三）四肢部

（1）调理心包经:滚搓上肢内侧,拨揉上肢手厥阴心包经循行部位,按揉内关穴。

（2）调理肝经:滚搓下肢内侧,拨揉下肢足厥阴肝经循行部位,按揉太冲穴。

（3）调理脾经:拨揉下肢足太阴脾经循行部位,按揉阴陵泉、地机和三阴交穴。

（4）调理肾经:拨揉下肢足少阴肾经循行部位,按揉太溪穴,搓擦涌泉穴。

【防治说明】

（1）按摩治疗期间,要劝导患者消除自己不能怀孕的不良念头,保持良好的心情,有助于怀孕。

（2）按摩治疗不孕症效果良好,但需要患者积极配合,如果身体状况有好转就需要坚持治疗,直至怀孕。

（3）治疗前建议患者最好进行妇科检查,以排除有先天性或后天性的严重解剖学上的异常或生理性缺陷导致的绝对性不孕病因。

八、乳腺增生

乳腺增生又称乳腺结构不良,是乳腺主质和间质不同程度地增生与复旧不全所致的乳腺结构在数量和形态上的异常,既非炎症,也非肿瘤,属中医"乳癖"范畴。由于乳腺增生病重的一小部分以后有发展成为乳腺癌的可能性,所以有人认为乳腺增生病为乳腺癌的"癌前病变"。本病在各年龄组均可发生,但多在 25～45 岁最高。

【病因病理】

现代医学认为婚育、膳食、人生存的外环境和遗传因素是乳腺发病的主要原因。本病的发生发展与卵巢内分泌状态密切相关,乳腺组织与子宫内膜一样,受卵巢内分泌周期性调节,并产生相应的周期性变化。因此,乳房也存在相应的增殖和复旧的周期性改变,周期性的激素分泌失调和(或)乳腺组织对激素的敏感性增高是本病发病的主要原因。中医学认为情志不畅,肝气郁滞、经脉阻塞不通,气血周流失度,气滞、痰凝、血瘀结聚成块而发本病;恣食生冷肥甘,损伤脾胃,脾运失健则生湿聚痰,经络阻塞则为乳癖;房劳、劳力过度,耗伤元气,无以灌养冲任,冲任失调而生乳癖。

【临床表现】

由于个体的差异和病变所处的阶段不同,以及病变的轻重程度不一样,乳房疼痛的性质和程度也不尽相同,一般以胀痛为主,亦有刺痛、牵拉痛或隐痛,可累及一侧或又侧乳房。疼痛常呈周期性,即月经前加重,月经后减轻或消失,或疼随情绪波动而变化。乳房疼痛主要以肿块局部为甚,可向患侧腋窝及肩背放射,甚者在行走或活动时加剧。部分患者伴乳头疼痛及瘙痒。有的患者乳痛发作无规律性,与月经周期不相关。也有少数的患者没有疼痛症状。部分患者偶伴有乳头溢液,溢液可为黄色、黄绿色或为无色浆液性。

【临床按诊】

患者增生乳房内有肿块,或呈串珠状、扁平状、结节状、粟粒状、团状,质韧,大小不一,可推动,与周围组织界限不清,伴有压痛感。腹部正中线有条索。右季肋下有硬块或肌肉板滞,伴有压痛感。部分患者脐部两侧有硬块,伴有压痛感。胸背部多有痧象。

【防治原则】

本证分为肝郁气滞、痰瘀互结和冲任失调型,治则宜采用疏肝理气、化痰散结、活血化瘀、温肾助阳、调摄冲任等法。

【按摩防治】

（一）胸腹部

（1）宽胸理气:用拿法由轻渐重拿捏胸大肌;用拿法抓拿胁肋部肌肤;用点按法按揉膻中、

乳根和期门穴。

（2）调和冲任：用拨法自上而下拨动腹部任脉循行部位。若腹部任脉循行有硬块或压痛部位需重点施治。腹部冲任二经为重点施治部位。

（3）健运三经：用拨法分别拨揉腹部两侧脾胃肾三经循行部位。若遇有肌肉板滞、腹内硬块或压痛部位需重点施治。小腹部三经为重点施治部位。

（4）开通带脉：用按法同时点按两带脉穴；用拿法同时拿捏两侧腰部带脉处腰肌。

（5）定海神针：用按揉法泻法施治上脘、中脘、天枢、大横、气海和关元穴。

（6）固肾培元：用按法按压脐部周围或拨法拨揉脐部两侧。若脐部周围有硬块或按压有刺痛、闷痛、放射痛等部位需重点施治。用掌揉法按顺时针和逆时针方向按揉脐部各 36 圈。

（7）引气归元：用推法推擦整个胸腹部 1 遍；用合法将气收归肚脐，拿提腹部；双手掌重叠按于脐部，按顺时针和逆时针方向各按揉 9 圈，然后按压脐部半分钟，结束胸腹部操作。

（二）腰背部

（1）仙人推背：用平推法和分推法施治背部两肩胛及脊柱两侧膀胱经。

（2）遍地开花：用按揉法按揉整个脊背部。重点施治肩胛区域。

（3）金牛犁地：用抓拿法和捏脊法分别施治胸背部肌肉和督脉。

（4）摇橹渡海：用肘拨法施治脊柱两侧膀胱经循行部位。

（5）沙场点兵：用肘按法施治天宗、心俞、肝俞、胆俞穴，并用肘部拨弄此处的筋几次。

（6）最后用"拿捏肩井"法和"气归命门"法结束腰背部操作。

胸腹部和腰背部重点按摩部位如图 7-40 所示。

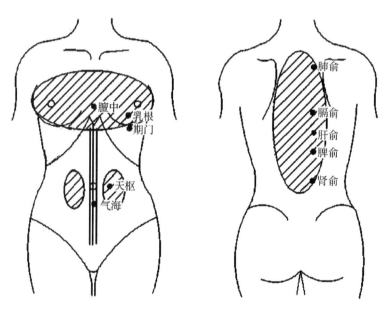

图 7-40　乳腺增生重点按摩部位

（三）四肢部

（1）调理心包经：滚搓上肢内侧，拨揉上肢手厥阴心包经循行部位，按揉内关穴。

（2）调理肝经：滚搓下肢内侧，拨揉下肢足厥阴肝经循行部位，按揉太冲穴。

（3）调理脾经：拨揉下肢足太阴脾经循行部位，按揉血海、阴陵泉和三阴交穴。

（4）调理胃经：拨揉下肢足阳明胃经循行部位，按揉足三里和公孙穴。

【防治说明】

（1）按摩治疗本病，效果较好。在治疗前，患者要到医院做必要的检查，确诊后方可接受按摩治疗。

（2）按摩治疗的同时可结合在背部乳房对应位置采用刺血拔罐疗法，有很好的辅助功效。

（3）在按摩治疗过程中，患者要积极配合医者进行自我按摩治疗，以加强疗效。

（4）患者要保持心情舒畅，合理安排生活。保持乳房清洁，经常用温水清洗，注意乳房肿块的变化。忌食生冷和辛辣刺激性的食物。

九、慢性盆腔炎

盆腔炎是指女性盆腔生殖器官、子宫周围的结缔组织及盆腔腹膜的炎症，是妇科常见的疾病之一。

【病因病理】

慢性盆腔炎多为急性盆腔炎治疗不彻底迁延所致，也有的妇女并没有急性盆腔炎的过程，而直接表现为慢性盆腔炎。因其发病时间长，病情较顽固。根据发病部位的不同，有宫体炎，附件炎（输卵管、卵巢炎），盆腔结缔组织炎及盆腔腹膜炎等。引起盆腔炎的主要病因有产后或流产后感染，宫腔内手术操作后感染，经期卫生不良，邻近器官的炎症直接蔓延等，绝大多数盆腔炎系因病原微生物侵犯生殖道所致。中医学认为由于经行、产后胞脉空虚，洗涤用具不洁，或房事所伤，温热之邪内侵，或由于急性期治疗不当而余邪未尽，瘀积胞中，以致冲、任、脏腑功能失常，气机不利，经络受阻所致；或由于经行、产后冒雨涉水，或过食生冷，寒邪客于胞中，血为寒凝，瘀结不化，气机不畅所致。若日久不愈，身体虚弱，可显现出脾肾不足的虚证。

【临床表现】

主要表现为腰骶部疼痛或下腹痛，或因长时间站立、过劳、性交，或经前期加重，重者影响工作。或有白带增多、月经紊乱、经血量多痛经，性感不快；输卵管阻塞、不孕等。日久或有体质虚弱，精神压力大，常合并神经衰弱。

【临床按诊】

患者小腹部多有压痛感，有的可触及条索或硬块。腰骶部按压时有酸痛感或有明显的压痛点。有的患者小腹部和腰骶部有痧象。

【防治原则】

根据本病的病因，治则应以消炎止痛、调经止带为主。湿热瘀结型，宜清利湿热、活血化瘀;寒凝气滞型,宜温经散寒、行气活血。

【按摩防治】

（一）胸腹部

（1）打开魄门:用按法逐段按压乙状结肠;用拨法由轻渐重反复拨动乙状结肠。若乙状结肠有胀痛、压痛部位需重点施治。

（2）疏通结肠:用拨法依次拨揉降结肠、结肠左曲、横结肠、结肠右曲和升结肠。若遇到有问题部位需重点施治。

（3）清理盲肠:用拨法反复拨揉盲肠。若盲肠内有浊物需重点施治。

（4）调和冲任:用拨法自上而下拨动腹部任脉循行部位。若腹部任脉循行有硬块或压痛部位需重点施治。腹部冲任二经为重点施治部位。

（5）健运三经:用拨法分别拨揉腹部两侧脾胃肾三经循行部位。若遇有肌肉板滞、腹内硬块或压痛部位需重点施治。小腹部三经为重点施治部位。

（6）开通带脉:用按法同时点按两带脉穴;用拿法同时拿捏两侧腰部带脉处腰肌。

（7）定海神针:用按揉法按揉气海、石门、关元和中极穴。

（8）固肾培元:用按法按压脐部周围或拨法拨揉脐部两侧。若脐部周围有硬块或按压有刺痛、闷痛、放射痛等部位需重点施治。用掌揉法按顺时针和逆时针方向按揉脐部各36圈。

（9）海底捞月:用双手四指指腹拨揉小腹部。若小腹部有硬块或压痛部位需重点施治。

（10）三焦排邪:用按压法腹部上脘、中脘和下脘三穴,肓俞穴,归来和气冲穴,冲门穴附近腹部动脉搏动处。本法主要用来清腹部热邪。

（11）通调全腹:用推扳法推扳整个腹部,使腹内胃、小肠、大肠等组织器官随之而动。

（12）引气归元:用推法推擦整个胸腹部1遍;用合法将气收归肚脐,拿提腹部;双手掌重叠按于脐部,按顺时针和逆时针方向各按揉9圈,然后按压脐部半分钟,结束胸腹部操作。

（二）腰背部

（1）仙人推背:用平推法和分推法施治背部两肩胛及脊柱两侧膀胱经。

（2）遍地开花:用按揉法按揉整个脊背部。

（3）金牛犁地:用抓拿法和捏脊法分别施治胸背部肌肉和督脉。

（4）摇橹渡海:用肘拨法施治脊柱两侧膀胱经循行部位。

（5）沙场点兵:用肘按法施治肝俞、胆俞、脾俞、胃俞和肾俞穴,并用肘部拨弄此处的筋几次。按揉八髎穴部位。

（6）最后用"拿捏肩井"法和"气归命门"法结束腰背部操作。

胸腹部和腰背部重点按摩部位如图7-41所示。

（三）四肢部

（1）调理肝经:滚搓下肢内侧,拨揉下肢足厥阴肝经循行部位,按揉太冲穴。

（2）调理脾经:拨揉下肢足太阴脾经循行部位,按揉血海、地机和三阴交穴。

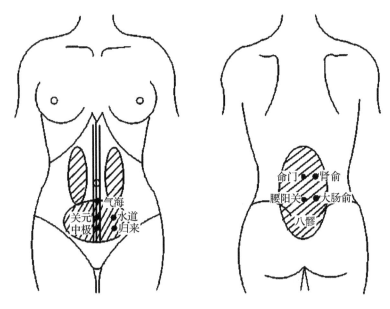

图7-41　慢性盆腔炎重点按摩部位

（3）调理胃经：拨揉下肢足阳明胃经循行部位，按揉足三里和内庭穴。

【防治说明】

（1）按摩治疗慢性盆腔炎效果比较理想。经过治疗可使小腹部和腰骶部酸痛等症状明显减轻或消失，经过较长时间的按摩治疗一般会痊愈。

（2）按摩治疗一段时间后，患者体内瘀积可从阴道排出体外，之后会从阴道内排出大量浊气，有时也会从肛门排出大量矢气，此时病情会明显减轻或痊愈。

（3）患者应注意经期卫生，避免受寒或性交。平素要加强体育锻炼，增强饮食营养，消除思想顾虑，增强治疗的信心。

（4）患者应到医院检查确诊后，方可接受按摩治疗。

（5）可参照本病的按摩治疗方法，辨证治疗附件炎、宫颈糜烂和带下等妇科疾病。

十、更年期综合征

更年期综合征是指妇女在绝经期或其后，因卵巢功能逐渐衰退或丧失，以致雌激素水平下降所引起的以自主神经功能紊乱代谢障碍为主的一系列症候群。

【病因病理】

现代医学认为，本病因卵巢功能减退，丘脑下部垂体与卵巢间的平衡发生改变而致。卵巢功能衰退后，雌激素对垂体的抑制减弱，导致继发性垂体功能亢进，而使垂体和下丘脑间的正常关系及神经和内分泌的正常关系受到干扰，尤其是丘脑下部功能失控，出现以自主神经系统紊乱为主的综合征。中医学称更年期综合征为经断前后诸症，认为本病是由于人体随着肾气日衰，天癸将竭，冲任渐虚，精血不足，肾阴阳失调。若再素体肾阴阳偏盛偏虚，或素性忧郁，或因家庭、社会、疾病、劳逸等诸因素影响下,使肾阴阳失调益甚而致。

【临床表现】

更年期综合征多发生于45～55岁,一般在绝经过渡期月经紊乱时,这些症状已经开始出现,可持续至绝经后2～3年,仅少数人到绝经5～10年后症状才能减轻或消失。更年期综合征常有如下症状:月经变化、潮热出汗、头晕目眩、头痛耳鸣、心悸、疲乏、腰痛、皮肤发麻发痒,有时有蚁走感,而且紧张激动,情绪复杂多变,性情急躁,失眠健忘,注意力难于集中等。

【临床按诊】

患者脐部两侧肌肉板滞,并伴有压痛感。有的患者上腹心下区及右季肋下有硬块,多伴有压痛。腰背部的肝俞、胃俞、肾俞等穴处常有明显的压痛敏感点。有的患者腰背部有瘀象。

【防治原则】

本病以肾虚为本,肾虚可以致瘀和伤及他脏,从而产生以肾阴阳失调为中心、伤及其他脏腑功能的复杂多样的病理变化。防治主要是调理肾阴阳,同时还应兼以健脾和胃、补益气血,使脏腑气血协调、经脉通畅、冲任充盛。

【按摩防治】

（一）胸腹部

（1）打开魄门:用按法逐段按压乙状结肠;用拨法由轻渐重反复拨动乙状结肠。若乙状结肠有胀痛、压痛部位需重点施治。

（2）疏通结肠:用拨法依次拨揉降结肠、结肠左曲、横结肠、结肠右曲和升结肠。若遇到有问题部位需重点施治。

（3）调和冲任:用拨法自上而下拨动腹部任脉循行部位。腹部任脉一线若有硬块或压痛部位需重点施治。腹部冲任二经为重点施治部位。

（4）健运三经:用拨法分别拨揉腹部两侧脾胃肾三经循行部位。若遇有肌肉板滞、腹内硬块或压痛部位需重点施治。小腹部三经为重点施治部位。

（5）开通带脉:用按法同时点按两带脉穴;用拿法同时拿捏两侧腰部带脉处腰肌。

（6）健脾和胃:用掌按法由轻渐重按压胃脘部位;用拨法拨揉胃脘部位。

（7）疏肝利胆:用按法分别按压右季肋及肋弓下缘部位;用拨法拨揉右肋弓下缘部位。若右肋弓下缘部位有硬块或条索需重点施治。

（8）定海神针:用按揉法按揉上脘、中脘、气海和关元穴。

（9）固肾培元:用按法按压脐部周围或拨法拨揉脐部两侧。若脐部周围有硬块或按压有刺痛、闷痛、放射痛等部位需重点施治。用掌揉法按顺时针和逆时针方向按揉脐部各36圈。

（10）通调全腹:用推扳法推扳整个腹部,使腹内胃、小肠、大肠等组织器官随之而动。

（11）引气归元:用推法推擦整个胸腹部1遍;用合法将气收归肚脐,拿提腹部;双手掌重叠按于脐部,按顺时针和逆时针方向各按揉9圈,然后按压脐部半分钟,结束胸腹部操作。

（二）腰背部

（1）仙人推背：用平推法和分推法施治背部两肩胛及脊柱两侧膀胱经。

（2）遍地开花：用按揉法按揉整个脊背部。

（3）金牛犁地：用抓拿法和捏脊法分别施治胸背部肌肉和督脉。

（4）摇橹渡海：用肘拨法施治脊柱两侧膀胱经循行部位。

（5）沙场点兵：用肘按法施治心俞、肝俞、脾俞、胃俞和肾俞穴，并用肘部拨弄此处的筋几次。

（6）最后用"拿捏肩井"法和"气归命门"法结束腰背部操作。

胸腹部和腰背部重点按摩部位如图7-42所示。

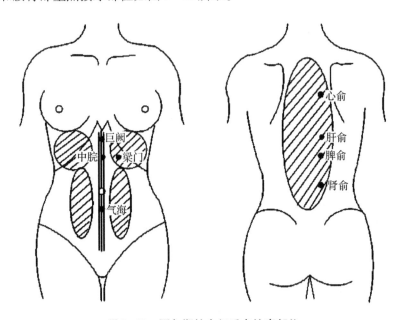

图7-42　更年期综合征重点按摩部位

（三）四肢部

（1）调理心包经：滚搓上肢内侧，拨揉上肢手厥阴心包经循行部位，按揉内关穴。

（2）调理肝经：滚搓下肢内侧，拨揉下肢足厥阴肝经循行部位，按揉太冲穴。

（3）调理脾经：拨揉下肢足太阴脾经循行部位，按揉血海和三阴交穴。

（4）调理肾经：拨揉下肢足少阴肾经循行部位，按揉太溪穴，搓擦涌泉穴。

（四）头颈部

（1）点按睛明：用双手拇指指端同时点按两睛明穴。

（2）轮推印堂：用推法轮推前额印堂部位。

（3）分抹前额：用抹法向两侧分抹前额部位。

（4）按压头顶：用拇指沿头部五线按压。

（5）拨揉颈项：用拨揉法拨揉后颈项部两侧肌肉。

（6）点按穴位：点按太阳、百会、风池和风府穴。

【防治说明】

（1）按摩对更年期综合征调治有效，患者要有信心和恒心坚持治疗。

（2）气血虚弱的患者，应调整膳食，加强营养，以辅助治疗。

（3）对于精神躁狂及抑郁、失眠的患者，须采用心理治疗，使患者解除顾虑，保持心情坦然乐观，积极配合治疗。

（4）患者家属也要理解患者出现的更年期症状，积极协同患者战胜更年期出现的症状。

第八节　其他疾病防治

一、糖尿病

由于胰岛素产生量绝对或相对不足，糖代谢紊乱而出现的一系列症状，称为糖尿病。

【病因病理】

糖尿病是一种常见的慢性非传染性疾病，因体内胰岛素绝对或相对缺乏引起血液中葡萄糖浓度升高所致，进而糖大量从尿中排出，呈现多饮、多尿、多食、消瘦、头晕、乏力等症状。糖尿病可进一步引发全身各种严重的急、慢性并发症，造成体内许多系统受损，特别是对血管和神经。本病目前被分为胰岛素依赖型（又称为Ⅰ型糖尿病）和非胰岛素依赖型（又称为Ⅱ型糖尿病）2 种类型。糖尿病的发生与遗传体质有相当程度的关联，而肥胖、情绪压力、怀孕、药物、营养失调，也都会促使糖尿病的发生。

中医的"消渴"同于西医的糖尿病。消渴之名，首见于《素问·奇病论》，根据病机及症状的不同，《内经》还有消瘅、肺消、膈消、消中等名称的记载。中医学认为，饮食不节、情志失调、房劳伤肾、先天禀赋不足或过服温燥药物等，是消渴发生的重要因素。阴精亏损、燥热内生是消渴病发生的基本病理。消渴病变的脏腑主要在肺、胃、肾，尤以肾为关键。三脏之中，虽可有所偏重，但往往又互相影响。

【临床表现】

糖尿病的典型症状是口渴多饮、多尿、多食和消瘦，即临床上说的"三多一少"症状。中医学根据症状的轻重主次的不同，将消渴症分为上消、中消和下消 3 种类型。

（1）上消：其病变主要在肺，肺热津伤，故症见烦渴多饮、口干舌燥、舌边尖红、苔薄黄、脉洪数。

（2）中消：其病变主要在脾胃，胃热炽盛，故症见消谷善饥、形体消瘦、大便秘结、舌苔黄燥、脉滑实有力。

（3）下消：其病变主要在肾，肾阴亏虚，故症见小便频数、浑浊如脂膏，或尿甜、唇燥、口干舌红、脉沉细数,若症见面色熏黑、耳轮焦开、浮肿腹泻、阳痿怯寒、舌淡苔白、脉沉细无力,为阴损阳所致阴阳俱虚之证。

【临床按诊】

患者整个腹部按之硬且满,按而不下,如充气的皮球,充实而有弹性,且有压痛或憋闷感。部分患者腹内有网状条索分布,如丝瓜络状。病久者脐部周围肌肉硬结或伴有压痛。背部的胰脏对应部位有明显压痛点或条索。背部多有痧象。

【防治原则】

糖尿病的基本病理就是胰岛素的绝对或相对分泌不足而引起的代谢紊乱。治则当增强胰脏功能,恢复胰岛功能,促进胰岛素分泌,并使其作用增强。本病按照中医辨证,虽有上、中、下三消之分,但三消症往往同时存在,病理均以阴虚为本,燥热为标,治疗时当以标本兼治为主,肺、脾、肾三脏应同时调理。清热泻火,养阴生津,健脾益气,滋补肾阴,温补肾阳为本病的治疗大法。

【按摩防治】

(一)胸腹部

(1)宽胸理气:用推法平推胸部及侧胸部;用拿法拿捏胸部两侧胸大肌;用手掌揉按两侧胸部和胁肋部;用抓拿法分别抓拿胸侧两胁肋部皮肉;用按法按压胸部两侧肋间隙。

(2)打开魄门:用按法逐段按压乙状结肠;用拨法由轻渐重反复拨动乙状结肠。若乙状结肠有胀痛、压痛部位需重点施治。

(3)疏通结肠:用拨法依次拨揉降结肠、结肠左曲、横结肠、结肠右曲和升结肠。若遇到有问题部位需重点施治。

(4)调和冲任:用拨法自上而下拨动腹部任脉循行部位。若腹部任脉循行有硬块或压痛部位需重点施治。

(5)健运三经:用拨法分别拨揉腹部两侧脾胃肾三经循行部位。若遇有肌肉板滞、腹内硬块或压痛部位需重点施治。

(6)健脾和胃:用掌按法由轻渐重按压胃脘部位。若胰腺腹部投影区有压痛或结节需重点施治。

(7)疏肝利胆:用按法分别按压右季肋及肋弓下缘部位;用拨法拨揉右肋弓下缘部位。若右肋弓下缘部位有硬块或条索需重点施治。

(8)定海神针:用点按泻法施治左梁门、中脘、建里穴;拨法施治气海穴;点按两侧天枢穴。

(9)翻江倒海:用双手揉法按揉两季肋和上腹部。若有水或气声响需重点施治。

(10)固肾培元:用按法按压脐部周围或拨法拨揉脐部两侧。若脐部周围有硬块或按压有刺痛、闷痛、放射痛等部位需重点施治。用掌揉法按顺时针和逆时针方向按揉脐部各 36 圈。

(11)通调全腹:用推扳法推扳整个腹部,使腹内胃、小肠、大肠等组织器官随之而动。

(12)引气归元:用推法推摩整个胸腹部 1 遍;用合法将气收归肚脐,拿提腹部;双手掌重叠按于脐部,按顺时针和逆时针方向各按揉 9 圈,然后按压脐部半分钟,结束胸腹部操作。

（二）腰背部

（1）仙人推背：用平推法和分推法施治背部两肩胛及脊柱两侧膀胱经。

（2）遍地开花：用按揉法按揉整个脊背部。

（3）金牛犁地：用抓拿法和捏脊法分别施治胸背部肌肉和督脉。

（4）摇橹渡海：用肘拨法施治脊柱两侧膀胱经循行部位。重点按揉两肩胛之间部位。

（5）沙场点兵：用肘按法施治肺俞、膈俞、胰俞、肝俞、脾俞和肾俞穴，并用肘部拨弄此处的筋几次。

（6）最后用"拿捏肩井"法和"气归命门"法结束腰背部操作。

胸腹部和腰背部重点按摩部位如图7-43所示。

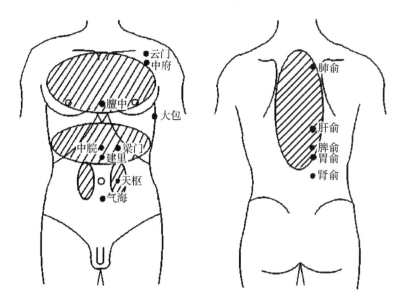

图7-43　糖尿病重点按摩部位

（三）四肢部

（1）调理肺经：滚搓上肢内侧，拨揉上肢手太阴肺经循行部位，按揉尺泽穴和太渊穴。

（2）调理大肠经：拨揉上肢手阳明大肠经循行部位，按揉曲池和合谷穴。

（3）调理肝经：滚搓下肢内侧，拨揉下肢足厥阴肝经循行部位，按揉太冲穴。

（4）调理脾经：滚搓下肢内侧，拨揉下肢足太阴脾经循行部位，按揉三阴交和太白穴。

（5）调理胃经：拨揉下肢足阳明胃经循行部位，按揉足三里、丰隆和上下巨虚穴。

（6）调理肾经：拨揉下肢足少阴肾经循行部位，按揉太溪穴，搓擦涌泉穴。

【防治说明】

（1）按摩疗法适用于有一定胰岛功能的轻型及中型糖尿病患者，具有很好的治疗效果。按摩治疗后可以将尿糖、血糖降到正常水平，改善"三多"症状，预防并发症。若患者遇到急性并发症应立即到医院抢救治疗。对重型糖尿可以作为辅助疗法使用。

（2）糖尿病患者如果治疗前已用药物治疗，则应继续使用药物，同时密切注意血糖、尿糖和症状的变化，随着按摩治疗效果的产生，根据病情减轻的程度，按医者的要求，逐渐减少用药量。

（3）糖尿病患者要控制饮食，少食甘肥之品，嗜烟酒者，应戒之。加强体育锻炼，增强体质，保持良好的心态，树立治疗信心，主动配合医者治疗。

（4）糖尿病病理以阴虚为本，治则以补为主。因此，手法要柔和轻缓。据临床经验，糖尿病患者在按摩治疗过程中会走大量瘀积和矢气。

二、慢性胰腺炎

慢性胰腺炎是由急性胰腺炎迁延所致的复发性胰腺炎。它是指胰腺腺泡和胰管慢性进行性炎症、破坏和纤维化的病理过程，常伴有钙化、假性囊肿及胰岛细胞减少或萎缩。多见于 40 岁以上者，男性多于女性。

【病因病理】

本病多为急性胰腺炎反复或持续慢性发作导致胰管梗阻，或慢性酒精中毒所致。临床上有慢性复发性胰腺炎和慢性持续性胰腺炎 2 种类型。长期（10 年以上）嗜酒，酒精本身及其代谢产物的细胞毒作用导致胰腺实质进行性损害和纤维化，胰液黏稠及蛋白质沉淀可引起胰管引流不畅和结石形成。本病以胆道疾病（结石、炎症、蛔虫）的长期存在为主要引发原因，炎症反复发作而成慢性经过，最终导致慢性胰腺炎。代谢障碍如高钙血症、高脂血症及与遗传因素有关的囊性纤维化，也可发生慢性胰腺炎。其次，肠道炎性病变、肝硬化、营养不良、噻唑类药等也可诱发本病。现在糖尿病患者增多，常有糖尿病合并慢性胰腺炎者。中医学认为素体脾胃虚弱，复因暴饮暴食，以致脾虚食滞、气机失畅；食辛辣厚味，湿热食滞交阻，以致肠胃积热、气机不和、腑气不通；外邪内侵或饮食不调，以致湿热蕴结于肝胆，使其失于疏泄条达；或久病入络，导致瘀血内结，气机不通而致本病。

【临床表现】

慢性胰腺炎的临床症状是反复发作性、顽固性腹痛，以左上腹或上腹为主，向左肩、背腰部放射，有时伴有发烧、黄疸、脂肪痢。有时可出现区域性门静脉（左侧）高压等。若由胆道疾病所引起者，在慢性胰腺炎发作时或间歇期，常出现胆管炎的症状、体征。患者多有反复发作的上腹痛，疼痛剧烈时常伴有恶心、呕吐，吃油腻食物后感上腹部饱胀不适、腹泻，常因饮食减少致体重逐渐下降。慢性胰腺炎发病缓慢，后期可出现腹部囊性包块、黄疸和糖尿病等。

【临床按诊】

重按患者胰腺在上腹部的投影区，一般在腹内深层会有明显压痛。背部胰腺对应区域也常会出现压痛，刮拭该区域多会出痧。

【防治原则】

本病病机常为虚实兼杂，但有所侧重。偏实者，肝胆湿热，胃失和降，治宜清肝利胆、和胃缓下、重在通腑；偏虚者，脾馁肝横，气血瘀滞，治宜扶脾柔肝、益气祛瘀。

【按摩防治】

（一）胸腹部

（1）调和冲任：用拨法自上而下拨动腹部任脉循行部位。若腹部任脉循行有硬块或压痛部位需重点施治。

（2）健运三经：用拨法分别拨揉腹部两侧脾胃肾三经循行部位。若遇有肌肉板滞、腹内硬块或压痛部位需重点施治。

（3）健脾和胃：用掌按法由轻渐重按压胃脘；用按法按压腹部胰脏投影部位；用拨法拨揉腹部胰脏投影部位。若腹部胰脏投影部位有压痛部位需重点施治。

（4）疏肝利胆：用按法分别按压右季肋及肋弓下缘部位；用拨法拨揉右肋弓下缘部位。若右肋弓下缘部位有硬块或条索需重点施治。

（5）舒肝健胃：用按法同时按压左、右季肋区。力量要渗透到两肋下的肝脏和胃。

（6）翻江倒海：用双手揉法按揉两季肋和上腹部。若上腹部有水或气声响需重点施治。

（7）固肾培元：用按法按压脐部周围或用拨法拨揉脐部两侧。若脐部周围有硬块或按压有刺痛、闷痛、放射痛等部位需重点施治。

（8）定海神针：用点揉泻法施治中脘、下脘、左梁门、左关门、左太乙、左滑肉门和左天枢穴各半分钟，补法施治气海和关元穴各半分钟。

（9）引气归元：用推法推擦整个胸腹部 1 遍；用合法将气收归肚脐，拿提腹部；双手掌重叠按于脐部，按顺时针和逆时针方向各按揉 9 圈，然后按压脐部半分钟，结束胸腹部操作。

（二）腰背部

（1）仙人推背：用平推法和分推法施治背部两肩胛及脊柱两侧膀胱经。

（2）遍地开花：用按揉法按揉整个脊背部。

（3）金牛犁地：用抓拿法和捏脊法分别施治胸背部肌肉和督脉。

（4）摇橹渡海：用肘拨法施治脊柱两侧膀胱经循行部位。

（5）沙场点兵：用肘按法施治胰俞、肝俞、脾俞、胃俞和肾俞穴，并用肘部拨弄此处的筋几次。

（6）最后用"拿捏肩井"法和"气归命门"法结束腰背部操作。

胸腹部和腰背部重点按摩部位如图 7-44 所示。

（三）四肢部

（1）调理胃经：拨揉下肢足阳明胃经循行部位，按揉足三里和丰隆穴。

（2）调理肝经：滚搓下肢内侧，拨揉下肢足厥阴肝经循行部位，按揉太冲穴。

（3）调理脾经：拨揉下肢足太阴脾经循行部位，按揉阳陵泉、三阴交和公孙穴。

【防治说明】

（1）慢性胰腺炎病程迁延，患者应树立战胜疾病的信心，要积极治疗，并坚持不懈。

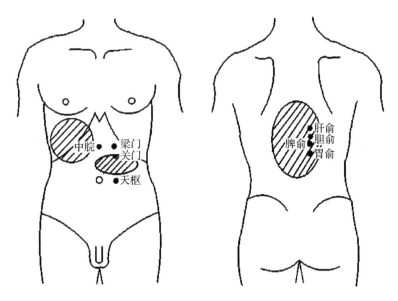

图7-44　慢性胰腺炎重点按摩部位

（2）患者如遇急性发作，要及时到医院就诊，并按急性胰腺炎做进一步处理。如无急性发作也定期到医院检查。

（3）患者如有胆道疾病要积极治疗，必要是做外科手术治疗，以利胰腺疾病的康复。

（4）患者必须禁酒、戒烟。避免过食、饱餐，以免进一步损伤胰腺功能。

三、甲状腺功能亢进

甲状腺功能亢进简称甲亢，是一种常见的内分泌疾病。一般认为甲亢是一种自身免疫性疾病。精神刺激、感染等应激状态是本病的常见诱因，而家族遗传也有一定关系。以女性多见，其发病率甚高，近年似有增长趋势，其确切病因不明。现代西医学在治疗上有一定的局限性，且可产生不良反应和副作用。

【病因病理】

甲状腺机能亢进简称甲亢，是由于甲状腺合成释放过多的甲状腺激素，造成机体代谢亢进和交感神经兴奋。

甲亢一病，与中医瘿病中的"忧瘿""气瘿"非常类似。隋代《诸病源候论》指出："瘿者，忧圭气结所生，亦日饮沙水，沙随气入于脉搏颈下而成之。"阐明了瘿的发生与情志内伤和水土因素相关。清代《杂病源流犀烛》认为瘿之发生乃气血凝滞而成。至今对中医论治仍有一定指导意义。

通过大量临床实践，比较一致的意见是，甲状腺功能亢进病因主要是情志内伤、体质因素、饮食和水土失宜。而肝郁气滞，气血运行失常，痰湿凝聚，壅结颈前是甲亢基本病机。饮食失调或因水土失宜，影响脾胃运化功能、脾失健运、聚湿生痰；复因肝气郁结、气血运行不畅、痰与气结，壅于颈前而成瘿肿。长期忿郁恼怒，情志不舒，致肝郁气滞，津液为之不运，凝聚成痰，痰气交阻而渐成甲状腺功能亢进。若气郁日久,或患者素体阴虚,易于化火而成肝火亢盛之势;若痰结日久,气血运行失常,造成气滞血瘀,可使瘿肿坚硬。肝火亢盛,燔灼肝经,耗伤阴血,加之妇女经、带、胎、产、乳等特点也易致阴血不足,成阴虚火旺之体;又因"壮火食气",火旺日久则伤气,导致气阴两虚之证。以上病因病机往往是相互联系的。甲状腺功能亢进初起多实,久病多虚。

【临床表现】

临床以甲状腺肿大、食欲亢进、体重减轻、心动过速、情绪易于激动、怕热多汗、手抖、突眼等症状为主。

典型的临床表现包括甲状腺素过多引起的代谢增高和神经兴奋两大症状群。

(1)代谢率增高。表现为食欲亢进、体重减轻、心率加快、疲乏无力、喜凉怕热、皮肤温暖、潮湿多汗,还可以出现胸闷气短、腹泻便溏等症状。

(2)神经兴奋。常表现为神经过敏、性情紧张、急躁、易激动、失眠多梦。病情严重者可出现忧郁、狂躁等精神失常表现。

【临床按诊】

腹部肌肉松弛,重按则满胀或肌肉紧张;任脉循行部位硬且满,或可触及条索状硬物。胃脘当心处按之水流有声,多有条索或硬块。右肋弓边缘下按之肌肉板滞,有满胀或压痛感,击之如鼓声。

【防治原则】

本病多由情志不遂、脾失健运、肝郁气滞、痰湿凝聚所致,与肝、脾、肾三脏有关。治则应以健脾化湿、疏肝理气、活血化瘀、调畅气机为主。

【按摩防治】

(一)胸腹部

(1)宽胸理气:用推法平推胸部及侧胸部;用拿法拿捏胸部两侧胸大肌;用手掌揉按两侧胸部和胁肋部;用抓拿法分别抓拿胸侧两胁肋部皮肉;用按法按压胸部两侧肋间隙。

(2)压胸降逆:用点按法点按璇玑、华盖、紫宫、玉堂、膻中、中庭、鸠尾,至巨阙穴止,自上而下反复操作;用两手拇指分别点按胸骨两侧肾经穴位,自上而下反复操作。

(3)打开魄门:用按法逐段按压乙状结肠;用拨法由轻渐重反复拨动乙状结肠。若乙状结肠有胀痛、压痛部位需重点施治。

(4)疏通结肠:用拨法依次拨揉降结肠、结肠左曲、横结肠、结肠右曲和升结肠。若遇到有问题部位需重点施治。

(5)调和冲任:用拨法自上而下拨动腹部任脉循行部位;用大鱼际推法由天突穴至下腹耻骨直推胸腹部任脉5遍。若腹部任脉循行有硬块或压痛部位需重点施治。

(6)健运三经:用拨法分别拨揉腹部两侧脾胃肾三经循行部位。若遇有肌肉板滞、腹内硬块或压痛部位需重点施治。

(7)健脾和胃:用掌按法由轻渐重按压胃脘部位。若脾胃虚弱或胃气上逆需重点施治。

（8）疏肝利胆：用按法分别按压右季肋及肋弓下缘部位；用拨法拨揉右肋弓下缘部位。若右肋弓下缘部位有硬块或条索需重点施治；若右季肋下有郁气需用肘压法按压右季肋期门穴部位。

（9）定海神针：用点揉泻法施治巨阙和中脘穴，用补法施治气海和关元穴。

（10）固肾培元：用按法按压脐部周围或拨法拨揉脐部两侧。若脐部周围有硬块或按压有刺痛、闷痛、放射痛等部位需重点施治。用掌揉法按顺时针和逆时针方向按揉脐部各36圈。

（11）引气归元：用推法推擦整个胸腹部1遍；用合法将气收归肚脐，拿提腹部；双手掌重叠按于脐部，按顺时针和逆时针方向各按揉9圈，然后按压脐部半分钟，结束胸腹部操作。

（二）腰背部

（1）仙人推背：用平推法和分推法施治背部两肩胛及脊柱两侧膀胱经。

（2）遍地开花：用按揉法按揉整个脊背部。

（3）金牛犁地：用抓拿法和捏脊法分别施治胸背部肌肉和督脉。

（4）摇橹渡海：用肘拨法施治脊柱两侧膀胱经循行部位。

（5）沙场点兵：用肘按法施治心俞、肝俞、脾俞和肾俞穴，并用肘部拨弄此处的筋几次。

（6）最后用"拿捏肩井"法和"气归命门"法结束腰背部操作。

胸腹部和腰背部重点按摩部位如图7-45所示。

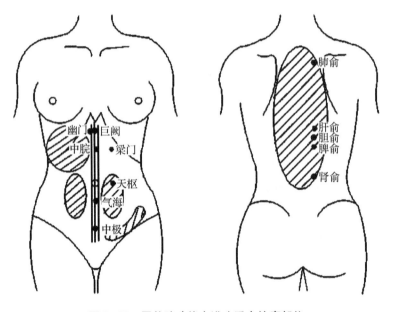

图7-45 甲状腺功能亢进症重点按摩部位

（三）四肢部

（1）调理心经：滚搓上肢内侧，拨揉上肢手少阴心经循行部位，按揉左极泉穴和通里穴。以施治左上肢为主。

（2）调理心包经：拨揉上肢手厥阴心包经循行部位,按揉内关穴。

（3）调理肝经：滚搓下肢内侧,拨揉下肢足厥阴肝经循行部位,按揉太冲穴。

（4）调理脾经：滚搓下肢内侧,拨揉下肢足太阴脾经循行部位,按揉三阴交和太白穴。

（5）调理肾经：拨揉下肢足少阴肾经循行部位,按揉太溪穴,搓擦涌泉穴。

（四）头颈部

（1）拨揉颈项：患将颈部划为4条线分别逐条施治：先拨揉斜方肌和胸锁乳突肌之间肌群,从耳后高骨拨揉至锁骨止;再拿捏胸锁乳突肌,自耳后向下拿捏至锁骨止;拨揉胸锁乳突肌和喉头之间肌群;拨揉下颌骨下部位肌群。

（2）直推桥弓：分别直推颈部两侧桥弓部位。

（3）点按穴位：按揉人迎、扶突、廉泉和百会穴。

【防治说明】

（1）按摩对该病有很好的防治作用,适合在疾病缓解期进行。要防治时要腹部按摩和局部按摩相互结合,以腹部按摩为主。

（2）甲状腺危象起病急、发展快、病情危重,属内科急症,病死率较高。故重症甲亢患者应高度警惕,剖析预防。一旦发现苗头,要尽快送往医院,以便采取相应的措施。

（3）患者在发病期间要保证充足的休息,避免劳累。稳定期可适当锻炼身体;注意预防感冒,保持个人卫生清洁,防止发生各类感染;饮食调理饮食要有规律,一般采用高热量、富于糖类、蛋白质和维生素的饮食;要解除不良情绪或不必要的心理负担,增强战胜疾病的信心。

四、内伤头痛

头痛病是指由于外感与内伤,致使脉络拘急或失养,清窍不利所引起的以头部疼痛为主要临床特征的疾病。内伤头痛是指因脏腑功能失调而引起的头痛,同于现代医学中的偏头痛、紧张性头痛和慢性阵发性偏头痛。

【病因病理】

中医学将头痛分为外感头痛和内伤头痛两种类型。外感头痛多因起居不慎,坐卧当风,感受风寒湿热等外邪上犯于头,清阳之气受阻,气血不畅,阻遏络道而发。内伤头痛发病与肝、肾、脾三脏有关。脾胃虚弱,气血不足,脉络失养;肾水不足,肝阳上亢,肝郁不舒,郁而化火;肾精亏虚,髓海失养;痰浊、瘀血等,皆可上扰清窍,而致头痛。

【临床表现】

内伤头痛一般起病缓慢,痛势较缓,多表现隐痛、空痛、昏痛、痛势悠悠,遇劳则剧,时作时止。患者自觉头部包括前额、额颞、顶枕等部位疼痛,或痛及全头的不同,但以偏头痛者居多。颅内病变、外伤、外感及继发性所致头痛不属本节讨论内容。

【临床按诊】

瘀血头痛患者头部有明显压痛部位,有的可触及较硬而痛的条索或硬疙瘩。肾虚头痛患者的腰骶部位有压痛,腹部脐部两侧肌肉板滞,并伴有压痛。痰浊血虚者揉胃脘部会发出振振水音。头痛患者的颈部和背部多有痧象。

【防治原则】

内伤头痛多因肝阳上亢，或肾阴亏虚，或气血不足，或痰浊上扰所致，治则应以平肝潜阳、滋阴补肾、养血补气、益肾填精、祛瘀化痰、扶正祛邪等法为主。

【按摩防治】

（一）胸腹部

（1）调和冲任：用拨法自上而下拨动腹部任脉循行部位；用大鱼际推法由天突穴至下腹耻骨直推胸腹部任脉 5 遍。若腹部任脉循行有硬块或压痛部位需重点施治。

（2）健运三经：用拨法分别拨揉腹部两侧脾胃肾三经循行部位。若遇有肌肉板滞、腹内硬块或压痛部位需重点施治。

（3）健脾和胃：用掌按法由轻渐重按压胃脘部位。若脾胃虚弱或胃气上逆需重点施治。

（4）疏肝利胆：用按法分别按压右季肋及肋弓下缘部位；用拨法拨揉右肋弓下缘部位。若右肋弓下缘部位有硬块或条索需重点施治。

（5）定海神针：用点揉泻法施治膻中、巨阙、中脘和天枢穴，用补法施治气海和关元穴。

（6）固肾培元：用按法按压脐部周围或拨法拨揉脐部两侧。若脐部周围有硬块或按压有刺痛、闷痛、放射痛等部位需重点施治。

（7）引气归元：用推法推擦整个胸腹部 1 遍；用合法将气收归肚脐，拿提腹部；双手掌重叠按于脐部，按顺时针和逆时针方向各按揉 9 圈，然后按压脐部半分钟，结束胸腹部操作。

（二）腰背部

（1）仙人推背：用平推法和分推法施治背部两肩胛及脊柱两侧膀胱经。

（2）遍地开花：用按揉法按揉整个脊背部。

（3）金牛犁地：用抓拿法和捏脊法分别施治胸背部肌肉和督脉。

（4）摇橹渡海：用肘拨法施治脊柱两侧膀胱经循行部位。

（5）沙场点兵：用肘按法施治肝俞、脾俞和肾俞穴，并用肘部拨弄此处的筋几次。

（6）最后用"拿捏肩井"法和"气归命门"法结束腰背部操作。

胸腹部和腰背部重点按摩部位如图 7-46 所示。

（三）四肢部

（1）调理胃经：拨揉下肢手阳明胃经循行部位，按揉足三里穴。

（2）调理胆经：拨揉下肢手少阳胆经循行部位，按揉风府和阳陵泉穴。

（3）调理肝经：滚搓下肢内侧，拨揉下肢足厥阴肝经循行部位，按揉太冲穴。

（4）调理脾经：滚搓下肢内侧，拨揉下肢足太阴脾经循行部位，按揉三阴交和公孙穴。

（5）调理肾经：拨揉下肢足少阴肾经循行部位，按揉太溪和涌泉穴。

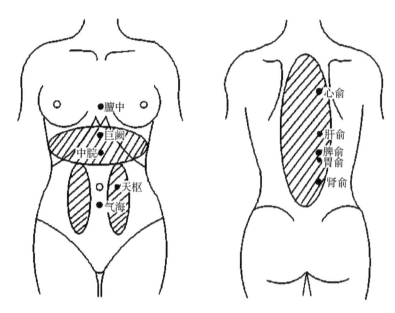

图 7-46　内伤头痛重点按摩部位

（四）头颈部

（1）点按睛明：用两手中指点按两睛明穴。

（2）轮推印堂：用两手拇指轮推前额印堂部位。

（3）分抹前额：用两手拇指向两侧分抹前额部位。

（4）按揉太阳：用两手拇指按揉两太阳穴。

（5）横拨少阳：用两手四指指腹同时横向拨揉头部两侧少阳经循行部位。

（6）按压头顶：用拇指按压头顶部五线或整个头顶部。

（7）拨揉颈项：拨揉后颈项部两侧肌肉。

（8）点按穴位：点按太阳、百会、风池和风府穴。

【防治说明】

（1）按摩治疗内伤头痛，一般疗程较长。头痛原因复杂，对多次治疗无效者，应考虑颅脑病变，及时采取其他治疗措施。

（2）治疗时应标本兼治，既要做到调理脏腑已消除病因，又要疏通头部堵塞的经脉。

（3）患者平时要注意休息，积极改善睡眠，忌烟酒，避风寒，并注重调理情志。

五、神经衰弱

神经衰弱是以神经过程易于兴奋和易于疲劳为特点，常有情绪烦恼和心理生理症状的神经性障碍。

【病因病理】

神经衰弱的发病多因紧张的脑力劳动，经常情绪波动及精神过度紧张，思虑过度，起居失常,造成对神经系统的干扰和刺激,致使大脑皮层兴奋过程增强和抑制过程减弱,而出现病理现象。中医学认为本病的产生主要是由于素体虚弱,或久病体虚,或情志不遂,或劳倦思虑过度,或脾胃虚弱,致使心失所养,或神明被扰,或心神不安而致。本病的发病多与心脾肝肾及阴血不足有关。

【临床表现】

主要表现为容易兴奋和迅速疲劳,如头昏、头痛、脑涨、失眠、多梦、记忆力减退、注意力不集中、工作效率低下、烦躁易怒、疲乏无力、怕光、怕声音、耳鸣、眼花、精神萎靡等。并常常伴有各种躯体不适感,如心跳、气急、食欲不振、尿频、遗精、月经不调等。本病起病一般多缓慢,病程较长,病情常有波动,遇劳累及劳神后症状加重。

【临床按诊】

根据病因的不同,有的患者腹部按之柔软虚弱,无弹性;有的患者腹部凹陷胃部区域有横的条索或硬块,按压有疼痛或憋闷感。有的患者脐部周围有硬块,伴有压痛,并向后腰部放射。有的患者后颈部和腰背部检查可有痧,少数患者脊柱上有明显压痛点。

【防治原则】

神经衰弱征病因不一,症状错综复杂,治疗时应首先分清虚实。虚证多属阴血不足,肾精亏耗,在心脾肝肾,治则宜补其不足、益气养血、滋补肝肾、宁心安神;实证多因肝郁化火,食滞痰浊,脾胃不和,治宜泻其有余、疏肝理气、消导和中、升清降浊、镇静安神。

【按摩防治】

(一)胸腹部

(1)打开魄门:用按法逐段按压乙状结肠;用拨法由轻渐重反复拨动乙状结肠。若乙状结肠有胀痛、压痛部位需重点施治。

(2)疏通结肠:用拨法依次拨揉降结肠、结肠左曲、横结肠、结肠右曲和升结肠。若遇到有问题部位需重点施治。

(3)调和冲任:用拨法自上而下拨动腹部任脉循行部位;用大鱼际推法由天突穴至下腹耻骨直推胸腹部任脉5遍。若腹部任脉循行有硬块或压痛部位需重点施治。

(4)健运三经:用拨法分别拨揉腹部两侧脾胃肾三经循行部位。若遇有肌肉板滞、腹内硬块或压痛部位需重点施治。

(5)健脾和胃:用掌按法由轻渐重按压胃脘部位。若脾胃虚弱或胃气上逆需重点施治。

(6)疏肝利胆:用按法分别按压右季肋及肋弓下缘部位;用拨法拨揉右肋弓下缘部位。若右肋弓下缘部位有硬块或条索需重点施治。

(7)定海神针:用点揉泻法施治巨阙和中脘穴,用补法施治气海和关元穴。

(8)固肾培元:用按法按压脐部周围或拨法拨揉脐部两侧。若脐部周围有硬块或按压有刺痛、闷痛、放射痛等部位需重点施治。用掌揉法按顺时针和逆时针方向按揉脐部各36圈。

(9)引气归元:用推法推擦整个胸腹部1遍;用合法将气收归肚脐,拿提腹部;双手掌重叠按于脐部,按顺时针和逆时针方向各按揉9圈,然后按压脐部半分钟,结束胸腹部操作。

（二）腰背部

（1）仙人推背：用平推法和分推法施治背部两肩胛及脊柱两侧膀胱经。

（2）遍地开花：用按揉法按揉整个脊背部。

（3）金牛犁地：用抓拿法和捏脊法分别施治胸背部肌肉和督脉。

（4）摇橹渡海：用肘拨法施治脊柱两侧膀胱经循行部位。

（5）沙场点兵：用肘按法施治心俞、膈俞、肝俞、脾俞和肾俞穴，并用肘部拨弄此处的筋几次。

（6）最后用"拿捏肩井"法和"气归命门"法结束腰背部操作。

胸腹部和腰背部重点按摩部位如图 7-47 所示。

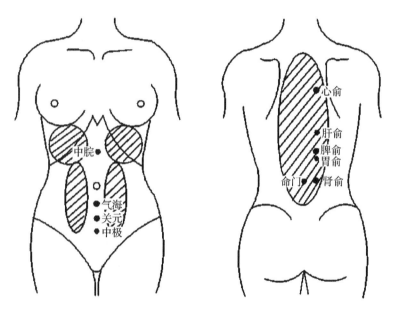

图 7-47　神经衰弱重点按摩部位

（三）四肢部

（1）调理心经：滚搓上肢内侧，拨揉上肢手少阴心经循行部位，按揉左神门穴。

（2）调理心包经：拨揉上肢手厥阴心包经循行部位，按揉内关穴。

（3）调理肝经：滚搓下肢内侧，拨揉下肢足厥阴肝经循行部位，按揉太冲穴。

（4）调理脾经：滚搓下肢内侧，拨揉下肢足太阴脾经循行部位，按揉三阴交和公孙穴。

（5）调理肾经：拨揉下肢足少阴肾经循行部位，按揉太溪和涌泉穴。

（四）头颈部

（1）点按睛明：用两手中指点按两睛明穴。

（2）轮推印堂：用两手拇指轮推前额印堂部位。

（3）分抹前额：用两手拇指向两侧分抹前额部位。

（4）按揉太阳：用两手拇指按揉两太阳穴。

（5）横拨少阳：用两手四指指腹同时横向拨揉头部两侧少阳经循行部位。

（6）按压头顶：用拇指按压头顶部五线或整个头顶部。

（7）拨揉颈项：拨揉后颈项部两侧肌肉。

（8）点按穴位：点按太阳、百会、风池和风府穴。

【防治说明】

（1）按摩治疗神经衰弱疗效显著。患者要好好配合，特别是在心理上要消除对疾病的恐惧。

（2）操作时，手法宜轻柔缓和，以补为主，才能起到镇静安神的作用。

（3）医者在对患者进行按摩治疗的同时，亦可对患者进行心理治疗，使患者解除思想负担，消除精神上的不利因素，树立患者康复治疗的信心。

（4）在治疗期间，患者应端正对疾病的态度，树立战胜疾病的信心，消除不必要的顾虑；适当减少脑力劳动，参加体力劳动与体育锻炼，节制房事，加强营养，养成良好的睡眠习惯。

六、失眠

失眠是以不能获得正常睡眠，以睡眠时间、深度及消除疲劳作用不足为主的一种病症。

【病因病理】

引起失眠的原因可能有精神因素、躯体因素、药物因素，亦可由其他精神疾病所引起。但最常见的原因是精神紧张、焦虑恐惧、担心失眠所致，称为原发性失眠。此外，如白天生活的影响，人性人格特性，自动不良睡眠习惯及遗传因素等都可成为引起持续失眠的原因。中医学认为失眠的病因虽多，但以情志、饮食或气血亏虚等内伤病因居多，由这些病因引起心、肝、胆、脾、胃、肾的气血失和，阴阳失调，其基本病机以心血虚、胆虚、脾虚、肾阴亏虚进而导致心失所养，以及由心火偏亢、肝郁、痰热、胃失和降进而导致心神不安两个方面为主。其病位在心，但与肝、胆、脾、胃、肾关系密切。

【临床表现】

失眠临床表现有入睡困难、睡眠不深、易惊醒、自觉多梦早醒、醒后不易入睡、醒后感到疲乏或缺乏清醒感、白天思睡等。患者常对失眠感到焦虑和恐惧，严重时还影响其工作效率和社会功能。其中睡眠时间不足者可表现为入睡困难，夜寐易醒，醒后难以再睡，严重者甚至彻夜不寐。睡眠深度不够者常表现为夜间时醒时寐，寐则不酣，或夜寐梦多。由于睡眠时间及深度质量的不够，致使醒后不能消除疲劳，表现为头晕、头痛、神疲乏力、心悸、健忘，甚至心神不宁等。

由其他疾病而影响睡眠者不属本节讨论内容。

【临床按诊】

有的患者腹部任脉循行部位有条索或硬块，并伴有压痛。有的患者腹部按之柔软虚弱，无弹性，有网状物分布。有的患者腹部凹陷胃部区域有横的条索或硬块，按压有疼痛或憋闷感。

有的患者脐部周围有条索或硬块,并伴有压痛。

【防治原则】

治疗本证,首先应从本而治,着重调治脏腑及其阴阳气血,通过补益心脾、滋阴降火、交通心肾、疏肝养血、益气镇惊、活血通络等治法来消除病症。并注意配合精神治疗,以消除紧张焦虑,保持精神舒畅。

【按摩防治】

（一）胸腹部

（1）打开魄门:用按法逐段按压乙状结肠;用拨法由轻渐重反复拨动乙状结肠。若乙状结肠有胀痛、压痛部位需重点施治。

（2）疏通结肠:用拨法依次拨揉降结肠、结肠左曲、横结肠、结肠右曲和升结肠。若遇到有问题部位需重点施治。

（3）调和冲任:用拨法自上而下拨动腹部任脉循行部位;用大鱼际推法由天突穴至下腹耻骨直推胸腹部任脉5遍。若腹部任脉循行有硬块或压痛部位需重点施治。

（4）健运三经:用拨法分别拨揉腹部两侧脾胃肾三经循行部位。若遇有肌肉板滞、腹内硬块或压痛部位需重点施治。

（5）健脾和胃:用掌按法由轻渐重按压胃脘部位。若胃气上逆需重点施治。

（6）疏肝利胆:用按法分别按压右季肋及肋弓下缘部位;用拨法拨揉右肋弓下缘部位。若右肋弓下缘部位有硬块或条索需重点施治。

（7）定海神针:用点揉泻法施治巨阙和中脘穴,用补法施治气海和关元穴。

（8）固肾培元:用按法按压脐部周围或拨法拨揉脐部两侧。若脐部周围有硬块或按压有刺痛、闷痛、放射痛等部位需重点施治。用掌揉法按顺时针和逆时针方向按揉脐部各36圈。

（9）引气归元:用推法推擦整个胸腹部1遍;用合法将气收归肚脐,拿提腹部;双手掌重叠按于脐部,按顺时针和逆时针方向各按揉9圈,然后按压脐部半分钟,结束胸腹部操作。

（二）腰背部

（1）仙人推背:用平推法和分推法施治背部两肩胛及脊柱两侧膀胱经。

（2）遍地开花:用按揉法按揉整个脊背部。

（3）金牛犁地:用抓拿法和捏脊法分别施治胸背部肌肉和督脉。

（4）摇橹渡海:用肘拨法施治脊柱两侧膀胱经循行部位。

（5）沙场点兵:用肘按法施治心俞、膈俞、肝俞、脾俞和肾俞穴,并用肘部拨弄此处的筋几次。

（6）最后用"拿捏肩井"法和"气归命门"法结束腰背部操作。

胸腹部和腰背部重点按摩部位如图7-48所示。

（三）四肢部

（1）调理心经:滚搓上肢内侧,拨揉上肢手少阴心经循行部位,按揉左神门穴。

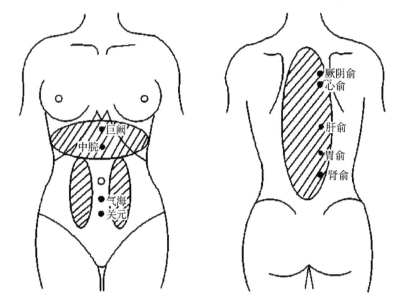

图 7-48　失眠重点按摩部位

（2）调理心包经：拨揉上肢手厥阴心包经循行部位，按揉内关穴。

（3）调理肝经：滚搓下肢内侧，拨揉下肢足厥阴肝经循行部位，按揉太冲穴。

（4）调理脾经：滚搓下肢内侧，拨揉下肢足太阴脾经循行部位，按揉三阴交和公孙穴。

（5）调理肾经：拨揉下肢足少阴肾经循行部位，按揉太溪和涌泉穴。

（四）头颈部

（1）点按睛明：用两手中指点按两睛明穴。

（2）轮推印堂：用两手拇指轮推前额印堂部位。

（3）分抹前额：用两手拇指向两侧分抹前额部位。

（4）按揉太阳：用两手拇指按揉两太阳穴。

（5）横拨少阳：用两手四指指腹同时横向拨揉头部两侧少阳经循行部位。

（6）按压头顶：用拇指按压头顶部五线或整个头顶部。

（7）拨揉颈项：拨揉后颈项部两侧肌肉。

（8）点按穴位：点按太阳、百会、风池、风府和安眠穴。

【防治说明】

（1）按摩治疗对失眠有很好的治疗效果，能够很快改善睡眠状态。

（2）患者要养成良好的生活习惯，如按时睡觉，不经常熬夜，睡前不饮浓茶、咖啡和抽烟等。思想上保持恬静，入睡前不谈论易于兴奋与忧伤、愤怒的话题。

（3）患者要注意精神调摄，做到喜恶有节，解除忧思焦虑，保持精神舒畅及加强体质锻炼等对失眠的防治有重要作用。

七、坐骨神经痛

坐骨神经痛，又名坐臀风、腿股风。本病是坐骨神经原发性或继发性损害产生的，沿坐骨神经通路及分布区疼痛的临床综合征。本病属于中医学的"痹症"中的"寒痹""湿痹"范畴。

【病因病理】

坐骨神经为人体内最长、最大的神经。主要由腰5和骶1－2神经前支组成。由椎间孔发出后，行于骨盆后侧，在梨状肌下部出骨盆进入臀部，沿股后部下行至股后下1/3处，分为胫神经及腓总神经。坐骨神经痛分为原发性和继发性2种。原发性坐骨神经痛是真正的原发于坐骨神经的间质性神经炎，以单侧者较多，发病多由寒湿之邪袭入腿股后部及臀部或腰部而引起，但也往往与体内其他感染灶有关，如扁桃体、牙齿、鼻窦、前列腺等的病灶感染，经血液而侵入神经，多与肌炎和肌纤维组织炎伴同发生；继发性坐骨神经痛，可为单侧或双侧性疼痛，比较多见，病因较复杂。诸如脊髓、脑脊膜、脊柱、骶关节、盆腔等部疾患及臀部肌肉注射刺激性药物，或注射位置不当均可影响坐骨神经的根部或神经干而发病。

中医学认为本病多因营气不足，卫外之阳不固，皮毛空疏，腠理不充，或冲寒冒雨，露卧当风，则寒邪袭之，而为寒痹之症。或身居卑湿，湿气袭人；或冲风冒雨，湿留肌内，内传经脉；或雨湿之年，起居不慎，而为湿痹之症。阴寒之气，容于肌肉筋骨之间，则凝结不散，阳气不行，寒则血凝涩，凝则脉不通，不通则痛矣。

继发性坐骨神经痛不属于本节讨论内容。

【临床表现】

坐骨神经疼痛的部位表现与足太阳膀胱经及足少阳胆经在腰骶以下的循行分布部位相吻合。本病多见于单侧，青壮年患者较多。疼痛是本病最突出的一个症状。发病初期一般先从腰痛开始，随着病情的发展，疼痛逐渐向患侧臀部、大腿后侧、小腿后外侧、足背、足外缘放射。疼痛呈钝痛或刺痛性质，开始多为阵发性，以后转为持续性。有间歇期，但反复发作，发作期可历时几个星期，甚至几年。夜间疼痛显著，咳嗽、打喷嚏、大便用力时疼痛加剧。重则走路困难，左右转侧，从卧到坐或时也极痛苦。沿坐骨神经通路有明显的压痛点，当正确加压于压痛点时，不但立即引起剧痛，且向下放射到足部。由于疼痛使患者采取减痛姿势。例如，睡觉时间向健侧侧卧，下肢卷缩；站立时身体略向健侧倾斜，久之，造成脊柱侧弯，弯向健侧。

【临床按诊】

腹部肚脐附近触之多有压痛点。患病初期小腿前外侧及足背外侧面有感觉过敏，以后逐渐减低或消失，后期可见小腿侧轻度肌萎缩。跟腱反射急性炎症期可增强，久后减低或消失。直腿抬试验显阳性。在腰椎4～5棘突处（大肠俞）、骶髂关节上方、环跳穴和承扶穴等处多有明显的压痛点。有的患者刮拭腰部和下肢会出痧。

【防治原则】

本病多由风寒湿邪袭入筋骨而致。"通则不痛，不通则痛"，治则以通为用。治疗以通经活络，活血化瘀，缓解痉挛，除湿逐寒，祛除病邪为主。重点施治腰骶部、坐骨神经通路及分布区。

【按摩防治】

（一）胸腹部

（1）固肾培元：用按法按压脐部周围或拨法拨揉脐部两侧。若脐部周围有硬块或按压有刺痛、闷痛、放射痛等部位需重点施治，施治时患者腿部和臀部常伴有酸疼、麻木感。脐部周围为重点施治部位。

（2）定海神针：用点揉补法施治气海和关元穴。

（3）引气归元：用推法推擦整个胸腹部1遍；用合法将气收归肚脐，拿提腹部；双手掌重叠按于脐部，按顺时针和逆时针方向各按揉9圈，然后按压脐部半分钟，结束胸腹部操作。

（二）腰背部

（1）摇橹渡海：用肘拨法施治脊柱两侧膀胱经循行部位。

（2）强腰健肾：用拿捏法拿捏腰部两侧肌群；用肘按法按压肾俞、志室、腰眼和阿是穴等腰部穴位。

（3）沙场点兵：用肘按法点按腰部的明显压痛点，力量由轻到重，使患者疼痛感由所点部位沿下肢放射至最远疼痛点，持续按压几分钟后，缓缓撤力，稍息一会儿，再进行第2次点压，每个压痛点按2~3次，每次不少于5分钟，以通畅经气，驱邪外出。最后轻轻揉按点压部位，搓擦腰部。

（4）最后用"拿捏肩井"法和"气归命门"法结束腰背部操作。

胸腹部和腰背部重点按摩部位如图7-49所示。

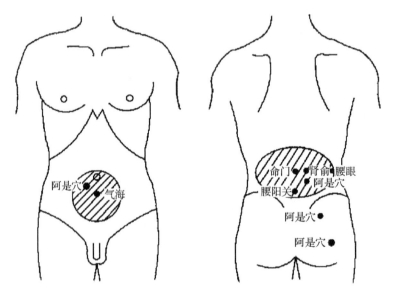

图7-49 坐骨神经痛重点按摩部位

（三）四肢部

（1）调理膀胱经：滚搓下肢后侧，拿揉臀部和下肢沿坐骨神经放射疼痛区域，上下往返几遍。依次点按环跳穴，弹拨殷门、风市、阳陵泉穴，按揉委中和承山穴。

（2）调理胆经：拨揉下肢足少阳胆经循行部位，按揉阳陵泉、悬钟等穴。

【防治说明】

（1）按摩是治疗坐骨神经痛的一种行之有效的方法，能达到标本兼治的目的。在治疗初期，患者有症状加重的现象，此属正常，以后会逐渐减轻。

（2）对压痛点进行点按时，力量大小要以患者能承受疼痛为宜，不可突用猛力。随着患者对点压承受能力的增强，说明病情在减轻，这时点按力度要加大，直至从压痛点处向下肢放射感减弱或完全消失后，再逐渐减少点压力度。

（3）在治疗过程中，对压痛点的治疗要先从腰部开始，依次由上向下施治。随着治疗时间的延长，腰部压痛点首先开始减轻或消失，这时对这个压痛点的治疗时间和次数可逐渐减少，力量逐渐减小。继续施治，压痛点由上至下依次消失，则症状明显改善。当只剩余小腿外侧部有麻木疼痛感时，再进一步治疗消失后，则病痊愈。

（4）按摩治疗的同时，根据患者腰部情况，可采用刮痧或拔罐疗法辅助治疗。

（5）患者在治疗期间应卧床休息，注意保暖，防止受寒着凉，而引起复发或病情加重，恢复期适当进行体育锻炼，加强下肢运动，以防肌肉萎缩。

八、肥胖症

人体脂肪积聚过多，体重超过标准体重20%以上时，即称为肥胖症。本病见于任何年龄，但以中年人较多。

【病因病理】

肥胖分为单纯性肥胖和继发性肥胖2类，肥胖无明显原因者称单纯性肥胖症，临床最为常见；继发于神经、内分泌和代谢疾病等明显病因者称继续性肥胖症。引起肥胖的因素是相当复杂的，认为与遗传与环境因素、物质代谢与内分泌功能的改变、能量的摄入过多、消耗减少脂肪细胞数目的增多与肥大、生活及饮食习惯、神经精神等因素有关。中医认为多因脾运失常，气虚湿滞；或胃强脾弱、湿热内蕴；或冲任失调等因素而导致水液代谢失调，脂浊淤积。导致肥胖产生，一般都是几种因素综合的结果。

【临床表现】

轻度患者一般没有症状，中、重度患者则有少动嗜睡、易疲劳无力、换气困难、动则气促，皮肤可有紫纹、汗多、怕热等。中年人肥胖者易患高血压、冠心病、脂肪肝、糖尿病、高血脂、痛风及胆石症等。

继发性肥胖不属于本节讨论内容。

【临床按诊】

腹部脂肪层厚。有的患者腹部脂肪层柔软，无弹性；有的患者脂肪层僵硬，富有弹性，质似胶皮,按而不下;有的患者脂肪层内分布许多脂肪瘤;有的患者腹部表皮被点按后会出现不同程度的紫色瘀斑。

【防治原则】

在治疗上应全身调理与局部消脂相结合,益气化痰,消脂排浊,标本兼顾,治病求本。

【按摩防治】

（一）胸腹部

(1)抓拿腹壁:用抓拿法反复抓拿腹部肌肤;用揉捏法反复揉捏腹部肌肤。这2种手法为消除腹部脂肪的主要手法。

(2)打开魄门:用按法逐段按压乙状结肠;用拨法由轻渐重反复拨动乙状结肠。若乙状结肠有胀痛、压痛部位需重点施治。

(3)疏通结肠:用拨法依次拨揉降结肠、结肠左曲、横结肠、结肠右曲和升结肠。若遇到有问题部位需重点施治。

(4)调和冲任:用拨法自上而下拨动腹部任脉循行部位;用大鱼际推法由天突穴至下腹耻骨直推胸腹部任脉5遍。若腹部任脉循行有硬块或压痛部位需重点施治。

(5)健运三经:用拨法分别拨揉腹部两侧脾胃肾三经循行部位。若遇有肌肉板滞、腹内硬块或压痛部位需重点施治。

(6)开通带脉:用按法同时点按两带脉穴;用拿法同时拿捏两侧腰部带脉处腰肌。

(7)健脾和胃:用掌按法由轻渐重按压胃脘部位;用拨揉法拨揉胃脘部位。

(8)定海神针:用点揉泻法施治巨阙、中脘、梁门、天枢、大横和外陵穴,用补法施治气海和关元穴。

(9)通调全腹:用推扳法推扳整个腹部,使腹内胃、小肠、大肠等组织器官随之而动。

(10)引气归元:用推法推擦整个胸腹部1遍;用合法将气收归肚脐,拿提腹部;双手掌重叠按于脐部,按顺时针和逆时针方向各按揉9圈,然后按压脐部半分钟,结束胸腹部操作。

（二）腰背部

(1)仙人推背:用平推法和分推法施治背部两肩胛及脊柱两侧膀胱经。

(2)遍地开花:用按揉法按揉整个脊背部。

(3)金牛犁地:用抓拿法和捏脊法分别施治胸背部肌肉和督脉。

(4)摇橹渡海:用肘拨法施治脊柱两侧膀胱经循行部位。

(5)沙场点兵:用肘按法施治心俞、膈俞、肝俞、脾俞、肾俞和大肠俞穴,并用肘部拨弄此处的筋几次。

(6)最后用"拿捏肩井"法和"气归命门"法结束腰背部操作。

胸腹部和腰背部重点按摩部位如图7-50所示。

（三）四肢部

(1)调理心包经:滚搓上肢内侧,拨揉上肢手厥阴心包经循行部位,按揉内关穴。

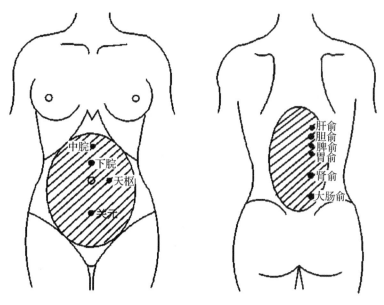

图 7-50　肥胖症重点按摩部位

（2）调理脾经：滚搓下肢内侧，拨揉下肢足太阴脾经循行部位，按揉阴陵泉、地机和三阴交穴。

（3）调理胃经：拨揉下肢足阳明胃经循行部位，按揉足三里、丰隆、上巨虚和下巨虚穴。

【防治说明】

（1）按摩减肥非一日之功，所以患者要坚定信心，持之以恒。

（2）患者要建立良好的生活习惯，加强体育锻炼。

（3）患者必须适当节食，饮食应以维生素含量高的蔬菜和素食为主。

第八章 段氏脏腑按摩疗法答疑

段氏脏腑按摩作为以腹部部位按摩和以治疗脏腑病为主的一种埋没在民间而未被公开过的新型流派按摩疗法,在治疗理论依据、手法操作和临床运用上存在着许多不同于当今社会上广泛流传的一些按摩方法的独到和玄妙之处。因其流传的不广泛,造成知者不多,会者更少,这就给读者在学习和运用上带来很大的不便和困难。为了使读者能够通过本书更加系统全面地掌握这一按摩方法,也为了更加具体翔实地通过本书将这一按摩疗法全面展现,也作为对前面章节不易表达的或者叙述不详的一些内容的补充,因此,笔者在本章对本按摩疗法采用问答的方式更进一步做了详尽的阐述。

本章所列举的一些问答内容是笔者在学习过程中向师父提出的、求寻的解答,有些是在临床运用中遇到的对患者提出的一些很有实用价值的问题的解答。笔者在学习过程中对师傅的教诲和在临床实践中对患者提出问题的回答做了详细的记录,在写完前面的章节后,总觉得还有许多关于段氏脏腑按摩的内容还没有向读者清晰全面地交代清楚,也没有详尽地将本按摩疗法阐述完整,因此,就对师父传授的和自己临床实践中的一些经验和体会进行了系统的整理,并将其归纳分类为作为一个初学本按摩疗法的学者关心的、治疗原理上的、手法操作和临床运用上的4个方面问题类型,采用问答的方式进行了详细的解答阐述。并尽量做到通俗易懂、言简意赅,做到和前面的章节内容相互呼应,以便于读者通过对本书的学习能够对段氏脏腑按摩疗法认识更加深透,而知其理,明其义,晓其法,通其道,生其效,全面掌握。

作为学者只有前前后后全面学习贯通本书内容,才能够充分认识这一按摩疗法的奥妙和精髓,全面系统地掌握,做到治疗理论和治疗方法的有机结合,从而用其救死扶伤。希望学者在学习和运用时,不可稀里糊涂,一知半解,而误人误己,望谨记。

第一节 基本情况答疑

1. 段氏脏腑按摩疗法学起来容易吗?

答:段氏脏腑按摩疗法是容易学习掌握和运用的。其手法操作除了个别手法,如"翻江倒海"的双手揉法、"清理盲肠"的双手揉法等,学习起来有一定的难度外,都是常用的一些基本按摩手法。其治疗原理是以中医学理论为基础的,只不过是提取了其中适合指导脏腑按摩治疗疾病的内容,是很容易理解和掌握的。其学习难度主要体现在临床运用上,表现在临证是否能够准确在患者的腹部或其他部位找到病因,并依据病因和病症建立治疗疾病的整体思路和针对疾病选择合适的治疗方法及手法3个方面,这3个方面需要学者在临床实践中不断摸索、感悟、印证才能逐渐掌握学好。

2. 段氏脏腑按摩疗法有哪些特点？

答：段氏脏腑按摩疗法是一种运用特定的按摩手法，是直接作用在人体内的脏腑组织器官和病邪的中医物理疗法。它主要有以下几个方面的特点。

（1）按摩治疗的重点部位是人体的胸腹和腰背部，以部位按摩治疗为主，经络穴位按摩治疗为辅。

（2）适用于治疗因脏腑功能失调而导致的内科、妇科等慢性疑难杂症，也治疗一些四肢和头面部疾病，对儿科也有它的适应证，对一些因感受外邪侵袭引起的急性疾病也有独特的治疗效果。

（3）以中医学理论为治疗疾病依据，但在按摩治疗疾病方面有其独特的见解。

（4）在治疗上，以"扶正祛邪"为原则，即通过按摩调理脏腑，扶持机体正气，祛除患者体内病邪，使紊乱的气机恢复平衡状态，进而促进受损脏腑组织器官得到恢复。

（5）在手法操作上，对不同的治疗部位有独特的、特定的治疗手法和操作程序。

3. 怎样才能学好脏腑按摩？

答：脏腑按摩是采用一定的按摩手法和技法在中医学理论的指导下对人体的五脏六腑进行施治的一种以治疗脏腑疾病为主的按摩方法。因此，要学会学精必须做到以下几个方面。

（1）学习中医学理论，精通五脏六腑在人体中的生理功能和作用、脏腑之间的相互联系和辩证关系，以及脏腑疾病的发生机理，树立中医理论体系中的整体观念和辩证论治思想。

（2）学会使用中医理论指导脏腑按摩是学好脏腑按摩手法的关键，这就要求学者仔细学习书中段氏脏腑按摩的理论依据，在临床实践中领悟其防治疾病的精神实质和内涵，为学好脏腑按摩奠定基础。

（3）只有准确灵活掌握脏腑按摩手法的技术要领，才能充分发挥手法的功效，做到有的放矢。

（4）在手法运用上要灵活机动，辩证选择，不可过于拘泥于书中列举的病症中的操作形式，因为"同病不同证，同证不同病"，在临床上遇到的疾病是千变万化、错综复杂的，书中列举的治疗方法实际只是提供了对某种疾病的治疗思路。要做到活学活用，在不断的临床实践中总结规律和经验。

4. 学好脏腑按摩的标准是什么？

答：常言道"学无止境""活到老学到老"。学习脏腑按摩，学到什么样的程度就叫学好了，是没有标准可言的。但是，如果学者达到能给患者治疗疾病，必须做到以下几点：

（1）运用触诊方法准确诊断出患者脏腑病症所在。

（2）根据诊断结论，辩证地制定出具体的治疗方案。

（3）正确地选择和使用治疗手法，即什么部位采用哪种手法技法、使用该手法的目的、手法治疗的轻重和治疗时间的长短，并能做到"手随心转，法从手出""形神合一"。

（4）正确判断患者体内气机的变化，即邪气治出的多少和所处的部位，以及气机的顺逆等。

（5）机智处理在治疗时患者出现的临床病症。

（6）具备治疗疾病的信心和耐心，有对患者高度的责任心和爱心。

（7）领悟脏腑按摩的精髓，创造性地治疗疾病。

（8）做到手法持久、柔和和深透，并能够熟练操作。

5. 段氏脏腑按摩疗法能"包治百病"吗？

答：每种治疗疾病的方法都有其独特的作用，但也有一定的局限性。段氏脏腑按摩也不例外，虽然它能治疗百病，但不能"包治百病"。脏腑按摩治疗疾病的范围很广，包括内科、妇科、儿科、五官科、伤科等。有些疾病就适合按摩，且治疗效果很好。而有些疾病就不宜按摩治疗，或者按摩治疗效果就不如药物、手术或者其他治疗方法效果好，因此医者在选择治疗对象时，不可没有把握地胡乱选择或过高地吹嘘脏腑按摩的神奇功效，而接收一些不宜按摩治疗的疾病患者或误导患者，耽误患者的治疗，给患者造成不必要的损失，同时也损坏了医者的名誉。

6. 腹部诊断能够完全代替其他疾病诊断方式吗？

答：腹部诊断只是中医学诊断内容的一小部分，采用这种诊断方法只能大概地确定患者疾病的症状和病症，并不能完全对疾病做出准确的诊断，但能够为脏腑按摩提供按摩治疗的依据。要想全面准确地诊断疾病，还必须做到"望、闻、问、切"四诊合参，才能够辨别疾病的阴阳、表里、寒热、虚实。另外，参照现代医学的诊断结果也是非常必要的。只有全面了解和掌握了患者的病情，医者才能够确定是否可以对患者进行脏腑按摩治疗和按摩后产生的变化及治疗的效果。

7. 学习脏腑按摩一定要精通人体解剖学吗？

答：无论学习哪一种类的按摩技术，掌握一定的人体解剖知识都是非常必要的。只有正确地掌握了人体解剖知识，才能够正确判断要治疗部位的内部结构和病症，选择正确的治疗方法和手法，以及了解治疗的效果。段氏脏腑按摩是以直接使用手法对人体的五脏六腑进行按摩为主的一种按摩方式，因此，学习脏腑按摩就必须掌握脏腑、组织、器官在人体的分布、结构和生理、病理特征，只有这样才能够准确地选择治疗的部位，做到有的放矢。为了方便初学者学习，结合脏腑按摩的特点，本书专门在基础篇介绍了与脏腑按摩相关的一些最基本的人体解剖知识。

8. 如何使患者能够接受脏腑按摩治疗方法？

答：近年来，按摩业的发展迅猛，得到了大面积的推广，它对人体的保健效果和对疾病的治疗作用，越来越被更多的人认识和接受，但仍然好多人对按摩疗法治疗疾病的范围和效果抱怀疑的态度甚至曲解，认为按摩主要是治疗一些骨伤科疾病和用来人体保健的，按摩部位主要是头颈、四肢和腰背。而作为以腹部按摩为主治疗内科和妇科疑难杂症的脏腑按摩许多人都没有接触过，对这一新鲜的事物，人们对其治疗的效果抱有怀疑态度、不容易接受是正常的。因此，要使患者接受这种治疗方法，医者必须能够正确地对患者解释清楚脏腑按摩独特的治疗理论，对患者的疾病做出准确的诊断，说明治疗的依据，打消患者的疑虑，并在开始进行按摩的时候使患者感到舒适，这样才能取得患者的认可和接受。

9. 段氏脏腑按摩与其他流派按摩方法有什么区别？

答：段氏脏腑按摩疗法与其他流派的按摩方法的区别主要有以下几个方面：

（1）在理论依据上，段氏脏腑按摩偏重于中医学"藏象"学说的运用，而其他流派按摩则大都偏重于以"经络"学说的理论为依据。

（2）在手法操作上，段氏按摩是用其独特的治疗手法，直接作用在人体内的脏腑组织器官进行按摩治疗的，而其他流派按摩则偏重于用手法施治经络穴位。

（3）在治疗部位上，段氏脏腑按摩偏重于治疗人体的腹部、胸部和背部，其他流派按摩多偏重于治疗四肢的穴位。

（4）在治疗疾病上，段氏脏腑按摩则偏重于治疗内科、妇科等一些慢性疑难杂症，其他流派按摩则大都偏重于治疗骨伤科疾病。治疗内科和妇科疾病的一些脏腑按摩流派大都也是以经络穴位按摩为主，与段氏脏腑按摩也是有很大区别的。段氏脏腑按摩无论在治疗原理、治疗手法和治疗效果上都能独树一帜，也就在于此。

10. 以腹部按摩为主的按摩流派还有哪些？

答：从收集到的资料看，当前在社会上流传的治疗脏腑疾病以按摩腹部为主的流派主要有王雅儒老医师及其后来学者研习和反复实践总结而发展起来的"脏腑图点穴疗法"和骆俊昌老医师根据临床经验首创的"腹诊推拿疗法"两个流派。这两个流派都以腹部按摩治疗内科和妇科疾病为主，在实际操作中各有各自的特点。"脏腑图点穴疗法"的作用部位主要是胸腹和腰背部的穴位，其主要推拿的经穴有阑门、建里、气海、带脉、章门、梁门、天枢、任脉、督脉、肩井、哑门、风府、大椎、风门、肺俞、膏肓俞、脾俞、肾俞、气户、天突、巨阙和幽门等，基本的操作手法有补、泻、调、压、推、拨、分、扣和按9种。"腹诊推拿疗法"在实际操作中首先是观察和触诊腹部，再结合患者的病情表现，根据八纲进行辨证论治，多使用手法产生或温，或补，或通，或消，或和，或汗，或下，或吐的推拿作用，其治疗的主要目的是通过手法的作用，促使腹部的异常情况向好的方向转变，临证没有固定的操作程序和手法，要医者灵活掌握，常用的手法有推法、拿法、按法、摩法、捏法、揉法、搓法、摇法、引法和重法等。

11. 段氏脏腑按摩与"脏腑图点穴疗法""腹诊推拿疗法"有什么区别？

答：段氏脏腑按摩同"脏腑图点穴疗法"和"腹诊推拿疗法"一样，都是以中医学的阴阳、五行、藏象、经络等理论为指导的，在实际操作中与其他两种疗法既有相同之处，又有其独特之处。它们的区别主要体现在以下几个方面：

（1）段氏脏腑按摩的理论依据是以"六腑以通为用""扶正祛邪"为主的，即通过对腹部的按摩，使机体气血生化有源，新陈代谢功能增强，从而扶持机体的正气，再通过手法的作用将滞留在脏腑组织器官的痰饮、瘀血、食积等病邪和病理产物活动散开，然后再在恢复的正气的推动下将这些东西清除体外，来消除机体的致病内因，最后达到身体康复的目的。"脏腑图点穴疗法"是以经络学说为理论依据的，通过对胸腹穴位经络的按摩刺激，来调理脏腑功能。"腹诊推拿疗法"是依据中医药物治疗的原理，通过手法的作用来实现或温，或补，或通，或消，或和，或汗，或下，或吐的治疗作用的。

（2）段氏脏腑按摩的手法操作特点是，针对腹部不同的治疗部位和不同的脏腑组织器官以及不同的病灶类型，有着不同的操作方式，而且是用这些手法直接作用在要治疗的脏腑组织器官和病灶。"脏腑图点穴疗法"主要是采用点法和揉法对腹部和胸背部的一些重点穴位进行按摩。"腹诊推拿疗法"虽然在腹部有一些操作手法和步骤，但治疗的针对性尚欠缺。

（3）段氏脏腑按摩在操作手法上是补泻兼备，即"补中有泻、泻中有补"，"泻"其病邪，

"补"其正气,并以泻促补、以补促泻,泻和补在治疗过程中相互促进,最终达到扶正祛邪、平衡阴阳的目的。"脏腑图点穴疗法"手法"补"和"泻"的运用比较分明。"腹诊推拿疗法"则有"正治法"和"反治法"的"治则",以及针对疾病虚实的不同而有温法、补法、通法、消法、和法、汗法、下法和吐法,被称为"推拿八法"。

12. 为什么学习古人传下来的技艺要讲究"传承"?

答:没有传承,就没有中国的传统文化。纵观中国历史,每一门技艺流传至今,无不是靠代代先人的薪火相传而保留下来的。

因为传承的过程由传者和承者共同完成,传者是根,承者是枝,前赴后继,新旧更迭,其根历尽千年深深扎入土壤中不断汲取和输送着营养,会给后来的承受者无边的智慧和力量。

传承大致分为3种方式:第1种是文字传承,因为文可载道,但后人要获得文字传承,必须深入前人经典,置身于前人之境,与前人之心相印,方可获得;第2种是言传身授,因为师可传道,自古中国的许多技艺都是由这种师徒相授、口耳相传的方式延续的,但徒弟要想获得师傅的传承,那必须做到师徒同如父子;第3种是直接传承,所谓直接传承,就是不通过任何形式,不通过文字,也不通过一个具象的师傅,这种传承才是中国文化最根本的一种传承。要想获得这种传承最根本的就是要对所学技艺和拥有技艺的先人和师傅必须做到"信"和"诚",只有这样才能打开传承之门,诚则明,诚就意味着我们与直接传承相应。

我们传承了先人的智慧,就要尊重先人。这不但是对先人智慧和功德的敬仰,同时也会受到先人的荫佑庇护,而在传承的道路上顺风顺水。只有真正遵守了传承的法则,传承的东西才会世代不息。文字也好,一个具象的师父也好,实际上最终是为了开启这个直接传承。

现代许多人虽行传统之法,却无承先人之心,何达原有之果,故而自掘坟墓也。有根才能长久,才能成长,不可忘记传承,感恩先人。

13. 怎样才能获得脏腑按摩的真谛?

答:常言道"理通法自明",通晓了脏腑按摩的原理,就很容易掌握技法,因法是理的具体表现。"达摩西来一字无,全凭心意用功夫,若从纸上寻佛法,笔尖醮干洞庭湖。"脏腑按摩实际是心与形的有机结合,心形合一才入妙境、达最佳效果,要少浮躁急功之心,望习者用心去品味、用诚心去悟道,方能获得脏腑按摩之真谛。

14. 怎样才能领悟脏腑按摩的"大道至简"?

答:"大道至简"是真理。学习中医也好,学习其他任何技艺也好,实际上真正的东西并没有那么复杂,关键是要学会明理和悟道,才能化繁为简。当年形意拳大师郭云深"半步崩拳打天下"的功夫,只是一招制敌,并没有那么多花拳绣腿。使用按摩手法治病也一样,简单有效便是好,纷繁复杂亦无用。

脏腑按摩疗法的治病理论是建立在中医学"气一元"理论的基础上的,一气分阴阳,阴阳合一气,阴阳化五行,五行归阴阳,但终归于一气。段氏脏腑按摩疗法中"百病以气论治"理论和临床运用就将治疗疾病变得简单易学、易用,至简至极。

《道德经》云:"为学日益,闻道日损,损之又损,以至于无为,无为则无不为。"学脏腑按摩亦如此,不要因为看着技法简单而轻视放弃,书中的每句话都是脏腑按摩的精髓。

15. 脏腑按摩和脏腑推拿的概念和实质有什么区别？

答：脏腑按摩和脏腑推拿，虽名异而实同。但是对于这种技法，笔者还是认为叫作"脏腑按摩"应该更确切。

推拿之名，始见于明代张景岳《类经》和龚云林《小儿推拿方脉活婴秘旨全书》，其后问世的小儿推拿专著则纷纷采用。而《素问·血气形志篇》记载："形数惊恐，经络不通，病生于不仁，治之以按摩醪药。"《素问·异法方宜论篇》记载："中央者，其地平以湿，天地所以生万物也众，其民杂食而不劳，故其病多痿厥寒热，其治宜导引按跷。"《灵枢·病传》记载，"黄帝曰：余受九针于夫子，而私览于诸方，或有导引行气、乔摩、灸、熨、刺、芮、饮药之一者，可独守耶。将尽行之乎？"岐伯曰："诸方者，众人之方也，非一人之所尽行也。"可见，古代人早已把这种外治疗法称为"按摩""按跷""乔摩"等名称。明·钱汝明在《秘传推拿妙决·序》中指出："推拿一道，古曰按摩，上世活婴赤以指代针之法也"。

因此，这种传统外治之法自古就称作按摩。按和摩是 2 种常用的操作手法，也是所有手法中的精要核心，足以概括此术之理法，故而以此命名更为确凿。按为静，静而留之；摩为动，动而散之。按摩为动静结合之术，而今人施术多动少静，合今人浮躁之心，然其效距古远矣。

按摩脏腑称作"脏腑按摩"比称作"脏腑推拿"更恰当，关键在于做脏腑调理的手法主要是按和摩，按法深透入脏腑，摩法缓和补亏虚，有静有动，动静结合，故称"脏腑按摩"。"推拿"之说多用于小儿，推为手法，拿为夹持之意，因小儿易动，推按的部位以手和前臂为主，为防止其动而拿之。故拿非手法也。故称"脏腑推拿"之说不妥。

16. 为什么不把段氏脏腑按摩做成套路？

答：中医讲"辨证论治"，所以中医治疗疾病是很难做到标准化的，按摩疗法也不例外，但根据按摩疗法本身的特性，是可以总结出一些有规律的常规操作程序和方法的，尽量做到标准化，再结合不同疾病的特殊性辨证施治，这种标准化与特殊性相结合的模式，更利于保证效果和学习推广。但是要保证真正地传承却很难，有感于祖传脏腑按摩的传授。

17. 为什么现代好多人都不了解脏腑按摩是可以治病的？

答：清代医学家陆九芝道："按摩一科，失传久矣，此法实不可少。"说明按摩一法古时就很神秘，流传甚少，但是因它治病的独到性，故是必不可缺少的一种疗法。

古人在当时的社会背景下，一恐教给徒弟饿死师父，二恐传予无德之人祸害作乱败坏名声，故多秘不外传，因此，造成许多技艺没有能够在世间广泛流传，甚至后继无人而失传，成为一大遗憾。这也是高超的、能够治疗疾病的一些按摩技艺不为人所知的原因之一。

现代社会又有许多人，不但学艺不精，而且胡编乱造些按摩方法，欺骗患者，不但治不好病，反而给按摩疗法在社会上造成不良影响，让百姓产生按摩只能保健不能治病的错误认识。

脏腑按摩疗法古已有之，是中医按摩疗法的一个重要流派，自古医家视若珍宝，秘不外传，故知者甚少，精通者更是凤毛麟角。自笔者于 2007 年第一本脏腑按摩专著出版发行后，才引起人们对其的关注，历经多年才逐渐被大家认可，所以要想让众多的人认识到这一疗法的功效，还需要一个漫长的过程，还需要更多的人去实践、去宣传。

中药、针灸、按摩是祖国传统医学的三大治病祛疾方法。现代人只认识到中药和针灸的疗效，而把按摩只看作一种缓解疲劳和放松身体的方法，时代宣扬的悲哀啊！纵观《黄帝内经》，按摩疗法乃是优于药物和针灸的更高层次的疗法,仅凭一双手就可疗百病祛顽疾,不高明吗? 不为按摩正名,传统医术将绝矣。为今将秘法公布于世,是世人之福也,当勤习之,不使其再失传,而愧对子孙。

18. 学习段氏脏腑按摩应把握好哪几个方面?

答:学习段氏脏腑按摩疗法应该把握以下几个方面:一要树立整体观念;二要坚持治病求本的原则;三要掌握以气论治原理;四要了解4个特点:局部治疗作用、双向调节作用、异病同治之功和多病同治之功。

19. 用脏腑按摩治病很消耗术者的体能吗?

答:能量既不会凭空产生,也不会凭空消失,只能从一种形式转化为别的形式,或者从一个物体转移到另一个物体,在转化或转移的过程中,其总量不变,这就是能量守恒定律。

治病同样遵循物质不灭和能量守恒定律。治病的过程实际是一个物质转移和物质转化的过程,在这个过程中也伴随着能量的转移和转化,但它们的总量是不会改变的。病愈实际就是造成病的物质在外在能量的作用下,转化成其他状态而被清理出患者体外的过程。因为疾病也是一种能量的载体,这种影响人体健康的能量要被清出患者体外,就必须有其他外在或本身能量输入才能实现。

中药治病是靠药物的能量祛除患者体内的病邪;针灸治病是调动患者自身的能量祛除患者体内的病邪;按摩治病而是运用术者的能量来祛除患者体内的病邪,故按摩治病要消耗术者的体能才能完成。病灶积聚的能量越多,消耗的术者体能也就越大,因此,按摩施术者既要治病救人,又要好好保护好自己,以防助人伤己,得不偿失。

20. 学习脏腑按摩还需要练功吗?

答:按摩疗法是一种用施术者的能量清除受术者体内病邪的医术,是以正胜邪之法。故施术者必具强健的体魄和内力才能更好学习和使用这一治病救人之术,也才能更好地保护自己。所以通过练习一些传统功法增强指力和体力也是非常必要的。如果术者功夫修到一定境界,结合真气外放用于临床更能事半功倍,提高治疗效果。

第二节　治疗原理答疑

1. 脏腑按摩为什么能够治疗心脏病?

答:《灵枢·邪客》说:"心者,五脏六腑之大主,精神之所舍也,其脏坚固,邪非能容也。容之则心伤,心伤则神去,神去则死矣。故诸邪之在于心者,皆在于心之包络。"《素问·灵兰秘典论》说:"心者,君主之官也,神明出焉。"这就说明心好比一国之君,其深藏于有心包络围成的坚固的宫城之中,外邪是不易侵袭入内的,因此心脏是不容易产生实质性病变的,其临床症状多为由其他脏腑功能失调而导致心血不足、心阳衰弱、水饮内停、瘀血阻络而产生的功能性病症。因此,可以通过脏腑按摩心脏的周围,以活血化瘀,理气通络,从而改善心脏周围的环境,减轻心脏的工作负担,同时调和其他脏腑功能,来养血安神、补养心气、温补心阳,这样就能使心脏的功能逐渐得到恢复。

2. 脏腑按摩能治疗风湿病吗?

答:风湿病就是中医所说的"痹证"。痹者,闭而不通之谓也。"不通则痛",故该病以疼痛为主证。经云:"风寒湿,三气杂至,合而为痹。风气胜者为行痹,寒气胜者为痛痹,湿气胜者为著痹。"慢性风湿病者多为三气杂至,风寒湿三者并存,滞留于关节、肌肉等软组织,而湿性重浊黏滞,不易清除,所以风湿病多缠绵难愈。《内经》上说:"正气存内,邪不可干,邪之所凑,其气比虚。"可见风寒湿三气侵袭人体,是因为人体气血虚弱,外邪滞留体内,继而损伤组织、引起病变的。所以脏腑按摩在治疗风湿病方面是有一定疗效的。脏腑按摩的治疗原理在于通过按摩可以提高脾胃的运化功能,供给人体充足的营养,以生化气血,进而改善五脏的功能,保障人体气血的运行畅通,增强人体的免疫力,提高对疾病的抵抗能力。同时,再通过对患病部位的按摩,促使风寒湿邪随人体的气血运行会聚到腹部,然后再排出体外,从而达到治疗的目的。这种治疗风湿病的途径在临床上已被验证,是一种切实可行的方法。

3. 脏腑按摩能治疗五官疾病吗?

答:中医学认为五脏与形体诸窍联结成一个整体。心开窍于舌,肺开窍于鼻,脾开窍于口,肝开窍于目,肾于窍于耳和二阴。可见五脏与五官在生理和病理上是相互关联的,因此五脏功能的是否正常直接影响到五官功能的正常与否。当人体的五官出现病症时,那么它所对应的五脏一定功能失常或发生病变。例如,肾虚可引起耳鸣、耳聋等耳病;肝功能失调,可引发眼疾等。因此通过脏腑按摩改善脏腑功能,消除脏腑疾病,就可以治疗一些因脏腑病变而引发的五官疾病。在临床实际运用中,医者不要针对五官的哪一个脏器出现病症就相应地治疗哪一个脏器,因为五脏中的每一个脏器都不是孤立的,只有根据中医学"辨证论治"的原则进行治疗,才能收到好的治疗效果。

4. 脏腑按摩能治疗神经系统的疾病吗?

答:脏腑按摩对神经系统的疾病也有一定的治疗效果,因为通过按摩脏腑,可以生化气血,疏通经脉,清除病因,平衡阴阳,恢复脏腑的正常生理功能,所以人体气血旺盛可以对神经系统起到很好的濡养,促使其功能恢复。另外,中医学认为肾主骨生髓,髓(骨髓、脊髓和脑髓)均属肾中精气所化生,因此肾中精气的盛衰,影响着脊髓和脑髓的充盛和发育。脊髓上通于脑,髓聚而成脑,故称脑为"髓海"。肾中精气不足,则髓海失养,而造成髓海不足的病理变化,如小脑萎缩病症,就和患者肾中精气亏损有内在的联系。脏腑按摩对恢复肾中精气有很好的补益作用,有利于脑髓的生成,对减缓小脑萎缩和促进其恢复具有重要意义。例如,中风(脑血栓、脑溢血)病症对脑髓的损伤,通过脏腑按摩治疗后,肾中精气旺盛,生髓能力增强,不仅对脑髓有很好的濡养和补益作用,还可使被损坏的神经得到修复,从而恢复正常的生理功能,使患者因"中风"而产生的一些后遗症状得到改善。

5. 脏腑按摩治疗胃和十二指肠溃疡的原理是什么?

答:胃的主要生理功能是受纳与腐熟水谷,肠的生理功能是受经胃初步消化之饮食物的盛器,并对饮食物进一步消化,并吸收精微物质。从胃、肠的生理功能来看,它们是人体从外界获取营养物质的最主要的器官,胃肠的内壁不断承受着饮食物的摩擦和刺激。如果饮食不节,就容易被损伤,因此慢性胃炎、胃与十二指肠溃疡、肠炎等疾病成为胃、肠系统的多发病。当胃肠疾病发展到一定程度,就严重影响了胃肠的生理功能,削弱其气血生化的能力,就会出现气血亏虚,体质减弱,器官组织的抗病和恢复能力减弱,同时患病的胃肠又被受纳的饮食物和消化液损伤,就造成胃肠疾病更加难以消除,因此在临床上胃肠疾病是不易治愈的一种顽疾。使用脏腑按摩疗法对胃、十二指肠溃病及慢性胃肠疾病主要有以下两个方面的治疗作用:

(1)可以改善胃肠功能,提高其气血生化的能力,使气血旺盛,组织得到充分的营养,使损坏的胃肠部位得到修复。胃肠的溃疡面就如同人体表的伤口,身体强壮的人,伤口就容易愈合;身体虚弱的人,伤口就愈合得慢。因此经过按摩后,人体气血旺盛,那么胃肠部的溃疡面也就容易被修复。

(2)可以促进血液循环,达到祛腐生新的效果。通过手法的刺激对胃肠的炎症部位起到活血化瘀、软坚散结的作用,而消除致病因素,有利于受损部位的恢复。

6. 脏腑按摩为什么能治疗头痛?

答:头痛大致分为外感头痛和内伤头痛两种。头为"诸阳之会""清阳之府",脏腑经络气血皆会于头。外感头痛多因外邪入侵头部经络而引起,多为急性头痛,治则应以按摩头部为主。内伤头痛多因七情内伤,脏腑失调,气血不足所致,故有肝火头痛、痰浊头痛、气滞血瘀头痛、肾虚头痛、气血不足头痛、厥阴头痛等辨证。内伤头痛多生病较缓慢,时发时作,缠绵难愈,因此在治疗这类头痛时,就要"标本兼治",在按摩头部的同时,要找出患病的内因,对相应的脏腑进行重点调理治疗,才能够祛除病邪,取得疗效,切不可"头痛医头,脚痛医脚"。

7. 脏腑按摩可以用于治疗儿科疾病吗?

答:脏腑按摩疗法治疗少儿厌食、泄泻、呕吐、便秘、伤食和疳积等病症的效果是非常好的。但在临床上,操作的时候与治疗成人慢性疾病在治疗方法和手法上是有一定区别的。因为儿童的身体为纯阳之体,脏腑清灵,经络敏感,组织再生和修复能力旺盛,还没有受到七情的影响,脏腑内不存在因患病时间长而积累的瘀滞,其病因很单纯,大多为饮食不节、偶感风寒或伤热而生,因此在按摩儿童腹部时,手法要以轻揉、轻按、轻摩为主;按摩背部时,多采用捏脊和搓法,操作要缓慢轻柔,以免损伤皮肤和软组织。治疗时间以产生效果后即止,不能太长。

8. 脏腑按摩可以治疗四肢疾病吗?

答:中医学认为心在体合脉,肺在体合皮,脾在体合肌肉、主四肢,肝在体合筋,肾在体合骨,因此人体四肢的血脉、皮毛、肌肉和筋骨与五脏有着内在的联系。五脏的功能失调,往往其在相对应的组织器官就会受到影响,发生病变。例如,心气不足,就会造成气血瘀滞;肺气虚弱,则皮毛憔悴枯槁;脾胃运化功能失调,会导致肌肉瘦削、软弱无力,甚至萎弱不用;肝的气血衰少、筋膜失养,则表现为筋力不健、运动无力;肝的阴血不足、筋失所养,则出现手足震颤、肢体麻木等症;肾中精气不足,则会腰膝酸软、骨软无力。因此,当四肢疾病是由于人体的脏腑功能失调而引起的时候,如半身不遂、肢体麻木、萎而不用等四肢疾病时,就要必须做到"标本兼治",并把重点放在治疗脏腑这一导致疾病形成的"本"上,才能取得好的治疗效果。

9. 妇科疾病的按摩治疗重点部位有哪些?

答:因功能失调导致的妇科疾病主要有痛经、月经不调、闭经、带下、盆腔炎、阴痒和更年期综合征等。中医学认为女子胞之病多与肝、脾、肾和冲任二脉有密切关系。肝气郁结易导致气滞血瘀致使经血运行不畅;脾失健运易导致气血亏损或统血无力致使经血不足或月经过多;肾气不足易导致精血亏损;湿热火毒滞留胞宫易使带下增多、宫颈糜烂、盆腔发炎。脏腑功能的失调和病邪的积聚皆可损伤冲任二脉,造成冲任失调。因此在治疗这一类妇科疾病时要辨证论治,根据不同的病症,着重选择调理肝、脾、肾和冲任二脉,以疏肝健脾、活血化瘀、调和冲任、补中益气、消炎止痛为目标来进行施治。

10. 男性性功能障碍的按摩治疗重点部位有哪些?

答:男性性功能障碍疾病常见有意境、阳痿、早泄、阳强和男性不育等证,其病因多与肝肾有关。中医学有"肝肾同源"之说,肝藏血、肾藏精,精与血之间存在着相互滋生和相互转化的关系,足厥阴肝经又绕阴器而行。因此,肝气郁结、气血瘀阻、肾气亏损、命门火衰以及阴器周围经气不畅是导致阴茎不举、肾精不固的主要原因。在临床上,应该施治右季肋和肋弓下缘部位及腹部右侧,以疏肝理气、活血化瘀;施治脐部周围和腰部,以调理肾脏、补气固本、平衡阴阳;施治阴器周围,以疏经活络、活血化瘀,来改善阴器周围的血液循环,保障到达阴器的气血畅通。

11. 脏腑按摩有美容作用吗?

答:美容按摩以其标本兼治、安全舒适、效果显著且无不良反应的特点越来越受到人们的青睐。脏腑保健按摩就具有很好的排毒养颜、美容保健的功效。中医学认为脾主肌肉,肺主皮毛,肌肉的强健和皮毛的润泽与脾肺功能的盛衰有着直接的关联。通过按摩脏腑,可以调和脏腑,调节内分泌,清除体内疾病和毒素,生化气血,调畅气机,保障人体的气血津液的旺盛和运行代谢的畅通,从而实现对人体皮肤肌肉的营养和代谢的旺盛,有效清除滞留在表皮血管末梢周围细胞内的"废物",拟制黑色素的形成沉着。在做脏腑保健按摩的同时,再辅以面部的美容按摩,改善皮肤、皮下组织毛细血管的血液循环,促进皮肤的呼吸,以及汗腺和皮脂腺的分泌,增强面部的皮肤代谢能力,加速皮肤表层衰老细胞的脱落,进而达到淡化色斑、洁白润泽皮肤、减少或消除皱纹、恢复皮肤弹性、延缓衰老、永葆青春的目的。

12. 脏腑按摩有减肥作用吗?

答:在当前社会上流传着一些按摩点穴减肥方法,说明按摩是可以起到减肥作用的。通过按摩脏腑,对消化系统、内分泌系统、神经体液代谢、糖代谢等都具有双向高速调整作用,可以减少皮下脂肪的积聚,加快脂肪的代谢和吸收,又可促进肠蠕动,增加排便次数,减少肠道对营养的吸收,使多余的食物营养及时从肠道排出,有利于消除腹部脂肪。在进行调理脏腑功能的同时,再加以对脂肪堆积部位的局部按摩可以促进局部的脂肪代谢和分解,使一些多余的脂肪转化为热量而消耗掉,从而减少局部脂肪堆积。

13. 肺脏位于人体的胸腔,是直接按摩不到的,那么治疗肺部疾病该从何处入手?

答:肺脏位于人体的胸腔,被胸骨和肋骨所包围,是用手不能直接接触进行按摩的,但其与腹部的其他脏腑组织器官有着密切的关联。例如,中医学有"肺为气之主,肾为气之根"之说,即肺主呼吸,肾主纳气,就是说肺的呼吸功能需要肾的纳气作用来协助,因此通过补肾益气,提高肾的功能就有助于肺呼吸功能的提高。又如,肺与大肠通过经脉的络属构成互为表里关系,因此通过按摩大肠,增强大肠的传导功能,就有利于肺的肃降,所以按摩腹部也有利于肺功能的改善,从而治疗肺部疾病。另外,在治疗肺部疾病时,也要对胸部和胸背部进行按摩,来疏通胸部和胸背部的经络气血,改善胸部周围组织的气血循环,可以起到宽胸理气、清肺化痰的作用,随着肺功能的改善,积滞在肺内的宿痰就会慢慢被排除,最后以咳痰的方式排出体外。

14. 对一些病因不明确的患者,可以使用脏腑按摩吗?

答:有些患者通过采用多种方法诊断,都不能确定病因和患病部位,但身体就是存在一些不舒适的症状,而且久治不愈。我们认为这样的患者大都是因为脏腑功能失调引起的,如果能断定其适合脏腑按摩的治疗条件,是可以采用脏腑按摩治疗的,这样的患者在临床上是经常遇到的。在治疗这一类疾病时,医者可以根据脏腑按摩理论,以疏肝理气、健脾和胃、补肾益精为治疗原则,通过按摩调和脏腑、疏通气血,提高患者的精、气、神,增强机体的免疫力,往往会产生意想不到的疗效。

15. 患者在接受脏腑按摩治疗一段时间后,有些症状不但不减轻,反而有加重的现象,这是怎么回事?

答:这是患者在进行脏腑按摩治疗过程中的一种正常的病理反应。因为患者在接受按摩治疗一段时间后,瘀滞在脏腑组织器官内的病邪受到外力的作用会由原来的相对的稳定,而发生扩散运动,这时由于脏腑功能尚未恢复,正气不足,无力将扩散开的病邪祛除体外,在这种情况下患者往往就会出现病情加重的现象和一些新的不良反应。医者在给患者治疗的过程中,应该提前给患者进行交代,如果出现这种现象的话,还要及时给患者讲明原因,使患者有思想准备,从而消除顾虑。医者还要学会判断患者的不良反应是否正常,如果不是因按摩产生的正常反应,因及时告诉患者采取其他治疗方法,以防耽误治疗疾病的时机。当然,有的时候由于医者的技术水平不高,按摩治疗不当,患者也会出现病情变化的现象,医者也应该注意。

16. 有的患者开始使用药物治疗疾病效果不佳,在接受脏腑按摩治疗后,再继续使用药物治疗就会产生很好的疗效,这是为什么?

答:对于一些疾病,药物的治疗作用也是有一定局限性的,尤其是一些慢性疾病患者,其病日久,病邪在体内已经根深蒂固,药物的作用力已经很难对其发挥作用,因而治疗效果就不好。当患者接受脏腑按摩治疗后,机体内的一些病邪被清除,脾胃的运化功能增强,其他脏腑的功能也得到改善。这时候再用药物做进一步治疗的话,药物进入体内就能够被很好地吸收利用,随气血的运行到达患病部位,药物的作用力就能够对经过按摩而松动的病邪产生作用,因此就会产生较好的疗效。对于一些慢性疾病患者,如果接受脏腑按摩治疗后,有些症状仍然不能完全消除,建议使用中草药进行调理,这样对身体的进一步康复是具有重要作用的。

17. 人体的腹部和背部哪些穴位具有降气和升气的作用?

答:腹部的穴位以脐为界分为上下两部分,脐上穴位多有降气作用,如巨阙、上脘、中脘、下脘、建里、水分、梁门、期门、章门、气户、膻中、天突、天枢等穴位;脐下穴位多有升气的作用,如气海、关元、中极等穴位。背部穴位以腰1椎为界分为上下两部分,腰1椎以上的穴位多有降气作用,如肩井、大包、肺俞、心俞、膈俞、肝俞、脾俞、胃俞等穴位;腰1椎下的穴位多有升气作用,如肾俞、气海俞、关元俞、大肠俞、命门、志室、腰眼等穴位。临床上要根据气在人体内的变化灵活运用这些穴位来控制气机的升降,从而保持气机的升降平衡。

18. 有的患者经过脏腑按摩治疗后,体内的瘀滞不是随大便从肛门排出的,而是从口腔吐出去的,这种现象正常吗?

答:这种现象在临床上是会出现的,属于一种正常的病理产物排出体外的方式。这主要是由于以下几个方面的原因造成的:一是由于体内瘀积向下排泄的通道还没有完全被治疗通畅,而不能使治疗开的瘀积顺肠道随大便从魄门排出；二是当瘀积在按摩的作用下散开后，会聚在胃内，因为胃和食道相连，食道短而直，患者的胃受到病邪的刺激如果发生痉挛，很容易导致呕吐，瘀积就会沿着食道上行，从口腔吐出；三是由于积滞在肺内的痰饮和废物，经按摩治疗后，肺的功能增强，就逐渐被排斥于呼吸道中，最后从口腔咳吐而出。体内的瘀积无论通过什么样的途径排出体外，都会产生同样的治疗效果，但一般情况下，按照脏腑按摩的治疗原则，让体内的病邪从"二阴"排出体外才是正常的方式，患者也感到舒适。

19. 在对患者进行脏腑按摩治疗时，有些患者腹腔内的浊气不是从肛门排出，而是以"打嗝"的方式从口腔排出，这是什么原因？

答：这主要是病邪从肛门排出的通路还没有治疗通畅造成的缘故。因为经过按摩治疗散开的邪气向下走的道路不通畅，而食道直上直下，且较短，邪气就会沿食道上行从口腔排出体外。邪气从口腔排出时虽然会给患者带来不舒适的感觉，但同邪气从肛门排出产生的效果是一样的，最终都是使治疗散开的邪气排出了人体。但在临床治疗中，应尽量将向下的通路治疗通畅，并控制住病邪扩散的时间和治疗出来的量，使邪气从肛门排出，避免从口腔排出。

20. 按摩脏腑后，治疗出来的病邪在什么条件下才能顺利地排出体外？

答：一般需要两个条件，一是要通过按摩使病邪与脏腑组织器官脱离，并随着物质的新陈代谢和气血的运行逐渐排到排泄系统中去；二是脏腑功能得到恢复增强，生化气血能力提高，人体的正气得到一定的恢复，三焦的气化功能正常，这样正才能胜邪，邪气在正气的推动下才能被排出体外。

21. 在治疗过程中病邪是按怎样的顺序排出体外的？

答：一般是瘀滞在体内有形的"固态"和"液态"的瘀积先排出体外，然后被转化为无形的"汽态"的病邪才容易大量地排出去，但通常"汽态"的病邪往往在治疗过程中随时有可能排出。

22. 按摩治疗出来的"病气"是从肠道排出体外的吗？

答："邪气"排出体外的通道有肠道、呼吸道、食道、汗毛孔等路径，但绝大部分是从魄门排出体外的，对是否是沿着肠道逐渐下行而最终从魄门排出去的，这个问题需要进一步研究和探讨。根据临床体会，可能有这么两种方式，一种是"邪气"就是沿着肠道逐渐下移排出的；另一种是"邪气"并不是沿着肠道移动的，而是通过"三焦"这一气的升降出入的通道在三焦的气化作用和正气的推动下直接就会到达魄门排出体外。第二种现象在按摩治疗过程中是经常遇到的，临床上，在给患者进行脏腑按摩的时候，腹腔内当发出"啪啪"的气动响声后，患者立即就会从魄门排出气体，这种现象足以说明治疗出来的"邪气"不可能沿肠道很快排出，而是应该有更便捷的通路，才能很快排出体外，笔者认为这一通道应该就是中医学所说的"三焦"通道。

23. 女性胞宫内的病邪是通过什么路径排出体外的？

答：妇科病患者胞宫内瘀滞的一些瘀血、分泌物、邪气经过按摩治疗后，一般可通过阴道排出体外。瘀滞在胞宫内这些病邪被排出体外后，内部的环境就得到改善，病情就会有所好转或痊愈。

24. 什么叫心理按摩，在给患者按摩的时候可以对患者进行心理按摩治疗吗？

答：因为在对患者进行按摩治疗时与患者的接触时间比较长，医者和患者很容易在相互接触的过程中成为朋友的关系,当医者取得了患者的信任后,往往会谈论一些引起自己疾病的个人、家庭或者生活上的原因。特别是一些女性患者疾病的形成大都是由于家庭和同事之间的矛盾、生活工作上的不如意等原因,易生气发怒,造成心理不健康而引起气滞血瘀,脏腑功能失调,阴阳失去平衡,日久天长形成疾病。医者了解了患者的情况后,就可以从心理上对其进行开导,让其明白不正常的心理活动对人体健康造成的影响,解除其思想上一些不健康的东西,使其正确地面对生活,面对人生,放弃不愉快的事情,树立健康的心理和生理理念。患者心理上的负担解除了,心情开朗舒畅了,人体的气机也就随着调畅了,往往在按摩治疗疾病时会起到事半功倍的效果,很有利于患者身体的康复。这种方法实际上就是一种心理疗法,在对患者按摩的时候伴随着进行这种治疗方法,我们又称为心理按摩。因此,医者在给患者按摩的同时,如果条件允许的话,还可以对患者进行心理安抚,是有助于患者身体康复的。

25. 在脏腑按摩治疗中,为什么常采用"拔罐"和"刮痧"作为辅助疗法?

答:"拔罐"和"刮痧"疗法同按摩疗法都是我国古代劳动人民在向疾病做斗争中逐渐积累起来的宝贵经验,是在民间广泛流传和行之有效的物理疗法。它们在产生和发展过程中是并行存在的,相辅相成的,各自的治疗方式虽然各有所不同,但对疾病的治疗却发挥着相同的作用,并且各有所长,可以互补其短。病邪滞留在人体内必然导致人体气滞血瘀,经络受阻,阴阳失调。拔罐和刮痧疗法通过刺激作用而引起局部组织充血和皮内轻微的瘀血,可促使该处的经络畅通、气血旺盛,具有活血行气、消炎止痛、祛风散寒、调整脏腑之功效。在临床上,作为脏腑按摩的辅助治疗方法,往往起到事半功倍的效果,这也是在脏腑按摩疗法的长期实践中获得的宝贵经验,因此在本书中做了简要介绍,以便于读者学习运用。

26. 每次对患者腹部按摩时,都要进行腹部常规按摩吗?

答:原则上是每次对患者进行治疗时都要对腹部进行常规按摩一遍的。这样做的目的主要是医者可以了解患者腹部当时的状况,对腹部再次进行诊断,来确定本次治疗的重点和手法的运用。当然,如果医者通过对患者长时间的治疗后,已经相当熟知患者腹部的情况,在治疗时简单地对腹部触摸一遍也是可以的,不必严格按照腹部常规按摩次序进行操作,就可以针对患者的病情对重点部位进行按摩。因此,在临床上医者要根据患者的情况灵活掌握运用,不必拘泥于形式。

27. 脏腑按摩在人体保健方面有什么独到之处?

答:脏腑按摩疗法按摩的主要是维持人体生命正常活动的脏腑组织器官,因此利用脏腑按摩方法进行人体保健,实质上就是对人体生命活动的根源进行保健治疗,其保健效果应该优于其他的保健按摩方法,主要表现在以下几个方面:

(1)可以改善腹腔内消化系统的血液循环,促进对摄入的饮食物的消化和吸收。

(2)可以加速新陈代谢,祛除体内的生理和病理产物,清除致病因素,增强人体的气血。

(3)可以调节人体的阴阳平衡,保持脏腑功能的调和。

因此,对脏腑进行保健按摩可以使人体的气血旺盛,消除气血运行障碍,促进气血流通,使气血能够随经络和血脉运行,而内灌脏腑、外营肢节、贯穿上下,使四肢百骸、五官九窍、肌肉皮毛得以濡养,有效提高机体的生命力,增强人体的抗病能力,保障人体的健康,起到强健身体、防病治病的作用。特别是对于"亚健康"人群是一种值得推广的按摩保健方法。

28. 为什么段氏脏腑按摩疗法要重点施治乙状结肠部位?

答:《黄帝内经》有"魄门亦为五脏使"之说,是指魄门的传导与启闭依赖于心神的主宰、肺气的宣降、脾气的升提、胃气的通降、肝气的调达,以及肾气的固摄。可见,其开闭、通畅、排泄均与五脏的功能正常与否有密切的关系。

乙状结肠位于魄门的上端,为消化系统的最末端,糟粕致此,久多必伤,易发结肠炎、溃疡性结肠炎、结肠癌等疾病,生便秘、泻泄之证。"一窍通诸窍皆通。"魄门不但是排泄饮食糟粕的门户,而且是人体三焦管道与体外相通的门路,人体产生的浊气会通过三焦达于魄门而排出体外。重点施治乙状结肠就是为了畅通魄门,故段氏脏腑按摩把打开魄门作为首式,并贯穿于整个治病过程,不但为整体调理之要,而且可消除局部之疾。望习者能够重视。习者不可小看其技法简单。切记:看似简单的东西其作用并不一定简单。

29. 腹部的"积聚"消散后是怎样排出体外的?

答:腹内的"积聚"多由气、痰、血3类构成,通过按摩则可以消散,消散后气归气道、水归水路、血归经脉。近肠胃者入肠胃,近孙络者入孙络进大络归正经。其中,归经络者会通过经络消散;归血脉者会溶于血脉代谢而出;归肠道者皆从二便排出体外。

30. 脏腑按摩疗法可以治疗肾虚吗?

答:肾气的亏虚有3个方面原因:一是年老气自衰,是无法抗拒的;二是过度损耗精气,是可以预防的;三是储气空间被浊物壅塞,是可以调理的。

脏腑按摩疗法可以健脾胃以生化气血,以强壮后天来补益先天。另外,还可通过清理体浊释放空间,使气血归位来使虚损重新得到补益。

31. 脏腑按摩为什么多以降浊为主?

答:《素问·阴阳应象大论》云:"清阳出上窍,浊阴出下窍;清阳发腠理,浊阴走五脏;清阳实四肢,浊阴归六腑。"这里出上窍、发腠理、实四肢的清阳,是指饮食物消化后营养物质之轻清者。走五脏的浊阴,是指营养物质之稠浊者。出下窍的浊阴则指饮食物被消化吸收以后残留的糟粕。归六腑的浊阴,则当是稠浊(营养物质与糟粕之间尚未分解的混合体)。这就是健康人对于饮食物消化后的吸收与排泄过程。如果营养物质之清者,不出上窍、不发腠理、不实四肢;而营养物质之浊者及糟粕类,不走五脏、不归六腑、不出下窍,这就叫作清阳不升,浊阴不降。《素问·阴阳应象大论》又说:"清气在下,则生飧泄;浊气在上,则生䐜胀。此阴阳反作,病之逆从也。"这就形成了病态。

因此,脏腑按摩手法多以通经降浊为主,因浊降清自升,故而手法用意亦多为降。

32. 为什么用脏腑按摩调理慢性病时,开始要着重先调理腹部左侧?

答:因为我们认为腹部左侧主气,腹部右侧主血。腹部左侧的气容易调理,调理好了患者症状就会很快得到改善或消失;而腹部右侧的瘀滞多为瘀血或痰凝想成,多为肝气郁结日久导致气血瘀滞而成,按摩消散瘀结的难度较大。另外,如果不先调理好左侧,而直接调理右侧会使病邪扩散后不易及时通畅排出体外,就会出现"关门捉贼"的局面,有可能给身体造成新的伤害,出现病情加重或新的症状。

故在调理慢性病时,宜先调理患者腹部左侧,待左侧调理通畅后,再开始着重调理腹部右侧。但对于病情较轻,腹内瘀滞少的患者,整个腹部可同时调理。医者在临床运用时要根据患者病情和腹部实际状况辨证灵活掌握即可，不必拘泥。

33. 在施治四肢时应该重点按摩哪些部位？

答：人体四肢的阻塞部位重在关节，关节即关口也。要使四肢与躯干脏腑相通，首要是打通肩、髋关节处的经脉，其次是肘、膝，最后是腕、踝。

关节不通的原因：一是活动最多易劳损；二是肌腱内无血管，缺少气血濡养；三是肉薄，关节内液体易受寒湿损伤；四是经穴汇集较多，易阻塞。由于附着在关节上的肌肉组织易损挛缩而导致经脉瘀阻不通，故按摩四肢宜重调关节部位，以达到节节贯通，不但保持了十二经络在四肢的畅通，同时对脏腑也有很好的调理作用。

34. 脏腑按摩除了重点施治腹部外，为什么有时还要按摩全身？

答：皮、脉、筋、骨、肉分属五脏所主，故五脏功能失调可导致这些组织失常，反之这些组织受损或功能减退，势必会影响脏腑功能，这就是"作用与反作用"的关系。因此，段氏脏腑按摩在重点直接施治脏腑组织的同时，也对其他部位这些组织进行施治，以消除相互的作用，这也是中医"整体观念"的具体运用。

35. 用脏腑按摩调理四肢或五官等疾病时，还要对这些有病变的部位进行按摩吗？

答：段氏脏腑按摩是整体疗法，虽以人体躯干部位特别是腹腔内的脏腑组织器官为施治重点，通过调理恢复改善脏腑功能，来祛除全身疾病，但由于头颈、四肢久病之后必有损伤而形成局部病因，故要消除头颈、四肢之局部病症时，对这些部位的按摩调理也是非常必要的。

局部病变主要表现在经络不通或经筋的受损，但二者多往往共存。经筋损伤主要表现在肌腱挛缩、肌纤维硬化、代谢废物和瘀血等的滞留，从而导致其内分布的经络、血脉、淋巴等管道压缩、变形、受阻，甚者肌肉的改变导致对骨骼的牵拉方向、力度等改变而使骨骼移位，这些原因都会影响气血的运行和对组织的濡养，最终导致相关联部位功能减弱或生诸症。

36. 什么是人体内的"非素有之物"？

张从正云："夫病之一物，非人身素有之也，或自外而入，或由内而生，皆邪气也。"脏腑按摩疗法把人体"非素有之物"称作"阴实"。"阴实"主要是指由于滞气、瘀血和痰湿在人体脏腑组织器官内形成的这些有形的东西。"聚则成形，散则成气"，脏腑按摩就是将不属于正常体内的"阴实"之物，通过外能使之散而化气，通过吐、汗、下之法排出体外还原人体本色，以祛病强身。

37. 为什么慢性病患者身体多"寒邪"？

答：脏腑按摩认为慢性病的形成大都是由实致虚的，这里的"实"非中医所指的"实证"，而是指前面提到的"阴实"。人体内"阴实"的存在，一是"阴实"之物多为寒邪所生，必然消耗人体的阳气；二是"阴实"之物的存在会格阳于外，即使阳气不得入内，久之必寒。因此，"阴实"在体内形成日久必会导致脏腑功的紊乱和减弱，从而必导致人体正气虚损，而形成因实致寒致虚之证。因此，这也是慢性病患者身体多"寒邪"的原因。

一些看似热证、寒证和虚证的疾病，其实质可能是因实证所致，即其体内在逐渐形成或已经形成"阴实"之物，而堵塞了体内生命活动产生的热量向体外散发的通道，或阻碍了阳气的进入，或占据了能量储藏的空间，而表现出热、寒、虚之假象。这也是一些慢性病患者病情比较复杂和久治不愈的重要原因，因而消除体内"阴实"，应为治疗慢性病之首要。脏腑按摩就是要消除人体内形成的非人体正常的"阴实"性东西,从而提高人体的生命力,起到防病治病、养生保健的作用。

38. 为什么左腹多硬块且重而右腹较少且轻?

常说"左肝右肺",即肝气从腹左升,肺气从腹右降,因浊阴之邪随肺气而降宜积累于腹部右侧,故腹右侧则易生痰瘀互结之物,左侧升清,相对则不宜结。当然肝气的郁结也是造成腹部右侧的气血瘀滞生成结块的一个重要原因。

39. 腹内的"寒邪"是怎样形成的?

答:腹内寒邪的成因大致有几个方面:一是贪吃寒凉生冷食物;二是多食中医学认为性寒的食物;三是腹部不注意保暖而外感寒邪;四是有浊气下行或内生邪气使血凝,血凝生成"阴实","阴实"耗阳或格阳于外使阳气不能入内,则生寒证。

40. 怎样认识人体内的"湿邪"和如何清除"湿邪"?

答:常言道:"千寒易去,一湿难除。""湿邪"属阴邪,性质重浊而黏腻,乃体内浊液,不易祛除。其形成乃因脏腑功能衰弱、阳气亏虚、气血运行减缓所致。在体内常以痰、饮等形式存在。

人体内有70%的水液,正是这些水分所含的营养物质滋养着机体,维持机体正常的生命活动,同时也正是这些水分带走了机体代谢产生的废物,不使机体废物堆积而机能受损。若使这些水分在体内正常的运行,必须让水液处于"蒸腾汽化"的状态,水液蒸腾汽化的状态就如同不断被加热至沸腾的水剧烈翻滚运动,生命力才能旺盛。如果体内水液不能处于蒸腾汽化状态,就会成为阴水,这一状态的实现,就需要充足的能量,这能量就是人体内的阳气。

故要祛除人体湿邪,单纯采用发汗、利尿之法是很难除去的,甚则反而伤气、伤血,更不利于祛除体内"湿邪",治则当强脏腑、通经脉、活气血,以扶阳之法才能真正实现祛湿。

41. 人体内的病邪是怎样一个积累过程?

答:体内病邪首先塞于腹,满则积于胸,后传于脊背,上行于颈头,充斥于五官,或溢于四肢,所到而伤之。然也随经而伤者,不一而同。

从三焦来看就是"下焦塞,中焦满,上焦益",三焦是人体躯干上下的气、液通道,实而存之,非何脏何腑,其形如经络,存而无形,无可置疑。"下焦塞"犹如高楼之下水道,水道底端堵塞,水道浊水满,多则溢于外,人体亦然,若下焦不通,则体内污浊之物必不能及时排出于外而堆积,日久必满而溢,伤及脏腑,充于四肢百骸,五官九窍,而变生百证。

脏腑按摩时消除下焦瘀阻是整个调理过程的关键和首要,术者应重视,不可过早贪求别处,无序而为。

42. 运用脏腑按摩治疗疾病时为什么多泻法而少补法?

答:中医治病重在"扶正祛邪",要做到"扶正祛邪"必须首先"通",只有"通"了,才能祛邪外出,只有"通"了,才能输入正能量。因此,脏腑按摩治疗疾病就是先通过泻法,祛除体内的病邪,通畅经脉,而后使脏腑功能恢复,化生正气再行补益的治疗方法,从而实现邪除而正自扶、正扶而又邪自祛的目的。

43. 为什么少腹部位易形成气血瘀滞?

答:少腹部位形成瘀血证的原因是:一是腹腔最大,受血最多,并且骨盆为体内最下部位,缺少运动,若有瘀血停聚,最易沉坠于此部。二是门脉没有瓣膜,难于促使血液前进,不能阻止逆流,所以血液易在腹内诸脏器中沉着而形成瘀血。三是按照中医理论来看,少腹属下焦。上为清阳,下为浊阴,故少腹部常有渣滓秽浊之物停聚,瘀血也易停于少腹为患。

44. 在用脏腑按摩调理虚证患者时,可以同时用艾灸辅助调理吗?

答:孟子曰:"七年之疾,求三年之艾。"清代吴仪洛在《本草从新》中说:"艾叶苦辛,生温熟热,纯阳之性,能回垂绝之亡阳,通十二经,走三阴,理气血,逐寒湿,暖子宫,止诸血,温中开郁,调经安胎……以之艾火,能透诸经而除百病。"

艾灸是以艾绒为主要原料制成艾炷或艾条,熏熨或温灼体表穴位或患病部位,借助药物温热的刺激,通过经络的传导,起到温通气血、扶正祛邪作用,特别是具有扶阳作用。《扁鹊心书·须识扶阳》一节中是这样写的,他说:"夫人之真元乃一身之主宰,真气壮则人强,真气弱则人病,真气脱则人亡,保命之法,艾灼第一,丹药第二,附子第三。"

因此,对身体气血亏虚、阳气不足的患者,在按摩调理的同时结合施以艾灸疗法对患者脏腑功能的恢复亦是有很大作用的。根据患者病情,多法结合进行施治是有利于对疾病的治疗的。

45. 脏腑按摩为什么能调理气虚、血虚、阴虚、阳虚之证?

答:患者常有气虚、血虚、阴虚、阳虚之证,导致这种虚损的原因与脾、肝、肾功能的失调有着直接的原因。

腹腔内有五脏之脾、肝、肾三脏,皆为人体生命活动之基础器官。脾化生人体所需精微,肝将精微加以筛选加工且储藏,肾储藏精微且排泄人体代谢之废物。可见此三脏不但是人体生命活动所需能源的制造、加工和储藏之器,而且也是能量输送和代谢废物收集排出体外之器。如果这些脏腑组织器官生理功能失常,必然会导致消化吸收、解毒转化、排泄过滤各个加工生产气血的环节出现问题,从而使人体气血的质不纯和量不足,这就会形成气虚、血虚,甚至阴虚、阳虚。

46. 人体之热(阳)源于何处?

答:"五行"木为首,木乃生火之原料,五行相生之序,为能量之传递顺序。人体能量释于人体五脏,生于肝,止于肾,其间上下游走,归于平衡,乃天之造化。肝体阴而用阳,为其天然本性而造就。肝为木,木燃而生火也,肾中真阳乃燃木生火之源。肝木生火向上生心火,心火下降于脾土,故心与肠之热相同,为"热心肠"也。脾土之热随之升清而上达于肺金,热减生肺金而不伤肺金。肺金肃降使热随水注于肾水,以补肾中真阳,延续火种。故肝木可以生火,但不可过,过则病矣。这就是笔者认为的维持人体生命活动的"阳"的来源和运行过程,有误之处请同仁指正。

47. 怎样理解脏腑按摩疗法的至简性?

答:脏腑按摩的至简性,就在于不过多地去分辨疾病的阴阳、寒热、虚实,一切疾病都会随着气血通畅、病邪清除、受损的脏腑功能得到改善或恢复,重新回归和谐平衡而消失。脏腑按摩的目的就是使人体恢复本来的中道运行。

中医乃中道之医学,而不仅是指中国医学,所以平衡人体阴阳才是中医根本之道,脏腑按摩的双向调节作用更凸显其要旨,"致中和,天地位焉,万物育焉"。脏腑气机各自归位,才能保持人体的正常生命活动。

48. 什么是"心结"？

答:胸骨剑突下,也就是我们常说的"心口窝"部位的积块称作"心结"或"心下痞",此积块多因心情郁闷、思虑过多、日久郁结而致,形成后堵塞于剑突之下,影响胸部气血的升降,宜导致心肺和脾胃功能失常。

按摩治疗"心结",有专门的"心下破积"技法操作。该技法多用指点、指拨和肘部压手法以消除剑突下的结块或硬条,使胸部浊气下降、清气上升,以改善心肺和脾胃功能,消除疾病。

49. 按摩四肢时可分别针对哪些部位？

答:四肢按摩部位选择可分为 4 个部分:一是经络(手足三阴三阳),二是经筋(肌肉筋腱),三是血管(四肢动脉),四是神经(四肢神经)。通过手法按摩这些组织既可疏通消除局部病灶,也可调节内脏功能及改善其他相关联部位病症。

50. 为什么脏腑按摩有时也很重视对腰背部的调理？

答:人体背部有膀胱经、华佗夹脊和督脉。背部膀胱经第一侧线的背俞穴及第二侧线相平的俞穴,俞穴为脏腑之气输出输入之处,内应于脏腑,反注于背部,反映脏腑形态,主治与其相关的脏腑病症和有关的组织器官病症。同样,俞穴也是脏腑之病气可以输注到的部位,因此,施治这些俞穴可以调理脏腑气机,祛除病邪。

督脉位于背后中脊,为奇经八脉之一,与六阳经有联系,是"阳脉之海",总制诸阳,能统摄调理全身阳气、维系全身元阳。

夹脊穴可以说从属于督脉和足太阳膀胱经,与脏腑密切相关,是体内脏腑与背部体表相连通的点,与脏腑活动相关,具有调理脏腑气血的功用。因此,脏腑按摩虽以调理腹部为主,但也非常重视背部调理,并通过按摩背部治疗脏腑疾病。

第三节　操作手法答疑

1. 怎样才能使手法做到"深透有力,持久柔和"？

答:熟练的按摩手法要求有力、持久、深透、柔和,才能使手法刺激的强度深达脏腑组织器官和病灶部位,从而起到防病治病、强身保健的作用。

"有力"是做好按摩手法的前提,这就要求医者首先具有强健的体魄,良好的身体素质,具备力量的源泉;其次还要有一定的指力、腕力和臂力;最后要具备耐力,而不是蛮力和爆发力。力量的获得可通过体育锻炼和在按摩实践中积累。只有力量的持久才能深透,使力达脏腑和病灶,收到好的治疗效果。

所谓"柔和"是指手法要轻柔缓和,不使用蛮力、暴力,做到"轻而不浮,重而不滞,松而不懈,紧而不僵"。"柔和"的手法可以防止损伤皮肤、软组织和器官,也会给患者带来舒适、乐于接受的感觉。因此,医者在临床实践中必须认真刻苦、举一反三逐渐练习和感受,才能使手法运用自如、得心应手,做到轻而不浮、重而不滞、刚中有柔、柔中有刚、刚柔相济,达到力的运用与手法的完美结合,充分发挥按摩的效用。

2. 要使手法做到用力持久深透，在用力上有什么技巧吗？

答：要做到手法的用力要持久深透，除了医者要有好的体质和大的体力外，还要讲究一定的用力方式。要想得到持久深透的力量，必须力从根发，就是指不是单纯的臂力和手的力，手或手指上的力应该是由脚传膝，膝传腰，腰传肩，肩传肘，肘传腕，最后传到指上的，这种从下至上节节传到手上的力，才能源源不断，才能做到持久深透。另外，医者还必须学会运用发自"丹田"之气，做到以意摧气，以气摧力，气到力到，才能使力和各种信息能量达到患者的脏腑组织器官和病灶部位，产生手到病除的治疗效果。

3. 怎样掌握运动类手法的治疗时间和频率？

答：腹部按摩常用的运动类手法主要有揉法和拨法两种。使用运动类手法治疗时间的长短主要取决于所治疗的部位，一般情况下如果是治疗病灶（硬块或条索），时间就应该长些。如果是常规按摩次要部位，治疗时间可短些。运动类手法的频率一般要控制在每分钟30次左右，因为只有在运动频率低的情况下，每一次操作的力度才能够做到深透，产生作用，所以在使用这一类手法时，不要太讲究快频率，这也是段氏脏腑按摩区别于其他按摩流派的一个特点。

4. 在使用点法和按法时，点按多长时间为宜？

答：在用点法和按法治疗时，一般情况下需要点按5～10分钟。因为只有手法操作到一定的时间，手的力量才能慢慢地由轻到重，由表及里，由浅入深达到脏腑组织器官和病灶部位，发挥作用，产生疗效。在临床运用中，医者要分清主次，灵活掌握，对于主要治疗的部位，点按时间可适当长些。对于治疗的次要部位点按时间可短些。另外，还要根据患者的病情，掌握好病邪的变化，随时调节每个治疗部位按摩时间的长短，这需要医者有足够的临床经验才能做到。

5. 使用按压手法时，为什么不能突然撤力？

答：因为在使用按压手法时，一般持续的时间较长，力度较大，力量已逐渐渗透到脏腑组织器官内部，这些被按压的脏腑组织器官就会发生形状的改变。如果突然撤力，被挤压变形的脏腑组织器官就会突然反弹膨胀，气血回流填充，患者就会有疼痛和难受感，有时候还会发生危险。所以在使用按压手法时，如果按压的时间较长和力度较大，在撤力时，应该慢慢逐渐减小力度，使挤压变形的脏腑组织器官慢慢恢复原来的状态，这样才能不会给患者带来痛苦，并可避免发生危险。

6. 在做脏腑按摩的时候，医者应该选择怎样的体位进行操作？

答：医者体位的选择要以利于手法的操作为原则。主要体现在要使使用的按摩手法操作起来舒适、便于用力和适合治疗的部位3个方面。以按摩腹部为例，医者就要位于患者的右侧，根据治疗的部位和使用手法的不同，可采取站位，或坐在高矮合适的凳子上，也可侧身坐在患者右侧的床沿上进行操作。例如，在使用"健脾和胃"按法时，医者坐在床沿上操作就比较合适；而使用"翻江倒海"揉法时，医者就要采用站位才容易操作；使用"清理盲肠"手法时，坐在凳子上就好操作。"健运三经""调和冲任"等操作手法既可选择站位，也可采用坐位。因此，医者无论采用什么样的体位，都要有利于手法的操作，不必拘泥于形式。

7. 在治疗"实证"和"虚证"时，手法运用上有什么区别？

答："实证"是指病邪在体内的力量和机体本身的抗邪能力都还比较强盛，或者是说病邪虽盛但机体的正气未衰，正能够与邪相抗争，因此"实证"患者多体质较好，在按摩治疗时宜选用较重的手法,如点法、拨法、压法等,治疗时力度可大些,治疗时间可长些。"虚证"是指人体的正气已经不足,气血津液亏虚,脏腑功能减弱,抗病能力低下,因此"虚证"患者多体质虚弱,在治疗时宜选用轻柔、轻按等较柔和的手法,治疗的时间也不要太长,否则会过多损伤人体的正气,不利于疾病的恢复,只有在患者病情逐渐好转,正气恢复后,才可以加重手法进行治疗。

8. 使用"健脾和胃"按法时,怎样才能取得较好的治疗效果?

答:"健脾和胃"手法的主要作用是消食导滞,调和胃气和降胃气,增强胃的消化功能。其主要操作手法是掌按法,用手掌按压胃体的各个部位。要想取得好的治疗效果,首先就要做到按压的部位要准确;其次要做到手法操作规范,手掌按压在左季肋弓下缘的胃脘时,除拇指外的其他四指的指腹要分别点按在左季肋的肋骨间隙;另外还要做到能够逐渐增加压力,力量要能深透持久,按压时间要长些,以手下产生气机的运动为佳,但也不必刻意追求有气的响动。

9. 使用"疏肝利胆"按法时,怎样才能取得较好的治疗效果?

答:"疏肝利胆"手法的作用主要是调理肝脏,将瘀滞在肝脏内部的邪气排出来,提高肝脏的疏泄功能,使人体的气机能够恢复通畅。其主要手法为掌按法和肘按法,要想取得好的治疗效果,在使用掌按法的时候,用手掌按压右季肋时,手指应该着力点压幽门穴部位。在使用肘按法时,肘部应该点压在右季肋的期门穴部位。两种手法的使用都要能够持久,使力量传到肝脏的内部,以肋下有气动的响声为佳,在撤手法时要慢慢地松力,不可突然撤力。

10. 在按摩患者腹部时,应怎样操作才能避免损伤皮肤?

答:因为大部分患者都未接受过胸腹部按摩治疗,皮肤比较娇嫩,而且腹部的肌肉组织比较柔软,可缩性大,如果使用按摩手法操作不当,就很容易造成皮肤损伤,影响以后的治疗。为避免损伤皮肤,应该注意以下几个方面:

(1)医者必须剪除较长的指甲,使指甲的边缘保持圆润光滑,以防止指甲划伤皮肤。

(2)手指的指腹要吸定在皮肤的表面,揉动腹腔内的组织器官时,防止手指与皮肤摩擦,而挫伤皮肤。

(3)在手法操作时,应该缓慢柔和,切忌使用蛮力和暴力,因用力过度或不当而损伤皮肤。

(4)在用手指按摩时,要用手指的指腹与患者的皮肤接触,要尽量避免指甲接触皮肤。

(5)在对初次接受脏腑按摩的患者进行治疗时,开始治疗的时候,手法要用力较小,当患者逐渐适应后再逐渐加大手法的力度。

11. 如何控制好腹部气机的升降?

答:腹部按摩要控制好气的升降,以防止气机的紊乱,不然有可能导致患者的不适。因此,按摩腹部时要做到上下兼顾,才能保持气机上下运行的协调,如果只按摩下腹可能会导致气机的上逆,而只按摩上腹又可能会导致气机降得太过或邪气散而不能排出形成腹胀,故必上下、下上循环,才能达到上下相通、气机不乱。

腹部以肚脐分为上下,肚脐上部诸穴为降气,肚脐下部任脉诸穴多升气,其他经穴或升或降不一,平行肚脐带脉上诸穴为上下联通之枢纽,术者应临证要视气的升降之需而选择。

12. 运用"疏通结肠"技法时应重点施治哪些部位?

答:运用"疏通结肠"技法时,应该把施治重点放在结肠左曲、结肠右曲和横行结肠部位。因为当肠道内的糟粕到达这几个部位时会运行减缓且容易壅塞,若糟粕停留时间久了还会损伤这部分肠道,并影响胃气和肝气的下降,所以术者临证应多体察,视具体情况进行重点按摩调理。

13. "翻江倒海"技法很难掌握,它在治疗中有什么作用?

答:"翻江倒海"技法是段氏脏腑按摩独有技法,也是常用的技法之一。其作用有:①上可引降上焦心肺之气;②中可活动中焦肝胃之气;③下可催促中焦腹中之气下行;④其延伸技法可撼动体内深层之气。故该技法可使人体之浊气由静而动、由动而行、由行而散、由散而排,功效非凡。

要做好"翻江倒海"技法,需两手配合,协调完成,其发力不在表而重在双胁下和上腹部的脏腑器官和浊气、浊液,可使体腔内之浊气、浊液动而散。因其手法独特,看书难通,应有明师言传身教,方可掌握。该技法为古传段氏脏腑按摩之独有,双手配合旋转揉动,行如太极之"云手",同门与否,见此即验证。

14. 利用"翻江倒海"按揉上腹部,有时第 1 天揉着有声响,而第 2 天揉动时又不响了,这是为什么?

答:如果第 1 天治疗时揉动有声响,第 2 天揉动时无声响,此为第 1 天治疗消散出来的浊气有可能归位所致,即治疗出来的浊气又回归到原来的位置了。如果出现这种现象,第 2 天治疗时可从患者背部或胸部寻找浊气的藏匿,然后治背部或胸部可使浊气重新消散而出。

15. 应该按照怎样的顺序调理腹部的脏腑?

答:因为造成疾病的原因是多方面的,所以对脏腑的调理要有整体观念,脏腑按摩在实际操作中既要从整体出发又要注重局部治疗,做到面、线、点的有机结合,才能更好地发挥按摩的效果。一般治疗顺序为先实脾,而后调肝,继而补肾。其意虽有序,而其果无序,不必拘泥。虽有侧重,实则全调,因为人患病时脏腑器官可能存在一损俱损,但身体恢复时却不存在一荣俱荣,必须是脏腑器官整体恢复后,疾病才能痊愈。

16. 怎样才能充分发挥好每个按摩技法的作用?

答:脏腑按摩的技法实际很简单,主要是以点、按、拨、揉手法为主构成的,而其达到疗效的关键是要做到火候,即运用每个技法时,要做好施治部位选择、力度大小、时间长短、操作方向、频率快慢等几个方面,如同中药方剂中的配伍运用,有种类、剂量、煎熬方式等。只有这样才能真正发挥好每个技法的作用,方能显治病奇效。

17. 如何做"定海神针"技法才能达到效果?

答:"定海神针"主要是用来点按腹部穴位的技法。点按穴位时要做到深透,按而持久,动而不移,旋转补泻(手指顺时针旋转为补、逆时针旋转为泻),气通而止。点按力度的大小要以患者不产生抵抗力为准。力度过大时,患者腹部疼痛肌肉痉挛,即产生抵抗力,点按力不能渗透体内则徒劳无功;力度过小时,力又不能达病灶,则事半功倍,其效不佳。

"胡氏腹部推拿"创始人胡秀璋教授临床把腹部由浅入深地划分为 5 层气体。第 1 层(皮肤):用力最轻,适应于病变轻、浅或邪在皮腠者;第 2 层(气血):用力轻按,适应于病属气血脏腑之症;第 3 层(经络):用力稍重,适应于病属经脉不调或闭塞不通之症;第 4 层(腰肾):用力重按,适应于气血脏腑有余之症或寒热痹证;第 5 层(骨骸):用力最重,适应于病深入骨内脑脊髓中或为顽疾痼疾。以上的划分,其所按之力的大小并无严格的标准,只是根据患者腹部的厚薄而定,似乎有些抽象,但是在腹部按摩临床上有着重要的指导意义,而且治疗效果是不容置疑的。所以,在使用"定海神针"技法时也可根据患者腹内病邪的深浅来选择操作力度的大小,但最终还是要以治疗效果为准。

18. 如何降两胁肋内的浊气?

答:如果两胁肋郁气胀满或腹部气机上逆至两胁肋,可依次点按气户、大包、章门和带脉穴,导引两胁肋之浊气下行。

19. 利用"固肾培元"技法为什么能起到补肾的功效?

答:"固肾培元"技法主要是通过将肚脐周围瘀滞形成的"阴实"之物消除,这样一可使气血无阻达于肾,肾得到充足的气血濡养,起到健肾补肾的作用;二是清理掉脐部周围的"阴实"之物后,可以释放元气储存空间使正气存内,起到培元固肾的功效。

20. 怎样才能将力贯穿到手指?

答:脏腑按摩要做到力量深透持久,必须要有足够的指力。因此,术者的指力训练是非常必要的,指力是决定治疗效果的因素之一。这种劲力的来路,从形体来说有如太极拳的劲路,都是"起于踵,发于腰,达于稍,形于指",只是多一个延伸,把劲力透达病区而已。从神意来说,这种力是基于松静自然状态下的本能意识。只有在"形神兼备"的前提下才能产生无微不至的劲力。所以要劲力到位,术者必须精修"内功",积蓄内在潜能,才能柔中有刚、刚柔相济地因症用"力"。指力的传输要做到意到、气到、力到。其力生于丹田,发于足跟,达于指端,方可传于脏腑、经脉、肌肉,乃至透骨入髓,做到久而不衰、柔而不僵、深透持久。

21. 为什么按摩腹部时经常用到"健运三经"技法?

答:"健运三经"技法主要是用来施治位于腹部的胃经、脾经和肾经及腹腔内的小肠等器官。因为"胃经是诸经降之官""脾经是诸经升之官",胃经和脾经的通畅与否不但会直接导致胃经不降和脾经不升,还会影响诸经气机的升降,因此,疏通二经对调节人体气机的升降正常是必不可少的。另外,肾经在腹部与冲脉循行重合,冲脉是人体奇经八脉之一,称为十二经脉之海,能调节十二经气血。故"健运三经"可通腹之经、调脏腑经络之气,是常用技法之一。

22. 什么情况下才着重使用"清理盲肠"技法?

答:当通过按摩促使体内的浊气、浊液降到盲肠时,由于盲肠部位的特殊结构,这些东西就容易停留在此处难以进入升结肠,影响进一步向下运行,这时就可以用"清理盲肠"技法,对盲肠进行挤压,推动浊物上行进入升结肠。此技法为段氏脏腑按摩所独有,操作难度大,学者需反复练习,用心体悟。

23. 什么时候用"通调全腹"技法?

答:"通调全腹"技法主要是用推扳法活动整个腹腔内的组织器官,起到调和整个腹部气机,以及缓解重手法刺激的作用,所以一般再对腹部按摩结束时进行操作。操作时动作要缓慢而有节律。

24. "舒肝健胃"技法操作部位和"翻江倒海"相同,有什么作用?

答:"舒肝健胃"技法采用的手法是按压法,通过按压两胁肋不但有调理肝胃之气、清理肝胃内之邪的作用,而且有降胸部心肺之气的作用,并且起到静心安神之功效。

25. 什么时候用"海底捞月"技法？

答：在按摩治疗疾病过程中，当上腹部的浊气、浊液下行至少腹时，如不能排出体外时而采用的技法。使用这个技法可使浊物重新返回上腹部，通过使浊物在腹内上下移动，逐渐消散，以便最终排出体外。此法如同两个水杯反复相互倒水一样，不断地倒过来、倒过去水就会逐渐减少。

如果在治疗过程中出现这种现象，一般最后把浊物按摩到下腹部后就可以结束本次治疗了。

26. 是不是治疗任何疾病都要用到"调理冲任"技法？

答："调理冲任"技法是段氏脏腑按摩疗法的一个常用技法。任脉是奇经八脉之一，与督、冲二脉皆起于胞中，同出"会阴"，称为"一源三岐"。任脉行于胸腹正中，与六阴经有联系，称为"阴脉之海"，具有调节全身诸阴经气的作用。该经腧穴主治腹、胸、颈、头面的局部病症及相应的内脏器官疾病。冲脉亦是人体奇经八脉之一，称为十二经脉之海，能调节十二经气血，与生殖机能关系密切。

冲任二脉贯穿于腹部中央，联通上下，遍布三焦，因此，通过"调和冲任"技法打通冲任二脉，可通上中下三焦之气，上可安心，中可健脾，下可益肾，并有调理诸症、强健全身之功效，特别是调理妇科诸症必不可少的技法，是段氏脏腑按摩疗法常用的重要技法。

27. "抓拿腹壁"技法有什么作用？

答："抓拿腹壁"技法，意在消除腹部较厚的脂肪和软化僵硬的腹部肌肉，以达到"水落石出"的作用，为能按摩到腹腔内组织器官扫除障碍。另外，还起到消脂减肥和疏通皮部经络的功效，主要适用于腹部脂肪层厚和腹部坚硬的人群按摩治疗初期。

28. 如何运用好"疏肝利胆"技法？

答：调肝胆宜先调其周围，即右季肋下、胆总管、门静脉等部位，以确保其进出气血畅通，而后再重点施治肝脏以化其内瘀物，消其内郁气，郁气散而有声，气散则瘀自活，活而消散除之。

"疏肝利胆"技法主要以按压手法为主，按压时力量要渗透到肝脏内部才能充分发挥作用，不可浮于表皮，为段氏脏腑按摩的又一核心技法，学者千万不要因为其技法简单而忽视。

29. "健脾和胃"技法有什么功效？

答："健脾和胃"技法重在降胃之浊，和胃之体，健脾之摩擦力。脾的摩擦力增强，则胃之动力加大，有利于胃的蠕动排泄降浊。和胃的目的主要是消除胃体的气血瘀滞，使胃体得到气血濡养而修复，增强胃的生理功能。故降胃浊多用点拨之法，和胃体多用掌按之法。

30. 对体虚患者和体壮患者应采用什么不同手法？

答：按摩腹部时，对体虚者多采用掌按法，力度要小，动作要缓，多补少泻；对体壮者多用点法和拨法，力度要大，频率可快点，多以泻为主。因腹部胃肠蠕动较缓慢，故腹部手法频率总体不必太快，要做到缓和而深透。临床施术者需仔细因人、因病而辨，用心施术，以求实效。

31. 按摩腹部时，如何掌握每种手法用力的方向？

答：按摩腹部时，点法用力方向一般垂直于腹部向下；压法用力方向为垂直向下或稍微向腹部下方用力，不可向胸部方向；拨法的方向大多要指向肚脐部位。

32. 按摩腹部时,术者手的着力点主要在哪些部位?

答:师传"按摩之手如猴手状",其意为按摩时手的着力部位应为手掌的边缘,即五指指端、小鱼际、掌根和大鱼际部位。

33. 按摩腹部主要以那些手法为主?

答:常言道"大道至简",段氏脏腑按摩用于腹部治疗的手法并不复杂,多以点(指点)、按(掌按)、拨(指拨)、揉(掌揉、指揉、双手揉)4 种手法为主,这 4 种手法分别作用到了腹部的点、线、面。

通过这 4 种手法组合构成了段氏脏腑按摩腹部技法,在具体操作中根据患者的不同病情,或刚或柔,或重或轻,或表或里,或深或浅,或点或线,或线或面,或分或合,或上或下,或补或泻,各种技法的结合实现了全面多层次地对腹部各个部位的调理。

34. 按摩腰背部的手法和操作要领是什么?

答:腰背部手法主要有点、按、拨、拿、揉。手法操作要领是:以指点穴要部位要准确,力量要透;以肘按时压力要入腹内;弹拨膀胱经如同弹拨琴弦;拿捏肌肉要深入肌肉里面;消除病灶需细致入微。

35. 如何运用好"强腰健肾"技法?

答:使用"强腰健肾"技法时,多用肘部按压法,其用力按压至患者有疼痛感方有效果,忌力小不透。重按腰部肾俞、志室、腰眼具有补益肾阳的作用。

36. 如何运用好"遍地开花"和"罗汉击鼓"技法?

答:"遍地开花"技法的主要操作手法是揉法,按揉背部时力量要均匀柔和,手移动时要缓慢,此技法一般用于背部按摩操作起始,或用来缓解重手法的刺激。

"罗汉击鼓"技法的主要操作手法是捶法,捶打背部时动作起落要有节奏,力度要均匀适中,在心脏和肾脏对应部位捶打时力度不要太大以防伤及脏腑,此技法一般用于背部其他按摩操作结束时。

37. 如何运用好"拿捏肩井"和"气归命门"技法?

答:"拿捏肩井"技法的主要操作手法是拿捏法,这里的肩井不单是指"肩井穴"而是指此处的筋,所以拿捏时关键是要拿捏住肩井部位的筋。拿捏肩井除了具有治疗肩部肌肉疾病的作用外,还有升清降浊、调一身之气的作用。

"引气归元"技法为收形之术,重意不重力,意将身体散乱之气收归命门即可,为背部按摩操作完后的结束技法。

38. 如何运用好"摇橹渡海"技法?

答:"摇橹渡海"技法是用手指或肘部拨背部膀胱经的一种技法,其操作要领为先重按于背部膀胱经的循行部位而后摆动手指或肘部进行来回弹拨,如同弹拨琴弦一样,忌浮而不沉,拨而不动。其作用为软坚散结、通经调气。

39. 如何运用好"沙场点兵"技法?

答:"沙场点兵"技法的操作手法主要是指点和肘部按法。无论用指点还是用肘按,其施治部位必须准确,用力要沉稳并渗透入肌肉内,甚则透背入胸腹,达于脏腑,具有通经调脏的作用。

此技法施治部位重在脊柱两侧肌群,因此,它也是消除脊柱周围"病灶"(分布在肌肉组织内的结节、条索、囊泡等病理产物)的主要技法。在消除"病灶"时,术者要用手指或肘部先重压在病灶部位,然后再用手指或肘部来回碾压病灶使病灶消散。

40. 如何运用好"金牛犁地"技法?

答:"金牛犁地"技法的操作手法主要是抓拿法。其操作要领重在抓拿的力量要深入于肌肉,拿起肌肉而后再进行捏或搓,忌施于皮毛,虚而不实。其有疏通经络、伸展筋肉、消除挛缩、推血过宫、捏筋归位之功效。

第四节 临床运用答疑

1. 什么样的疾病患者适宜接受脏腑按摩?

答:脏腑按摩的治疗范围很广,涉及内科、妇科、儿科和骨伤科等多种疑难杂症,对一些急性病和慢性病都有一定的治疗效果。根据临床经验,比较适合接受脏腑按摩的患者应该具备如下条件:

(1)患者虽然患病时间较长,但脏腑组织器官没有发生器质性病变。

(2)患者病情发展缓慢而且稳定,在短时间内不会迅速发生恶化。

(3)患者要信任按摩治疗的作用,能够主动地跟医者密切配合,有充足的信心和时间接受按摩治疗。

2. 怎样才能提高腹部诊断的准确性?

答:要想通过按诊准确诊断疾病,一要全面掌握脏腑按摩的诊断理论和诊断方式;二要具备敏锐的手感,能够灵敏地感触到患者腹内的病与非病,准确地判断出疾病的位置、状态、深浅、轻重和缓急;三要能够根据触诊的结果来断定患病的脏腑组织器官和可能导致的疾病和症状;四要不断地从临床中总结诊断经验,做到多实践、多体会、多领悟,举一反三,这样诊断的准确性就会逐渐提高。

3. 无论对患有什么病的患者都要做脏腑按摩吗?

答:脏腑按摩也是有一定的治疗范畴的,必须要遵循中医学"辨证论治"的原则,并不是对任何病症都要做脏腑按摩。在对患者进行按摩治疗时,首先应该判定其所患的病是不是因为脏腑失调而引发的。例如:腰痛病,引起腰痛的病因很多,如果是因肾虚引起的腰痛,就需要对脏腑进行按摩治疗;如果是因腰肌劳损、椎间盘突出等原因造成的腰痛,就不需要对脏腑进行按摩,直接对患病部位进行对症治疗就可以了。当然,按照中医学的整体观念,在做按摩治疗时,必须全面考虑疾病的病因所在,不可"头痛医头,脚痛医脚"。因此在治疗一些头部或四肢疾病时,在对患病部位按摩的同时,必须找到它发病的根源,对引发疾病的一些功能失调的脏腑进行按摩调理,才能从根本上祛除病因。

4. 在治疗腰痛患者时,也要做腹部按摩吗?

答:这就不一定了,医者要根据患者患腰痛疾病的病因辨证施治。引起腰痛的病因大致可以分为 3 种:第 1 种是内伤肾之精气,出现腰背酸痛、下肢酸软症状的肾虚腰痛;第 2 种是因外感风寒湿邪,出现腰部坠胀酸痛症状的痹证,疼痛感的轻重常常和天气的变化有关;第3种就是由于劳累过度或扭伤,导致腰部肌肉劳损或关节错位,出现按之刺痛,转侧仰俯不利症状的损伤腰痛。针对患者造成腰痛的原因,一般对内科和妇科疾病导致肾虚而引起的腰痛,就要进行脏腑按摩的治疗,才能够补肾益气、祛除病邪,产生好的治疗效果。

5. 怎样掌握治疗手法的力度?

答:治疗手法的轻重即指手法作用力的大小。在临床运用上,治疗手法的适宜刺激量与按摩的治疗效果密切相关。脏腑按摩是以按摩患者腹部为主的一种治疗方法,掌握手法的轻重总的原则是要以患者的病症和患者的承受能力为佳,另外还要遵循以下几个原则。

(1)从年龄上讲,青壮年身强气足,手法的力度宜重些;老年人因身体亏虚,手法的力度宜轻些。

(2)从体型上讲,体型肥胖者其理厚,用手法治疗时力度宜重;体型消瘦者其理薄,用手法治疗时力度宜轻。

(3)从体质上讲,体质强壮精气旺盛,用手法治疗时力度可重些;体质虚弱亏损者,用手法治疗时力度应该相应减弱。

(4)从病证的虚实上讲,对实证患者用手法治疗时力度宜大;对虚证患者用手法治疗时力度宜小。

(5)从施治次数上讲,初次接受治疗的患者,手法力度宜轻;患者接受几次治疗逐渐适应后,手法可以相对加重些。

(6)从病位上讲,病位深者,用手法治疗时力度宜大;病位浅者,用手法治疗时力度宜小。

在临床操作时,医者要综合分析患者的情况,在施治过程中逐步确定治疗手法的轻重,才能做到恰到好处。

6. 怎样掌握每次按摩治疗时间的长短?

答:脏腑按摩每次施治时间的长短也是决定治疗效果的一个重要因素,确定每次按摩时间的长短是一个比较复杂的问题,要视患者的年龄、性别、体质、病变部位和病证的虚实而定。段氏按摩在临床应用中对一些慢性脏腹疾病进行治疗时,治疗时间一般控制在1个小时左右,少则不低于30分钟,多则不超过2个小时。治疗时间短则达不到治疗目的,时间过长又有可能起到相反的作用,给患者造成损伤。这就要求医者在对患者进行每次治疗时必须掌握患者当时病证的具体情况,然后确定出这次治疗时间的长短。在治疗过程中还要注意观察患者症状的随时变化,特别是脏腑气机的变化。还要不断询问患者的感受,并根据治疗的情况判断这次治疗是否达到预期的目的,以便随时调整治疗时间,以确保对患者每次治疗达最佳效果,又不会治疗过度,起到相反的作用。

7. 对于不同的病灶应如何选择有效的治疗手法?

答:在本书前面的叙述中已经对脏腑按摩手法治疗的部位和作用进行了详细的介绍。在这里着重对位于腹内的一些病灶应采用哪些具体手法做一说明。

(1)条索状病灶,主要采用横拨手法,因该手法刺激强度较大,有利于将硬化的条索软化,使其逐渐消散。

(2)硬块状病灶,主要采用掌按、指点和指拨揉手法。对于较大的硬块可先用掌按法,再用指点法,逐渐加大刺激强度,然后用指拨揉手法,使其由硬变软,逐渐消散化解。

(3)气状病灶,主要采用掌按和揉法,通过掌按和揉法作用,使滞于腹内的邪气发生移动,最后迫使其排出体外。

当然在临床实际运用上,医者还要针对各种不同病灶的具体情况灵活掌握选择合适的治疗手法,只有这样才能取得好的治疗效果。

8. 在按摩"积块"时,为什么常采用按法和拨法?

答:患者腹部内的"积块"状物,多为常年积累所生,为病邪之所凝聚,影响着正常的气血畅通,按之多固定不移,并伴有疼痛感或者不舒适的感觉,有的还会出现刺痛或剧痛,患者拒按,这就是中医所说的"痛则不通"。在开始按摩这些"积块"时,多采用掌按法和轻揉法,这些手法的刺激量较小,患者能够接受和忍耐。当"积块"随着按摩逐渐变软,按时患者的疼痛感逐渐减轻后,可采用刺激较重的点法和拨法,并根据患者的感受逐渐加大手法的力度和增加治疗的时间,使"积块"在外界和内部的作用下逐渐"液化"和"汽化",转化成可移动"液态"或"汽态",疏散开的病邪就会随着气血的畅通而消散,最终排出体外。

9. 在按摩"条索"状物时,为什么常采用拨法?

答:久病的患者,其腹腔内常会有"条索"状物,大都是由于长期患疾病,病邪积聚,气滞血瘀而形成的,其形状如"条索",有长有短,有粗有细,触之坚硬,患者大都有疼痛感。条索存在腹部会影响气血的运行和脏腑功能,是造成久病不愈的一个重要原因。在对"条索"进行按摩时,主要采用指拨法,用手指对"条索"进行横拨,力量由轻到重,以患者能够承受为宜。因为在使用指拨法横着拨动"条索"时,如同用指拨动琴弦,刺激量较大,易使坚硬的"条索"软化消散,作用效果较好。

10. 如果患者的腹部又大、又硬、又有弹性(俗称"胶皮肚"),在开始治疗时应该采用哪些手法?

答:因为当代人们的生活条件较好,大都身体比较肥胖,有些患者的腹部脂肪肥厚,肚子很大。对这些患者在开始进行腹部按摩时,手指很难触到腹腔内的脏腑组织器官和病灶,因此在对这些患者进行脏腑按摩治疗时,应该采用抓拿法、掌揉法、掌按法、指拨法等手法,使其腹部变软,弹性变小,只有这样才能"水落石出",才能采用其他手法触摸到腹内的情况,进行进一步治疗。

11. 按摩四肢穴位时常用哪些治疗手法?

答:在按摩四肢穴位时,按照需要治疗的刺激量和效用的不同,多采用点法、揉法和拨法3种治疗手法。点法具有深透性,揉法具有缓解性,拨法具有传导性,这3种手法经常交替使用。操作时,可先对穴位进行点按,产生得气感后,再采用拨法,促使气感沿经络放射传导,最后用揉法来缓解重刺激,来对治疗的部位进行放松。

12. 对患者的四肢穴位按摩时,一般治疗多长时间为宜?

答:在对患者进行腹部按摩后,如果再选取四肢经络穴位按摩治疗的话,一般每个穴位需要点按或拨揉1～5分钟,每个穴位的具体治疗时间的长短可根据施治穴的主次和治疗效用而定。如果是主要的穴位,按摩时间可长些,次要的治疗穴位按摩时间可短些,无论治疗时间的长短,都要使患者局部出现酸胀感或放射感,有的穴位按摩时还会有麻胀感或刺痛感,这是一种得气现象,只有产生了这种现象才能有好的疗效。

13. 怎样理解脏腑按摩中的"法无定法"?

答:"法"是指脏腑按摩的治疗原则。包括按摩治疗疾病的理论法则和手法使用法则。脏腑按摩疗法在治疗疾病中有其固有的治疗理论和治疗手法,但是中医学有"同病不同证,同证不同病"之说,而且对同一个患者在治疗的不同阶段其病症也是在不断地发生着变化,因此对于同一种疾病或者同一种症状,以及对一个患者的不同治疗时期,医者就不能拘泥于书中所讲的固定治疗方法,必须针对临床患者疾病的具体情况,根据书中所阐述的理论和手法辨证论治,随时根据患者病情的变化,灵活机动、随心所欲有创造性地去选择准确的治疗方法和治疗手法,这就是脏腑按摩中所说的"法无定法"。只有这样才能使用脏腑按摩疗法治疗各种千奇百怪的疑难杂症。

14. 对于刚开始接受脏腑按摩治疗的患者,应该着重治疗腹部的哪些部位?

答:在对患者进行脏腑按摩时,首先必须做出正确的诊断,全面掌握患者的腹部症状,然后才能确定腹部的重点治疗部位。一般情况下,对病史较长的慢性病患者而言,大部分腹部排泄系统存在功能障碍,开始治疗时,应着重施治乙状结肠、升结肠、横结肠、降结肠、盲肠以及腹部左侧几个部位,使这些部位的气血畅通,机能增强,排泄畅通,为以后治出的病邪和病气的排出打开通路。防止治疗出来的病邪和病气不能及时排出体外而滞留体内,造成患者病情加重,产生相反的效果。

15. 在对患者每次腹部按摩治疗后,对患者的背部也都要进行按摩吗?

答:是否对患者的背部进行治疗,这要看患者的疾病和病情而定。一般对病情较轻的或者背部有明显症状的(如气血瘀滞,有明显的痧象等),或者对背部治疗后对腹部气机的扩散、升降的变化没有多大影响的患者,是可以对背部同时进行治疗的。但对于那些病情较重、脏腑内病邪较多的患者,在治疗初期,当医者还没有全面掌握疾病变化规律的时候,一般不要按摩患者的背部。其原因是:在对患者脏腑按摩治疗后,积聚在脏腑里面的病邪就会发生由"固态"到"液态"至"汽态"的一个微妙的转化过程,也就是说瘀滞在体内的病邪就会发生体积由小变大的一个扩散过程,如果这些扩散开的病邪能够及时排出患者的体外,那样病情就会很快好转。但在实际治疗中并非如此,而是由于大部分患者的身体素质都很差,正气不足,治疗出来的邪气就不能在正气的推动下排出体外,从而扩散到了其他的部位,尤其是接近于背部,沉积在深层里。如果这时对背部进行治疗的话,必然会导致邪气大量扩散,体积增大,但又不能及时排出,就会使人体不能够承受,而加重病情,甚至出现危险。

16. 段氏脏腑按摩有背部常规按摩步骤吗?

答:段氏脏腑按摩在对背部治疗上是没有常规按摩步骤的。临床上,医者在对患者背部进行治疗时,根据患者背部的症状和脏腑病情的变化有目的性地选择行之有效的手法直接对重点部位进行治疗就可以。

17. 什么时候才能对患者背部进行按摩治疗呢?

答:对患者的背部进行治疗也是脏腑按摩治疗疾病的一个重要环节,但要把握好治疗的时机。一般要对患者的腹部治疗到一定的程度后,即腹部气机畅通、正气恢复、症状减轻时,就可以对背部进行按摩,将沉积在背侧的病邪治出来,让它能够排出体外。但医者要注意每次治疗时邪气扩散的量不要太大,以患者能够适应并能排出为准,这样随着沉积在人体深处的病邪的排出,患者病情就会大大好转,以至痊愈。

18. 对患者背部按摩时,应该着重选择哪些手法?

答:保健按摩是以客人舒适为目的的,而治疗按摩是为了治愈患者的疾病,因此,在对患者背部按摩时,使用的手法不同于保健按摩,应该采用一些较重的手法,才能力达病所,起到治疗疾病的作用。一般情况下,在对患者背部按摩时常采用肘按法和肘拨法,也采用揉法、拿法、推法等放松肌肉的手法来缓解重手法对背部肌肉的刺激。

19. 女性患者月经来潮期间是否可以进行腹部按摩?

答:女性患者在月经来潮期间是不宜做腹部按摩治疗的。因为女性在月经来潮期间,胞宫内黏膜脱落,子宫壁毛细血管破裂,产生经血,而按摩腹部会促进血液循环,有可能引起经血过多,或者由于手法使用不当造成子宫内壁损伤,影响子宫内膜的恢复,延长经期。因此,女性患者在月经来潮期间是不宜做腹部按摩治疗的,特别是在治疗妇科疾病时,当患者月经来潮时要终止腹部按摩,但可以选择肢体上的一些经络穴位进行治疗。

20. 在按摩治疗疾病的整个过程中,一般按照怎样的治疗程序进行?

答:段氏脏腑按摩在对患者疾病的治疗过程中治疗程序总的指导原则是:先干后支,先前后背,先下后上,先上后下,先左后右。这个指导原则不仅适用于对一个疾病的整个治疗过程,也适用于对患者的每次按摩治疗。其意思是指在按摩治病过程中应先治疗人体的躯干,再治疗头颈和四肢;在治疗躯干时,应先治疗胸腹,再治疗腰背;在治疗胸腹时,应先治疗腹部,再治疗胸部;在治疗腹部时,应先治疗上腹部和左侧腹部,再治疗下腹部和右侧腹部。这就是说在对患者进行治疗时,首先是重点治疗腹部,通过对腹部的按摩,增强脾胃的运化和肝的疏泄功能,促使机体的正气恢复和气机的调畅,同时把瘀滞在腹内脏腑组织器官的病邪按摩散开,将大部分瘀积和邪气排出体外。然后再治疗背部,使滞留在背部和脏腑深层的病邪疏散并排出体外。最后再按摩头颈和四肢,把滞留在四肢及其他部位的病邪移至腹部并排出体外。经过这样一个治疗过程,最后就会将人体内的病邪全部清理出去了。当然,这是一个比较理想的治疗结果,实际上人就像一台机器,坏了再维修,是很难恢复到原来的样子的,人体内的病邪也是很难被全部清出体外的,最后患者身体恢复得如何,还要看患者自身在今后自我身心的调理。当然,在临床上,医者还要根据患者的具体病情进行辨证论治,灵活运用,不可死搬教条。

21. 按摩治疗腹部疾病时,还需要采用远距离取穴按摩治疗吗?

答:因为段氏脏腑按摩的主要特点是用手法直接作用于患者脏腑器官和在脏腑内的病灶部位,所以在治疗一些脏腑疾病时需要以腹部按摩为主,选择人体肢体的经络穴位进行治疗只是作为一种辅助疗法,一般情况下不必采用。当然对于一些因脏腑功能失调引起的头部或四肢病症的患者,在对脏腑按摩后,也要进行按摩治疗,以标本兼治,而达到较好的疗效,这也遵循中医学的整体理论。

22. 对什么样的患者用"补法"或"泻法"?

答:中医学认为"实则泻之""虚则补之"。因此,在临床上,医者必须要了解疾病的"虚与实",才能更好地选择使用"补"或"泻"。一般情况下,如果患者的体质较好,正气未衰,应以泻为主,手法操作上可以重些,治疗的时间可以长些,做到泻中有补。如果患者久病,体质比较虚弱,正气亏损较厉害,应以补为主,手法操作可轻些,治疗时间可短些,做到补中有泻。实际上,无论什么样的按摩手法都不是单纯的一种或"补"或"泻"作用的手法,都有双重的治疗作用,只是侧重点不同而已。

23. 按摩治疗心脏病时应该注意哪些方面的问题?

答:心脏病是一种很危险的疾病,突发性是其一个重要的特点,因此,对心脏病患者进行按摩治疗时必须特别小心,以防发生意外事故。根据临床经验,在治疗心脏病患者时要注意以下几点:

(1)选择合适的治疗时间。经科学研究证明,心脏病患者易在每天晚上睡眠和早晨发病率较高,而在下午2点以后,发病率较低,是心脏病患者的安全时段,因此在对心脏病患者进行按摩治疗时宜选取这个时段。

(2)必须采取正确的治疗程序。在对心脏病患者进行按摩治疗时,开始不可对患者腹部按摩,而是首先对手少阴心经、手厥阴心包经以及前胸部、季肋部和胸背部的心俞、厥阴俞等心脏周围的经络、肌肉和穴位进行按摩治疗,以促进心脏周围组织的气血运行,减轻心脏的负担,初步改善心脏的功能,缓解症状。

(3)要掌握好体内气机的升降出入运动。在对心脏病患者进行按摩时,要时刻注意脏腑气机的升降,以防止邪气上逆,危及心脏,又要防止气降过多,使心气不足,造成气脱发生危险。

(4)对于一些较重的心脏病患者最好不要进行按摩治疗,以防治疗不当发生医疗事故。

24. 肿瘤病患者手术治疗后,可以进行脏腑按摩治疗吗?

答:中医学认为肿瘤病的发病原因,不外是由于饮食不节,情志失调、过度劳伤,或者感受外来邪毒,引起机体阴阳平衡失调,脏腑经络功能失司,出现气滞、血瘀、食伤、湿聚、痰结、邪毒壅聚等一系列病理性改变,最终酿成的。因此,肿瘤患者虽然采用手术将恶化的病变部位切除了,但导致疾病的内在病因却没有被消除,滋生肿瘤的土壤仍然还存在,很容易旧病复发。要想彻底使肿瘤患者痊愈,就要必须清除患者机体内滋生肿瘤疾病的土壤,因此患者在手术切除病变部位后,必须进一步使用其他方法进行治疗,才能够取得好的恢复效果。患者在使用其他治疗手段的时候,可以采用脏腑按摩疗法作为辅助治疗。通过脏腑按摩可以起到疏通经络、调理阴阳、扶正祛邪的作用,有利于提高患者机体的免疫力,促进身体的进一步康复。又因为肿瘤疾病的发病比较迅速,而按摩产生的效果相对比较缓慢,所以为防止耽误病情,给患者带来损失,在没有大的把握的情况下,医者最好不要接收这类患者。

25. 卒中后遗症患者,需要脏腑和患病肢体一并按摩治疗吗?

答:卒中后遗症,即偏瘫,又叫半身不遂。中医学认为其因多因心火爆盛;或肝郁化火,肝阳上亢;或正气自虚,血液运行迟缓,瘀血阻塞经络等;或肾阴亏虚,肝阳偏亢,阳动化风等因所致。致因虽多,而"热甚生风""阳动化风"与"虚风内动"是导致风自内生而致病的主要原因。

患者卒中后,会出现脑血管破裂或者堵塞,往往病情控制后,会造成脑内瘀血或栓塞的血管压迫脑神经,使脑神经失去对应身体部位的支配能力,导致患者遗留舌强语謇、口眼歪斜、半身不遂等症状。

因为卒中后遗症的病因在于脏腑的功能失调,所以在治疗这种病的时候,做脏腑按摩是非常必要的,通过脏腑按摩可以调理脏腑功能,补肾填髓,平衡阴阳,有利于对脑髓的滋养,促进神经的恢复,提高肌体的免疫力。同时,有利于其他受损器官的恢复。对遗留疾病部位也必须治疗,通过疏通患病部位的经络,行气活血,以防止肌肉萎缩、关节不利,促进功能的恢复。

26. 什么样的病症需要采用拔罐或刮痧疗法?

答:拔罐和刮痧疗法作为脏腑按摩的辅助治疗方法是不可缺少的,其主要适用于以下两种病症:一种是患者由于感受风寒湿邪,造成邪气滞留于体表肌肤,阻碍气血的运行,出现局部的不适或疼痛症状,可采用此法以祛风散寒、温经通络、祛湿除邪、舒经止痛,能起到较好的治疗作用;另一种是对于一些脏腑慢性病患者,由于其患病日久,正气必虚,形成气滞血瘀,影响气血的畅行,利用此疗法可以起到开达郁结、活血化瘀、疏通经络、促进气血循环的功效,从而通过经络对脏腑起到调节作用,有利于脏腑功能的提高和恢复。

27. 每次按摩治疗时,都要对患者进行拔罐和刮痧治疗吗?

答:不需要。因为拔罐和刮痧产生的痧象是由于皮下的毛细血管破裂出现的渗血现象形成的,如果连续拔罐或者刮痧就不利于毛细血管的修复,渗出的瘀血就不易被吸收,反而影响气血的运行。另外,还容易造成拔罐或刮痧部位皮肤的损伤。因此,不必在每次按摩治疗的时候,进行拔罐或刮痧疗法。一般要在 4~6 天后,待拔罐或刮痧形成的痧象消退后,再进行下一次治疗,这样有利于破裂毛细血管的愈合和瘀血的吸收。在临床上,如果对患者进行拔罐或刮痧治疗时,皮肤上不再出现痧象,就不要再使用这两种治疗方法了。

28. 如果患者皮肤上有"痧"存在,应该选择哪种出"痧"方法治疗比较合适?

答:出痧的方法常用的有刮痧、拔罐和扯痧 3 种方式,根据"痧"在体内分布的深浅不同,应该选择不同的出痧方法。一般"痧"在皮肤表层,可用刮痧法;"痧"在皮肤下较浅的肌肉层,可用拔罐法;"痧"位于肌肉或脏腑深层,可用扯痧法。

29. 有的患者在接受按摩时,腹部皮肤上会出现紫黑色的瘀血斑点,这是为什么?

答:这是因为患者久病导致腹部肌肉气滞血瘀造成的。当使用点法或拨法等重手法治疗时,患者腹部肌肉因血液循环不畅,就会产生出"痧"的现象,而出现黑色或紫黑色的斑点,这属于一种正常的现象。医者在对患者开始治疗的时候要特别注意,使用手法要轻而柔和,随着进一步治疗,患者腹部的血液循环得到改善,这些瘀血斑点就会逐渐消退,同时也说明按摩治疗产生了疗效。

30. 什么时间对患者腹部按摩治疗效果好?

答:对患者进行腹部按摩的时间一般应选在患者饭后 1 小时或饭前比较好。因为空腹按摩时,医者能够比较准确地用手触到腹部内的脏腑器官和病灶,患者胃和肠道内也不会因为存在大量食物而被按压时产生憋胀感,治疗时感到舒适。

31. 在 1 天中,患者接受几次脏腑按摩治疗为宜?

答:对于一般疾病的患者,每天按摩治疗 1 次即可,因为患者在接受按摩治疗时,参与的是被动运动,是要消耗本身的体能的,被按摩的部位有可能产生局部的疲劳或者轻微的损伤,所以患者接受按摩后,其身体和被按摩的部位都要有足够的时间进行自我调节和恢复。如果在同一天中对患者进行多次治疗,不但不利于疾病的治疗,反而会给患者造成负面的影响。当然这不是绝对的,对一些特殊疾病的患者,也可根据实际情况,在 1 天中进行多次治疗,以便更好地提高疗效。

32. 对慢性疾病患者来说,一般需要按摩多长时间就能取得疗效?

答:治疗疾病时间的长短,与患者患病时间的长短和患者的体质,以及患病脏腑的部位、病症的轻重、按摩医师的技术高低、患者的配合治疗情况有着密切的关系。因为临床上接受按摩治疗的患者大都是经多方治疗效果不太理想的疑难杂症,所以根据经验,一般以 10 次按摩治疗为一个疗程,经过 1~2 个疗程的治疗,患者就会感到病情症状有所改变,感受到按摩的疗效。根据病情的不同,大部分经过 1~2 个月的治疗就会感到身体状况有明显的改善,症状就会消失,有的甚至完全康复。当然,由于疾病的复杂多变,有的需要更长时间的治疗才能达到预期的效果,因此,医者在给患者进行按摩治疗时,最好根据患者的疾病,结合自己的临床经验,告诉患者治疗所需时间的长短,使其在思想上能够接受,树立和疾病斗争的信心,相信按摩治疗的效果,做到与医者的相互配合,才有利于对疾病的治疗,防止由于治疗时间的缘故而使患者失去信心,耽误治疗。

33. 患者接受完 1 个疗程治疗后,休息几天再治疗效果好,还是连续治疗效果好?

答:这要看患者治疗后产生效果的具体情况而定,医者可以灵活掌握。在临床上,一般对于慢性疾病患者,治疗完 2 个疗程后,如果患者的病情有所好转,就可以休息几天,再继续治疗,以便使患者有自我恢复的时间,这对疾病的治疗是有好的作用的。如果患者病情经治疗一两个疗程后,虽有好转,但仍然不稳定,就不要歇息,应该接着连续治疗。如果患者经过几个疗程的治疗后,病情已明显好转或者基本痊愈,这时候就可以隔 1~2 天按摩治疗 1 次,既可以继续巩固治疗效果,也可使患者能够有充足的自我恢复和调理的时间。

34. 按摩腹部时,怎样防止邪气上逆?

答:要防止邪气上逆,第一必须打开魄门,疏通肠道,使治疗出来的病气有通畅的排泄通路。第二要控制好每次治疗产生的邪气量,不至于因为治疗出的邪气量过大,又不能及时排出而上逆。第三在治疗中,一只手按摩下腹部时,另一只手可用手指点住"巨阙"穴迎之,防止邪气上逆。另外,在腹部排泄通路不太畅通、病情未缓解时,应尽量少治疗下腹部,因为下腹部以补气为主,治疗时间过长后易推动邪气上逆。

35. 按摩治疗中,患者腹部的气机向胸部、肋部和头部上逆时,应采取哪些方法处理?

答:在对患者腹部进行按摩治疗时,按摩散开的腹部邪气有时不能及时排出体外,就会出现腹部胀满,甚至向上逆至胸部、肋部或者头部的现象,导致患者胸肋胀满憋闷或者头疼、头晕,有的甚至出现心脏功能失常、呼吸异常等现象。遇到这种情况,一般可采用以下几种手法进行化解:

(1)如果气逆胸部,可点压胸部的气户、膻中、巨阙等穴位,并用推法向下反复推按胸部中央和两侧。

(2)如果气逆至胁肋部,可点压两胁肋部的大包穴,用推法向下反复推按两胁肋部。

(3)如果气逆至头部,可点压百会、推桥弓。

(4)如果感到心脏不适,可加揉极泉、心俞、膈俞、内关等穴位。

(5)如果出现呼吸不畅,可点天突、中府、云门、肺俞、曲池、合谷等穴位。另外,还可以点按腹部的中脘、建里和天枢穴,重点治疗乙状结肠部位,以降腹部之气,拿肩井以调全身之气。

在实际临床运用中,医者要根据患者的具体反应,采取一种或多种方法相结合的方式辨证施治,才能取得好的治疗效果。另外,在按摩治疗时,一般是要防范出现气机上逆这种现象发生,因此,医者在给患者治疗的时候要时刻注意腹内气机的变化,以防出现这种现象,给患者带来不必要的痛苦。

36. 在按摩治疗的时候,患者出现"气脱"现象应该采取哪些急救措施?

答:在对一些患病时间较长、体质虚弱、正气亏损厉害的患者进行按摩时,如果治疗时间较长或者使用手法不当,容易造成患者本身的正气下陷,出现呼吸急促、气脱,甚至休克,如果抢救不及时的话,就很容易发生生命危险。医者遇到这样的情况,要沉着冷静,辨别症状,及时采取合理的急救措施。一般可选用掐人中穴、点双臂内关和外关穴、点双足涌泉穴、用手掌顺时针按揉关元和气海两穴、人工呼吸等几种急救方法促使患者复苏。如果效果不理想的话,应及时送到就近的医院进行抢救治疗。

37. 按摩治疗出来的病气排出后,为什么治疗一段时间后又会产生呢?

答:这是由两个方面原因造成的,一个是患者体内的病邪会随着不断的治疗又转化成了"汽态"的物质;另一个原因是因为患者本身有病,还没有痊愈,自我调节的功能还很弱,治疗散开的病气虽然不断地排出,但新的又不断地产生。随着疾病的逐渐好转,病气就会越来越少了。到身体康复后,体内再产生的不良物质在正气的作用下就会随时排泄出体外。

38. 在按摩腹部时,腹内邪气移动到什么部位,手就要随着治疗什么部位吗?

答:在治疗腹部时,腹内病邪中的有一部分会随着治疗被"汽化",转化为无形的"汽态"的物质,形成邪气。邪气可以在腹腔内游走。当邪气移到某些部位如盲肠、小肠时,有时候就会停滞不动,不能够顺利地排出体外。这时可用治疗该部位的手法对其重点施治,以促使病邪能够移动下行,直至其从肛门排出体外。因为将体内病邪排出体外,是脏腑按摩治疗疾病的一个原则,因此治疗时,手随着病邪的移动而移动,并将其最终驱逐体外是非常必要的。

39. 按摩治疗到发出什么样的气响动的声音,才可以判断这些病气能够排出体外?

答:根据临床经验,在腹部发出的声音的不同,我们把它们分为"水音""水气混合音"和"气音"3 种。

"水音"就是在晃动或揉动腹部时发出的水晃荡的声音,就像我们喝了很多水后,摇晃腹部发出的那种声音。"水音"一般认为是腹腔或胃内存在的水或滞留的湿邪,为"液态"的病邪,还不能以"汽态"的病气方式排出体外。

"水气混合音"是指水和气搅和在一起晃动时发出的"咕咕"或者"哗哗"的声音。出现"水气混合音",说明有些病邪已经转化为"汽态",但仍然和"液态"的病邪黏滞在一起,部分能够脱离出来慢慢排出。

"气音"就是单纯的气膨胀或扩散时发出的"啪啪"的声响。"气音"说明是已经全部转化为密度很小的"汽态",往往在听到声响的同时就会很快地从肛门排出。

当然,在具体的治疗过程中,医者不要刻意去追求声响,有的时候没有声响出现,大量的病气也会随着患者正气的恢复,被正气驱出体外。

40. 治疗多长时间后,患者体内的"瘀积"才能排出体外?

答:根据临床经验,对于慢性疾病患者一般经过 3 个多疗程的治疗后,积滞在体内的一部分"瘀积"就会被活动散开,被活动散开的"瘀积"在体内的附着力就会减小,在肠道的蠕动和正气的推动下就会从肛门排出体外。体内的一些硬块和条索以及存在体内的"垃圾"也会随着在按摩的作用下通过新陈代谢逐渐随着血液循环进入排泄通道内随时排出体外,因此体内的瘀积并不是一次就能全部排出体外的,将随着按摩的治疗不断地排泄,直到排完为止。

41. 脏腑按摩治疗后,从患者体内排泄出的"瘀积"是什么样的?

答:"瘀积"是指滞留在体内的废物和病邪,主要有瘀滞体内的痰饮、水湿、瘀血、病气等一些致病物质和病理产物,这些物质日积月累就成为存于人体内的"垃圾",影响人体气血的运行和脏腑正常功能,造成人体产生疾病。经过按摩治疗后,由于人体的脏腑功能增强,气血旺盛,那些存于体内的"垃圾"又在手法的作用变"活",随着新陈代谢,就会排出体外。

"瘀积"的形状、多少和颜色因患者病症和患病时间的长短等因素不同而不同。其形状一般为滑黏胶冻状,可集中排出,也可附着在大便表面一起排出。一般久病的患者排出的较多,病程时间短的患者排出瘀积的较少。病症轻、病程短的患者排出"瘀积"的颜色,一般为白色或淡黄色;病症较重、病程较长的患者排出的"瘀积"的颜色一般为淡红色或黑红色;病症重、病程长的患者排出的"瘀积"的颜色一般为黑红色或紫黑色。

由于患者的疾病错综复杂,因此排出的"瘀积"也是各不相同,变化无常,这就需医者在临床工作中不断观察、总结分析。

42. 对每个患者使用"翻江倒海"揉法时,上腹部都会发出"哗哗"的声响吗?

答:这种情况不一定每位患者都会出现。根据临床经验,有的患者初次治疗时就会发出声响;有的患者治疗几次后才会发出声响;有的患者在治疗时有时会有声响,有时就没有了;有的患者上次治疗时有声响,下次治疗时又没有了;有的患者始终有声响;有的患者疾病痊愈了,始终也不会发出声响。由此可见,不同的患者和不同的疾病是不一样的,因此在使用"翻江倒海"揉法时不必要刻意去追求声响,有无声响同样会起到治疗作用。我们认为在揉动上腹部时,发出的声响是沉积在内部的水湿和浊气共同发出的。根据响声的不同可以辨别病邪的深浅、沉浮、多少以及其性质,这种辨别需要医者在临床实践中慢慢体会,才能鉴别。

43. 一些正在服用药物治疗的患者,在接受按摩治疗后,还需要继续用药吗?

答:这就要看患者疾病的具体情况而定了。若患者病情比较稳定,可用可不用药物维持,即停止用药后对病情的发展没有较大的影响时,在接受按摩治疗后是可以停止用药的。若患者的病情对药物具有依赖性,如高血压、糖尿病、冠心病等,患者在接受按摩治疗后必须继续服用药物来控制。当按摩治疗产生效果后,患者可以逐渐减少药物的用量,直到停止用药。

44. 患者在接受按摩治疗的同时,又服用药物治疗,是否影响按摩的治疗效果?

答:脏腑按摩的主要理论依据就是"平衡阴阳""扶正祛邪",通过一定的手法对脏腑进行按摩调理,促使脏腑功能的提高,从而加速机体的新陈代谢,以生化气血、补肾益气,以正胜邪,祛除疾病,恢复健康。根据临床经验,患者在接受按摩治疗的同时,如果服用"泻下"一类的药物,往往会影响治疗的效果,因为"泻下"的药物在清泻体内病邪的同时,也会损伤人体内的正气,不利于人体正气的恢复。正气不能恢复,就不容易将按摩治疗出来的病邪祛除出体外,就会对疾病的好转和身体的康复产生负面影响。

45. 患者经按摩治疗后症状未完全消失,是否可以继续用药物进行治疗?

答:脏腑按摩和其他治疗方法一样,并不能"包治百病",在治疗效果方面也有一定的局限性,但大部分患者经过脏腑按摩治疗后,其脏腑功能都会得到不同程度的改善,体内瘀滞的病邪和病理产物会被消散化解,清除出体外,使人体的新陈代谢、消化吸收、气血运行功能增强,这时如果再使用药物(特别是中草药)做进一步治疗的话,药效在体内就会更好地发挥作用,产生更好的治疗效果。因此,患者在接受按摩治疗未痊愈后,可以继续用药物进行治疗,不会影响按摩治疗的效果。

46. 按摩腹部时,是用手直接接触患者腹部皮肤好,还是隔着衣服或按摩巾治疗效果好?

答:传统的做法是治疗时要直接接触患者皮肤的,一般不用按摩巾。用手直接接触患者皮肤进行手法操作的好处主要有:

(1)医者的手紧密接触患者操作部位的皮肤,可与患者形成一个整体,提高触摸的灵敏度,容易感受和辨别腹内脏腑组织的位置以及病邪的变化,保证医者治疗的准确性。

(2)有利于医者将按摩时产生的热能、机械能等信息能量传递给患者的脏腑和病灶。

(3)医者的手和患者的身体紧密地吸附在一起,按摩时患者会感到非常的舒适。

当然在临床上,患者不愿意接受直接接触的方法,也可以隔着衣服或者按摩巾进行操作,但会对治疗效果有一定的影响。

47. 医者与患者配合是否密切,对按摩治疗效果有影响吗?

答:因为在使用按摩治疗疾病时,医者和患者接触时间比较长,而且医者是利用自身的能量传递给患者,来为患者祛除病邪的,所以在治疗过程中,两者必须密切配合才能取得好的疗效。医者在为患者按摩时必须集中思想,全身心地投入治疗当中,要与患者融为一个整体,做到"全神贯注,形神合一",好比是自己在与疾病做斗争一样。患者也要信任医者,积极主动配合,树立与医者共同为治疗自己的疾病而努力的思想。医者和患者心往一处想,劲往一处使,只有这样才能最终战胜病魔。

48. 可以一边按摩一边和患者聊天吗?

答:这要根据患者的具体情况而定。如果患者病情较轻,而且善于交谈,医者是可以和患者进行聊天的;如果患者病情较重,需要安静,不宜多说话,就不要主动与患者聊天;如果有的患者性格开朗健谈,边治疗边聊天也是可以的;有的患者性格内向,不善言谈,医者就不要打扰他们。当医者在与患者聊天时,不要顾此失彼,注意力应该仍然放在按摩治疗疾病上。

49. 在对患者进行脏腑按摩治疗的同时,是否还可以结合针灸治疗?

答:针灸疗法也属于中医疗法范畴的一种物理疗法,其治疗原理与按摩疗法的原理有许多相同之处,在治疗疾病方面有其独特的疗效。因此,在对患者进行按摩治疗的同时,如果使用针灸治疗不产生不良反应,是可以采用的。按摩治疗的同时采用针灸治疗得当的话,有时候还可以缩短按摩治疗的时间,提高治疗的效果,对按摩治疗有一定的辅助作用。

50. 患者在接受脏腑按摩治疗的同时,可以接受足疗吗?

答:足疗是一种通过手法对人体脏腑组织器官在足部的一些相应的反射区进行刺激而产生调节其相应部位功能的疗法,其在防治疾病方面是有一定效果的。患者在接受脏腑按摩的同时,亦接受足疗治疗,如果患者没有不良反应,二者是可以兼用的。

51. 为什么患者接受按摩治疗后会感到身体疲乏?

答:慢性疾病患者大部分都患病时间较长,气血亏虚,体质较弱。患者在接受按摩治疗时,接受的是被动运动,必然要消耗其身体的能量,因此,一些体质比较虚弱的患者在开始几次接受按摩治疗后就很容易出现感到身体疲乏的现象。在对这样的患者进行按摩治疗时,医者就要注意在开始治疗的时候根据患者的反应,通过减少治疗时间和减小治疗的手法力度来避免这种现象的发生。随着患者体质增强和适应能力提高等按摩治疗效果的出现,这种现象也就会随之消失。

52. 患者可以使用脏腑按摩疗法自我按摩治疗吗?

答:可以的。患者可以按照脏腑按摩的理论,采用脏腑按摩技法中的方法对自己腹部进行自我按摩,无论在治疗疾病方面还是保健方面都能取得很好的效果。但是,在治疗方面,自我按摩存在一些局限性,主要是因为一些腹部的按摩手法自我不能进行操作。另外,因自我按摩时手不容易用太大的力量,腹部也不能充分放松,相对于专业的按摩在疗效上是有一定差别的,但只要患者经过长时间的自我按摩,也会起到很好的治疗和保健效果,所以患者必须有信心和毅力,坚持经常,一定会祛除病痛,恢复健康,延年益寿的。

53. 打通背部膀胱经排毒通道外治法常用哪些方法?

答:打通背部膀胱经排毒通道的方法:一是刮痧;二是按摩;三是艾灸;四是熨烫;五是针刺;六是正脊。这几种疗法都以通经和消灶为主,可单独使用,也可多法并用。但无论采用哪种疗法必须辨证使用,即根据背部的致病原因选择合适的治疗方法,因为这几种疗法针对的致病因素不同,其功效作用也不相同。

54. 有人认为脏腑按摩疗法治病慢,我们应该如何解释?

答:笔者常说:"得病如同滚雪球,祛病如同剥洋葱。"因为许多疾病特别是慢性疾病都是多年积累形成的,因此,我们采用脏腑按摩治疗也很难一蹴而就。

脏腑按摩治病的过程就如同旧屋翻新一样,需将旧屋内的垃圾全部清理出去,再将装修材料搬进来,还要进行装饰,才能使旧屋焕然一新。这是一个过程,需要时间和精力去一步一步完成,急不得!治病亦如此!

人们常说:"病来如山倒,病去如抽丝。"笔者说"病去同样如山倒",得病亦非一日而成,也是由于日积月累,而后到一定程度才发作成病的;同样病去的过程,也需要一个量变到质变的过程,利用脏腑按摩治到一定程度后,亦会出现病去势如破竹,轰然倒塌,诸症皆消的景象。故无论医者还是患者对治病必须要有恒心和耐心,而且一般运用脏腑按摩疗法几次就见效,几个疗程就能大大改善病情或治愈困扰患者多年甚至多方治疗无效的疾病,可见用此技法治病并不慢,主要是患者心情急躁而已。

55. 按摩师应该怎样对待自己的患者?

答:唐代医学家孙思邈所书《大医精诚》云:"凡大医治病,必当安神定志,无欲无求,先发大慈恻隐之心,誓愿普救含灵之苦。"并言:"生命致重,贵比千金。"因此,按摩师对自己的每个患者必须要有高度的责任心、要有一颗真诚的心、一颗慈悲的心、一颗无私的心,不可为己利妄言、庸行,害人害己。

另外,按摩师拥有了真心善念,才能够心之所到、力之所达,治病方能效如桴鼓、手到病除。大医大德,所以学医者要想真正学会医术,必先要学会做人。

56. 怎样理解"病治有缘人"这句话？

答：一个人患病也是一生中遇到的"灾祸"，佛家讲福报，如果患者福报大，当病该好的时候自然就会遇到能够治疗其病的人。我们如果能够遇到相互信任，又适合我们掌握的方法治疗，通过治疗又会获得好的疗效，故有"病治有缘人"之说。

57. 如何正确理解中医和西医对脏腑的认知？

答：中医和现代医学是建立在2种完全不同的理论体系上的，藏象经络学说是中医理论的核心，而解剖学的脏器概念则是西医理论的基本要素。脏腑学说中的脏腑名称虽与现代医学中的脏器名称相同，但在生理、病理的含义上，却完全不同。中医对脏腑功能的研究主要是通过司外揣内、取象比类、经验反证的方法来进行概括，它本质上是一个归纳人体各种功能和表象信息的符号系统，其关注的主要是功能及关系，而对脏腑的形态结构并没有一个明确的阐述。因此，中医"五藏"而非"血肉之五脏"，其未知问题远超出现代医学中的"五脏"，其功能不是同名解剖器官的功能，差不多每一"藏"都是一个涉及多器官、多系统的相对独立的"功能性单元"。由此可见，中医藏象学说的各个脏腑，实际上都是以综合功能为基础，辅以某些解剖结构而组合成的系统，具有"超解剖"结构，脏腑在中医学里不单纯是一个解剖学单位，更是一个生理或病理学方面的概念。一个中医脏腑的功能，可能包括西医几个脏器的部分功能，西医一个脏器的功能，可能分散在中医几个脏腑的功能之中。而现代医学对各个脏器功能的研究是建立在解剖学及动物实验模型等基础上的，每个脏器的结构功能都有一个明确的概念，是一个相对独立、单一的器官，脏器之间的联系没有中医脏腑之间的联系那么广泛，一般与同一系统中的脏器关系较密切。

因此，在本书中既对中医学对脏腑的认知，又对现代医学对脏腑的认知进行了概述，目的就是让学者了解他们之间的区别和联系，有利于更好地理解学习脏腑按摩疗法。

第九章 古传脏腑按摩流派辑录

中医学是中华民族智慧的集中体现之一，是中国古代劳动人民在长期与疾病做斗争的过程中总结和发展起来的，在漫长的历史过程中，为人类的健康做出了巨大贡献，与现代医学并列为两大医学体系，因其良好的作用和较少较小的不良反应越来越受到世界各国医学界的重视，被称为绿色疗法，在这个完整的中医体系中，按摩医学是中医学的一个重要分支。

在2000多年前的先秦两汉时期，当时的2部医学巨著《黄帝内经》和《黄帝岐伯按摩十卷》(已经遗失)，第一次完整地建立了中医学的理论体系，确立了按摩作为一门学科在中医学体系中的地位，从现存《黄帝内经》中按摩所占的篇幅来看，足以说明按摩在那个时代的中医学中的重要地位。按摩是以中医理论为指导，运用一定的手法或借助一定的按摩工具作用于体表的特定部位或穴位来治疗疾病及预防疾病，是调节人体生理病理的一种治疗方法，属于中医外治法的范畴。

按摩学科的发展特点是存在于民间、发展于民间。几千年来，在人们与疾病做斗争的历史长河中，经过不断的探索和实践，按摩学有了很大的创新和发展，按照运用手法的不同、施治人群的不同、施治部位的不同、治疗疾病的不同等，逐渐发展为各具特色的按摩学术流派。例如，正骨推拿流派、点穴推拿流派、一指禅推拿流派、滚法推拿流派、内功推拿流派、脏腑按摩流派、儿科推拿流派、经穴推拿流派等，这些众多的学术流派，是我国按摩学科的一大特色。

其中，"脏腑按摩流派"是众多按摩流派中的一枝奇葩，是对《黄帝内经》按摩理论的一种继承和发展。《黄帝内经素问·异法方宜论》中有云："中央者，其地平以湿，天地所以生万物也众，其民食杂而不劳，故其病多痿厥寒热，其治宜导引按跷。故导引按跷者，亦从中央出也。"可见，按摩一法适用于治疗由于脏腑功能失调导致的气虚紊乱而引起的"痿、厥、寒、热"之证。而"脏腑按摩疗法"的理与法正是《黄帝内经》所述的"导引按跷"术的具体运用和验证，其对因脏腑功能失调导致的内科、妇科、儿科、五官科等多种疾病具有独特的疗效，是古代劳动人民和众多医家与疾病做斗争中的智慧结晶，是中华按摩医学的精髓，是古人留给我们的宝贵文化遗产。

第一节 保定其他脏腑按摩流派

保定位于河北省中部、太行山东麓，有"京畿重地"之称，历史悠久，人杰地灵，文化底蕴深厚。历史上，按摩疗法在保定这片土地上也是广泛流传，救百姓于苦难，并形成了众多流派，在国内按摩界产生了较大的影响，其中，"脏腑按摩疗法"更是一枝独秀，独具特色，影响颇广。

2014年，由保定市人民政府申请，使"脏腑推拿疗法"入选国家级非遗代表性项目扩展项目名录，成为国家级非物质文化遗产，有力地推动了这一疗法的发展和传播，从而更好地为广大人民服务。

2014年12月6日，保定市人民政府网发布题目为《我市"京绣"和脏腑推拿疗法入选国家级"非遗"》的新闻，新闻报道："我市'京绣'和中医诊疗法（脏腑推拿疗法）两项分别入选国家级非遗代表性项目名录和国家级非遗代表性项目扩展项目名录……脏腑推拿疗法是传统中医推拿疗法的一个重要流派，是指运用推拿手法作用于人体（以腹部区域为主）的经络穴位或特定部位，以治疗因脏腑机能失调导致的内科、妇科及儿科等病症的中医外治疗法。明末清初，脏腑推拿术就已在保定及周边各县流传。民国时期，曾服务于宫廷的一些脏腑推拿师多在保定一带谋生，并形成多个流派，具代表性的有安纯如、王文、段树林等人。"

这一报道中展现了流传于保定地域的脏腑按摩流派的代表人物有安纯如、王文和段树林，3人分属3个不同流派的传承。据考证：安纯如先生，保定高阳人，曾在山西五台山普济寺出家修行，跟随寺内僧人学习了中国传统的按摩医术，后尊其师父教诲还俗下山，成为一名悬壶济世的中医郎中，享誉京华，广收弟子，其传承的按摩技术被后人称为"安氏腹部按摩术"；王文先生，保定雄县人，一脉传承源自道家，受益于《推按精义》（已遗失）一书，1962年其徒弟王雅儒出版《按摩疗法脏腑图点穴法》，得以保存和流传，后人称为"脏腑图点穴法"流派；段树林先生，保定阜平县人，早年承业于保定陈国华先生，得其家传，终身行医民间，并将其发展，其侄子段朝阳先生得其传承并在理论和技法上进一步完善，著书立说，开宗续脉，创立"段氏脏腑按摩疗法"。这3个流派技法皆为从古流传至今，在某些方面虽有相同之处，但又有其各自独到之处，各具特色，自成一家，极大地丰富了中医"脏腑按摩疗法"的内容。

因本书已全面介绍了段树林先生一脉的"段氏脏腑按摩疗法"，所以在这里就不再赘述。下面重点对安纯如先生一脉的"安氏腹部按导术"和王文先生一脉的"脏腑图点穴法"介绍如下。

一、安氏腹部按摩术

1. 安氏腹部按摩术历史传承

"安氏腹部按摩术"为保定高阳安纯如所传。安纯如弟子刘希曾长子刘文成在天津《今晚报》发表的《再谈中医腹部按摩》文章中对安纯如一派的由来进行了简单的介绍，他提到："河北省高阳县的安纯如老先生是我国著名的中医按摩大师，也是腹部按摩术的卓越传承者。幼年时曾随舅父出家到山西五台山普济寺修行。期间，跟随寺内僧人学习了中国传统的按摩医术，特别掌握了腹部按摩这一独特的医疗技术。后尊其师父教诲还俗下山，成为一名悬壶济世的中医郎中，行医数十年，救治民众无以数计。"可见，安纯如一脉源自五台山，由寺院僧人所传。

安纯如老先生的亲传弟子胡秀璋和刘希曾，曾名扬京津间。胡秀璋勤求博采，撷取众家手法之长，不断丰富自己的治疗手法，临床应用疗效显著，逐步形成独具特色的"胡氏腹部推拿"；刘希曾经过多年临床实践又对此术得以发展，并形成了"刘氏腹部按摩术"。二人均在天津行医，并在天津培养了一批学生和传人，目前该技术主要流传在天津市区域。

2. 安氏腹部按摩术的特点

因未见安纯如先生有著作流传，所以现在很难知其按摩技法全貌，现将天津《今晚报》刊登的安纯如弟子刘希曾长子刘文成在天津《今晚报》发表的《再谈中医腹部按摩》一文中有关内容附录,望读者能从中对"安氏腹部按摩术"管窥一斑。

《再谈中医腹部按摩》原文摘录:

几年前,我因病住进天津中医第一附属医院推拿科进行治疗,亲自体验过该科医师的腹部推拿手法,感觉它和安老先生传授的腹部按摩术有着很大的不同。现根据家父生前所述,对安氏腹部按摩术做一简单介绍。

中国传统的按摩医术根据医治病症和手法的不同,分别有正骨按摩,推拿、经络按摩和腹部按摩。正骨按摩是医者运用推、拽、按、捺等手法专门治疗骨外科跌打损伤类疾病的一种按摩医术;推拿、经络按摩是医者运用推、拿、提、捏、按、揉、颤、打等手法打通患者经络,畅通气血,健体强身的一种按摩医术;腹部按摩则是医者以人体任脉(腹部中线)上的上、中、下三脘,以及三脘区段内的肾、胃、肝、脾、胆五经为主要穴位,通过施以按、摩、揉、运,以及攻、提、散、带等不同的气功导引手法,引导患者体内的气血循任督二脉通畅运行、扶正祛邪,从而治愈因气血不和引起的各种内科疾病的一种按摩医术。

目前,在我国国家医疗机构和民间广为流传的中医按摩医术中多为推拿、经络按摩,而真正掌握气功导引治疗手法的腹部按摩则比较少见。据传,这项医术不仅需要医者具有较高的中医理论知识,而且要有比较深厚的武术和气功功底,所以自古民间流行较少,主要是在一些寺院庙宇中,被僧人道士用来做自我保健养生的一种手段而世代流传下来。

……

腹部按摩术是中国传统医术百花园中的一朵奇葩。虽然它也是通过医者运用手法来治愈患者,但其内容和效果与推拿、经络按摩有着很大的不同。

第一,推拿、经络按摩是用两手或一只手来完成操作,而腹部按摩则必须由医者左右二手的共同配合来完成。施术时,患者取仰卧位平躺在床上,医者立于患者之左侧。先是用右手从患者的胸膈骨处往下寻到腹部中线,将掌跟按在的腹部中线上、中、下三脘的具体穴位上,使患者腹中之气聚拢在掌跟下。待手下有气动感觉时,医者将右手掌跟轻轻抬起,并将左手的食、中、无名三指并拢,轻轻放在右手掌跟的气动处,同时医者右手的掌跟再紧紧按压在这3个手指的指背上开始治疗(在腹部按摩中,医者的右手动作称为"按",左手动作称为"摩"。其功能,一是通过按法,调整患者呼吸,使患者身体放松,尽快达到"入静"的状态,并将患者体内之气迅速聚于医者手下,为探病和治疗提供基础;二是通过摩法,寻出患者病症的具体位置,尔后再按照分属经络,对症施治)。

第二,推拿、经络按摩的用力点主要集中在医者的手指上,需要医者按照经络和穴位采用不同力度的推、拿、提、捏、按、揉、颤、打等手法达到治疗效果。而腹部按摩则是采用气功导引的手法,对患者进行施治,这是腹部按摩区别于推拿、经络按摩的根本关键所在。施术时,医师首先要运用功力将自身真气运行到自己的手掌上,尔后,将自身之气传导到患者的体内,通过攻、提、散、带等不同导引手法,来调动和激活患者体内正气,沿任督二脉顺畅运行,使气血在体内形成一个循环通路(小周天),从而达到畅通气血、消除病患、健身强体的作用。腹部按摩是一种被动的气功按摩。它对从事腹部按摩医者的医术造诣有较高的要求,如果医者的功力不足,不能准确判断患者的病症、明辨患者的病因,以及身体的虚实状况,对症施术,就会造成难以挽回的后果。

家父刘希曾少年时,一次偶感伤寒生命垂危,幸得安老先生的救治,妙手回春,得以重生,遂拜安老先生为师,追随并侍奉安老先生10余年潜心学习中国传统的腹部按摩术。由于家父的刻苦勤奋,加上为人忠厚德孝,深受安老先生的喜爱和青睐,最终得到老先生的真传,即腹部按摩医术的气功导引疗法,是现今世上真正掌握这门独有医术并一生以腹部按摩术为主要医疗手段从事中医按摩事业的重要传承者之一。

二、脏腑图点穴法

(一)脏腑图点穴法历史传承

王文先生一脉的脏腑按摩技法,于1962年由王文先生徒弟王雅儒口述,其子王振国笔录,濮卿和先生系统整理,编辑成《按摩疗法脏腑图点穴法》一书由河北人民出版社出版发行,为后人留下了宝贵的财富。

书中记载其传承经历:

王雅儒老先生早年继承了河北省雄县王文医师的按摩术,接受了《推按精义》的精髓,并积累了几十年丰富的临床经验。现为进一步推广应用和提供科学研究资料,由王雅儒老先生口述,其子王振国笔录,濮卿和先生系统整理,编辑成《按摩疗法脏腑图点穴法》一书。

这是按摩疗法的一种。此种疗法是根据经络穴位和脏腑部位,用点穴方法,从脏腑治疗着手,调理脏腑气分,恢复脏腑机能,故其书名为《按摩疗法脏腑图点穴法》。它既治疗五脏六腑的疾病,也治疗一些四肢和头面部的内科和外科方面的疾病;对妇科和小儿科,也有它的适应证。它的特点是:既无药饵疗法之偏胜,也无外科手术之痛苦,并能与药物疗法相结合。在临床实践方面,不仅对许多疾病有显著疗效,更有其他疗法所不能及的治疗效果。

……

先师王文,河北省雄县人,生于公元1840余年间。种烟叶为生。长身鹤立,性耿介,不苟取与,落落寡合。中年,患咯血,养病于戚家。戚设肆乡镇。某年冬,大雪,有游方道人叩门询旅店觅宿。戚告以荒村店陋,一切设备太简,如不以敝肆见弃,愿作东道主。道人欣诺,遂寄宿焉。道人随身仅一黄袱,但寸步不离,店友见其重视过甚,欲窃视之,又苦无机会。一日,道人睖视先师曰:"汝有疾耶?"先师告以咯血多年来未愈。道人遂就肺俞穴按摩数次,告以愈矣。先师漫应之。雪连日不止,戚招道人至室内饮酒,黄袱遂置于外室,店友见有机可乘,遂解袱窥视,仅书两函而已,仍包装如故。道人餐毕,自内出,微笑曰:"汝等窃我物耶?"店友否认,即指黄袱,始以实告,并致歉意。道人曰:"无关,此书名《推按精义》南京版,北方少有,汝等既喜爱,当留赠。"翌日雪止,道人留书而去。先师自经道人按摩后,咯血未发,逾数月,吐黑色瘀血数口,宿疾顿除。心讶其术之精,遂向戚索书借阅。戚谓:"汝既喜之,我即转赠。"先师得书,披览后,知是书分内科、外科、正骨科,以及各省人体骨骼异同等四种,每种图、说各一册,共八册。遂朝夕钻研弗辍,数年后,尽明其精髓,即以按摩为人治病。内、外、正骨科,以及沉疴奇疾,应手辄愈,虽精于医者,咸目瞪心讶,视为奇迹,而卒莫名其所以然。先师为人治病不索酬,不耐俗扰。凡遇贫苦求治者,无弗应。遨游于河北津沽各县间,远近知名。

公元 1910 余年间,余患气结胸症,呕吐不食,气喘胸闷,上下关格不通,已七日矣,针药无效,势将不救。延先师来诊。曰:"病虽笃,尚可救。"用脏腑图点穴疗法,推按腹、背、任、督各穴,连续施治 3 次,胸开食进,诸症悉退。余虑复发,恳求定期复诊,先师笑曰:"汝勿虑,此乃有余之症,病退即愈。元气未伤,无须再治。饮食调理,即可复原。"遵嘱,调养月余,恢复健康。因思斯病已濒垂危,针药所不能救,而按摩数小时即能痊愈,其术之神妙,令人甚感敬服。遂兴起拜师求学之志愿,踵门拜谢,时往请教,经岁余,陈述拜师之意。先师首肯,并将得书研习经过相告,曰:"医以利济为心,品行为先,妄传匪人,反增罪恶。余虽得此术有年,未敢收徒,知汝谨饬,宅心仁厚,可以相传。奈原书遗失有年,访求弗得,只可就余所知口授耳。"追随十数年,始得略窥堂奥。一日师呼余告之曰:"所传内科、正骨科,已足以济世而有余,勿多求也。余已年迈,亦不再传第二人矣,望善守之。"余谨受教。

(二)脏腑图点穴法的特点

脏腑图点穴法腹部手法多采用"补、泻、调、压"之术,施治于腹部穴位要求"旋转推按、气通为止"。其注重调理脏腑的气分,按一定次序点按腹部诸位,做到节节方通,以恢复脏腑气机升降。

腹部操作原理:取穴首取阑门,阑门为大肠小肠的交会之处,此穴是开中气的关键,六腑以降为顺,以通为用,故无论虚实,都先点开此穴,此穴点通,胃与小肠浊气才能下降,清气才能上升顺畅。次取建里,点通阑门后即取此穴,以开通胃气,使浊气下降,故有"点阑门,泻建里,泻下肚腹诸般积"之称。三取气海,气海是先天元气汇聚之处,是人体的生气之海,点通此穴激发清气,使清气上升。再取带脉,带脉可约束诸纵向经络,因此放带脉可活动周身气血,有开结通经,疏滞散瘀之功。后取章门,章门属小肠部位,与阑门同时治疗能通顺小肠气分,待下部与旁部气分通畅后再调左梁门右石关,此二穴同时取着重调理胃部气机,左梁门在胃下口与小肠交会之处,右石关在胃囊部位,同时使用,调顺胃部气机,进一步使胃中浊气下降。巨阙为心之募穴,位置大抵在胃之上口,推按进一步降胃部浊气,是开胃纳食的要穴。之后再推按中脘、建里、阑门及气海,以通降浊气,升清气,再复脾胃升降之机。最后并压三把,活动大肠之气,再用引起归元,导气于丹田。

(三)成人三十式套路点穴法

成人三十式套路点穴法为山东淄博人刘葆经先生据《按摩疗法脏腑图点穴法》所创。刘葆经先生在 20 世纪 60 年代得王雅儒《按摩疗法脏腑图点穴法》一书,如获至宝,苦心钻研,用于实践,救人于危难,集数十年点穴治疗疾病的经验,在继承传统《按摩疗法脏腑图点穴法》的基础上,独辟蹊径,删繁就简,创新古法,总结出"成人三十式套路点穴法",并于 1995 年编著出版了《点穴奇术》一书。因这一疗法已有王雅儒《按摩疗法脏腑图点穴法》出版发行,而且内容较多,在这里就不再详细摘录,而刘葆经先生总结的"成人三十式套路点穴法"操作次序规范,并且基本上能反映出"脏腑图点穴法"的核心内容,特做摘录,以供读者学习了解。在此感恩王雅儒先生和刘葆经先生为祖国的按摩医学做出的不朽贡献。

1. 套路点穴口诀

左大指,迎巨阙,右手来点阑门穴。

指下绵绵有了气,往上再去点建里。

建里穴,要放通,再点气海莫放松。

左梁门,右石关,左手大中迎上边。

气海穴,最关键,它在脐下一寸半。

上下之气在此会,点完两手扳带脉。

一边提,一边拨,活动周身气合血。

然后左大迎巨阙,右大按住阑门穴。

左章门,在肋下,小肠之气它运化。

右中旋转推按出,中食斜拨至少腹。

连续拨送三五番,再泄梁门和石关。

迎住巨阙莫放松,否则逆气往上攻。

三指同按上三穴,右中来点巨阙穴。

点完巨阙不能缓,再点建里上中脘。

中焦气开往下赶,二次又把阑门点。

接着放通两天枢,气海不通最危险。

建里气海同时提,引气归原莫迟疑。

左手两指按域中,以免逆气往上冲。

右手大指搓中线,胸口往下至关元。

由上而下七次满,然后拨筋阴陵泉。

两手鱼际按肚腹,一上一下往右转。

一直转到左右腰,再放带脉三阴交。

扣住阑门带脉拨,右手三阴交上搓。

患者坐起背对我,再治督脉套路穴。

从哑门,到大椎,大指交替往下推。

左手扣住肩井穴,右手叩拨肩井筋。

点往大椎往里转,督脉气通指下现。

两手提拨肩井筋,筋脉缓缓肋下伸。

再从大椎到风门,大指八字两面分。

中指扣住两肩井,大指扣住膏肓筋。

顺着肋骨往下拨,直到腋下要认真。

左手再把大椎迎,两指夹背往下行。

从上往下七八次,两条大筋软融融。

往上先开两膏肓,肺、脾、胃、肾再接上。

旋转推按通气分,再用大指拨大筋。

一手一手至肾俞,督脉气通有原因。

左手再把肩井归,右手用掌往下推。

足三阴,足三阳,再令患者俯卧床。

按住大椎点膏肓,两指夹脊到大肠。

肺、胃、脾、肾泄一遍,然后再泄两大肠。

妇女加点八髎穴,肾俞点完快迎上。

委中承山到昆仑,沿着中线拨大筋。

顺着阴阳经络线,一手一拨要细心。

然后再点涌泉穴,放通金门放公孙。

患者坐起点右臂,按住肩井要牢记。

点泄曲池活络气,再点合谷更仔细。

大指开始至小指,五指筋脉要拨齐。

再拨手背各条筋,从上到下拨手臂。

内阴外阳六条经,顺经循络都拨通。

套路点穴三十式,一式一式要记清。

2. 成人三十式套路点穴法

（1）点通任脉法

第一式:患者仰卧,解开腰带,医者坐在患者右侧,用右手中指按住阑门穴,旋转推按左手大指迎住巨阙部位。右手中指旋转推按的时间,等指下感到气通为止(以下简称气通为止)(图9-1)。

第二式:用右手中指按住建里穴,旋转推按,左手大指迎住巨阙部位。以建里穴气通为止。患者姿势和医者手势,同第一式。

第三式:左手大指迎住右石关部位,食指和中指迎住左梁门,右手中指按住气海穴,旋转推按不可过久,以指下觉气通即止。患者体虚弱或虚症,气海穴用补或调,如果体壮,病实症则用泄或调。虚实关键在此。凡点肚脐以下和与肚脐平衡的穴位,左手均按左梁门右石关部位。肚脐以上各穴,均按巨阙部位,以防气逆上冲(图9-2)。

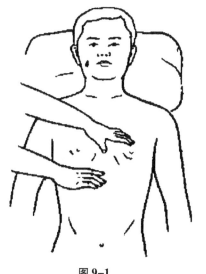

图9-1

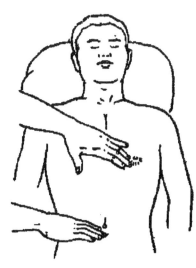

图9-2

第四式:两手放两带脉。用左手食指中指和右手大指,同时按住阑门、水分间,同时左手大指、右手食指和中指,扣住腹部两侧面带脉,往里拢拨,以阑门感觉跳动为止。拢拨时,右手食指和中指,微微有向里斜托之意;但扣住的部位不能移动(图9-3)。

第五式:右手大指按住阑门穴,中指是按住左章门部位,旋转推按,气通即止;同时左手大指迎住巨阙部位。推按毕,用右手食指和中指由章门穴往下偏右斜推至少腹。最多3次。章门穴的补泻掌握原则与气海穴同。只是推按时间比气海穴长一点(图9-4)。

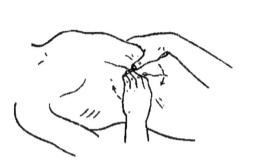

图9-3　　　　　　　　　　　　图9-4

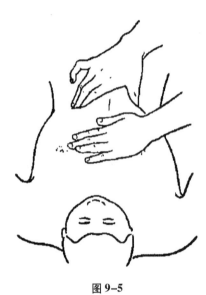

图9-5

第六式:右手中指按住左梁门穴,大指按住右石关穴,同时旋转推按,气通即止,推按毕,大指和中指仍按以上两穴,同时拧拨1~3次,多至5次,左手大指迎住巨阙部位(图9-5)。

第七式:左手无名指扣天突穴,中指按璇玑穴,食指按华盖穴,右手中指按住巨阙部位,旋转推按,气通即止。点巨阙部位时,左手必须同时按住上三穴。以防气逆上冲。

第八式:右手食指按上脘穴,中指按中脘穴,无名指按建里穴,同时旋转推按,并用左手中指和食指,迎住巨阙穴。感到中脘、建里部位气通即止。

第九式:右手大指按住右天枢部位,中指按住左天枢部位,同时旋转推按,气通即止,推按毕,大中指仍按以上两穴,同时拧拨(食中指向右旋引,大指乘势挑送之)1~3次;左手大指迎住右石关,食指迎住左梁门。此式操作毕,再治阑门穴(与第一式同)1次。对于腹胀、泄泻、五更泄、水肿等症,必须并治阑门、水分两穴。即食指按阑门,中指按水分,同时旋转推按,等气通即止。

第十式:按照第三式推按气海一次后,并压三把,其手势:右手中指仍按气海,无名指和小指卷起,靠住患者少腹。自右少腹右侧缓缓压推至正面:中指和食指卷起,翻压少腹,自左少腹左侧缓缓压推至正面为第二把,用手背缓缓向下压推至关元部位,为第三把。一次为止(图9-6至图9-8)。

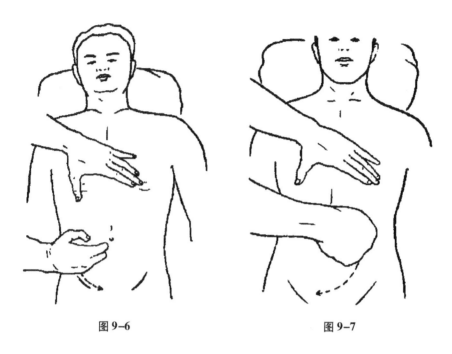

图 9-6　　　　　　　　　　　　图 9-7

（2）引气归元法

左手捏住建里部位，右手捏住气海部位，同时提起。患者即感到呼吸舒畅。治完任脉，接用此法，操作一次为宜（图 9-9）。

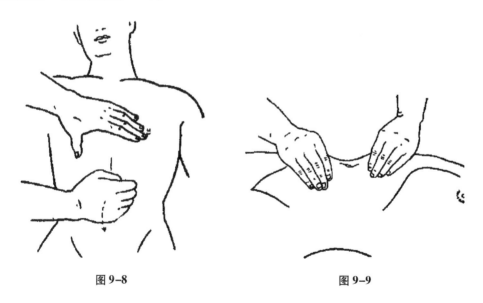

图 9-8　　　　　　　　　　　　图 9-9

（3）彧中与阴陵泉齐放法

第一式：患者仰卧，医者用左手大指和中指，扣住两彧中穴，先用右寻食指和中指，由巨阙部位向下直推，至阑门穴，连续三次，仍用右手大指，将左阴陵泉部位的筋按住，拨开；再将右阴陵泉部位的筋按住，拨开。这时，患者可能感觉胸轻松（图 9-10、图 9-11）。

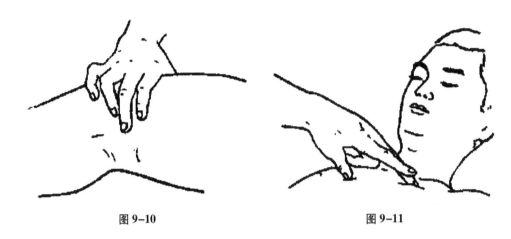

图 9-10　　　　　　　　　　　　　图 9-11

第二式:左手大指和中指仍扣住两或中,右手大指、食指和中指,扣按或中以下两旁肋骨缝间,自或中穴下方,一手一手地按至腹部肋边的尽处。连续操作 3～5 次。

第三式:用左手掌侧,按右石关部位;右手食指和中指托背后左肋下,与幽门、梁门相对处,同时动作。左掌向右旋转,托送至右幽门、梁门部位;右手食指和中指顶托向前,推送至章门部位,恰与左手同时相交。遂即两手向下,同推至气海部位为止(图 9-12)。

(4)带脉与三阴交齐放法

手势:患者仰卧,用左手大指扣住右边的带脉,往里搬;食指和中指按住阑门,往下按,同时右手大指端,按住右腿三阴交部位的筋。左手食指和中指,扣住左边带脉往里搬:大指扣住阑门往下按;同时右手大指端,分拨左三阴交部位的筋。左手大指感觉阑门部位跳动,或指下如有流水感即止(图 9-13、图 9-14)。

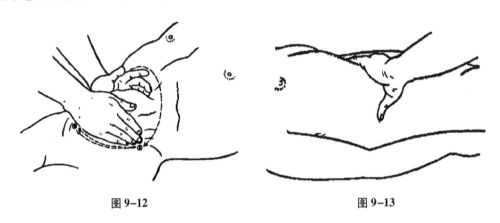

图 9-12　　　　　　　　　　　　　图 9-13

(5)点通督脉法

腹部及任脉治毕,令患者坐起。医者立于患者背后,用两手同时施治背部和督脉各穴。

第一式:用两手食指和中指,扣住患者的两肩井穴,右手大指缓推风府、哑门 10 余次(图 9-15)。

第二式:两手食指和中指仍扣住两肩井,用右手大指按住百劳穴,左手大指加按右大指上两手食指和中指往里扣,大指往下按,至患者有感觉时为止(图 9-16)。

第三式:两手食指和中指仍扣两肩井,两手大指捺住两风门穴缓缓顶按。

第四式:两手中指和食指,扣住两肩井穴的筋,用两手大指端扣拨两膏肓穴的大筋,往里合按,然后再旋转推按,气通即止。

第五式:用两手大指扣住两肩井,两手食指和中指扣住两腋前面的筋分拨数次(图9-17)。

第六式:用左手大指和中指,扣住两膏肓穴的大筋(如钳形)按住不动,右手大指及食、中指(如钳形)扣住两风门穴的大筋(如钳形),顺其筋脉向下缓缓往里拨弄至两膏肓扣住不动,随即用左手大指和中指扣住两脾俞穴的大筋,右手仍扣住两膏肓穴的大筋,顺其筋脉向下缓缓推至两脾俞穴为止(图9-18)。

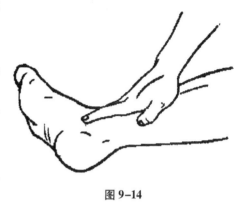

图 9-14

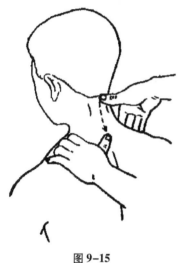

图 9-15

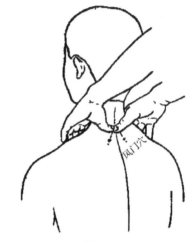

图 9-16

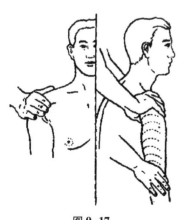

图 9-17

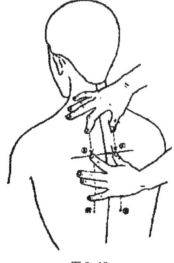

图 9-18

第七式：用两手食指和中指扣住两肋，两大指扣住两膏肓穴的筋，两手均如半圆形，顺其肋缝缓缓左右往下分推至两肾俞穴，或两大肠俞穴为止。如泄泻，即至肾俞穴为止，不可至大肠俞穴（图9-19）。

第八式：两手握拳，挤按背脊的两大筋，自风门穴起，顺其筋脉徐徐向下按至两肾俞穴为止。如泄泻，即至两肾俞穴，不可至大肠俞穴（图9-20）。

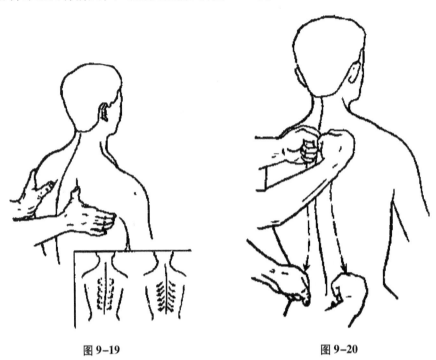

图9-19　　　　　　　　　　　图9-20

第九式：左手食指和中指，扣住肩井穴，用右手掌按住大椎向下推送至尾闾部位3～5次为止。随即用左掌从左肩起向下推至左肾俞穴3～5次，再从右肩起推至右肾俞穴3～5次即止。

（6）点通足三阴三阳法

第一式：令患者俯卧，医者左手按住大椎穴，右手中指和食指夹脊椎两侧下送至肾俞穴3～5次，然后至肺俞、脾俞、胃俞、肾俞穴各1次。

第二式：左手大指和食指扣住肾俞穴，右手拨开委中、承山、昆仑穴的筋，并旋转推按，觉左手气通即止。

第三式：按经络走向先拨通左腿的筋，一手一手缓缓而下，然后再拨右腿，治毕，再点环跳穴。如治妇科，加点八髎穴。

（7）点通手三阴三阳法

第一式：令患者坐起，面对医者，先伸右臂医者左手扣住肩井穴部位及肩头的筋，右手握住患者手腕。然后弯患者肘部，点拨曲池部位的筋。依次再点开合谷穴的筋，也是旋转推按，气通即止。

第二式：按经络走向，拨通手三阳和手三阴经脉，由上而下3～5次。

第三式：医者两手握住患者右手，用两手大指拨患者手背的筋分拨3～5次，然后捏住患者大指,从指根捏至指梢,由大指一个一个接着到小指。然后再治左手,先拨手背的筋,再从小指开始,一个一个捏到大指结束。

以上共计七法,合为成人套路点穴法,不论虚实各症,三十式套路七法,按次序连续一气点完。

第二节　清代《按摩经》

《按摩经》是我国现存较早的一本成人按摩推拿专著,成书于清·康熙三年(公元 1664 年),在嘉庆丁丑年(公元 1817 年)后又有人进行了整理补充,作者未留下姓名。相关内容如下。

一、《按摩经》歌诀(摘自民国《按摩经》手抄本)

古人留下按摩经,一般手法人不明,人身经络有十二,三百六十五络通。
周流一日零一夜,气泞血滞把病生,肿庸有余古来理,痒麻不足血不泞。
针刺须得手法平,下手如不掘住虎,怎么提刀擒大虫,不用汤药来导引。
余今经验已多载,做成歌诀传后生,学者如能明此诀,挈病犹如火化冰。
我如图拿六七把,不用针药立奇功,医家多不明此道,故把按摩当作轻。
头痛左右太阳穴,风池风府一样功,连揉带按数十次,须臾头上病自轻。
两肩大筋真气聚,伸手抓起更嫌疼,按定人迎有动脉,二七呼吸手臂通。
寻到水突大筋上,按重就连胁腋中,此乃发下上焦气,久按气户向下功。
云门肩头巨骨下,按定动脉在内生,此乃要摧肺中气,二十一度气要行。
极泉腋下心脉始,按定此穴心窍清,乳旁期门是肝脉,重按气府亦有声。
大包穴在乳筋内,此是脾中脉络终,斜按能调五脏气,心胸脉调气下冲。
两手齐拢胸膈骨,大指巨阙按要深,指下气动即是病,随动重切向下功。
上中下脘俱按到,呼吸二七把手松,两腿宛如火来烤,热气走到两足中。
左右有动食关穴,此是积聚在内横,一样按法往下送,余气下降病觉轻。
肓俞穴动肾气走,抬手热气散如风,一连按上五七次,脐中通快病不生。
是寒是火随气降,七疝原来走肾经,盘脐有块聚是气,按住犹如石块形。
重切轻捩在指下,朝夕按摩要费功,按来按去气块散,脏腑调和病不生。
脐下二指名气海,按之有动气脉横,丹田不通生百病,体衰身弱气力空。
小腹不宜按摩法,曲骨动脉明气冲,一连按定三四次,小腹瘀气往下行。
阴股动脉腿五里,伸手摩脉抓大筋,能调五脏阴阳气,疼痛难忍方为真。
阴陵穴在腿辅骨,手指振动气有声,正面按摩通到底,同与隔下手相平。
一连扒撒五七把,肚脐之中气自通,胸腹按摩手法尽,再从背面挈一程。
君若试探劳心计,胸腹疾患要扫清,平肩大筋伸手捏,肩头骨儿振得疼。
同乳筋上揪几把,疼痛难忍打咳声,腋后寻到大筋上,揪起痛出更有声。

两胯发麻酸又疼,瘠骨旁边一寸五,此是太阳膀胱经,两条大筋伸手捏。

上下挑着筋有声,内连五脏与六腑,风寒暑湿尽皆通,伸手抓到肾俞穴。

按着大痛穴为真,此穴善治下寒病,腰痛之病立见功,若要不痛拿至痛。

此乃仙传不非轻,肾旁左右名带脉,大筋揪起苦痛憎,能降胁下阴阳气。

六脉调和甚分明,胞肓脊骨第十九,去脊三寸在两胯,背气相通到腿中。

承扶闭结用脚踩,此穴阴股纹中央,腿上酸麻气血降,患者不觉细参详。

阳陵泉在膝外侧,振动小筋痛难当,承山能治五脏病,伸手摸捏痛非常。

踝上大筋着力起,疼痛难挨不要忙,此穴能调周身气,寒火腹痛立消亡。

周身穴法按经络,上下按摩调阴阳,神挐手法七十二,学者歌内自参详。

不用针灸与汤液,真是不药之良方,歌中有穴图上对,存病关节要度量。

按摩可通阴阳气,总使血气归位乡,善法善法真善法,良方良方真良方。

二、按摩经 24 式手法

1. 丹凤展翅

命患者正坐。用右手从左边掐患者水突穴,有动脉应手,按定觉腋下微痛,膊肘引痛,手指酸麻。将大指轻轻抬起,觉热气从胳膊手指出。又用左手从患者右边掐水突穴动脉,按法与上同,令四肢脉气发散,不至闭塞也。

2. 黄蜂出洞

令患者仰卧,以两手大拇指按定云门,有动脉应手,觉膊手沉紧麻木。将大指轻轻抬起,有气从膊手出也。

3. 双龙投海

以两手从患者胸前同乳大筋抓起甚痛,觉胸中气降胁下有声,左右推之,使脾胃之气下降是也。

4. 催兵布阵

用两手将其胁下胸骨齐拢,催邪气下降,使正气相通,随呼吸摇撼十二,轻轻抬起,再以手法摩病在何处,按之如将擒贼之状,不令冲上焦是也。

5. 遍处寻贼

夫人身之正气,如天下之居民,摇而不动,自然经营也。邪气(原文此处有一个"和"字)如贼夺家劫舍,正邪焉得不斗争哉。正邪相间,经络不和,岂能相安。以手法按之,乱动者,即邪气也。重按轻抬慢慢去之,使邪气散而正气强也。

6. 烧山火

用右大拇指按动紧处,重重切之,随呼吸二七数,慢慢抬起,觉两腿麻木,是邪热下降,随经而发下两腿,犹如火热而行至两足是也,如不到复按切。

7. 透心凉

用手按膈下脉气不和者,或左或右,随气重按轻抬,使邪热气行下直至腿足,岂复上攻心膈哉。经云:脉气和则脏气平,心家自然清凉矣。

8. 平土放水

胃家停食在右,停水在左。滞食者沉而不浮,按之觉痛,从石关穴以手法按摩,慢慢揉之,而消食水者,动而有声。以上用手法揉之,慢慢而去。

9. 风卷浮云

膈下停气,中满不食,胃胀而闷。以右手大指、次指按两乳下,以左从膈下按揉无度,气行肠鸣,至下脘有声;右手小拇指按下脘穴,二七呼吸抬指,气下肠鸣,浊气下降,此云散清风也。

10. 彻底澄清

脐上有痞块,硬而动急,腰府引痛。左手从左边推按,用右手大指从动硬处按之,即肾俞穴疼痛,觉麻木发热,再将手指轻轻抬起,两气从两足下行,脊胯疏通。是按上发下之法也。

11. 顺水行舟

肚脐一旁有肓俞穴,此足少阴经脉。如内硬而浮动,是肾经有邪,邪冲脾泻,谷不消化。外肾湿,阳痿,疝气之道路也。用手大指按切腰肾,屡屡重切轻抬,发觉冷热之气频频下降于足涌泉穴,是水归源。

12. 摇动山河

人尾闾骨之旁有高骨,骨下有陷穴,是足太阳膀胱经脉所过。上下有闭塞凝滞,脊强,腰腿痛。治宜手指从骨下陷穴揉10余次,令血气流通,左右相同。

13. 踏破双关

必当令患者平伏,两大腿根有横纹,名曰承扶穴,斯为背部总络腿处大经,此穴若闭,气血不得流通。治从承扶穴以脚踏定,右脚踏左腿,左脚蹬右腿,踏稳不宜摇撼,觉腿足麻将腿轻轻抬起,有热气到足。此开关破壁之法也。

14. 金鸡独立

人脘脘结块,手拿不动。用足踏住病处,觉脚下有动是也,稳稳踏定,觉气散脚足麻木,轻轻抬起,有余热行至足底,此除邪扶正之法也。

15. 足下生风

患者有上盛下虚,头目昏沉,胸膈痛楚,腹气胀满,疼痛不休,四肢沉重,腿膝酸麻,此气血不能散也。宜手法从上按穴拿到小腹气冲、归来两穴。前阴旁有动脉,此上下通行之要路也。闭结不通,余热不能下降。令患者仰卧,用脚踏右气冲穴稍斜,觉腿足沉重,将脚轻轻抬起,邪热下行如风。再用脚踏左边如前。所谓扬汤止沸不如釜底抽薪,此之谓也。

16. 移山倒海

脐下气海穴,按之如石,此寒结气凝,积而不散,令人身困肢弱,昼夜不安。用手法按、摩、揉、撅之引腰痛,外肾紧,按切无度,觉气发散,有余热擦四肢,痞块消矣。

17. 二龙戏珠

六腑气闭,上下不能流通,不宜手法按摩,按之疼痛,不下反上壅,呕逆痰涎不已。用手大指从大腿窝里气冲穴有动脉应手,重按轻抬无度,引气下降,亦止沸去薪之法也。

18. 开笼放鸟

用两手将肩头大筋抓起大痛,此肩井穴也,真气所聚。气聚而不散,如笼罩闭门,令人心痛,手足拘谨,阵阵昏迷,不省人事。用手将肩头大筋抓起,令患者痛楚,咳声,使气散血行,各归本经,岂有不平哉。

19. 双蛇吐信

用双手大指捻肩端骨横筋,捻之大痛,是真穴也,此通手太阳小肠经络。按到两肩麻木直到手指,轻轻抬起,有热气发散,邪热下行。此通经散气,五脏不克伤,使正气强盛之道也。

20. 左右开弓

令患者正坐,用左手将肩头骨搬住,以右手将右边寸许大筋用大指、食指抓起,如开弓之状,放手有声;又以右手搬肩如前法。此背部关气之处,令正气扶而邪气散,此拨云散雾之法也。

21. 飞结积气

脊腋后有筋通肾俞穴,令患者正坐取之,用手抓起有声,顺筋揪十数把,患者痛楚,使脏气流行,各归经络。闭塞凝滞,暴疾不省人事,心胸气闭,腹痛难言,感冒伤风,脊强背痛皆可。

22. 推倒泰山

患者小腹疼痛,连及外肾玉茎,此阳与阴交媾,百脉绞乱,不使归元,急饮水者立死,因感风邪受害,名曰下寒。令患者直坐,从腰肾俞穴重推之大痛,是真穴也。重按轻抬,如是数次,觉少腹气散而热,腿麻而冷,再以手按摩病所而愈。此病性命相关也。

23. 拔树寻根

患者腰、膝、腿、足痛甚,上下走不停,乍寒乍热,阵阵昏迷,善于悲怒。如脉症(豚疝)相似,发作无时,直中脏腑,其行走肾经根结任脉。于胃旁有动脉一条,直贯腿足痛、麻木。将手重按轻抬,拿下有热气下降。此病为恶疾,缓缓而愈,此为寻根之手法也。

24. 脚踏火轮

患者两肩沉紧,手指疼痛不能拿物,此皆痰气、风寒所致,用脚法蹬散。令患者仰卧,将背伸开,从臂根天府穴用脚蹬住,稳定不可摇撼,觉手臂麻木,手似出冷气,轻轻将脚抬起,臂似火热,血气散矣。

附录 A　胸腹部分区及脏腑器官分布

一、胸腹部的分区

为了便于对按摩部位的叙述,根据脏腑器官在体内的分布,将胸腹部分为 10 个区,其中胸部为 1 个区,腹部划分为 9 个区。在躯干部横画 3 条水平线,一是以胸骨体和剑突的连接部位画水平线,水平线以上至锁骨下为胸区;二是左、右肋弓最低点的连线;三是左、右髂前上棘之间的连线。在腹部通过左、右腹股沟韧带中点向上做两条垂直线,与第一水平线相交,三横两竖线将腹部分为左右季肋区、腹上区和脐区、腹下区和左右腹股沟区等 9 个部分。

胸腹部分区如图 A-1 所示。

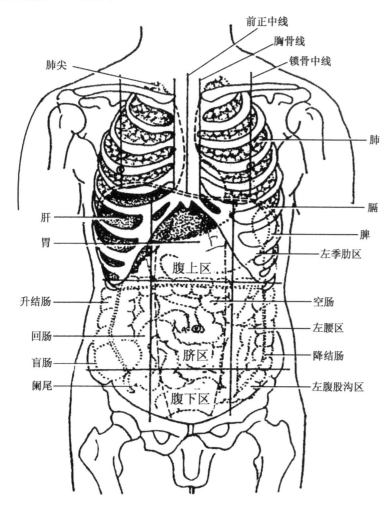

图 A-1　胸腹部分区及脏腑在各区的分布

二、脏腑器官的各区分布

脏腑器官在各区的分布如下:

(1)胸区:肺、心和心包。

(2)腹上区:肝右叶小部分及左叶大部分、胆囊、十二指肠、胰、两肾部分、肾上腺和胃。

(3)右季肋区:肝右叶的大部分、胆囊部分、结肠右曲和肾的上部。

(4)右腰区:升结肠、右肾下部和部分回肠。

(5)右腹股沟区:盲肠、阑尾和小肠末端。

(6)脐区:横结肠、十二指肠和大部分小肠。

(7)腹下区:膀胱、子宫、小肠和乙状结肠的一部分。

(8)左季肋区:胃、脾、左肾上部和结肠左曲。

(9)左腰区:降结肠、左肾下部和小肠。

(10)左腹股沟区:乙状结肠和小肠。

脏腑器官在各区的分布如图 A-1 所示。

附录 B 躯干部骨性和肌性标志

在人体活体体表可以观察、触摸到的骨性突起和凹陷、肌的轮廓以及皮肤皱纹等,均称为体表标志。应用这些体表标志,可以确定体内血管和神经的走行,内部器官的位置、形状和大小,也可作为临床检查、治疗和按摩部位定位的标志,具有重要的实用意义。

一、胸腹部骨性和肌性标志

(1)锁骨:全大都可摸到,锁骨的内侧端膨大,突出于胸骨上切迹的两侧,其内侧部分向前凸,外侧部分向后凸。锁上缘正中窝内为缺盆穴(胃经)。锁骨下缘,由内向外有俞府(肾经)、气户(胃经)和云门(肺经)三穴,分别距前正中线旁开 2 寸、4 寸和 6 寸处,其中云门穴在锁骨外 1/3 的下方凹窝内。

(2)胸骨角:为柄与体交界处,略为隆起,其两侧接第 2 肋软骨,可依次查找其他肋骨和肋间隙。胸骨角相当于第 4 胸椎体下缘水平。

(3)剑突:在胸骨体的下方两肋弓的夹角处,有 1 个三角形的凹陷,于此处可摸到剑突。其下 1 寸为鸠尾穴(任脉)。

(4)胸大肌:为胸前上部的肌性隆起。

(5)乳头:乳房最突出部分,男性相当于第 4 肋间隙高度。两乳头连线中间为膻中穴(任脉)。

(6)胸骨:位于胸前正中,全长均可摸及,分为胸骨柄、体和剑突 3 个部分。胸骨上窝中央为天突穴(任脉)。

(7)肋骨:胸骨角为计数肋的标志,第 8 ~ 第 10 肋形成肋弓,由剑突向外下方可摸到。

(8)腹白线:位于剑突和耻骨联合之间的前中线。任脉除神阙(脐中)穴外,有 13 个穴均位于腹白线表面。

(9)脐:在腹白线中部的圆形环,此处为腹壁的 1 个薄弱点。神阙穴位于脐中央处。

(10)腹直肌:腹白线两侧肌性隆起。腹直肌和外侧缘为半月线,此线向上与右肋弓相交处相当于胆囊底的体表投影,临床上的此处作为胆囊压痛点,腹直肌收缩时,可在脐以上见到 3 条横沟,相当于腹直肌的腱划。

(11)耻骨联合:在两侧腹股沟内侧端之间可摸到的骨性横嵴,其下有外生殖器。

(12)腹股沟:由髂前上棘至耻骨结节间的沟,为腰部与股部的分沟。

(13)腹外斜肌:在腹外侧,其轮廓较为清楚。腹外斜肌以肌齿起于下数肋。

胸腹部骨性和肌性标志如图 B-1 所示。

二、背腰部骨性和肌性标志

(1)背纵沟:为背部正中纵行的浅沟,在沟底可触及各椎骨的棘突。头俯下时,平肩处可

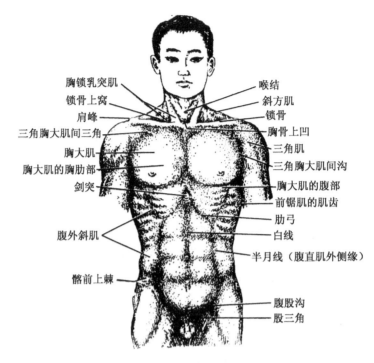

图 B-1　胸腹部骨性和肌性标志

摸到显著突起的第 7 颈椎棘突；身体直立，两手下垂时，肩胛冈内侧端的横线，通过第 3 胸椎棘突；两侧肩胛下角线，横过第 7 胸棘突。第 11 肋骨游离端，约对第 2 腰椎棘突。两侧髂嵴最高点的连线，经过第 4 腰椎的棘突。脊柱下端可摸到尾骨尖和骶角。

（2）竖脊肌：在背纵沟的两侧，呈纵行隆起。在竖脊肌表面有 3 条经穴排列，分别为华佗脊穴（奇穴）和膀胱经（每侧各 2 条）。

（3）肩胛骨：位于皮下，可以摸到肩峰、肩胛冈和下角。肩胛冈的内侧端平第 3 胸椎棘突。下角对第 7 肋或平第 7 肋间隙。肩胛骨冈下窝中央凹处与第 4 胸椎相平为天宗穴（小肠经）。冈下窝中央，天宗穴直上，举臂有凹陷处为秉风穴（小肠经）。曲垣穴（小肠经）在冈上窝内侧端凹陷处。

（4）髂嵴：位于皮下，其最高点约平第 4 腰椎棘突。

（5）髂后上棘：在皮下脂肪较多的人身上，为一皮肤凹陷；瘦的人则为一骨性突起。此棘平对第 2 骶椎棘突。

（6）肋骨：上部肋骨为肩胛骨所覆盖，肩胛骨以下可摸到第 8 以下肋骨，第 12 肋游端可于竖脊肌外缘处摸到，其下为章门穴（肝经）。

（7）斜方肌：此肌自颈部正中线及胸椎棘突向肩峰伸展作三角形的轮廓，一般不明显，动作时略可辨认。

（8）背阔肌：为覆盖腰部及胸部下分的扁肌，运动时可辨认其轮廓。

背腰部骨性和肌性标志如图 B-2 所示。

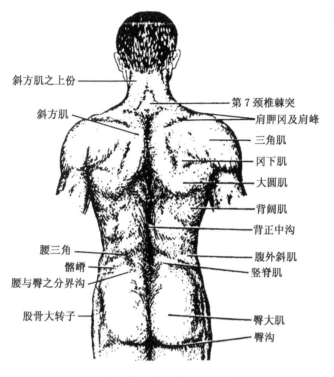

斜方肌之上份

斜方肌

第 7 颈椎棘突

肩胛冈及肩峰

三角肌

冈下肌

大圆肌

背阔肌

背正中沟

腰三角

髂嵴

腰与臀之分界沟

腹外斜肌

竖脊肌

股骨大转子

臀大肌

臀沟

图 B-2　背腰部骨性和肌性标志

附录 C　取穴方法

取穴的准确与否,直接影响治疗效果。为求取穴准确,必须首先掌握正确的取穴方法。下面介绍常用的手指同身寸定位法和骨度分寸定位法 2 种取穴方法。

1. 手指同身寸定位法

该法是以患者手指为标准进行测量定穴的方法。临床上医者多以自己的手指比量,但要参照患者身材的高矮胖瘦做出伸缩。临床常用的有以下 3 种:

(1)中指同身寸:以患者的中指屈曲时,中节内侧两端头之间作为 1 寸。

(2)拇指同身寸:以患者拇指的指关节的宽度作为 1 寸。

(3)横指同身寸:以食指和中指并拢,两横指宽度作为 1.5 寸。以患者食指、中指、无名指、小指相并,以其中指中节横放为准,四指的宽度作为 3 寸。

手指同身寸法如图 C-1 所示。

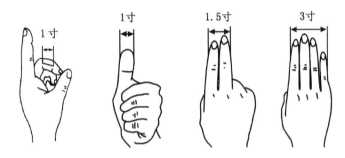

图 C-1　手指同身寸法

2. 骨度分寸定位法

该法以骨节为主要标志,将人体的各个部位分别规定其折算长度,作为量取腧穴的标准。患者不论男女、老少、高矮、胖瘦均可按照这个准则测量。

常用骨度分寸法如表 C-1 和图 C-2 所示。

表 C-1　常用骨度分寸法

部位	起止点	分寸(寸)	说明
头部	前发际至后发际	12	如果头发边际不明显,可自眉心量至第 7 颈椎棘突折作 18 寸
	前发际至眉心	3	
	后发际至第 7 颈椎棘突	3	
	两前发角之间	9	耳后两乳突最高点间亦作 9 寸

续表

部位	起止点	分寸(寸)	说明
胸腹部	两乳头之间	8	胸部直寸一般以肋骨间隙为取穴根据,每一肋骨大约折作 1.6 寸
	胸骨体下缘至脐中	8	
	脐中至耻骨联合上缘	5	
	腋窝横纹至十一肋	12	
背腰部	肩胛骨内缘至背中线	3	背部直寸以脊椎间隙为取穴根据
上肢	腋前横纹至肘横纹	9	上肢内外侧同用
	肘横纹至腕横纹	12	
下肢	股骨大粗隆(大转子)至膝中	19	同用于下肢前、外、后侧
	膝中至外踝尖	16	
	耻骨联合上缘至股骨内上髁上缘	18	同用于下肢内侧
	胫骨内侧髁下缘至内踝尖	13	

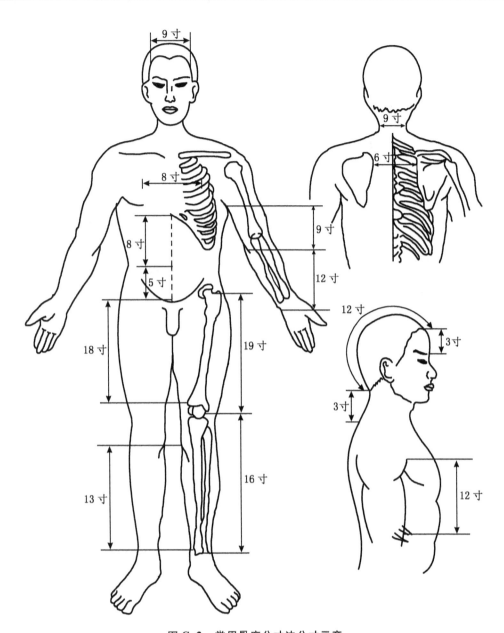

图 C-2　常用骨度分寸法分寸示意

附录 D 段氏脏腑按摩常用腧穴表

部位	穴位	取　穴	功　效	主　治	说　明
头颈部	百会	在头部,当前发际正中直上5寸,或两耳尖连线的中点处	平肝息风,升阳益气,醒脑宁神,清热开窍	头痛,头晕,中风,脱肛,阴挺,癫狂,耳鸣,鼻塞,心悸,健忘,泄泻,口噤	百会穴位于头顶,为手足少阳、足太阳、足厥阴和督脉之会,古称三阳五会。对于久病体虚,阳气下陷者,施治百会有提升阳气作用。又头为诸阳之会,不论肝阳上亢,气血不足,风邪侵袭,均可引起头痛头晕,凡头顶痛的均可选用百会穴进行治疗
	印堂	在额部,当两眉头之中间	清头息风,清热解毒,宁心安神	头痛,眩晕,急慢惊风,鼻疾患,目赤肿痛,失眠	印堂穴为经外奇穴,对于外感或内伤引起的风热头痛头晕,施治印堂穴具有清热息风、醒脑安神的作用
	睛明	在面部,目内眦的内上方凹陷处	疏风清热,通络明目	目赤肿痛,恶风流泪,夜盲,色盲,目眩,憎寒头痛	睛明穴是足太阳膀胱经的起始穴位,是足太阳根起之结穴,为统治眼疾患的主要穴位。亦可治疗顽固性的头痛
	人中	人中沟上1/3与下2/3交界处	开窍清热,宁神定志,通利腰脊	癫狂痫,惊风,昏迷,口眼歪斜,水肿,腰脊强痛,腰扭伤	人中穴又叫水沟穴,属于督脉,是昏迷和休克急救的重要穴位。昏迷急救时常配十宣穴、涌泉穴;休克急救时可选配内关、足三里等穴以提高疗效。人中穴是手足阳明督脉之会,通手足阳明,又是治疗阳明经病变形成口眼歪斜的重要穴位
	太阳	在颞部,当眉梢与目外眦之间,向后约一横指的凹陷处	清头泻火,明目止痛	偏正头痛,目赤肿痛,目眩,口眼歪斜,牙痛	太阳穴是头部重要的奇穴,是治疗头面部疾病的常用穴位
	头维	在额角发际上0.5寸,头正中线旁开4.5寸	疏风止痛,清头明目	牙痛,颊肿,眼痛流泪,视物不明	头维穴为足阳明胃经穴位,在额角,是足阳明、足少阴之会,为治偏头痛常用穴
	角孙	耳郭向前折曲时,当耳尖正上方发际处	疏风清热	耳部红肿,偏头痛,目赤肿痛,目翳,牙痛,项强	角孙穴是足少阳,手阳明三经的交会穴,是治疗偏头痛和牙痛的常用穴

部位	穴位	取 穴	功 效	主 治	说 明
头颈部	翳风	在耳后方，下颌角与颞骨乳突之间凹陷中	祛风通络，聪耳通窍	耳鸣，耳聋，口眼歪斜，牙痛，口噤，颊肿，瘰疬，痄腮	翳风穴是三焦经分布在耳部穴位，疏通耳部经气作用，是治疗耳聋、耳鸣等重要穴位。其深部接近面神经，是治疗中风、口眼歪斜及面瘫的必用经穴
	风池	在项后枕骨下两侧，当斜方肌上端与胸锁乳突肌之间凹陷中，与风府穴相平处	疏风清热，醒脑开窍，聪耳明目，通经活络	头痛，眩晕，颈项强痛，目赤肿痛，迎风流泪，夜盲，鼻渊，鼻衄，鼻塞，耳鸣耳聋，气闭，中风，口眼歪斜，热病无汗，腰背肩疼痛，失眠，健忘，癫痫，瘿气	风池穴是足少阳胆经穴位，为治风病之要穴，对外感风寒、风热，内风所致的中风瘫痪、头晕目眩和风寒、风热、风湿及肝阳头痛等一切风邪所致头痛，皆有较好治疗作用
	风府	在项部，当后发际正中直上1寸，枕外隆凸直下，两侧斜方肌之间凹陷中	疏散风邪，清心开窍，通利关节	发热头痛，颈项强痛，目眩，鼻衄，咽喉肿痛，中风不语，半身不遂，癫狂	风府穴为风之府舍，本穴善治风证，无论外感风邪还是内风引起的疾病，均可配其他穴应用
	天突	在颈部，当前正中线上，胸骨上窝中央	理气化痰，宣肺调气，清咽开音	咳嗽，哮喘，暴音，咽喉肿痛，气闭痰厥	天突穴为任脉、阳维脉交会穴。其深部为气管，是治肺疾病与喉疾病的常用有效穴位
	缺盆	锁骨上窝中央，前正中线旁开4寸	宣肺理气，止咳平喘	咳嗽，气喘，咽喉肿痛，缺盆中痛，胸中热满，上肢麻痹	缺盆穴为足阳明经穴位。其居于胸部是治肺疾的常用穴位
	桥弓	耳后翳风到缺盆成一线	平肝息风，清脑明目，宁心安神，益气和血	高血压，眩晕，头痛，失眠，视物不明，虚劳	桥弓穴是线状奇穴，其与足少阳胆经及足阳明胃经邻近，深部有重要的血管和神经分布，对高血压引起的眩晕头痛有很好的降压降晕止痛效果

续表

部位	穴位	取　穴	功　效	主　治	说　明
胸腹部	中府	在胸前壁外上方,平第1肋间隙,距前正中线6寸	宽胸理气,清热宣肺	咳嗽,气喘,胸闷,胸背痛	中府穴为手太阴经穴位,肺之募穴,为肺之经气在胸部的结聚之处,主治肺疾
	气户	在锁骨下缘,前正中线旁开4寸处	宽胸理气,疏经止痛,止咳平喘	咳嗽,气喘,胸胁支满,胸背痛,呕逆	气户穴为足阳明经在上胸部的穴位。是治疗因气机上逆引起胸部憋闷的常用有效穴位
	膻中	在胸正中线上,平第4肋间隙,当两乳之间	宽胸理气,宁心安神	胸痛,心痛,胸闷,咳嗽,气喘,呕吐脓血,心悸,心烦,噎嗝,乳汁不足	膻中穴在胸部,是心包的募穴,八会穴中的气会。胸部为上焦心肺所在,任脉在胸部穴位主要用于治疗呼吸、循环方面的疾病。其又为气之会穴,故能行气开郁,有通乳而治疗乳汁不足的作用
	巨阙	在腹正中线上,脐上6寸处	和中降逆,宽胸化痰,宁心安神	心胸疼痛,心烦,惊悸,癫痫狂,胸满气短,咳逆上气,腹胀,呕吐,呃逆,反胃,吞酸,肠鸣,泻痢,黄疸,噎嗝	巨阙穴为手少阳心经募穴。其属于任脉,居于胸腹上下之中间,因此有治疗心疾和阻止腑气上逆的作用
	中脘	在腹正中线上,脐上4寸处,当胸骨体下缘与脐中连线中点	健脾和胃,消积化滞,理气止痛	胃脘痛,腹胀,饮食不化,呕吐,呃逆,反胃,吞酸,肠鸣,泄泻,痢疾,疳积,鼓胀,黄疸,便秘,虚劳	中脘穴在膈下脐上,是胃之募穴,八会穴中的腑会。膈脐上属中焦脾胃所在,任脉在该部穴位多用于治疗消化道疾病
	章门	第11肋端	疏肝健脾,化积消滞,化湿消肿	腹部胀痛,肠鸣,泄泻,呕吐,神疲肢倦,胸胁痛,黄疸,痞块,疳积,腰背痛	章门穴是脾之募穴,故主要用治疗于脾的虚症,如脾不运化引起的腹胀、腹泻、食不消化、腹水等及脾不统血,气血瘀滞形成的腹中痞块、肝脾肿大等

部位	穴位	取　穴	功　效	主　治	说　明
胸腹部	期门	乳头直下，第6肋间隙	疏肝理气，健脾和胃，化积通瘀	胸胁疼痛，腹胀，胸荡，呕吐，呃逆，黄疸	期门穴是肝经循行的最后一个穴位，是肝的募穴，故有疏肝理气，治疗肝胆疾病的作用
	日月	在乳头直下，第7肋间隙	疏肝利胆，降逆和中	胁肋疼痛，呕吐，腹胀，吞酸，呃逆，黄疸	日月穴是胆经募穴，是胆腑精气在胸腹部汇集之处，以治疗胆道疾患为主
	幽门	在脐上6寸，前正中线旁开0.5寸处	健脾和胃，疏肝止痛	腹胀，腹痛，胃脘疼痛，饮食不化，呕吐，泄泻，痢疾	幽门穴是足少阴肾经在腹部的穴位。多用于治疗肝胆疾病和脾胃疾病
	梁门	当脐上4寸，距前正中线2寸	理气和胃，消积化滞	胃痛，呕吐，腹胀，食少，肠鸣，便溏，胁下胀满	梁门穴为足阳明胃经在上腹部较常用穴，多用于治疗胃疾病和胆疾
	大包	在腋下6寸，腋中线上，第6肋间隙中	宽胸理气，疏经通络，束骨强筋	胸胁痛，气喘，全身尽痛，四肢乏力	大包穴是十五络穴之一，为脾之大络。此络之作用为网络诸经，治疗全身络脉病症
	阑门	脐上1.5寸处，腰部正中线	开通气机，连通上下	胃脘痛，胃下垂，消化不良，泄泻，便秘，腹痛，小便不利，月经不调，痛经	阑门穴位于任脉循行路线上，有通上下之气的作用，对消化系统疾病、泌尿系统疾病、妇科疾病均有较好疗效
	水分	在腹主中线上，脐上1寸处	健脾化湿，利水消肿	腹部胀痛，肠鸣，泻痢，饮食不下，呕吐反胃，小便不通，水肿	水分穴属任脉，常用来治疗水湿和水肿疾患
	神阙	在脐正中处	培元固本，回阳救逆，补益脾胃，理气和肠	中风脱证，四肢厥冷，泻痢，脱肛，绕脐腹痛，水肿膨胀，小便不利，失禁，淋证，便秘，不孕，急救	神阙穴在脐中，通十二经，是治疗脏腑疾病的重要穴位

续表

部位	穴位	取　穴	功　效	主　治	说　明
胸腹部	天枢	在腹中部,距脐中 2 寸	健脾和胃,行气活血,通调肠腹,理气消滞	腹胀肠鸣,脐周痛,腹泻,便秘,呕吐,月经不调,痛经,水肿	天枢穴是足阳明胃经在脐旁的穴位,是大肠的募穴,为治疗大肠疾病重要穴位。还可以通泄肠胃气滞和食阻,使气通而胃痛止
	气海	脐下 1.5 寸	调畅气机,补益先天,益肾固精,调理冲任	元气不足,中风虚脱,崩漏带下,不孕,月经不调,闭经,产后出血,尿闭,水肿,脱肛,小腹痛,疝气,遗精,遗尿,膨胀,脘腹胀满,水谷不化,泻痢,便秘	气海穴属于任脉,除用于治疗生殖泌尿方面疾病外,更重要的是虚脱时,有扶元固脱、回阳复脉的作用,为全身强壮穴位
	关元	在下腹部,正中线,脐下 3 寸	温肾益精,回阳补气,调理冲任,理气除寒	遗精,早泄,阳痿,遗尿,小便不利,尿频,尿闭,尿血,便血,脱肛,疝气,泄泻,痢疾,月经不调,不孕,崩漏,经闭,赤白带下,阴挺,中风脱证,虚劳冷惫,羸瘦无力,消渴,少腹冷痛	关元穴是任脉穴位,又为小肠募穴。任主胞胎,冲为血海,故关元是治疗生殖疾病重要穴位。关元是小肠的募穴,小肠为受盛之官,有泌别清浊功能,故关元能治泌尿方面疾病。又关元位于脐下,"关元"是有关元气的意思,故又有培补元气、回阳固脱的作用,为全身强壮穴位
	中极	在下腹部,正中线,当脐下 4 寸	补肾培元,通利膀胱,清利湿热,调经止带	小便不利,小便频数,阳痿,遗精,早泄,月经不调,阴部湿痒,赤白带下,痛经,崩漏,阴挺,水肿,少腹胀痛	中极穴是任脉穴位,为膀胱募穴,以治疗泌尿系统疾病为主。本穴又是任脉脐下穴位,任主胞胎,故也治疗生殖方面疾病

部位	穴位	取　穴	功　效	主　治	说　明
胸腹部	归来	在脐下4寸，前五中线离开2寸处	温经散寒，理气活血，调补冲任	小腹腹痛，疝气，夜尿，茎中痛，阳痿，遗精，阴挺，月经不调，闭经，不孕，白带	归来穴是足阳明胃经在下腹部重要穴位。归来穴与生殖疾病和泌尿系疾病有密切关系，故可以治疗月经不调、闭经、带下、阴挺等妇科疾病
	带脉	在第11肋骨游离端直下与脐相平处	调经止带，疏经活络，清利湿热	月经不调，经闭腹痛，赤白带下，阴挺，疝气，腰胁痛	带脉穴为足少阳胆经在胁腰部穴位，亦为带脉的穴位。带脉环身一周，有约束上下行经脉的作用，故带脉穴常用于腰腹肌肉松弛无力的病症。带脉环束腰部，上下行诸经湿，沿带脉下而成带，奇经八脉的冲、任、督、带四脉与妇科疾病关系密切，故带脉是治疗妇科病症的重要穴位
腰背部	大椎	在第7颈椎棘突下凹陷中	解表清热，疏风散寒，熄风止痉，肃肺宁心	热病，头痛，颈项强痛，寒热，无汗，咳嗽，气喘，疟疾，骨蒸潮热，癫狂，痫症，小儿惊风，角弓反张，肩背痛，腰脊强，中暑，呕吐，风疹，五劳虚损	大椎穴为手足三阳经和督脉经的会穴。督脉统督诸阳，阳主表，故常用于治外感热病，大椎穴在上焦对虚寒和痰浊所致的哮喘、咳喘有很好疗效
	身柱	在第3胸椎节下凹陷中，约与两侧肩胛骨高点相平处	祛风退热，宣肺止咳，宁心镇痉	身热，头痛，咳，气喘，惊厥，脊背强痛	身柱穴是督脉在胸背部的穴位，故是治疗肺、心疾患的常用穴位
	肩井	大椎穴与肩峰连线的中点处	疏经活络，理气豁痰，通调气机，祛风止痛	肩背痛，臂不举，颈项强痛，中风，滞产，乳汁不下，乳痈，落枕，痰壅，咳逆	肩井穴为足少阳胆经在肩部的穴位，主治肩部和颈部疾病。本穴还有调一身之气的作用

续表

部位	穴位	取　穴	功　效	主　治	说　明
腰背部	天宗	肩胛骨冈下窝的中央,约在肩胛冈下缘与肩胛角之间的上 1/3 折点处	舒筋活络,行气宽胸	肩胛酸痛,肘臂外侧痛,胸胁支满,气喘,咳嗽	天宗是小肠经分布在肩胛冈下窝中央的穴位,是治疗肩臂疾病的常用穴位
	大杼	在第 1 胸椎棘突下,离开 1.5 寸处	祛风解表,疏调筋骨,宣肺降逆	发热,振寒,咳嗽,胸满气喘,头痛,鼻塞,颈项强急,肩背酸痛,腰脊强痛	大杼是手足太阳经交会穴,八会穴之一。骨会大杼,故大杼对筋骨疼痛有较好的治疗效果
	风门	在第 2 胸椎棘突下,离开 1.5 寸处	宣肺解表,疏风清热	伤风,咳嗽,气喘,发热,头痛,目眩,颈项强痛,胸背痛	风门穴是热府,为风邪出入的门户,故此穴可治感冒风邪所致的恶风、发热、头痛、咳嗽及一切风寒引起的哮喘、颈脊痛等
	肺俞	在第 3 胸椎棘突下,离开 1.5 寸处	咳嗽,哮喘,潮热,盗汗吐血,骨蒸,胸满,胸痛,消渴,腰背强痛	养阴清热,调理肺气	肺俞是足太阳膀胱经穴位,是肺在背部俞穴。背俞穴是十二脏腑的精气,在背部输注之处,脏腑疾病在背部的反应之处,是治疗脏腑相应疾病的重要穴位,尤其是慢性疾病,有"治脏者治其俞"的治疗原则,故肺俞主要用于治疗呼吸方面的病症
	心俞	在第 5 胸椎棘突下,离开 1.5 寸	养血宁心,理气止痛,通络宽胸	心悸,心痛,胸闷,心烦,失眠,健忘,咳嗽,吐血,梦遗,盗汗,癫狂,痫症	心俞是足太阳膀胱经穴位,是心的背部俞穴,具有治疗心血管和神志方面疾病的作用
	膈俞	在第 7 胸椎棘突下,离开 1.5 寸	宽胸降逆,理气化痰,调气补虚,调和脾胃	呕吐,呃逆,饮食不下,胃脘痛,胁腹胀痛,气喘,咳嗽,潮热,盗汗,吐血,衄血,便血,虚损昏晕,背痛脊强	膈俞是足太阳膀胱经穴位,是八会穴之一,是血之会穴,主要用于治疗与血有关的病症。膈俞虽不是脏腑背俞,但与横膈的关系密切,可治疗膈肌痉挛引起的呃逆

部位	穴位	取　穴	功　效	主　治	说　明
腰背部	肝俞	在第9胸椎棘突下,离开1.5寸	疏肝理气,养血明目,潜阳熄风	黄疸,胁痛,吐血,衄血,目眩,目赤,雀目,视物不明,背脊痛,神经衰弱,癫狂	肝俞是足太阳膀胱经穴位,是肝的背俞穴,主治肝的病症和眼疾
	脾俞	在第11胸椎棘突下,离开1.5寸	健脾利湿,益气和中,调和营血	脾胃虚弱,胁痛,胃痛,腹胀,黄疸,噎膈,呕吐,痢疾,泄泻,便血,水肿,肩背腰痛,小儿慢惊风	脾俞是足太阳膀胱经穴位,是脾的背俞穴,主治脾的病症。脾主运化,胃主受纳,脾失运化,则消化功能减弱,以及由此而致身体虚弱,脾俞穴有促进脾的运化功能,促进消化吸收的作用,是治疗消化系统疾病的重要穴位,也是人体的强壮穴。因脾的运化还包括水湿的运化,故脾俞有健脾燥湿,利水消肿的作用。又脾统血,脾不统血则血不归经,故脾俞有补脾摄血的作用
	胃俞	在第12胸椎棘突下,离开1.5寸	理气和胃,化湿消滞	脾胃虚弱,胃脘痛,腹胀,肠鸣,呕吐,不嗜食,完谷不化,泻痢,闭经	胃俞是足太阳膀胱经穴位,是胃的背俞穴,以治疗胃肠慢性疾病为主,是人体的强壮穴
	肾俞	在第2腰椎棘突下,离开1.5寸	滋阴壮阳,补肾益气,利水消肿,强壮腰脊	腰痛,遗精,阳痿,早泄,遗溺,消渴,小便浊难,溺血,泄泻,月经不调,白带,水肿,头昏,目眩,耳鸣,耳聋,虚喘,腰脊酸痛	肾俞是足太阳膀胱经穴位,是肾的背俞穴,肾藏精,为先天之本,故肾俞是肾精在输注之处,主要用于治疗生殖方面的疾病。肾有主水液代谢的功能,故有利水消肿的作用。肾开窍于耳,主骨生髓,肾气虚则耳聋耳鸣,腰酸膝软,故肾俞对肾虚所致诸症皆有疗效。腰为肾之府,膀胱经挟脊抵腰,与肾相表里,故本穴也是治疗肾穴腰痛的重要穴位

续表

部位	穴位	取　穴	功　效	主　治	说　明
腰背部	大肠俞	在第4腰椎棘突下,离开1.5寸	通肠利腑,强壮腰膝	肠鸣,泄泻,腹胀,便秘,风湿腰痛,遗尿,痛经,肠痛,痔疮,消渴,下肢痿痹	大肠俞是足太阳膀胱经穴位,是大肠的背俞穴,主要用于治疗大肠疾病。腰痛有肾虚劳损和风湿腰痛之分,肾虚腰痛以肾俞为主,风湿者则宜治大肠俞
	膀胱俞	在骶5中嵴旁1.5寸,平第2骶后孔	通调膀胱,清热利湿	小便不利,尿赤浊,遗尿,阳痿,腹痛,泄泻,便秘,阴部湿痒,女子瘕聚,腰脊强痛,下肢痿痹	膀胱俞是足太阳膀胱经穴位,是膀胱的背俞。膀胱与肾相表里,肾藏精,为先天之本,故本穴主要用于治疗泌尿和生殖方面疾病
	命门	在腰部第2腰椎棘突下凹陷中	壮阳益肾,强壮腰膝,固精止带,疏经调气	阳痿,遗精,早泄,赤白带下,痛经,遗尿,尿频,痔血,脱肛,泄泻,腰脊强痛,膝冷乏力,下肢麻痹	命门在右左两肾俞穴之中间,《黄帝内经》认为脐下肾间动气者,人之生命,十二经根本,故命门穴有壮命门真气的功能,主治肾亏腰痛及生殖系统方面的疾病
	八髎	在骶部,髂后棘内侧骶后8个孔的凹陷中	壮腰补肾,调经止痛,通调二便	腰骶疼痛,遗精,疝气,月经不调,痛经,小便不利,腹痛,肠鸣,泄泻,便秘,下肢痿痹	八髎分为上、次、中、下4对,是足太阳膀胱经在骶部的8个穴位,因为处于下焦故以治疗生殖疾病为主。本穴对腰骶疼痛的疗效也很好
	至阳	在第7胸椎棘突下凹陷中	宽胸理气,清热利湿,健脾调中	咳嗽,气喘,黄疸,胸背痛,脊强	至阳位于左右两膈俞之中间,是治疗心疾及肝胆病的常用穴位
	膏肓	在第4胸椎棘突下,离开3寸处	养阴清肺,补虚益损	肺痨,咳嗽,气喘,胸痛,痰多,盗汗骨蒸潮热,健忘,失眠,心悸,遗精,阳痿,食少,腰胀,完谷不化,咯血,吐血	膏肓俞虽不是脏腑俞穴,但是背部常用穴位,本穴多用于治疗肺部及各种虚损病症

部位	穴位	取　穴	功　效	主　治	说　明
腰背部	志室	在第2腰椎棘突下,离开3寸处	补肾益精,通阳利尿	遗精,阳痿,早泄,阳部肿痛,小便不利,淋浊,水肿,腰脊痛	志室又名精宫穴,在肾俞、命门之旁,为治疗男性生殖疾病及肾精亏损之症的常用穴位
	腰眼	在第4腰椎棘突下旁开3～4寸凹陷处	益肾壮腰	腰疼,尿频,虚劳,带下消渴	腰眼为经外奇穴,是治疗肾阳虚引起的腰部、泌尿系统和妇科诸疾的重要穴位
	夹脊	在第1胸椎至第5腰椎棘农历下两侧,后五中线开0.5寸,一侧17穴	通利关节,调理脏腑	适应范围较为广,其中上胸部的夹脊穴治疗上肢及胸部疾患;下胸部的夹脊穴治疗腹部疾患,腰部的夹脊穴治疗腹部及下肢疾患	夹脊穴又称为华佗夹脊穴。属于经外奇穴,是治疗多种脏腑疾病的经验要穴
上肢部	极泉	在腋窝顶点,腋动脉搏动处	疏经活血,宁心安神,兴废起痿	心痛,胸闷,胁肋疼痛,心悸,气短,肘臂挛缩,肩臂不举,瘰疬	极泉是手少阳心经穴,近心端的起始穴,心主血脉,心阳虚则心血瘀阻出现的心绞痛,极泉配合其他穴位对缓解心绞痛有很好的疗效
	少海	屈肘,在肘横纹内端与肱骨内上髁连线的中点处	清心安神,疏通经络,行气活血	心痛,目眩,健忘,头痛,颈项强痛,寒热,牙痛,肘挛,腋胁疼痛,四肢不举,上肢麻痹	少海穴是手少阴心经五输穴中的合穴,常用于治疗血不养筋、前臂麻痹、肘臂挛痛等症
	神门	在腕部,腕掌侧横纹尺侧端,尺侧腕屈肌腱的桡凹陷处	宁心安神,调理气血,疏经通络	心痛,心烦,惊悸,怔忡,不寐,健忘,胁痛,掌中热,癫狂,痫症	神门是平少阴心经五输穴中的输穴,心之原穴。五脏有疾取之十二原穴,心藏神,主血脉,故神门统治神志疾病,亦治心血管疾病

部位	穴位	取　穴	功　效	主　治	说　明
上肢部	合谷	在手背,第1、第2掌骨间,第2掌骨桡侧的中点处	清泄阳明,祛风解表,疏经镇痛,通络开窍	头痛,眩晕,目赤肿痛,血鼻衄,鼻渊,牙痛,咽喉肿痛,牙关紧闭,口眼歪斜,半身不遂,恶寒发热无汗,咳嗽,经闭,痛经,腹痛,胃痛,泄泻,便秘,消渴,心绞痛,高血压	合谷穴是手阳明大肠经的原穴。能治头面五官疾病,大肠与肺相表里,故又能治咳嗽哮喘。合谷配太冲称四关穴,治疗神志不清,四肢抽搐,牙关紧闭,有开窍醒神,熄风镇疼作用。三阳主表,故泻合谷,曲池,大椎有清热泻火作用。拿合谷,按内关,可调查肠胃机能,宽胸解闷,止痛。拿合谷能清泄大肠蕴热,治湿热泄泻和便秘。合谷配三阴交可补气和血,因阳明为多气多血之腑,足太阴脾经主血分,故两穴相配可调和气血,通经止痛,用此两穴可清上补下
	手三里	屈肘侧掌,在阳溪穴与曲池穴的连线上,曲池穴下2寸处	疏经通络,清肠和胃	牙痛,颊颔肿,中风偏瘫,手臂不仁,肘挛不伸,腰痛,腹痛,腹泻	手三里是手阳明经大肠经穴位。与足阳明胃经足三里相应,大肠为传导之官,故手三里重于治肠,能治腹痛腹泻等
	曲池	屈肘,在肘横纹桡侧端凹陷中	祛风解表,清热利湿,行气活血,调和气血	发热,咽喉肿痛,牙痛,目赤痛,目不明,颈肿,耳痛,手臂肿痛,上肢不遂,腹痛,呕吐,腹泻,痢疾,瘰疬,疔疮,丹毒,月经不调,经闭,胸中烦满,善惊,癫狂	曲池为大肠经为五腧穴中的合穴,合主逆气而泄,及病在胃因饮食而得的病症。阳明行气于三阳,四肢为阳,故曲池是治上肢瘫痪的重要穴位,与阳陵泉配合治半身不遂,有宣通经气,舒筋活络的作用

部位	穴位	取 穴	功 效	主 治	说 明
上肢部	列缺	在前臂桡侧，桡骨茎突上方，腕横纹上1.5寸	宣肺理气，疏风解表，通经活络，利咽快膈	咳嗽，气喘，咽痛，头颈痛，口眼歪斜，牙痛，手腕无力，半身不遂	列缺是肺经的络穴，八脉交会穴之一，通于任脉，有联络肺经和大肠经表里两经的作用，有治疗肺经和大肠经病症的作用。奇经八脉与十二经脉在四肢以下有8个相交会的部位，被称为八脉交会穴，8个穴位有规定的配合方法，即公孙与内关、临泣与外关、后溪与申脉、列缺与照海。八穴配合后通过经络，可以治两穴间所过部位的疾病，列缺与照海配合可治胃、心和胸等部位的病症
	太渊	在掌后腕横纹桡侧端，桡动脉侧凹陷中	清热宣肺，止咳利咽，疏经通络	气喘，咳嗽，痰多，胸背痛，烦闷，心痛，心悸，掌中热，牙痛，胃痛，腹胀，呕吐，嗳气，手腕疼痛	太渊穴是肺经的原穴，原穴是经脉在四肢部位治疗脏腑疾病的重要穴位，故本穴适宜治肺经气虚的咳嗽和哮喘。本穴又是五输穴中的输穴，主治"体重节痛"的病症，所以也常用于治疗腕关节痹痛。因其又是八会穴之一，是脉的会穴，能治相应组织的病症，故太渊能治疗肺疾及脉气血瘀运行不畅的病症
	外关	在前臂背侧，腕背横纹上2寸，尺骨与桡骨之间	祛邪清热，疏经活络	寒热，头痛，耳鸣，耳聋，目赤痛，瘰疬胁痛，半身不遂，肘臂屈伸不利	外关穴是手少阳三焦经的络穴，八脉交会穴之一，通阴维脉，有疏风清热，治疗外感热病的作用。外关穴在上肢，为治上肢外侧疾病的重要穴位
	内关	在腕掌横纹2寸处，当掌长肌腱与桡侧腕屈肌腱之间凹陷中	宁心安神，理气和胃，疏经活络	心痛，心悸，怔忡，胸闷，烦躁，气短，胃痛，胁痛，呕吐，呃逆，眩晕，失眠，癫狂，痫症，热病，中暑，中风偏瘫，哮喘，偏头痛，肘臂挛痛，高血压，心绞痛	内关是手厥阴心包经的络穴，故能治疗心血管方面和神志方面的疾病。内关穴是八脉交会穴之一，通阴维脉，与公孙穴相配而治胃心胸病症。心包是主脉所生病，内关有调整血压的作用，配足三里、人中对休克有较好疗效。心包经动病时肘臂挛急、腋下肿，所以内关亦为治疗上肢瘫痪、痿痹症常用要穴

续表

部位	穴位	取　穴	功　效	主　治	说　明
上肢部	劳宫	在手掌心,当第2、第3掌骨之间偏于第3掌骨,握拳屈指时中指尖处	清热开窍,宁心安神	癫狂,痫症,癔症,中风昏迷,中暑,热病烦躁,心痛,胃痛	劳宫是心包经的荥穴,为心包经的本穴,有清心泻火的功效。它又是十三鬼穴之一,擅治梦多不寐、癫狂、烦躁不宁等精神方面的疾病
	十指宣	在手十指尖端,距指甲0.1寸处	开窍苏厥,清热止痉	昏迷,晕厥,中暑,高热,小儿惊风	十指宣为经外奇穴,是昏迷急救的常用穴位
下肢部	风市	有膝上7寸,外侧两筋间或直立垂手时,中指尖处	散风祛湿,疏经活络	中风半身不遂,下肢痿痹麻木,腿膝无力,脚气,遍身瘙痒	风市穴是足少阳胆经在下肢的穴位,是治疗风症常用穴,凡中风偏瘫,或风寒、风湿、风热引起的下肢痹痛,腠理空疏或风邪侵袭,遏于肌表而引起之风疹,本穴均有较好疗效
	阳陵泉	在小腿外侧,当腓骨头前下方凹陷处	疏肝利胆,清热利湿,舒筋利节	胁痛,半身不遂,下肢痿痹,脚气,黄疸,呕吐,口苦	阳陵泉是足少阳胆经五输中的合穴,又是胆的下合穴。合穴治腑病,故阳陵泉能治胆道疾病。阳陵泉是八会穴中筋之会穴,主理筋的病症,故此穴统治下肢痿弱无力,少阳行人身之侧,胆经循胸过季肋,故治肝胆郁结所致的胁腋疼痛
	悬钟	在小腿外侧,当外踝尖上3寸腓骨前缘	疏肝理气,祛风止痛,通经活络	半身不遂,颈项强痛,胸腹胀满,胁肋疼痛,膝腿痛,腋下肿	悬钟又名绝骨,八会穴中髓之会穴,髓藏于骨,髓以养骨,本穴主治与骨髓有关的疾病。胆经起于目外眦,颈项后侧头部下肩,经脉被风寒侵袭,会出现有颈项强痛、落枕症状,泻悬钟穴疗效显著
	委阳	在腘横纹外侧端,当股二头肌腱的内侧	舒筋利节,通利水道	腰脊强痛,腿足挛痛,小便不利,遗尿,小腹胀满	委阳是足太阳膀胱经穴,是三焦的下合穴。三焦为决渎之官,有通调水道下输膀胱的功能,故本穴以治三焦腑病为主

部位	穴位	取 穴	功 效	主 治	说 明
下肢部	委中	在腘横纹中点,当股二头肌腱与半腱肌肌腱的中间	舒筋利节,清热解毒	腰痛,下肢痿痹,腘筋挛急,半身不遂,腰腿牵强,腹痛,吐泻,中暑	委中是足太阳膀胱经五输穴中的合穴,亦是膀胱的下合穴。膀胱藏津液,故本穴能治小便不利等疾。足太阳主筋所生病,委中穴是治疗腰背、下肢痿痹症常用穴位
	承山	在小腿后面正中,委中与昆仑之间,当伸直小腿足跟上提时,腓肠肌腹下出现尖角凹陷处	舒筋活络,理肠疗痔	腰痛,腿痛,转筋,痔疾,脱肛,便秘,腹痛	承山穴是足太阳膀胱经穴,位于腓肠肌两肌腹间,是治疗小腿后肌肉痉挛的特效穴位。配其他穴可治疗痔疾,效果显著
	昆仑	在足部外踝后方,当外踝尖与跟腱之间的凹陷中	祛风通络,舒筋壮腰	头项强痛,目眩,鼻衄,肩背痛,腰骶痛,足跟痛,小儿惊厥	昆仑是足太阳膀胱经五输穴中经穴,能治足太阳经脉循行所过之病症
	足三里	在小腿前侧,当犊鼻下3寸,距胫骨前缘1横指	健脾和胃,益气养血,强壮体质	胃痛,呕吐,腹胀,腹痛,泄泻,便秘,消化不良,痿症,痹症,中风,瘫痪,虚劳羸瘦,头晕,水肿	足三里是足阳明胃经五输穴中之合穴,又为胃的下合穴,为治疗胃肠疾病的重要穴位。是治疗下肢瘫痪、痹症的重要穴位,也是人身强壮要穴
	上巨墟	在小腿前外侧,足三里下3寸,距胫骨前缘1横指	调理肠胃,通腑化滞,行气活穴,起痿缓挛	大肠疾患,脘腹胀满、疼痛,肠鸣,便秘,痢疾,泄泻,下肢痿痹,胫前挛痛,脚弱无力	上巨墟穴为胃经穴位,是大肠的下合穴,有"合治内腑"之说,所以此穴治疗大肠腑的病症有很好的疗效
	下巨墟	在小腿前外侧,上巨墟下3寸,距胫骨前缘1横指	调理脏腑,疏经活络	小腹疼痛,泄泻,痢下浓血,下肢痿痹,腰脊痛引睾丸痛,乳痛,脚跟痛	下巨墟为足阳明经穴位,是小肠经的下合穴,合穴主治腑病,故本穴主治小肠疾患

续表

部位	穴位	取 穴	功 效	主 治	说 明
下肢部	丰隆	在小腿前外侧,当外踝尖上8寸,条口外,距胫骨前缘2横指	化痰祛湿,安神定志,疏经治络	咳嗽,气喘,痰多,咽喉肿痛,胸闷,胸痛,眩晕,头痛,呕吐,便秘,下肢痿痹,脚气,肢肿	丰隆穴是足阳明胃经的络穴,胃经由此别出而络于脾经,故此穴有治脾胃两经的作用。脾主运化水湿,脾虚则湿聚生痰,水湿停滞,本穴有除痰逐饮、健脾化湿、利水消肿的功效
	太溪	在足内踝高点与跟腱之间的凹陷中	滋阴补肾,清肺止咳,通调冲任	耳鸣,耳聋,胸痛,咳嗽,气喘,消渴,失眠,健忘,遗精,阳痿,月经不调,小便频数,腰脊痛,内踝肿痛	太溪是足少阴肾经五输穴中的原穴,可治肾气虚和阴虚火旺而引起的各种病症
	涌泉	在足底中线的前、中1/3交点处,当足趾屈时,足底前呈凹陷处	清热开窍,交济心肾	昏厥,头顶痛,眩晕,失眠,小便不利,便秘,心烦,善恐,卒中昏迷,中暑,小儿惊风,足心热,下肢痉挛	涌泉是足少阴肾经五输穴中的井穴。涌泉穴在人体最下面的足底部,上病下取,涌泉可治疗久治不愈的神经性头痛,肝阳上方所致的头痛。涌泉为昏迷、休克、中暑、小儿惊风等神志疾病的急救要穴。肾为先天之本,人身之元阴元阳,精之所舍,胞之不系,故涌泉穴可治脏腑之病
	太冲	在足背,第1、第2跖骨结合部之前凹陷中	疏肝利胆,熄风宁神,通经活络	头痛,目眩,失眠,目赤肿痛,胸胁胀痛,腹胀,呃逆,黄疸,癃闭,遗尿,小儿惊风,中风先兆,膝股内侧痛,下肢痿痹,足跗肿	太冲穴是足厥阴肝经五输穴中的输穴,又是肝经的原穴,内经有"五脏六腑之有疾者,皆取其原",故太冲穴治疗作用广泛,为肝经重要穴位。太冲与合谷配合使用,名四关穴,主治各种痹痛和神经方面的病症
	血海	在大腿内侧,髌底内侧端上2寸,当股四头肌内侧头的隆起处	理血调经,祛风除湿	月经不调,痛经,闭经,崩漏,带下,五淋,皮肤瘙痒,阴部痒痛,股内侧痛	脾统血,本穴为血所汇之处,故统治各种与血有关之病症。常用来治疗月经疾病,对妇女崩漏有止血作用

部位	穴位	取　穴	功　效	主　治	说　明
下肢部	阴陵泉	在小腿内侧，当胫骨内侧髁后下方凹陷中	健脾利湿，调补肝肾，通利三焦	腹痛，腹胀，喘逆，泄泻，水肿，黄疸，小便不利，遗尿，遗精，妇人阴痛，月经不调，腰痛，足膝红肿	阴陵泉是足太阳脾经五输穴中的合穴，主"病在胃饮食而得之"的病症，故能治胃肠疾患
	地机	在小腿内侧，当外踝尖与阴陵泉的连线上，阴陵泉下3寸	健脾利湿，调补肝肾，理血固精	腹胀，泄泻，小便不利，水肿，月经不调，痛经，遗精	地机穴是足太阳脾经郄穴。脾为统血之脏，脾不统血，则血不归经而渗入络处而成离经之血，本穴治疗慢性出血性疾病及气滞血瘀性疾病的作用。地机配足三里对脾胃功能失调，水谷运化失职引起的腹痛、泄泻有理脾和胃，运气止痛的作用
	三阴交	在小腿内侧，当足内踝尖上3寸，胫骨内侧缘后方	健脾和胃，调补肝肾，行气活血，疏经通络	肠鸣，腹胀，泄泻，脾胃虚弱，月经不调，闭经，崩漏，带下，阴挺，不孕遗精，阳痿，尿闭，遗尿，小便不利，疝气，失眠，下肢痿痹，症瘕，脘腹疼痛	三阴交是脾、肝、肾三经的交会穴，脾主运化而统血，肝主疏泄而藏血，肾主水而藏精，故三阴交统治与精血有关的生殖方面疾病。三阴交为足三阴交会处，主运化包括运化水湿，肾主水，肝主宗筋，与肾皆归下焦，与人体水液代谢有密切关系，故治泌尿方面疾病。三阴交为脾经穴位，脾主运化水谷，故本穴亦治疗消化系统疾病。因肝主筋，肾主骨，脾统血主四肢肌肉，故三阴交善治下肢疾病。血为水谷所化生，心脾不足引起的失眠，故用三阴交配合其他穴位治疗有良效

附录 E 全身经络穴位及主治分布图

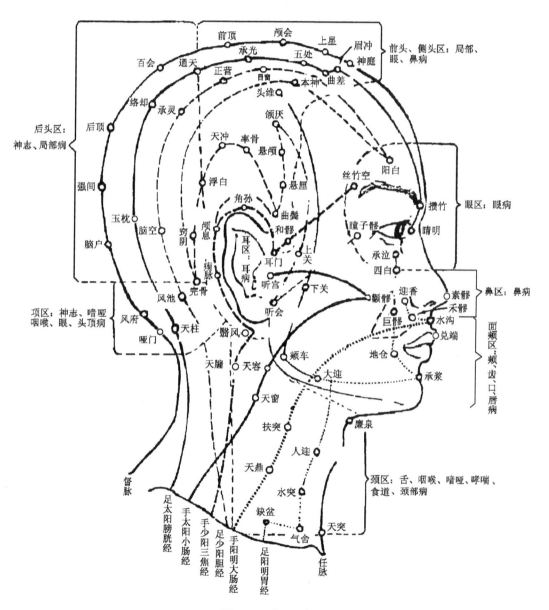

图 E-1 头面颈部

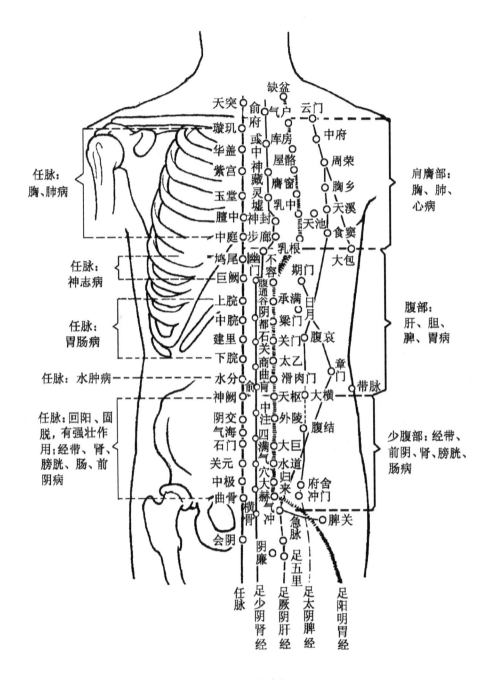

图 E-2　胸腹部

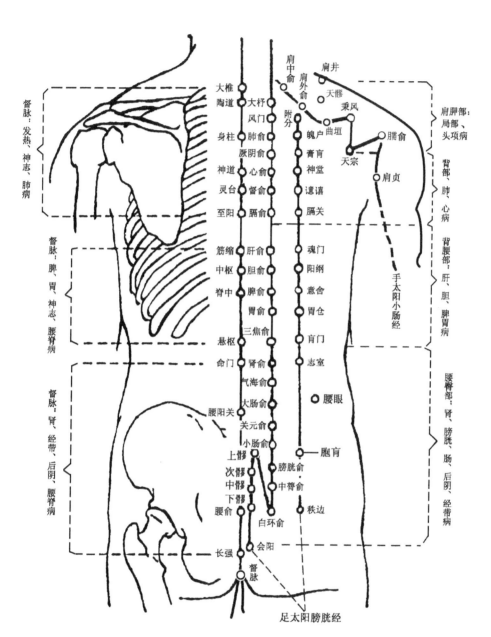

图 E-3　肩背腰骶部

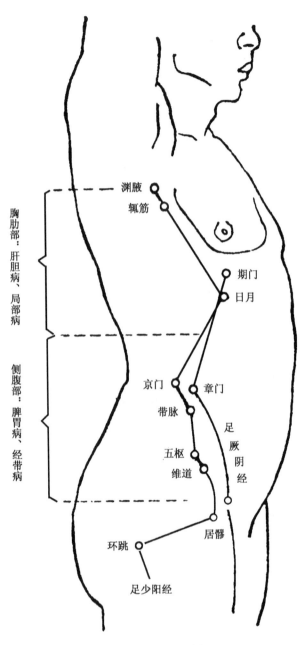

图 E-4　腋肋侧腹部

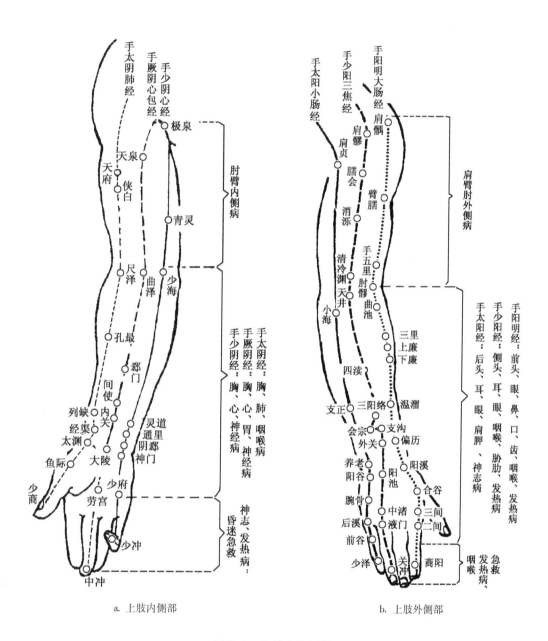

a. 上肢内侧部

b. 上肢外侧部

图 E-5　上肢内外侧部

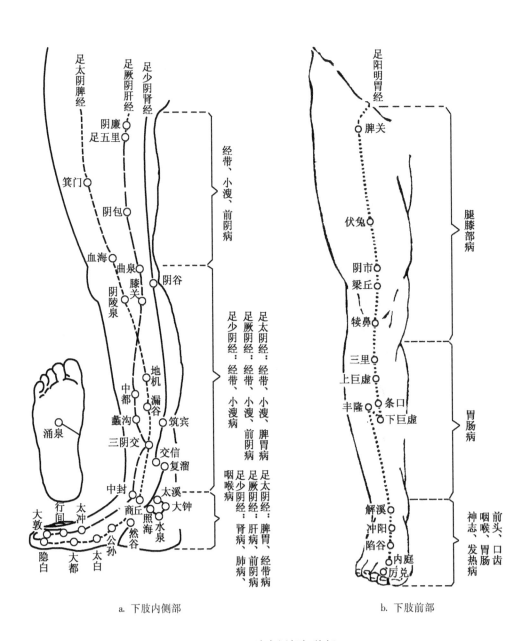

a. 下肢内侧部

b. 下肢前部

图 E-6 下肢内侧部与前部

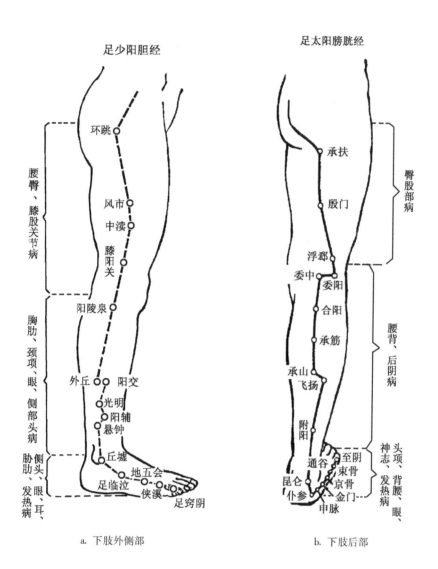

a. 下肢外侧部　　　　　　b. 下肢后部

图 E-7　下肢外侧部与后部

参 考 文 献

[1] 靳瑞,杨锦森.经络穴位解说[M].广州:广东科学技术出版社,1992.

[2] 邱树华.正常人体解剖学[M].上海:上海科学技术出版社,1986.

[3] 于频,王序.新编人体解剖图谱[M].沈阳:辽宁科学技术出版社,1988.

[4] 王琦.中国腹诊[M].北京:学苑出版社,1994.

[5] 印会河,张伯纳.中医基础理论[M].上海:上海科学技术出版社,1984.

[6] 邓铁涛.中医诊断学[M].上海:上海科学技术出版社,1984.

[7] 王雅儒.按摩疗法脏腑图点穴法[M].石家庄:河北人民出版社,1962.

[8] 刘葆经.点穴奇术[M].淄博:淄博市新闻出版局,1995.

图书购买或征订方式

关注官方微信和微博可有机会获得免费赠书

 淘宝店购买方式：

直接搜索淘宝店名：**科学技术文献出版社**

 微信购买方式：

直接搜索微信公众号：**科学技术文献出版社**

 重点书书讯可关注官方微博：

微博名称：**科学技术文献出版社**

 电话邮购方式：

联系人：王 静

电话：010-58882873，13811210803

邮箱：3081881659@qq.com

QQ：3081881659

汇款方式：

户 名：科学技术文献出版社

开户行：工行公主坟支行

帐 号：0200004609014463033

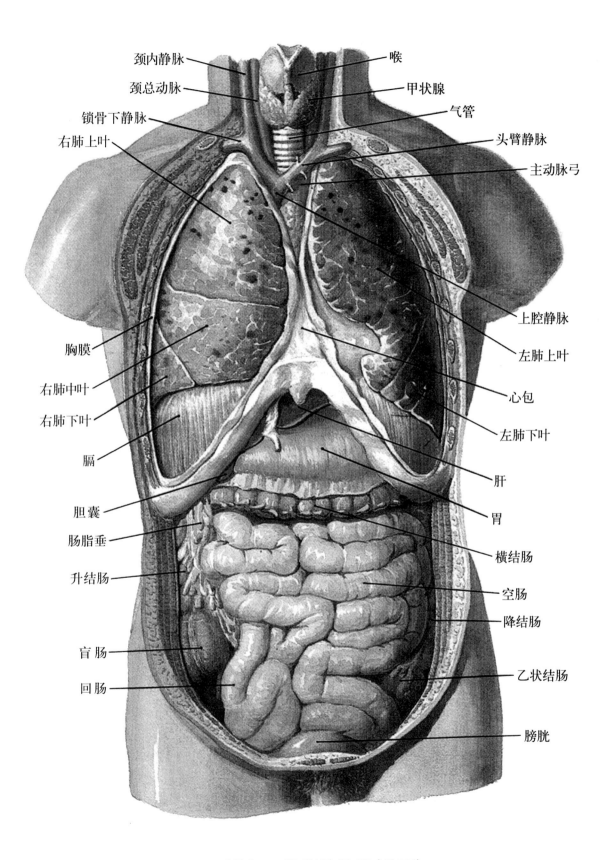

颈内静脉
颈总动脉
锁骨下静脉
右肺上叶
胸膜
右肺中叶
右肺下叶
膈
胆囊
肠脂垂
升结肠
盲肠
回肠

喉
甲状腺
气管
头臂静脉
主动脉弓
上腔静脉
左肺上叶
心包
左肺下叶
肝
胃
横结肠
空肠
降结肠
乙状结肠
膀胱

彩插1　胸腹腔脏器(前面)

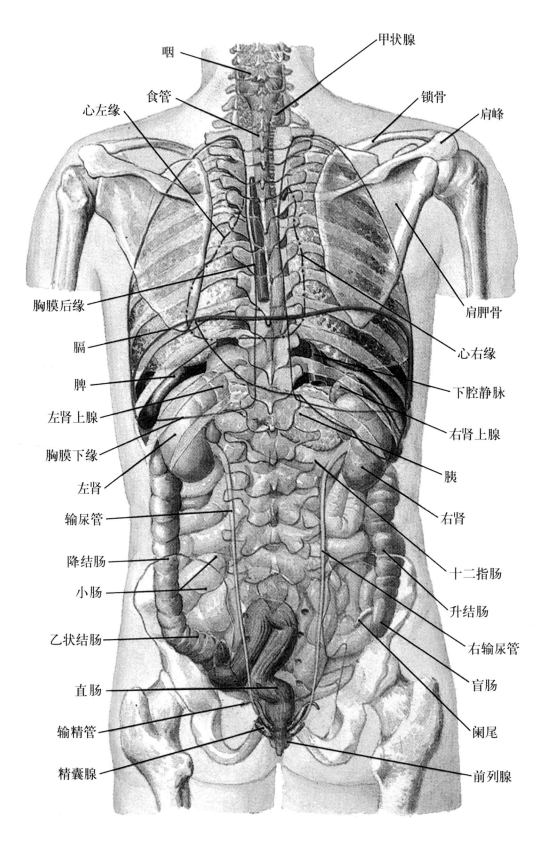

咽　　食管　　心左缘　　甲状腺　　锁骨　　肩峰

胸膜后缘　　膈　　脾　　左肾上腺　　胸膜下缘　　左肾　　输尿管　　降结肠　　小肠　　乙状结肠　　直肠　　输精管　　精囊腺

肩胛骨　　心右缘　　下腔静脉　　右肾上腺　　胰　　右肾　　十二指肠　　升结肠　　右输尿管　　盲肠　　阑尾　　前列腺

彩插2　胸腹腔脏器(背面)